临床急危重症

识别处理

主编　王丽娟　刘成良　康庆鑫
　　　李　萌　付朝江

郑州大学出版社

图书在版编目（CIP）数据

临床急危重症识别与处理／王丽娟等主编. — 郑州：郑州大学出版社，2022. 10（2024. 6 重印）

ISBN 978-7-5645-8972-1

Ⅰ. ①临…　Ⅱ. ①王…　Ⅲ. ①急性病－诊疗②险症－诊疗　Ⅳ. ①R459.7

中国版本图书馆 CIP 数据核字（2022）第 141957 号

临床急危重症识别与处理

LINCHUANG JIWEI ZHONGZHENG SHIBIE YU CHULI

策划编辑	李龙传	封面设计	曾耀东
责任编辑	薛 晗	版式设计	凌 青
责任校对	张彦勤	责任监制	李瑞卿

出版发行	郑州大学出版社	地　　址	郑州市大学路 40 号（450052）
出 版 人	孙保营	网　　址	http://www.zzup.cn
经　　销	全国新华书店	发行电话	0371-66966070
印　　刷	廊坊市印艺阅数字科技有限公司		
开　　本	850 mm×1 168 mm　1 / 16		
印　　张	21.75	字　　数	559 千字
版　　次	2022 年 10 月第 1 版	印　　次	2024 年 6 月第 2 次印刷

书　　号	ISBN 978-7-5645-8972-1	定　　价	96.00 元

作者名单

主　编　王丽娟　井冈山大学附属医院
　　　　　刘成良　河南省军区开封离职干部休养所门诊部
　　　　　康庆鑫　南昌市第三医院
　　　　　李　萌　承德市中心医院
　　　　　付朝江　云南省肿瘤医院(昆明医科大学第三附属医院)

副主编　胡家龙　云南省急救中心
　　　　　宓　晨　云南省急救中心
　　　　　郝温温　河北省胸科医院
　　　　　万甜甜　山东省立第三医院
　　　　　王远征　中国人民解放军联勤保障部队第九六八医院
　　　　　车立明　北京京煤集团总医院
　　　　　张文帅　枣强县人民医院
　　　　　齐爱华　枣强县人民医院

编　委　邹彩红　贵州省黔东南苗族侗族自治州锦屏县三江镇钟灵乡卫生院

前　言

急危重症治疗学是临床医学中涉及面广、整体性强的一门学科,与临床医学各科有着密切的联系。近年来急诊医学的飞速发展,急危重症疾病研究的不断深入,使急危重症工作成为当前临床工作中一项艰巨而又重要的任务,急救应对能力已然成为衡量医护人员工作质量的重要指标。伴随着现代急救理念的更新,各种新的急救治疗仪器、监测仪器的更新问世,新的救护技术和监测技术层出不穷,这些都对医务人员提出了更高的要求。临床医务人员不仅要有扎实的基本医学知识和护理理论,还需要有丰富的护理实践经验并不断借鉴他人的宝贵经验,不断更新知识,指导自己的护理实践活动,为急危重症患者提供优质诊治,提高救治成功率,降低死亡率和致残率,最大限度地减少疾病和损伤带来的痛苦,维护急危重症患者的身心舒适。

本书共分十五章,系统并全面地介绍了临床常见急危重症的识别与处理相关知识,一方面对急危重常见症状、危重症监测、急危重患者的监护、急危重症患者的营养、急危重症患者的感染、常见院前与院内急救等综合急救知识进行了梳理与阐述;另一方面针对专科的常见急危重症进行了深入的分析,例如心血管系统、呼吸系统、消化系统、神经系统、内分泌代谢系统、血液系统、肿瘤急症等。本书力求知识系统全面,讲解由浅入深,并引入了近年的新指南和进展。

本书在编写过程中,借鉴了诸多急诊相关临床书籍与资料文献。由于编者水平有限,书中难免有不足之处,恳请广大读者给予批评指正,以便再版时更好地总结经验,达到共同进步、提高医务人员临床救治水平的目的。

编　者

2022 年 6 月

目　录

第一章 急危重症常见症状

第一节 发 热

发热是很多疾病的常见症状,也是急诊遇到的患者较常有的主诉。以右心房的血液温度为准,测温的部位不同,体温的正常值稍有差异。临床将发热的程度(以口温为例)分为:低热(37.3~38.0 ℃)、中等度热(38.1~39.0 ℃)、高热(39.1~41.0 ℃)、超高热(41 ℃以上)。一般直肠温度较口温高0.3~0.5 ℃,口温较腋温高0.2~0.4 ℃,直肠温度最可靠。临床上高热对人体尤其脑细胞损伤较大,甚至可引起昏迷。

【病因及分型】

按发热的病因,一般可分为感染和非感染性发热。

1.感染性发热　任何病原体(病毒、衣原体、支原体、立克次体、细菌、真菌、螺旋体、原虫、蠕虫等)侵入人体均可能引起发热,可以说这是发热最常见的病因。

(1)病毒性感染:流行性感冒、其他病毒性上呼吸道感染、急性病毒性肝炎、流行性乙型脑炎、脊髓灰质炎、传染性单核细胞增多症、流行性出血热、传染性淋巴细胞增多症、麻疹、风疹、流行性腮腺炎、水痘、淋巴细胞脉络丛脑膜炎、全身性巨细胞病毒感染(全身性巨细胞包涵体病)、登革热、严重急性呼吸综合征(SARS)、人感染高致病性禽流感。

(2)细菌性感染:急性局灶性细菌性感染、败血症、结核病、伤寒、副伤寒、细菌性心内膜炎、猩红热、白喉、大叶性肺炎、军团菌肺炎、急性细菌性痢疾、细菌性脑膜炎、胸膜炎、心包炎、急性细菌性腹膜炎、血栓性静脉炎、丹毒、炭疽、人类猪链球菌病、出血性肠炎。

(3)真菌感染:念珠菌病、隐球菌病、曲菌病。

(4)其他:立克次体感染,衣原体、支原体感染,螺旋体感染,原虫、蠕虫感染,混合感染。

2.非感染性发热

(1)结缔组织病:系统性红斑狼疮、风湿病、斯蒂尔病、类风湿关节炎、结节性动脉周围炎、皮肌炎和硬皮病等是较常见的病因。

(2)中枢神经性发热:体温调节中枢直接受损(中暑、脑出血等)可致高热,自主神经系统紊乱可致低热。

(3)变态反应与过敏性疾病:药物热、输血反应、输液反应、血清病、注射异性蛋白等,一般只引起短期发热。

(4)组织损伤:严重创伤、大手术、无菌性坏死(注射引起等)、烧伤、放射及化学毒物等。

(5)恶性肿瘤:恶性组织细胞病、淋巴瘤、白血病、肉瘤、癌肿等,也是较常见的病因。

(6)其他:产热过多、散热障碍、致热性类固醇性发热、大量失血失水、原因不明肉芽肿疾病、其他原因不明的疾病、伪热。

【诊断及鉴别诊断】

发热的病因多而复杂,是临床诊断中重要课题。发热在一定程度上反映疾病的严重程度和病情的发展及变化,常是观察的一个重要指标。在临床实践中以发热为主诉或唯一症状就医者,有急性发热,尤其出疹性发热,长期"不明原因"的中高度发热,长期低热,超高热与反复发热。对急诊发热的患者应认真细致地检查,如详细询问病史(包括流行病学史)、全面细致的体格检查、血象、必要的实验室及其他检查(X 射线、CT、B 超)等。

(一)病史要点

1.病史 应当问清患者发热的情况,突然的还是逐渐的,发热时间和最高体温。突然的发热常伴有感染。在体温和感染程度上,两者有相关性。

关于成人的早期诊断,应当考虑季节性和患者发热的类型,较常见是细菌感染,冬春季常见的如上呼吸道感染、肺炎等,夏秋季节肠道炎症较常见;免疫系统疾病,如急性关节炎、血清病或自身免疫性贫血也常常伴有发热;某些肿瘤特别是网状内皮系统的恶性肿瘤也常伴有发热。发热也见于急性血管栓塞,如深静脉血栓、肺栓塞和卒中。严重的骨骼肌损伤,通常是挤压伤,常导致发热。很多疾病也可以引起发热,如急性痛风、甲状腺功能亢进症、系统性红斑狼疮、脉管炎和中暑等。

2.流行病学史 患者来自的地区、年龄、性别、职业、发病季节、旅游史,接触感染史,预防接种史。尤其疑为传染病的流行病学史很重要。家中与周围有无类似病例,如与麻疹患者接触史,最近有无外出史;食物中毒性感染暴发性流行时,食物与水的细菌性检查极为重要。

3.起病 判断起病的缓急,发热前几乎均有畏寒,但明显的寒战则常见于突然高热,为肺炎球菌肺炎、疟疾、急性肾盂肾炎、感染性心内膜炎、输血或输液反应等,各种严重感染,由于细菌不断侵入血液循环,病程中可反复出现寒战。应当指出,对发热患者滥用解热药可人为地引起大量出汗甚至引起脱水、虚脱,年老患者可产生直立性低血压而晕厥。

4.热型 许多发热性疾病具有特殊的热型,有时可起提示诊断的作用,常见的热型如下。

(1)稽留热:多为高热,常持续在 40 ℃上下,一日间温差仅在 1 ℃以内,见于伤寒、斑疹伤寒、大叶性肺炎等。

(2)弛张热:体温在 39 ℃以上,但波动较大,一日间温差在 2 ℃以上,但最低温度达不到正常,较多见于风湿热、败血症、脓毒血症、肝脓肿、严重肺结核等。

(3)间歇热:一日间温差大,波动在正常与高热之间,或高热与无热期交替出现,如疟疾、肾盂肾炎、回归热、淋巴瘤、布鲁氏菌病及周期热等。

(4)不规则热:热无一定的规律,热度高低不等,呈不规则波动,见于流行性感冒、阿米巴肝脓肿、肺结核、癌性发热等。

(5)波状热:热度逐渐上升,达高峰后又逐渐下降至低热或常温,为此反复有似波浪,可连续达数月之久,见于布鲁氏菌病。

(6)消耗热:热度波动幅度更大,在 4 ~ 5 ℃,自高温降至常温以下,常提示毒血症严重,病情险恶,见于败血症等。

必须提到的是,在疾病过程中,也可有两种或两种以上热型交互存在,如大叶性肺炎并发脓胸及肺脓肿等,热型可由典型稽留热变为弛张热。另外,由于抗菌药物的普遍应用,及时控制了感染,或解热药与肾上腺皮质激素的应用也可使发热变为不典型。此外,热型还与个体反应有关,如老年人患休克型肺炎,发热可不高或甚至无发热。故对发热患者应按具体情况做出具体分析,才能对疾病做出正确的诊断。

5. 发热高低与热程　按照发热的高低与热程,将其分为急性发热、长期发热和长期低热。热程在 2 周以内的发热称为急性发热,又称短期发热。绝大多数的急性发热为感染性发热。病毒为最常见病原体;其次是细菌感染(如流行性脑膜炎、扁桃体炎、细菌性痢疾、肺炎、猩红热等);再次是原虫感染;属非感染者仅占少数,如药物热、血清热、内分泌危象、溶血现象、血栓栓塞病、痛风、急性白血病、高温中暑、脑出血及少见的铸工热、恶性高热等。发热超过 3 周,体温一般高于 38.5 ℃ 以上称为长期原因不明发热。此组患者进一步检查和随访后大多也可确诊,是一组重复的疾病。长期低热者体温在 37.5 ~ 38.4 ℃,持续 4 周以上。

询问病史时,应当重视发热的伴随症状,尤其注意具有定位意义伴发的局部症状,以便确定主要病变在哪个系统。超高热是指体温升高达41 ℃以上的危象。超高热对人体各器官尤其对脑细胞有严重的损伤,引起细胞变性,患者进入昏迷状态,于数小时内死亡。超高热较常见的病因如下。

(1)中暑或热射病:中暑发生于炎热的夏季。产妇、年老者及因患精神病服用大量吩噻嗪类药物者,在高温与不通风环境中容易发生。体温高达41 ℃或以上。患者皮肤干燥、烦热、无汗、谵妄或昏迷。

(2)脑部疾病:见于病毒性脑炎、严重脑外伤、脑出血及下丘脑前部等脑病,其发病原因系体温调节中枢功能障碍,与中暑相似。

(3)输液与输血污染:如果发热患者静脉输入大量被内毒素、细菌或其他致热源污染的液体或血液,则可产生严重的致热源反应与败血症,引起超高热。患者迅速进入昏迷状态,常伴有全身出血倾向与弥散性血管内凝血而死亡。

(4)麻醉药引起的恶性高热:恶性高热是全身麻醉中罕见,但可致命的并发症。根据国外报道,以氟烷或氯琥珀胆碱引起者较多。患者大多原先身体尚健康,在麻醉诱导后立即发生。临床症状为体温急剧上升,达超高热水平,伴有全身肌肉强直性痉挛,病死率为60% ~70%。

(5)临终前超高热:少数患者临终前数小时出现超高热,主要由于体温调节中枢和(或)循环衰竭引起。

6. 发热时不同疾病伴随不同的症状　发热患者大多伴有头晕、头痛、乏力、食欲减退等非特异症状,对诊断无重要意义。应重视具有定位意义的局部症状,以便确定病变主要在哪个系统。如发热伴有神经系统症状,头痛、呕吐、昏迷、惊厥、脑膜刺激征等,则表示病变在中枢神经系统,应考虑各种脑炎、脑膜炎、中暑、脑血管意外、蛛网膜下腔出血等。但儿童易有高热惊厥,不一定有脑部病变。老年人发生严重感染时常出现神志变化,而体温未必很高。

(二)查体要点

进行全面的体格检查包括体温、脉搏、呼吸和血压,并应重点检查皮肤黏膜有无皮疹、瘀点,以及肝脾淋巴结是否肿大。

1. 脉搏、呼吸　一般随体温升高而加快,尤其贫血患者的心率增速更加明显。但是,伤寒或某些病毒性传染病常出现相对缓脉。

2. 血压　发热伴有中毒性休克时,患者面色青灰,脉搏细速,血压下降或测不出,常见于休克型肺炎、暴发性流行性脑脊髓膜炎、中毒性细菌性痢疾、败血症、流行性出血热。

3. 面容　多数呈急性发热面容。伤寒患者常表情淡漠;斑疹伤寒、恙虫病、流行性出血热患者常呈酒醉样面容;猩红热患者可见口周苍白;麻疹患者常见眼睑水肿、结膜充血、分泌物增多;面容苍白见于急性白血病、再生障碍性贫血、恶性组织细胞病。发热伴有面部蝶形红斑是系统性红斑狼疮的特殊病变。

4. 皮肤　发热患者的皮肤干湿度、皮疹、出血点等改变都有重要的意义,多数热射病患者皮肤干燥;皮肤多汗见于结核病、风湿病、败血症和恶性淋巴瘤。

(1)发热伴有口唇部单纯疱疹:常见于某些急性传染病、流行性脑脊髓膜炎、肺炎球菌肺炎、疟疾与上呼吸道感染等。在伤寒、钩端螺旋体病与结核等则少见。

(2)发热伴有皮疹:常见于伤寒、副伤寒、斑疹伤寒、败血症、流行性出血热、系统性红斑狼疮和病毒感染等。儿童出疹性传染病,主要有麻疹、风疹、水痘、猩红热等。应当指出许多药物可引起药物皮疹与药物热,必须与出疹性传染病进行鉴别。

(3)皮肤出血点:可见于流行性脑脊髓膜炎、感染性心内膜炎、流行性出血热、钩端螺旋体病、重症肝炎、败血症、血液病和药疹等。

(4)发热伴有皮肤黄染:提示胆道感染、钩端螺旋体病、重症肝炎、急性溶血等。

5. 发热伴结膜充血　可见麻疹、咽结膜炎、流行性出血热、斑疹伤寒、恙虫病、钩端螺旋体病。

6. 发热伴淋巴结肿大　见于结核病、急性白血病、淋巴瘤、恶性组织细胞病、传染性单核细胞增多症、风疹等。锁骨上淋巴结肿大提示恶性肿瘤转移。

7. 发热伴肝脾大　常见于以下情况。①病毒感染:病毒性肝炎、巨细胞病毒、EB病毒感染。②细菌感染:败血症、伤寒、布鲁氏菌病。③寄生虫感染:血吸虫病、疟疾、黑热病。④血液病:白血病、恶性组织细胞病、淋巴瘤。⑤变态反应病:成人斯蒂尔病、药物热、血清病等。

8. 发热伴昏迷　①先发热后昏迷:常见于中枢神经系统感染(流行性脑膜炎、化脓性脑膜炎、结核性脑膜炎、隐球菌性脑膜炎、病毒性脑膜炎),严重感染性疾病引起的中毒性脑病(斑疹伤寒、败血症、中毒性细菌性痢疾、脑型疟疾、中暑等)。②先昏迷后发热:可见于脑外伤、脑血管意外、巴比妥类药物中毒等。

9. 心、肺　发热伴有心脏杂音,尤其是原有器质性心脏病患者心脏杂音发生明显改变时,应注意感染性心内膜炎的可能。发热伴有心包摩擦音时或心包积液体征,常提示心包炎。急性心肌炎常表现发热与心率不成正比,心率增快常超过发热程度。如果发现肺部实变体征或闻及肺部干、湿啰音等,应考虑呼吸系统感染。

10. 肌肉、关节　发热伴有肌肉疼痛见于许多传染病,一般无特殊诊断意义。如腓肠肌剧烈疼痛,甚至不能站立或行走,常提示钩端螺旋体感染。局部肌痛兼有发热与白细胞增多,需检查有无深部脓肿,尤其是药物肌内注射引起的臀部无菌性脓肿。发热伴多关节肿痛,常为各种关节炎,如化脓性、感染中毒性、变态反应性等,而淋病性与结核性关节炎常侵犯单个的大关节。多关节疼痛也可能是血清病的伴随症状。长期不明原因发热的患者应该注意隐匿性病灶,如肝脏、膈下、脊柱、盆腔、鼻窦、乳突等局部脓肿。肝脓肿是引起长期发热的常见原因,在早期不一定有局灶症状,脊椎病变如结核或败血症后脊椎旁化脓性病灶在体格检查时易被忽略。眼底检查和直肠检查应作为常规。粟粒型结核可有眼脉络膜结核结节。年老者直肠指诊可发现前列腺脓肿,此外,腹部与盆腔手术(尤指引产)后发热可由腹腔或盆腔内隐匿的脓肿引起。

(三)常规检查及其他检查

根据临床资料分析,进行必要的实验室检查,对急诊发热患者,通常依次进行以下检查。

1.血常规　发热患者常规进行周围白细胞计数及分类对发热的病因及感染的反应状态有重要参考诊断价值;某些病原体可从血液中直接检出而确定诊断。

严重化脓性感染如肺炎、细菌性肝脓肿、败血症等患者,血白细胞与中性粒细胞显著增多,有时可呈白血病样反应,不但白细胞数极度增多,并可出现早期未成熟白细胞与中性粒细胞核左移,并出现嗜碱性颗粒与空泡样变性的中毒性变化。如果患者全身情况甚差,抵抗力显著降低,血白细胞数常不增多,而中性粒细胞仍显著增多,则为预后不良征兆。传染性单核细胞增多症患者的血象中,淋巴细胞占总数半数以上,异型淋巴细胞百分比在10%以上尤其具有诊断价值。伤寒、副伤寒、布鲁氏菌病、疟疾,以及病毒性传染病的早期如流感、麻疹、病毒性肝炎,患者的血白细胞数常见减少或在正常范围内。急性传染病患者血中嗜酸粒细胞大多减少甚至消失,而蠕虫病急性期如急性血吸虫病等患者血中嗜酸粒细胞显著增多。各种变态反应性疾病中,血中嗜酸粒细胞也轻度增多。

2.尿常规　发热患者的尿常规检查有时出现轻度蛋白尿,但如果遇尿路感染、肾结核、肾脏肿瘤、多动脉炎、系统性红斑狼疮等疾病时,则可能出现显著蛋白尿并有血尿或脓尿。

3.血或骨髓　细菌培养若发热原因未查明,血象或骨髓又具有感染的特征,则应做血或骨髓细菌培养,如同时对大小便、脓液、胸腔积液、腹水等进行细菌培养,除需氧培养外,还包括厌氧菌、霉菌、结核分枝杆菌培养,以及"L"形菌培养,如培养阳性应加做药敏试验。这对伤寒、副伤寒、波状热、败血症、感染性心内膜炎等疾病的病原诊断具有决定性意义。对长期应用抗生素、抗结核药及激素治疗的病例,则可通过血培养注意有无真菌感染或某些条件致病菌如厌氧菌、醋酸钙不动杆菌、阴性杆菌感染的可能。

4.各种体液检查　如胸腔积液、腹水、关节液,如果有过头痛、颈痛、神志改变,腰椎穿刺进行脑脊液的检查也是必要的。

5.血清学检查　对发热的诊断有一定价值,如肥达反应、外斐反应、钩端螺旋体病的凝集溶解试验、流行性乙型脑炎的补体结合试验、风湿病的抗链球菌溶血素O试验、系统性红斑狼疮的抗核抗体试验等。

6.X射线检查　对发热的诊断有重要意义。发热伴有呼吸系统或心血管系统症状及体征者,应常规进行胸部X射线透视,检查心、肺及横膈的情况,必要时做胸部摄片以除外炎症、结核、肿瘤等。尿路感染与肾肿瘤者做静脉肾盂造影,检查有无梗阻或畸形,也是重要诊断方法。CT与MRI的临床应用使X射线检查起了根本性的变化,除头颅脑CT外,对腹腔内脏病变的诊断有重要价值,如肝脏扫描有助于肝内占位性病变,如肝癌与肝脓肿的诊断,也可发现脾脓肿等病变。CT与MRI对诊断骨盆内、膈下与腹腔深部隐匿性脓肿也有重要价值,尤其能发现腹膜后病灶如淋巴瘤、脓肿、血肿等。

7. 超声检查　腹部超声检查对有些发热患者已成为必要的鉴别诊断手段,可用于诊断腹腔内占位性病变、肝脓肿、肝胆道结石及肾脓肿、泌尿系统结石等。对疑有急性渗出性心包炎和感染性心内膜炎患者,可行超声心动图检查。

8. 活体组织检查　为确立病因,活体组织检查如肝穿刺及淋巴结、皮损、皮下结节活体组织检查均为安全、有效的诊断方法。骨髓检查简单易行,对白血病、恶性组织细胞病等具有决定性诊断价值。剖腹探查应慎重,患者长期发热,病情日趋恶化,各项检查均无特异发现,而 CT 检查疑有腹腔内脓肿或腹膜后淋巴瘤,可考虑剖腹探查,分别行引流或化学治疗。

(四)病因诊断

依据病史、体格检查与实验室检查结果的综合分析,一般可得出发热患者的病因诊断。急性发热患者的热程短,发热多伴有明显的伴随症状,疾病诊断一般不困难,原因不明发热有特定的含义,长期低热也具有其特殊性。现将两者的病因诊断叙述如下。

1. 原因不明低热　发热期限超过 2～3 周,体温在 38.5 ℃以上,以发热为主诉,在住院 1 周内,经完整的病史询问、体格检查,以及常规的实验室检查不能明确诊断者,称为原因不明发热(简称为 FOU 或 FUO)。其原因可概括为四大类,即感染、肿瘤性疾病、结缔组织-血管性疾病、诊断不明。其中感染、肿瘤性疾病、结缔组织-血管性疾病三大类概括了约 80%以上患者的病因。但病因的分布受地理位置、年龄因素的影响。在年龄方面可区分为 3 个不同的组别,6 岁以下的 FOU 患儿以感染性疾病的发病率为高,特别是原发性上呼吸道感染、尿路感染或全身感染;6～14 岁年龄组别则以结缔组织-血管性疾病和小肠炎症性疾病为最常见的病因;14 岁以上的成人组,虽然感染性疾病仍占首位,但肿瘤性疾病的发病率明显增长。

据目前国内外文献报道,感染性疾病约占 40%,肿瘤性疾病与结缔组织-血管性疾病各约占 20%,其他约占 10%,始终原因不明的约占 10%。

(1)感染性发热:上呼吸道病毒性感染仅在儿童中可能是 FOU 的病因,在成人 FOU 中则较少见。从有关资料报道,上呼吸道感染的自然病程约为 2 周。一般认为在感染性发热中全身性感染是主要的病因,如结核病、伤寒、副伤寒、感染性心内膜炎、败血症等。然而近年来国外文献中认为,局灶性细菌感染,如肝、膈下脓肿或腹腔其他部位脓肿及骨髓炎等更为多见。

(2)肿瘤性疾病:常可表现为长期原因不明的发热,以淋巴瘤、恶性组织细胞瘤、肾上腺瘤、肝脏肿瘤、肠道肿瘤等较为常见。发热与肿瘤组织迅速生长造成的坏死、肿瘤细胞的浸润、人体白细胞对组织坏死与其他炎症刺激的反应;以及肿瘤组织本身释放内源性致热源等有关。

(3)结缔组织-血管性疾病:这是数量相当多的一组疾病,包括系统性红斑狼疮、斯蒂尔病、药物热、多发性肌炎、结节性多动脉炎、风湿热、混合性结缔组织病。

(4)其他:①肉芽肿性疾病,引起 FOU 的肉芽肿性疾病主要有肉芽肿性肝炎、结节病、局限性回肠炎、颞动脉炎。肉芽肿性疾病的热程可长达数月甚至 1 年以上。②伪装热。③家族性地中海热(FMF)。

2. 长期低热　体温(口温)37.5～38.4 ℃持续 4 周以上者称长期低热。由感染性疾病引起者占 40%,非感染性疾病占 57%,原因不明占 3%。

(1)感染性:如结核病、病毒性肝炎、慢性尿路感染、慢性病灶感染(如牙周脓肿、鼻旁窦炎、胆囊或胆道感染、前列腺炎、慢性盆腔炎等)。

（2）非感染性：如结缔组织疾病、内分泌腺疾病（甲状腺功能亢进症、嗜铬细胞瘤等）、间脑综合征、恶性肿瘤、功能性低热、月经前期低热、妊娠期低热及在高温环境下引起的生理性低热外，功能性低热可分为神经功能性低热与感染后低热两类。

（五）鉴别诊断

1. 感染性发热

（1）传染病：根据引起疾病的病原体不同，考虑以下各种发热。

1）病毒感染：常见有流感、普通感冒、单纯疱疹、麻疹、乙型脑炎、流行性腮腺炎、流行性出血热及散发性脑炎等疾病。病毒感染一般有以下四大特点：自限性发热；大多呈弛张热型；病毒血症可有明显乏力、食欲减退、过敏症等；除乙型脑炎、流行性出血热、狂犬病、传染性单核细胞增多症外，病毒感染白细胞总数正常或下降。

2）立克次体感染：斑疹伤寒、恙虫病、Q热等。

3）支原体、衣原体感染：常引起间质性肺炎。

4）螺旋体病：以钩端螺旋体较为常见。多流行于夏秋季，骤然起病，早期三大主症（畏寒发热、全身酸痛、明显乏力）、三大体征（眼结合膜充血、腓肠肌压痛、浅表淋巴结肿大）。中期可分为肺大出血型和脑膜脑炎型。后期可有后发症状，凝溶试验1：200以上有诊断价值。

5）细菌性感染：常见的球菌感染有葡萄球菌、链球菌、肺炎链球菌、脑膜炎球菌。常见的杆菌感染有沙门菌属感染、结核分枝杆菌、肠道条件致病菌所致革兰氏阴性杆菌败血症、细菌性痢疾。

6）原虫感染：最常见的有疟疾、阿米巴病。

7）蠕虫感染：能引起发热的蠕虫病主要有急性血吸虫病、丝虫病、华支睾吸虫病及蠕虫在内脏移行时所致的过敏性发热。

8）真菌感染：主要是内脏真菌病，常发生在慢性全身性疾病的基础上（如恶性肿瘤、血液病、糖尿病患者）长期大量应用广谱抗生素的患者，长期应用糖皮质激素、抗肿瘤药物及放射治疗的患者。常见有隐球菌脑膜炎、肺毛霉菌病、播散性荚膜组织胞浆菌病等。

（2）局部炎症病灶所致发热

1）各器官炎症：鼻窦炎、中耳炎、扁桃体炎、胆囊炎、肾盂肾炎、盆腔炎等。

2）各器官脓肿：肝脓肿、膈下脓肿、肾周围脓肿、髂窝脓肿、脑脓肿、臀部脓肿等。

2. 非感染性发热

（1）结缔组织病：①长期不规则发热；②大多有关节症状，皮肤损害；③不同程度的内脏损害；④实验室检查，常有红细胞沉降率加快、丙种球蛋白增加等；⑤病程中常见缓解期与加剧期交替；⑥常见于女性。

（2）血液系统疾病：①多呈弛张热型发热伴有大量出汗；②进行性消瘦衰竭；③进行性贫血；④进行性出血。

（3）恶性肿瘤：①老年患者多见；②进行性消瘦衰竭；③通常无明显畏寒、寒战、全身毒血症状，但消耗明显；④实验室检查常有贫血、低蛋白血症、白球比例倒置等。

（4）变态反应性疾病：①过敏性疾病，如药物热、过敏性紫癜、过敏性肺炎等；②斯蒂尔病，临床有发热、皮疹、关节痛三大主症，试验室检查可有白细胞总数明显升高、中性粒细胞升高、红细胞沉降率增快和球蛋白升高，各种培养阴性，抗生素治疗无效，激素治疗有效；③血清病，如输血反应、疫苗接种反应等。

(5)中枢性发热:体温调节中枢直接受到影响而引起的发热,见于中暑、脑外伤、脑出血、催眠药中毒等疾病。

(6)其他

1)心血管疾病:心肌梗死、栓塞性疾病、心力衰竭、阵发性心动过速等。

2)体液平衡失调:脱水、大出血、酸中毒。

3)内分泌疾病:甲状腺功能亢进症、嗜铬细胞瘤、类癌综合征。

4)外科手术后吸收热,骨折后吸收热、烧伤。

5)皮肤病。

6)少见病:结节病、坏死性肉芽肿、肉芽肿性肝炎、白塞病等。

7)伪热。

【治疗】

多数患者在发热前有寒战、畏寒,必要时应给患者保暖。长时间高热的患者,可使组织的分解代谢加强,还可引起脱水、充血性心力衰竭、急性脑病综合征和惊厥。观察患者的热型对诊断和指导抗生素的应用均有重要意义。何时采取降温措施是一个很难决定的问题。体温不很高的发热患者自觉症状不明显者,一般不应视为对机体有害,不必过早使用降温药物。轻中度发热的患者,多饮水是降温的重要措施。可在水中加入少许食用盐和蔗糖,以补充在降温过程中随汗液丢失的盐分。即使高热患者亦不要轻易应用退热剂和抗菌药物,以免改变其原有热型或掩盖其他临床表现,给诊治带来困难。若高温系感染所致,应在必要实验室检查和各种培养标本采集后,才给予相应的抗菌药物。遇下列情况应作紧急降温处理:①体温超过 40 ℃;②高温伴惊厥或谵妄;③高热伴休克或心功能不全;④高温中暑。

高热对症治疗的具体措施如下。

1.物理降温

(1)可用冰袋或冷毛巾置于双侧颈部、肘部、腹股沟及腘窝等处。

(2)用毛巾蘸 32～34 ℃的温水或 30%～50% 的酒精溶液擦拭四肢、颈部等处。注意不要擦拭心前区和背部。由于酒精溶液的刺激性较大,不宜用于皮肤柔嫩的小儿。

(3)对过高热患者尚可用冰水保留灌肠,胃内灌注冷生理盐水。

(4)及时进入空调房。

2.药物降温　尽管不宜过早使用降温药物,但如物理降温不能降低患者体温,对严重高热、物理降温无效的患者,药物降温毕竟是有效的。药物降温是通过降低患者下丘脑体温调定点的温度,使患者产热减少,散热增多而达到体温降低的目的。可采用以下方法。

(1)10%～25%安乃近滴鼻,每次 2～3 滴。

(2)复方氨基比林 2 mL 或柴胡注射液 2 mL,肌内注射。

(3)酌情选用阿司匹林、对乙酰氨基酚、肾上腺糖皮质激素等。

(4)对过高热或高热伴惊厥、谵妄者尚可应用冬眠疗法。若因高温引起脑水肿,在积极治疗原发病同时,可用 20% 甘露醇溶液 200 mL 和地塞米松 5～10 mg 快速静脉滴注,有利于降低体温和减轻脑水肿。糖皮质激素是极有效的退热药物,但同时可以抑制炎症反应使感染扩散,故在未查明发热的病因时,一般不主张使用糖皮质激素,如高热伴有感染性休克的患者可考虑使用地塞米松 5 ~ 10 mg 静脉注射。

上述各种药物在使体温下降过程中均伴有发汗,所以,无论使用哪种药物,都应让患者多饮水,否则不但起不到退热的作用而且可能引起患者脱水,导致对患者不应有的损害。

此外,各种口服解热药物都对胃肠道有明显的刺激作用,反复使用可引起消化道出血。所以,如高热需要应用退热药物,其用量要小,用药后要大量饮水。值得注意的一点是,患有霍奇金病和非霍奇金淋巴瘤的患者对水杨酸类解热药物非常敏感,小剂量的水杨酸类药物即可引起患者的低体温和低血压。阿司匹林可引起过敏和抑制血小板功能,特别对患有过敏性鼻炎、过敏性哮喘和准备手术治疗的患者应慎用。

3.其他措施　包括卧床休息,补充水分、营养,对病情较重或有脱水者应纠正水、电解质失衡。此外,高热惊厥或谵妄者也可酌情应用镇静剂如地西泮、苯巴比妥口服。

4.病因治疗　各种细菌感染性疾病,如肺炎、胆囊炎、尿路感染等,除对症处理外,应早期使用广谱抗生素,如有病原体培养结果及药敏试验可针对感染细菌应用敏感的抗生素。非感染性发热,一般病情复杂,应根据患者的原发病进行有针对性的处理。

第二节　眩　晕

眩晕是空间定位错觉引起的自身或周围物体的运动幻觉。它是一种主观感觉障碍,通常无意识障碍。患者有周围景物或自身旋转感,称为旋转性眩晕或真性眩晕;若患者只有头晕,头重脚轻,摇晃浮沉感,而无旋转感,则称为假性眩晕。在眩晕症状出现的同时,常伴有平衡失调、站立不稳、眼球震颤、指物偏向、倾倒、恶心、呕吐、面色苍白、出汗及脉搏、血压的改变。一般无意识障碍,主要由迷路、前庭神经、脑干及小脑病变引起,亦可由其他系统或全身疾病引起。眩晕病因较复杂。据统计,眩晕占门诊常见症状的第三位,占内科门诊患者的5%,占耳鼻喉科门诊的15%。它涉及多个学科。

【分类】

内耳前庭系统疾病是产生眩晕的主要原因。所以,眩晕的分类如下。

1.耳源性眩晕　由耳部疾病引起。梅尼埃病是严重眩晕的常见原因,发作时表现为突然的阵发性眩晕、耳鸣、耳聋、共济失调。此外,迷路炎或外伤、内耳血管痉挛或出血也会出现类似的表现;有的人在乘坐车船时,因为迷路功能失调,也可能出现眩晕症状。

2.神经源性眩晕　多由大脑、小脑及脑干病变引起。小脑后下动脉血栓形成常使患者突然发生严重的眩晕,并伴呕吐、站立不稳等其他表现,而神志可以是清醒的。颅内肿瘤由于颅内压增高和肿瘤浸润脑神经,除了眩晕症状外,还可表现耳鸣、耳聋、眼球震颤、共济失调、复视、吞咽困难、面部瘫痪等复杂的症状。此外,癫痫、偏头痛等疾病也可能伴有眩晕症状。

3.眼源性眩晕　眼部疾病所致的眩晕症状一般较轻。在火车内睁眼看近处飞快"后迟"的树木时可出现眩晕,闭眼后即可缓解。常由于屈光不正、视力疲劳、眼外伤等所致。

4. **颈源性眩晕** 颈椎病导致基底动脉受压时,由于脑供血不足,患者突然出现眩晕,并有视力障碍、四肢无力、站立不稳症状,多在颈部活动幅度大时发生。

5. **全身性疾病相关眩晕** 很多全身性疾病可发生眩晕,但大多无"旋转"感。全身性病变:外伤(头部、颈部损伤),全身中毒性、代谢性、感染性疾病;各种原因引起的贫血,心血管病变,如高血压、低血压、心律失常、心力衰竭等,糖尿病、低血糖、自主神经功能紊乱及更年期综合征等。

6. **药物中毒** 服用某些药物发生中毒时,可出现眩晕症状。在常用药中值得注意的有链霉素、庆大霉素、苯妥英钠、扑米酮、水杨酸及某些降压药等。

【诊断】

(一)病史要点

眩晕的性质、程度、时间、诱因、伴随症状及可能的相关病史,包括神经科、内科及耳鼻喉科的有关病史。具有诊断意义的其他病史,如药物史、贫血或低血压史、头部外伤史、年龄与性别因素等。

(1)应着重了解头晕的性质:真性眩晕有明显的自身或他物旋转感、倾倒感或视物摇晃不稳,呈阵发性,伴有眼震、平衡失调、站立不稳、指物偏斜及恶心、呕吐、面色苍白、出汗、脉搏血压改变等自主神经症状。头晕常为头重脚轻、眼花等,并无他物或自身旋转的运动幻觉,可由心血管系统疾病、全身中毒、代谢性疾病、眼病、贫血等疾患引起。

(2)应鉴别眩晕为中枢性或外周性:一般外周性眩晕的自主神经症状明显、眼震多为水平性眼震、无神经系统其他体征;而中枢性眩晕的自主神经症状轻或不明显,多有脑干、小脑或其他神经系统定位体征。

(3)应了解头晕的诱因和伴发症状:耳源性眩晕常伴有耳鸣和听力减退,常见于梅尼埃病、急性迷路炎、内耳损伤、鼓膜内陷或受压及耳石和前庭终末感受器病变(如颅脑外伤、噪声性损伤、药物中毒及缺血引起的半规管壶腹的退行性变等);小脑脑桥角病变伴有Ⅴ、Ⅶ、Ⅸ、Ⅹ脑神经和锥体束等症状;前庭神经元炎多有上呼吸道或消化道感染诱因,可无听力改变;椎基底动脉短暂缺血发作可同时伴有复视、视物变形、头面和肢体麻木感、晕厥、猝倒等症状;眩晕性癫痫发作时,可伴有意识丧失、癫痫大发作或其他癫痫症状。占位病变、炎症、变性和脱髓鞘病变所致中枢性眩晕,常伴有脑干、小脑或其他神经系统定位体征。

(二)查体要点

1. **神经系统方面** 除一般的神经系统检查外,特别应注意有无自发性眼球震颤、共济失调。自发性眼球震颤可为水平、垂直、旋转等,应观察其方向、振幅、速率及持续时间。共济失调包括闭目难立征、指误试验(又称偏指试验)、闭目前进的步行偏斜。检查眼底有无水肿及颅内压增高症状。

2. **内科方面** 应检查有无高血压、低血压、心律不齐、心力衰竭,有无贫血、全身感染、中毒、代谢紊乱等。

3. **耳科方面** 应检查外耳道、鼓膜、中耳、鼻咽部,注意有无耵聍阻塞外耳道,有无中耳胆脂瘤及耳硬化症。

4. **音叉试验** 了解听力情况、听力障碍的性质及程度。

(三)常规检查和其他检查

(1)前庭功能检查:变温试验、指物偏向、直流电试验、位置试验及眼震电图等。

(2)眼震电图:有助于对眩晕、眼震、前庭系统疾病进行鉴别诊断。

(3)颈椎正、侧、斜位及过伸、过屈位等 X 射线摄片检查。

(4)心电图,乳突、内听道、颈椎摄片,脑电图、经颅多普勒超声(TCD)、脑干诱发电位、头颅 CT 或 MRI 等常用于病变的定位和定性。

(四)诊断标准

根据上述病史、体格检查特点,并选择进行相应的器械和影像学检查,可做出诊断。

【鉴别诊断】

1.耳源性眩晕 是指前庭迷路感受异常引起的眩晕。耳源性眩晕的主要表现为发作性眩晕、听力减退及耳鸣,重症常伴有恶心、呕吐、面色苍白、出汗等迷走神经刺激现象,可发生水平性或水平兼旋转性眼球震颤。患者常感物体旋转或自身旋转,行走可出现偏斜或倾倒,发作中神志清醒。

2.中毒性眩晕 常见耳毒性药物有链霉素、卡那霉素、异烟肼、奎宁、水杨酸类药物、有机磷、汞、铝、酒精、烟草等中毒。主要损害内耳听神经末梢,前庭器官中毒引起眩晕,如耳蜗神经亦受损则发生双侧感音性耳聋。

3.颈源性眩晕(椎动脉压迫综合征) 大多由颈椎肥大性骨质增生引起,造成脑基底动脉供血不足。眩晕发作常与头颈转动有关。固定患者头部,使其身体左右转动,可立即诱发眩晕,常伴有复视、火花或暂时性视野短缺。如进行 X 射线检查,则显示颈椎有骨质增生。

4.小脑疾病 多表现为平衡失调、眩晕、醉汉样步态。小脑后下动脉血栓形成常骤然发生严重的眩晕、肢体共济失调,可无昏迷,可有眼球震颤及吞咽困难。

5.大脑疾病 如癫痫发作的眩晕先兆,偏头痛发作,脑血管硬化和脑瘤的颅内高压等。此类眩晕常根据其原发病进行诊断。

6.眼源性眩晕 如眼肌麻痹产生复视,注意飞快行车或站立于悬崖等,引起头晕眼花及眩晕。

四、治疗

(一)一般处理

急性眩晕发作的患者,应静卧、闭目、头固定不动,避免光刺激,解除精神紧张。

(二)药物治疗

1.对症治疗的药物 ①镇静剂:苯巴比妥、地西泮等。②抗组胺药物:盐酸异丙嗪、盐酸苯海拉明、氯苯那敏等。③止吐剂:氯丙嗪、甲氧氯普胺等。④抗胆碱药物:氢溴酸东莨菪碱、阿托品。⑤血管扩张药物:烟酸、地巴唑等。⑥脱水治疗:除适当控制水和食盐外,可以使用脱水药,如乙酰唑胺等。

2.针对病因治疗

(1)血管扩张药:用于治疗眩晕的血管扩张药有,烟酸 100~300 mg,3 次/d,阿米三嗪/萝巴新 1~2 片/d,复方丹参注射液 20 mL 加入液体中静脉滴注,1 次/d。

（2）降脂、降压、抗凝血及改善微循环药：45岁以上首次发病的眩晕疾病以血管问题占第一位。疾病早期可能仅涉及小血管痉挛或微循环障碍；疾病进一步发展可能发生血栓形成。突发性耳聋伴有前庭功能急性损害往往由迷路动脉和（或）其分支血栓形成所致，静脉滴注低分子右旋糖酐可使血液黏稠度降低，增加血容量，防止血小板凝聚，改善内耳微循环。

（3）维生素类药：治疗梅尼埃病，常用的有维生素 B_6、维生素 B_{12}、维生素 B_1 及维生素 C 等。

（三）手术治疗

专科医师根据病情选择手术适应证和手术方法。内耳病变听力已丧失而久治不愈者，可行迷路破坏手术或前庭神经切断术。手术方法有内淋巴囊手术、内耳道前庭神经切断术、颈交感神经切断术、选择性破坏前庭器的手术、球囊手术、耳蜗切除术、迷路破坏术、耳蜗球囊造瘘术等。

第三节 昏 迷

【分类】

昏迷是最严重的意识障碍，表现为意识完全丧失，对外界刺激无意识反应，随意运动消失，生理反射减弱或消失，出现病理反射。广义的昏迷包括4种不同程度的意识障碍，即嗜睡、昏睡、浅昏迷及深昏迷。狭义的昏迷只包括浅昏迷及深昏迷。

1.嗜睡　持续处于睡眠状态，能被唤醒，停止刺激即又入睡，能简单对话及勉强执行指令。

2.昏睡　用较重的疼痛刺激或大声呼唤才能唤醒，减轻刺激即又入睡，可有自发性肢体活动，基本不能执行指令。

3.浅昏迷　不能唤醒，对疼痛刺激（如压迫眶上缘）有痛苦表情及回避反应，可有较少的无意识动作，不能执行指令。生理反射存在。

4.深昏迷　对外界一切刺激均无反应，自发性动作完全丧失，各种反射消失，生命体征常有改变。

【病因】

昏迷的病因一般分为两大类。

1.颅内病变

（1）颅内感染性疾病：如化脓性脑膜炎、脑炎、脑脓肿。

（2）脑血管病：脑出血、大面积脑梗死、蛛网膜下腔出血等。

（3）颅内占位病变。

（4）闭合性颅脑外伤：如脑震荡、脑挫裂伤、外伤性颅内血肿等。

（5）颅内压增高。

（6）癫痫。

2.全身性疾病

（1）急性感染性疾病：如流行性乙型脑炎、散发性脑炎、森林脑炎、流行性出血热等病毒性感染染性疾病以及上述感染性疾病所导致中毒性脑病及立克次体、细菌、寄生虫感染等。

（2）内分泌及代谢障碍性疾病：包括尿毒症性脑病、肝性脑病、肺性脑病、甲状腺危象、糖尿病、低血糖等病因所致的昏迷。

（3）水、电解质平衡紊乱：包括稀释性低钠血症、低氯血症性碱中毒、高氯血症性酸中毒。

（4）中毒性疾病：一氧化碳中毒、急性苯中毒、急性硫化氢中毒、急性苯胺中毒、急性有机磷农药中毒、急性磷化锌中毒及酒精中毒等。

（5）物理因素及缺氧性损害所致昏迷：中暑、触电、高原缺氧等。

【诊断】

对昏迷患者采取积极抢救的同时，应询问病史、体检并选择必要的辅助检查。

（一）病史要点

1. 昏迷起病的缓急　急性起病者多见于脑血管病、外伤和急性中毒性疾病；亚急性起病见于各种脑炎、脑膜炎、肝性脑病、尿毒症性脑病等；逐渐发生者见于颅内肿瘤和慢性硬脑膜外血肿；阵发性昏迷多见于肝昏迷。

2. 注意昏迷是突然出现，还是在病程中出现　如以眩晕等为首发症状者，应考虑椎基底动脉病变；以剧烈头痛、恶心、呕吐为首发症状者多为急性脑血管病；急性颅内或颅外感染性疾病，昏迷前常有发热等。

3. 有无外伤，服用药物、毒物或接触煤气、高温等　如 CO 中毒、中暑、电击伤等。

4. 有无引起昏迷的内科疾病　如糖尿病、肝性脑病、肺性脑病或尿毒症性脑病、高血压、心脏病等。

5. 短暂昏迷者　应询问癫痫病史。

6. 过去是否发生昏迷　其异同和可能的联系。

（二）查体要点

1. 一般检查

（1）体温：昏迷伴发热多见于脑炎、脑膜炎、肺炎或败血症等感染性疾病。脑出血、蛛网膜下腔出血等疾病影响体温调节中枢，亦可引起发热。体温过低见于休克、巴比妥类中毒、酒精中毒、CO 中毒、低血糖及甲状腺、垂体、肾上腺皮质功能减退等。

（2）脉搏：脉搏增快见于感染性昏迷，细速或不规则见于中毒与休克，急性颅内压增高时脉缓而强，严重脉搏过缓、过速或节律不齐提示心源性因素。

（3）呼吸：呼吸节律改变和呼出特殊气味的气体可提示昏迷的病因。例如，出现潮式呼吸提示间脑受损；延髓病变时则可出现深大和节律不规则的呼吸；酸中毒者呼吸深大，如酮症酸中毒。

呼吸缓慢见于吗啡、巴比妥类药物中毒或黏液性水肿。呼出气味带氨味见于尿毒症昏迷；糖尿病昏迷呼出气则带烂苹果味；有大蒜臭味者见于有机磷农药中毒；肝性昏迷者呼出气和尿液带有"肝臭"味等。

（4）血压：血压显著升高见于脑出血、高血压脑病。急性颅内压增高及脑干缺血时收缩期血压升高。血压降低见于休克、糖尿病性昏迷及甲状腺、肾上腺皮质功能减退、镇静催眠药中毒等。

（5）皮肤黏膜：皮肤潮红见于感染和酒精中毒；樱桃红色见于 CO 中毒；发绀见于缺氧性心、肺疾病及硝基苯、亚硝酸盐中毒;苍白见于贫血、失血、休克;黄染见于肝胆疾病或溶血;瘀点见于败血症、流行性脑膜炎、感染性心内膜炎;皮肤湿冷见于休克、低血糖;皮肤干燥见于糖尿病性昏迷、失水及中枢性发热。

(6)其他:注意头、面部有无伤痕及头颅骨折,心率、心律、心脏杂音、肺部啰音、肝脾大、腹水、腹肌紧张、水肿等,并注意检查眼、耳、鼻、口腔及咽部。

2.神经系统检查

(1)眼部征象:眼球运动,浅昏迷时眼球可有水平或垂直的自发性浮动,随昏迷加深,中脑及脑桥受累时眼浮动消失。瞳孔,应注意大小、对称性及对光反射。双侧瞳孔散大见于多种药物或食物中毒如颠茄类、氰化物、肉毒梭菌中毒。双侧瞳孔缩小见于镇静催眠药或吗啡中毒。

双侧瞳孔不等大常提示脑疝形成。眼底检查:视神经乳头水肿提示颅内高压;视网膜水肿,且黄斑部有星芒状渗出物提示尿毒症;糖尿病患者黄斑部有硬性渗出物,眼底有小而圆形出血灶;玻璃体下出血常见于蛛网膜下腔出血。

(2)脑膜刺激征:包括颈项强直、Kernig 征和 Brudzinski 征阳性,多见于脑膜炎、蛛网膜下腔出血和脑出血患者。深昏迷时脑膜刺激征常消失。

(3)神经系统局灶体征:昏迷伴偏瘫提示颅内局灶神经系统病变,如脑血管病变、颅内感染、颅脑外伤、颅内占位性病变等。

(三)常规检查及其他检查

1.脑脊液检查　蛛网膜下腔出血者脑脊液可呈血性;化脓性脑膜炎者脑脊液混浊,白细胞增多,蛋白质升高,糖降低或正常;结核性脑膜炎白细胞增多,且以淋巴细胞为主,蛋白质增高,氯化物和糖含量降低。

2.血生化检查　血尿素氮、肌酐增高,提示尿毒症;血糖增高合并尿酮体阳性者多为糖尿病酮症酸中毒昏迷;血糖明显降低见于低血糖昏迷;血氨升高见于肝性昏迷。

3.影像学检查　CT 或 MRI 等可帮助确定诊断,特别是对脑出血、占位性病变、感染等引起的昏迷有决定性意义。

【鉴别诊断】

1.晕厥　是一过性全脑缺血所致的短暂性意识丧失。发作前常有面色苍白、眼前发黑及头晕,平卧后即迅速恢复。

2.休克　见于急性循环衰竭。患者血压明显下降,收缩压<90 mmHg,意识水平降低,脉搏弱、快,四肢厥冷。

3.癔症　常由强烈精神刺激而引起,发病时看似意识丧失,实际并未丧失,暗示性强。

4.植物状态　是一种特殊的意识障碍,对自身及周围缺乏认知,能睁眼,有睡眠-觉醒周期,不能执行指令。

5.脑死亡　是深度不可逆性昏迷,无自主呼吸,需用呼吸机维持呼吸,脑干反射(如瞳孔反射、角膜反射等)全部消失。

【治疗】

1.病因治疗　根据病因给予相应的治疗,如 CO 中毒应迅速进行高压氧治疗,有机磷中毒可用阿托品、解磷定进行治疗,低血糖则立即静脉注射葡萄糖注射液,中暑应立即给予物理降温等。

2. 对症治疗 保持呼吸道通畅,必要时进行气管切开,自主呼吸停止者须给予人工辅助呼吸;纠正休克,应予以迅速补液扩容和针对病因的治疗;有严重心律失常时进行相应处理,心搏骤停者应立即采取心肺复苏;如有颅内压增高,给予降颅压治疗。

第四节 晕 厥

晕厥是指一过性大脑广泛性缺血缺氧所致的短暂性意识障碍,发作突然,持续时间短暂,可自行恢复。晕厥为临床常见症状之一,可见于器质性疾病,亦可见于功能性因素。其中一半的患者不能明确病因。其发病机制主要如下:①血压急剧下降导致脑供血不足;②心排血量骤然减少导致心源性脑供血不足;③供应脑部血流的动脉发生急性广泛性供血减少导致脑源性晕厥。其发作时多伴有肌张力降低,其最终后果为短暂的大脑低灌注。有统计晕厥病例占全部住院病例的 1% ~6%,占急诊患者的 3%,女性发病率约为 3.5%,男性发病率为 3.0%。

【病因】

1. 脑源性晕厥 见于脑动脉硬化、无脉症、脑干炎症、肿瘤、变性等。

2. 心源性晕厥 见于各种器质性心脏病,如心肌梗死、心律失常、病态窦房结综合征、房室传导阻滞、急性克山病、主动脉瓣狭窄、心脏黏液瘤、动脉导管未闭和法洛四联症等。

3. 反射性晕厥 有血管抑制性晕厥、直立性低血压、低血压性晕厥、颈动脉窦性晕厥、排尿性晕厥。

4. 其他 癔症性晕厥、咳嗽性晕厥、屏气性晕厥、低血糖状态、换气过度综合征、重症贫血等。

【诊断】

(一)病史要点

1. 起病形式 若开始几秒后有晕厥发作,则应考虑颈动脉窦过敏、直立性低血压、突发三度房室传导阻滞;若几分钟后晕厥,则应考虑过度换气;于用力期间或之后发生晕厥,则提示主动脉瓣狭窄或突发性肥大性主动脉瓣狭窄;老年人应想到直立性低血压。有吞咽疼痛而发生的晕厥多为吞咽晕厥;在剧烈咳嗽后发生的晕厥多为咳嗽性晕厥。

2. 发作时体位 单纯性晕厥和颈动脉窦过敏的晕厥一般发生于立位或坐位;直立性低血压患者常于卧位突然直立时发生晕厥;青壮年男性患者可在夜间睡醒后起床排尿时突然发生晕厥。癫痫、低血糖、过度换气或心脏传导阻滞所致晕厥,与体位无关。伴血压下降(包括颈动脉窦过敏)和伴异位心动过速的晕厥常发生于坐位或立位。

3. 伴随症状

(1)焦虑、过度换气、异位心动过速或低血糖性晕厥常伴心悸。过度换气常伴手和面部麻木、刺痛。心脏传导阻滞、心室停搏或心室颤动的晕厥期间,常有真性抽搐。晕厥后明显胸痛,应疑为心肌缺血的可能;如出现局灶性神经系统体征,可能为脑血管意外。

(2)伴面色苍白、出汗、恶心、乏力等主要见于单纯性晕厥;伴四肢抽搐可发生于心搏骤停或心室颤动;伴有眩晕、无力、视觉障碍、呕吐等症状可为脑局部供血不足引起的晕厥。低血糖性晕厥每次发作均与空腹、饥饿有密切关系。

(二)查体要点

1. 不同病因的体征　由心功能障碍致脑血流减少而产生晕厥时,常伴苍白和发绀。而周围循环障碍常为苍白而无真正的发绀和呼吸困难。

2. 发作期间的体征　于晕厥发作期间心率在 150 次/min 以上,提示异位心律,心率 40 次/min 以下,提示完全性心脏阻滞。晕厥伴心率慢者应鉴别是神经反射性还是心源性(阿-斯综合征)发作,可进行心电图检查。用程控刺激的心内电生理技术可确定心脏的异常及有效治疗方案;于刺激期间,2/3 患者可见室性心动过速。希氏束传导测定有助于了解心房扑动或迷走张力过高。

3. 体检中注意伴发伤害的存在　对老年患者来说,其主要危险是跌倒所致的骨折和外伤。

4. 其他　年轻女性,呼吸增强、过度换气、情绪紧张,甚至可见手足抽搐,要考虑过度换气综合征所致晕厥。伴有明显自主神经功能障碍,如面色苍白、出冷汗、恶心、乏力等,较多见于血管减压性晕厥和低血糖性晕厥。

(三)常规检查和其他检查

1. 心电图、动态心电图、心脏超声等检查　可了解心电活动和心脏结构情况,有助于心源性晕厥的诊断和排除。

2. 颈椎 X 射线摄片检查　脑电图、脑血流图、经颅多普勒(TCD)、脑干诱发电位、头颅 CT 或 MRI 等常用于病变的定位和定性,有助于脑源性晕厥的诊断和排除。

3. 血液学检查　如血常规、血糖、心肌酶、血生化等,有助于贫血、低血糖及心肌梗死等所致的晕厥的诊断。

(四)诊断标准

1. 根据病史、体检及其他实验检查分类　可将患者分为 3 类。

(1)诊断明确者,确定具体疾病诊断。

(2)诊断不确定者,但存在可能的器质性疾病,属高危病例。

(3)诊断不确定者,无器质性疾病,非高危病例。

2. 高危病例的确定　年龄>45 岁,有室性心律失常病史,有心功能不全。

【治疗】

(一)一般治疗

(1)发生晕厥后立即平卧,略微采取头低足高的姿势,使脑部得到较好的供血。解开领口,使呼吸顺畅,开窗通风保证空气流通。

(2)吸氧。

(3)注意排痰,将呕吐者的头偏向一侧,以防窒息。

(4)苏醒后给患者饮糖水、热茶等促进恢复,且不宜马上起床,以防复发。

(5)在患者意识完全恢复,对于非高危病例、无器质性疾病的患者,可门诊随访。对于存在有高危因素的患者,应住院进一步诊治或留院观察。

(二)病因治疗

(1)反射性晕厥:可应用阿托品防治,由迷走性反射、心肌抑制导致晕厥反复发作者可考虑安装心脏起搏器。

(2)单纯性晕厥和直立性低血压性晕厥:可用拟交感药,如麻黄碱、异丙肾上腺素、去氧肾上腺素等。直立性低血压可试用拟交感神经药,增加氯化钠的摄入量以提高血容量及动脉压。

(3)心源性晕厥:由缓慢性心律失常所致者,应立即静脉注射阿托品 0.5～2.0 mg 或肾上腺素 0.3～0.5 mg;房室传导阻滞所发生的晕厥者可安装心脏起搏器;心房颤动时可用洋地黄;室上性心动过速引起的晕厥可应用普鲁卡因胺、奎尼丁、普罗帕酮、胺碘酮等,无效时可采用同步直流电除颤术;尖端扭转型室性心动过速用硫酸镁、异丙肾上腺素、利多卡因;尖端扭转型室性心动过速持续发作、心室颤动者立即行非同步直流电除颤术。

(4)低血糖性晕厥:及时补充葡萄糖。

(5)脑源性或其他神经系统疾病引起的晕厥:对症处理后主要是治疗原发病。

(6)对于吞咽性晕厥或颈动脉窦综合征,进行对症治疗后,应进一步探查和去除原发病灶。

(7)告诫患者避免驾车、爬高及其他在晕厥发作时可能出现伤害的状况。

第五节　呼吸困难

呼吸困难指患者主观上感到空气不足,客观上表现呼吸费力,严重时出现鼻翼扇动、发绀、端坐呼吸,辅助呼吸肌参与呼吸,可有呼吸频率、深度和节律的异常,常是呼吸功能不全的一个重要症状。

【病因】

1.呼吸系统疾病

(1)肺部疾病:如肺炎、肺水肿、慢性阻塞性肺气肿、肺梗死、弥漫性间质纤维化、急性呼吸窘迫综合征(ARDS)等。

(2)呼吸道梗阻:如喉、气管、大支气管的炎症、水肿、肿瘤或异物所致的狭窄或阻塞。

(3)胸廓活动障碍:如胸廓畸形、自发性气胸、大量胸腔积液等。

(4)膈肌运动受限:见于高度肠胀气、膈肌麻痹、大量腹水、过度肥胖等。

2.循环系统疾病　如心脏瓣膜病、高血压心脏病、冠状动脉硬化性心脏病、心肌病、心包积液等。

3.中毒性疾病　感染性毒血症、酸中毒、尿毒症、药物中毒、有机磷杀虫药或灭鼠剂中毒、化学毒物或毒气(如亚硝酸盐、苯胺、氯气、氨、二氧化硫等)中毒。

4.血液系统疾病　重度贫血、白血病、输血反应等。

5.神经系统疾病　脊髓灰质炎、重症肌无力、吉兰-巴雷综合征、脑血管意外等。

6.其他　中暑、高山病、肺出血性钩端螺旋体病。

临床上以呼吸系统疾病及心源性呼吸困难多见。

【诊断】

（一）病史要点

（1）发病急缓及以往有无类似发作、与季节的关系、发作持续时间等。

（2）是否有咽痛、咳嗽、咳痰、咯血，是否有发热、胸痛或心悸。

（3）有无支气管哮喘、心脏病、肾病、糖尿病等病史，有无过敏及吸烟史等。

（4）以往治疗缓解的方法。

（二）查体要点

1. 呼吸异常

（1）呼吸频率：每分钟呼吸超过 24 次称为呼吸频率加快，见于呼吸系统疾病、心血管疾病、贫血、发热等。每分钟呼吸小于 12 次称为呼吸频率减慢，是呼吸中枢受抑制的表现，见于 CO 中毒等。

（2）呼吸深度：呼吸加深见于糖尿病及尿毒症酸中毒，呼吸中枢受刺激，出现深而慢的呼吸，称为酸中毒深大呼吸或 Kussmaul 呼吸。呼吸变浅见于肺气肿、呼吸肌麻痹及镇静剂过量等。呼吸浅快，见于癔症发作，因过度通气致呼吸性碱中毒而手足抽搐。

（3）呼吸节律：常见的节律异常是潮式呼吸。这是呼吸中枢兴奋性降低的表现，反映病情严重，见于中枢神经系统疾病和脑部血液循环障碍，如脑动脉硬化、心力衰竭、颅内压增高及糖尿病昏迷和尿毒症等。比奥呼吸是一种不规则的节律异常，偶见于脑膜炎、脑炎、中暑、颅脑外伤等。

（4）呼吸困难的类型

1）吸气性呼吸困难：多见于大气道狭窄和阻塞，典型有吸气时胸骨上凹、锁骨上凹、肋间肌下陷（三凹征）及吸气性哮鸣音。

2）呼气性呼吸困难：多见于慢性阻塞性肺疾病（COPD）、支气管哮喘、痉挛性支气管炎等，表现为呼气延长且费力，并常有哮鸣音。

3）混合性呼吸困难：常见于肺胸疾病，也见于重度贫血、休克等。患者吸气呼气均费力，呼吸频率增快。

4）劳力性呼吸困难：常见于心功能不全的呼吸困难与活动及劳累有关，严重时患者常取端坐位。急性左心衰竭时，常表现为夜间阵发性呼吸困难。重症者有发绀、肺部哮鸣音、肺底湿啰音、咳粉红色泡沫样痰，即心源性哮喘，见于高血压性心脏病、冠心病等。

2. 伴随症状

（1）呼吸困难伴发热、咳嗽考虑支气管肺部疾病；伴铁锈色痰考虑肺炎；伴咳大量粉红色泡沫样痰考虑急性肺水肿、左心衰竭；伴咳果酱色痰考虑肺吸虫病、肺阿米巴病。

（2）呼吸困难伴发热、胸痛考虑肺炎、胸膜炎、心包炎等。突发呼吸困难伴胸痛可见于肺梗死、自发性气胸或急性心肌梗死。

（3）呼吸困难伴昏迷多见于中毒、脑出血、脑肿瘤。

（4）呼吸进行性加快伴顽固性发绀可见于 ARDS。

（5）呼吸困难伴上腔静脉综合征见于纵隔占位。

（三）常规检查及其他检查

（1）血常规、尿常规、血糖、血电解质、血清及尿渗透压、血尿素氮、血肌酐。

（2）痰培养加药物敏感试验、痰找结核分枝杆菌或癌细胞。

（3）血气分析对呼吸系统疾病所致的呼吸困难有较大的诊断意义,当 $PaO_2 < 60$ mmHg 和（或）$PaCO_2 > 50$ mmHg 可诊断呼吸衰竭,并可确定呼吸衰竭的类型。

（4）特殊检查:①胸部 X 射线检查。②心电图,必要时进行超声心动图检查。③纤维支气管镜检查。④胸部、头部 CT。

【鉴别诊断】

心源性与肺源性呼吸困难的鉴别如下。

（1）心脏疾病的相应病史、体征、X 射线和超声表现。

（2）心源性呼吸困难的发生较急骤;肺源性呼吸困难除哮喘、自发性气胸、肺水肿、肺栓塞、ARDS 外,多数发作较缓慢。

（3）心源性呼吸困难有夜间阵发性发作和端坐呼吸。

（4）肺源性呼吸困难可有阻塞性通气障碍和 $PaCO_2$ 明显增高。

（5）用 Swan-Ganz 导管直接测定肺毛细血管楔压可间接反映左心室舒张末期压,小于 10 mmHg 者可排除心源性病因。

【治疗】

对于呼吸性呼吸困难,除针对呼吸困难的不同病因进行治疗外,还要纠正缺氧及二氧化碳潴留、保持气道通畅、控制感染、维持酸碱及水和电解质平衡。保持呼吸道通畅,及时、迅速供氧可避免组织细胞损害。

（一）一般治疗

1. 清除积痰　痰黏稠可用祛痰剂、超声雾化吸入或适当补充液体,使痰稀释,便于咳出。咳痰无力者,可采用拍背、翻身、体位引流等措施协助排痰。

2. 吸氧　常用鼻导管及面罩供氧,慢性阻塞性肺疾病常用低流量供氧(1～2 L/min),其他原因引起的呼吸困难吸氧浓度为 2～5 L/min,如用辅助呼吸和呼吸兴奋剂时,吸氧浓度可稍高。

（二）药物治疗

1. 解除支气管痉挛　糖皮质激素兼有解痉、消炎、抗过敏等作用,可短期应用氢化可的松、地塞米松、甲泼尼龙静脉滴注,必须在有效抗生素控制感染的情况下使用。还可使用氨茶碱、沙丁胺醇、特布他林等治疗。

2. 呼吸兴奋剂应用　在气道通畅的情况下使用呼吸中枢兴奋剂如尼可刹米、洛贝林等,可纠正缺氧,促进二氧化碳排出。

3. 控制感染　严重呼吸道感染常诱发呼吸困难,故控制感染十分重要。应选择有效抗生素足量、联合使用。

4. 维持水、电解质及酸碱平衡　当出现低钾血症、低钠血症、低氯血症,产生代谢性碱中毒时,应及时补充钾离子、钠离子、氯离子。在呼吸性酸中毒时必须考虑增加通气量这一根本措施。并发代谢性酸中毒时,使用碱剂需慎重。

（三）其他

因呼吸困难和缺氧出现神经症状或昏迷时，应予以气管插管和辅助呼吸，以保证气道通畅，且有利于供氧。插管>3 d或患者清醒不能耐受插管，但病情仍需要时，可行气管切开。

第六节　胸　痛

胸痛是常见急诊症状之一，约占急诊患者的5%。胸痛的部位、性质、程度，有时能反映出疾病的特征，如典型急性心肌梗死。但有时胸痛的剧烈程度与病情轻重并不完全呈正相关。其病因繁多，机制不同，个体痛觉阈值不一，有的胸痛发生后不久即可猝死，有的胸痛，则对健康无关紧要，病因不一，预后悬殊，急诊工作者应特别重视进行鉴别。

【病因】

胸痛病因很多，归纳有以下几大类。

1.胸壁肌肉、骨骼和神经疾病　急性皮炎、皮下蜂窝织炎、肌炎、肋软骨炎、颈胸椎疾病、创伤、肋间神经炎、带状疱疹等。

2.肺、胸膜和纵隔疾病　胸腔病变（胸膜炎、原发性或转移性胸膜肿瘤、气胸）、肺癌、肺炎、纵隔炎、纵隔气肿和纵隔肿瘤等。

3.心血管系统疾病　冠状动脉粥样硬化性心脏病（心绞痛、心肌梗死）、急性心包炎、主动脉夹层剥离、肺梗死、严重主动脉瓣狭窄和（或）关闭不全、严重二尖瓣狭窄、二尖瓣脱垂、严重梗阻性肥厚型心肌病、先天性心血管病伴肺动脉高压等。

4.消化系统疾病　食管炎、胃十二指肠溃疡、胆囊炎、胆结石、食管癌、肝癌、胰腺炎、脾梗死等。

5.横膈疾病　膈疝、膈下脓肿。

6.其他　自主神经功能失调（如过度换气综合征、心脏神经官能症）、急性粒细胞性白血病、多发性骨髓瘤等。

【诊断】

（一）病史要点

1.病史采集　注意以下几点：①起病方式，起病缓急，首发或再发；②胸痛的特点，即胸痛的部位、放射、性质及持续时间；③诱发或加重因素，如体力活动、情绪、饱餐、寒冷、体位、食酸、深呼吸、咳嗽、打喷嚏；④缓解因素，如休息、特定体位、硝酸甘油、制酸剂；⑤伴随症状，如发热、心悸、气短、咳嗽、咳痰、咯血、恶心、呕吐；⑥既往发作史，如呼吸、心血管（高血压、冠心病、心绞痛）、消化系统疾病病史。

2.胸痛部位

（1）胸壁及肩周疾病引起的胸痛：常固定于病变部位且有明显压痛。胸壁皮肤炎症时，患处皮肤出现红、肿、热、痛等改变；带状疱疹呈多数小水疱群，沿神经分布，不越过中线，有明显的痛感，受损皮肤有节段性感觉减退；流行性胸痛时可出现胸、腹部肌肉疼痛，可向肩部、颈部放射；非化脓性肋软骨炎多侵犯第1、2肋软骨,患部隆起,疼痛剧烈,但皮肤多无红肿。

(2)胸、腹腔器官疾病引起的胸痛:心绞痛与急性心肌梗死的疼痛常位于胸骨后或心前区,且放射到左肩和左上臂内侧;食管疾病、膈疝、纵隔肿瘤的疼痛也位于胸骨后;自发性气胸、急性肺炎、肺梗死常呈患侧的剧烈胸痛;胸膜炎所致的胸痛常位于胸廓的下侧部或前部,即胸廓扩张较大的部位;膈肌病变所致的胸痛常在肋缘及斜方肌处有放射痛;肝胆疾病或膈下脓肿可引起右下胸痛,侵犯膈肌中央时疼痛向右肩部放射。

3. 性质

(1)烧灼样痛:肋间神经炎疼痛多呈刺痛或阵发性烧灼样;带状疱疹呈刀割样或烧灼样疼痛;食管炎多呈烧灼样疼痛,可在服用抗酸剂后减轻或消失。

(2)压榨样并有窒息感:心绞痛多呈压榨样并有窒息感或濒死感,急性心肌梗死则疼痛更加剧烈且多伴有明显地向颈部、肩部、左上肢放射,疼痛持续时间长。

(3)锐刺痛或撕裂痛:胸膜炎常呈锐刺痛或撕裂痛;主动脉夹层剥离呈撕裂样、刀割样剧烈痛,向背部放射。

(4)发病年龄:青壮年胸痛以胸膜炎、自发性气胸、风湿性心脏病及肋骨或肋间神经病变为多见;老年人胸痛,应注意排除心绞痛、急性心肌梗死及食管癌、肝癌等。

4. 伴随症状

(1)发热:胸痛伴有发热,同时存在相应的胸部体征,如干湿啰音、胸膜摩擦音等,多见于肺炎、支气管炎、胸膜炎等肺、胸膜炎症性疾病及肺癌;急性心肌梗死患者于胸痛出现后第2天体温开始升高,多在38 ℃左右。

(2)咳嗽、咳痰、咯血:胸痛伴有咳嗽、咳痰、咯血等症状,多见于肺结核、支气管扩张症及肺癌等。

(3)胸闷:胸痛伴有严重的胸闷感,同时疼痛向肩部、颈部、左上肢放射,应考虑为心绞痛及急性心肌梗死。

(4)呼吸困难:胸痛突然发作伴有呼吸困难,多提示为自发性气胸、肺栓塞,也可见于大叶性肺炎、急性心肌梗死等。

(5)吞咽困难:胸痛伴有吞咽困难多见于食管疾病及纵隔疾病,如食管炎、食管癌、纵隔肿瘤等。

(二)查体要点

胸痛的胸部体格检查极为重要,详细的视诊、触诊、叩诊、听诊,往往对诊断起决定作用。

1. 视诊　①单侧胸腔积液:单侧胸廓饱满应想到胸腔积液。②胸壁皮肤炎症:患处皮肤出现红、肿、热、痛等改变。③带状疱疹:皮肤呈多数小水疱群,沿神经分布。④非化脓性肋软骨炎:多侵犯第1、2肋软骨,患部隆起,疼痛剧烈,但皮肤多无红肿。

2. 触诊　①语颤增强:主要见于肺炎、肺梗死。②胸部触诊语颤减弱或消失:应考虑气胸或胸腔积液。③胸膜摩擦感或摩擦音:多为干性胸膜炎。④肿瘤:锁骨上淋巴结肿大可能为肿瘤。

3. 叩诊　①肺部浊音或实音:应考虑肺炎、肺梗死、肺癌、胸膜间皮瘤等。②鼓音:考虑气胸。③心浊音界:心绞痛及心肌梗死者心浊音界正常或增大,心肌病、急性心包炎心浊音界增大。

4. 听诊　①干、湿啰音:肺部干、湿啰音提示肺部病变。②心脏有异常发现:如心率增快、第四或第三心音奔马律、心尖区收缩期杂音,心绞痛及心肌梗死等。③心包摩擦音:是心包炎的重要诊断依据。

5.腹部包块及压痛　腹部器官疾病,在相应部位有相应腹部体征,如压痛、反跳痛、腹肌紧张或可扪及包块(肿大的胆囊、脾);急性胰腺炎时上腹部有压痛,无腹肌紧张、无包块。

6.血压　血压下降和休克,应考虑急性心肌梗死、肺栓塞、主动脉夹层撕裂或急性胰腺炎可能。

(三)常规检查及其他检查

1.胸部 X 射线片　可提供整体的胸、肺和纵隔信息。可确诊常见的胸膜腔和肺疾病;如肺炎、胸膜炎、心包炎、气胸、肋骨骨折等,提示肺、胸膜及纵隔肿瘤;可观察心影大小、形态,还可了解胸椎病变。

2.胸部 CT 或 MRI 诊断　对胸部平片提示的病变进一步明确。此外,对肺梗死、主动脉夹层撕裂、胸部肿瘤等提供确诊依据。

3.心电图　除了解心率、节律外,还可了解有无典型急性心肌梗死图形,有无 T 波和 ST 段改变或心律失常。

4.B 超　可了解有无膈下脓肿、高位肝脓肿、胆囊疾病、胰腺炎、胸腔积液等。

5.超声心动图　有助心脏瓣膜病、细菌性心内膜炎、二尖瓣脱垂、梗阻性肥厚型心肌病、先天性心脏病、心包积液、胸主动脉病变等诊断。

6.血常规　可了解有无贫血、有无白细胞及中性粒细胞升高,特别注意有无原始粒细胞出现。

7.血液学检查　血清肌红蛋白、肌钙蛋白、D-二聚体等有无升高。

【鉴别诊断】

1.稳定型心绞痛　突起胸痛,多在胸骨后方或心前区,疼痛呈压榨性,有窒息感,常向左肩、左臂放射。劳力、寒冷、情绪激动、饱餐可诱发,疼痛时间持续数分钟,很少超过 15 min,可反复发作,含服硝酸酯类药可缓解。心电图可有 ST 段水平型下移,T 波平坦或倒置,疼痛缓解后可恢复。心肌酶检查正常。

2.急性冠脉综合征　包括不稳定型心绞痛、心电图 ST 段不抬高的心肌梗死及 ST 段抬高心肌梗死。①不稳定型心绞痛症状大体与稳定型心绞痛相同,但疼痛更剧烈,持续时间更长,常无明显诱因,有周期性发作的特点,发作时心电图表现 ST 段抬高,硝酸酯类药可缓解,缓解后 ST 段即恢复正常。无心肌酶学改变。②急性心肌梗死:起病急,疼痛部位在胸骨后或心前区或剑突下,疼痛剧烈,呈闷痛、绞痛、压榨性痛,有濒死感,向左肩、左背、左臂放射,部位较广,疼痛持续时间长,可达数小时,硝酸酯类药效果不显著,血压偏低或休克,有时出现急性左心衰竭,常伴心律失常,可致心室颤动甚至猝死。心电图呈典型急性心肌梗死图形动态改变,或无 Q 波性心肌梗死,心肌酶谱如肌红蛋白、肌钙蛋白等呈现动态变化。

3.主动脉夹层　起病急,突发胸骨后、心前区撕裂样剧痛,向背部、腹部、腰部放射,持续时间较长,硝酸酯类药不能缓解,血压较高,心率、心律多正常,可伴有双上肢血压不对称,一侧桡动脉搏动减弱或消失,部分心电图呈急性心肌梗死样改变,X 射线示主动脉明显增宽,CT、MRI 可确诊。

4.主动脉瓣病变　主动脉瓣狭窄和或关闭不全都可引起心绞痛发作。主动脉瓣狭窄所致疼痛其特点是体力活动易诱发,用硝酸甘油后可引起晕厥。主动脉瓣区可闻及喷射样收缩期杂音。主动脉瓣关闭不全引起的心绞痛常于睡眠中发作,可持续数十分钟至 1 h,硝酸甘油常无效。主动脉瓣区与主动脉瓣第二听诊区可闻及明显舒张期递减型叹息样杂音及主动脉瓣关闭不全的系列体征。超声心动图可确诊。

5. 急性心包炎　可有较剧烈而持续的心前区疼痛,并可向左肩、左肩背部放射,常与发热同时出现,心脏听诊,心率增快、心音遥远,早期即可闻及心包摩擦音。心电图除 aVR 导联外,其余导联均可有 ST 段弓背向下的抬高,T 波倒置,无异常 Q 波出现。心肌酶谱正常,X 射线早期无改变,积液增多时可见心影呈普大型烧瓶样改变,超声心动图可帮助确诊,并确定心包积液量。

6. 自发性气胸　突起一侧撕裂样胸痛,此后症状的程度与基础肺功能有关,年轻患者自发性气胸,多表现为活动后的胸闷、气促。COPD 或原有肺疾病者,呼吸困难较为明显,严重时发绀、大汗、呼吸浅快、心率快。胸部叩诊患侧呈鼓音、呼吸音减弱或消失,健侧呼吸音增强,X 射线检查可确定诊断。

7. 急性肺栓塞　呈急性持续性胸痛伴呼吸困难、咯血、发绀、晕厥或休克,心电图示右心室负荷过重或动态改变,X 射线、CT 或 MRI 有利于诊断。

8. 肋间神经痛　胸痛部位沿肋间神经分布,呈闪电样刺痛或灼痛,按压肋间神经有痛感,其他检查无异常发现。

9. 肋骨软骨炎　在肋骨与肋软骨交界处的无菌性炎症,多为受凉引起,有时疼痛较重,与深呼吸及咳嗽有关,持续时间可数天至数周,体检肋骨肋软骨交界有压痛。

10. 带状疱疹　可致剧烈胸痛。疱疹出现前,多数患者感觉沿着发生疱疹的神经走行部位有剧烈的神经痛。水疱出现后,排列呈带状,常发生于身体的一侧,沿皮肤神经分布,一般不超过中线,2~4 周可痊愈,不留瘢痕。

【治疗】

(一)一般治疗

对于缺血性心脏病、主动脉夹层、肺梗死、气胸等疾病引起的胸痛,要密切观察病情,进行心电、血压、血氧饱和度等监测,动态观察病情演变。同时应给予吸氧,卧床休息。对于急性心肌梗死急诊应立即给予 MONA(吗啡、吸氧、硝酸甘油、阿司匹林)。对于主动脉夹层给予控制血压处理。

(二)病因治疗

心绞痛者可使用硝酸甘油 0.3~0.6 mg,硝酸异山梨醇 5~10 mg 舌下含服;心肌梗死可用硝酸甘油 5~10 mg 加入 5% 葡萄糖注射液 250 mL 中缓慢静脉滴注,吸氧、吗啡镇痛等缓解症状。对于大血管病变、冠状动脉疾病及肺栓塞等致命性的疾病,如主动脉夹层可外科手术治疗,心绞痛、心肌梗死等根据病情可行介入治疗或行冠状动脉搭桥手术,肺栓塞可行溶栓或血管内介入治疗。张力性气胸的患者立即胸穿排气等,且这些治疗手段往往可急诊进行,及时合理地选择可挽救许多患者的生命。

(三)对症治疗

(1)伤湿止痛膏或追风膏等外贴于胸部疼痛部位。

(2)封闭疗法,用 1% 普鲁卡因溶液 5 mL 加入醋酸氢化可的松 12 mg 进行肋间神经封闭,可达镇痛效果。

（3）应用镇痛药,可选用下列一种药物口服如索米痛片 0.5 g 口服,3 次/d;百服宁 0.45 g 口服,3 次/d;布洛芬 0.3 g 口服,1 次/12 h。

（4）镇痛剂,对恶性肿瘤、急性心肌梗死引起的严重胸痛,可用吗啡 5 ~ 10 mg 皮下注射或哌替啶(杜冷丁)50 ~ 100 mg 肌内注射。

第七节　咯　血

咯血指喉以下,气管、支气管或肺组织出血,并经口腔咳出,是一种临床常见症状,常由呼吸、循环系统疾病所致,有时也可由外伤、其他系统的疾病或全身性因素引起。咯血量以每 24 h<100 mL 时称小量咯血,100 ~ 500 mL 称中量咯血,>500 mL 称大量咯血。

【病因】

1. 呼吸系统疾病

（1）支气管扩张症:多有慢性咳嗽、咳大量脓痰、反复咯血病史。体检可见杵状指,肺部可有固定性湿啰音。胸部 X 射线片可见卷发影、双轨影。CT 或支气管造影可确诊。

（2）肺结核:浸润型肺结核可小量咯血或痰中带血;结核空洞多为大咯血。痰菌可呈阳性。胸部 X 射线片见结核病灶。可有低热、盗汗等症状。

（3）肺癌:多见于有吸烟史的中老年人,咳血痰或小量咯血。胸部 X 射线片多见肺部肿块影等。痰细胞学、纤维支气管镜检查可诊断。

（4）急性肺炎:多有发热、胸痛,如肺炎球菌肺炎咳铁锈血痰;金黄色葡萄球菌肺炎胸部 X 射线片多为典型多发小脓腔或气囊肿改变,咳少量脓血痰。

（5）肺脓肿:多有发热、胸痛,较多臭味脓血痰。胸部 X 射线片大片浓密影中有带液体平面的空洞。

（6）肺栓塞和肺梗死:多由手术或下肢静脉血栓脱落引起。突发胸痛、咯血、气促等。核素扫描见缺损区,心电图有典型的波形图形。

（7）特发性肺含铁血黄素沉着症:原因不明的反复咯血和继发性贫血。胸部 X 射线片呈弥漫性斑点影和肺间质纤维化,痰中含铁血黄素巨噬细胞阳性。常需肺活检确诊。

（8）支气管结石:常见刺激性干咳,反复小量咯血。胸部 X 射线片有时可见钙化影。有时可咳出结石。

（9）特发性咯血:经多种检查仍无原因可定,长期随访对健康无影响。需排除各种咯血原因。

2. 循环系统疾病

（1）风湿性心脏病二尖瓣狭窄:小量咯血因肺淤血或肺毛细血管破裂出血;大咯血因支气管黏膜下静脉破裂。多有慢性病史。查体可见心尖部舒张期杂音和震颤等。

（2）急性左心衰竭:多有高血压、冠心病等病史;伴胸闷、气短、咳粉红色泡沫样痰;利尿、强心治疗有效。

3. 外伤　如胸部刺伤、挫伤、肋骨骨折、医疗操作(胸腔或肺穿刺、活检、支气管镜检查等)所引起的损伤等。

4.伴有全身出血倾向的疾病　如肺出血型钩端螺旋体病、流行性出血热、肺型鼠疫、血小板减少性紫癜、白血病、再生障碍性贫血、血友病、弥散性血管内凝血、尿毒症等。

5.其他　如肺出血肾炎综合征、子宫内膜异位症等。

咯血的病因很多,临床上以支气管扩张、肺结核、肺癌和肺炎4种疾病最常见。

【诊断】

结合病史、症状和体征,以及有关检查尽可能明确咯血的原因。

(一)病史要点

1.病史

(1)年龄和性别:青壮年咯血伴有低热、盗汗等症状要考虑肺结核。年龄较大者,尤其是男性,应首先考虑肺癌。

(2)既往史:幼年患麻疹或百日咳后有长期反复咳嗽、咯血、咳脓痰的患者多为支气管扩张;有生食螃蟹与蝲蛄者应考虑肺吸虫病。

(3)咯血量:如肺癌多为血痰或小量咯血;中、大量咯血见于肺结核空洞、支气管扩张、肺脓肿、风湿性心脏病二尖瓣狭窄等。

2.伴随症状和体征　咯血伴急性发热、胸痛常为肺部炎症引起,如细菌性肺炎、干酪性肺炎。咯血伴发热、咳嗽、咳大量脓痰者多见于肺脓肿。反复咳嗽、咳脓痰不伴发热者多见于支气管扩张症。原有心房颤动或静脉炎的患者突然咯血,伴有胸痛、休克者应考虑肺梗死。有黏膜、皮下出血等全身出血倾向要考虑血液病。肺部听到局限性哮鸣音提示支气管有狭窄、阻塞现象,常由肿瘤引起。慢性肺脓肿、支气管扩张症常伴有杵状指(趾)。

(二)常规检查及其他检查

1.X射线检查　多数肺疾病常规胸部X射线片可见病变;必要时行断层摄影;胸部CT对鉴别诊断有意义。

2.病原学检查　痰液检查可发现结核分枝杆菌、肿瘤细胞、肺吸虫卵、阿米巴原虫等,阴性结果不可轻易否定诊断,有时常需连续多次的检查。

3.支气管镜检查　确定出血部位及病因。严重心肺功能损害及大咯血时不宜进行。

4.肺血管造影　肺动脉造影或选择性支气管动脉造影,可明确出血部位。后者还可进行栓塞止血治疗。

5.其他　心电图、肺核素扫描等。

【鉴别诊断】

经口腔吐出血液并非都是咯血,应与口、鼻腔出血或上消化道呕血相鉴别。

1.鼻咽、口腔出血　口腔黏膜、舌或牙眼出血一般不伴随咳嗽,在闭口吸吮时吐出血液,常与唾液相混,检查口腔能发现损伤或出血处。鼻腔出血时血液自前鼻孔流出,若后鼻孔出血则血液可沿咽壁下流,吸入呼吸道后再咳出,易被误诊为咯血。

2.呕血　出血灶多位于食管、胃、十二指肠、胆道等,呕血前常有恶心、呕吐及上腹部不适,呕出物可混有食物,常伴有黑便,有胃、十二指肠溃疡,肝硬化或出血性胃炎病史等。

一般咯血先有喉部刺激伴痒感,引起咳嗽,咳出鲜红色带泡沫的血液,常混有痰液,咯血后往往伴有血痰数天,常有肺病或心脏病史。

【治疗】

(一)一般治疗

对症治疗为主。卧床休息、镇静,必要时给予止咳剂、止血剂及病因治疗;酌情补液、备血,大咯血应及时输血,帮助消除紧张情绪;防治感染及病因治疗等。

(二)药物治疗

1.垂体后叶素 可收缩肺小动脉,降低肺静脉压而止血。一般 500 mL 溶液中加 10~20 U,静脉滴注,必要时可先 100 mL 溶液中加 10 U,静脉滴注 20 min。高血压、冠心病、妊娠等忌用。

2.其他止血药 如氨甲苯酸、氨甲环酸、酚磺乙胺、卡巴克洛(安络血)、维生素 K 等均可选择应用。

(三)其他治疗

1.纤维支气管镜止血 由纤维支气管镜注入止血剂,如肾上腺素加冷盐水、凝血酶原或纤维蛋白原等,不宜用于大咯血止血。

2.支气管动脉栓塞 用于大咯血且不宜手术而保守治疗无效者。

3.外科手术 仅用于内科综合治疗无效或有窒息危险的病例,如咯血量>600 mL/d,一次咯血>200 mL 并反复咯血、曾有咯血窒息史等。对晚期肺癌、非肺疾病出血或严重肺功能差者及无法明确出血部位时,不宜手术。

(四)咯血窒息的抢救

关键在于疏通呼吸道,维持肺功能。应立即体位引流,可取头低足高 45° 俯卧位,迅速排出积血;用较粗有侧孔的鼻导管插入气道,边进边吸,尽量深达隆突;必要时尽快用硬质气管镜进行吸引。呼吸停止应用人工辅助呼吸、给氧、输液、输血等。

(王丽娟)

第二章 危重症监测

第一节 心血管系统功能监测

心血管系统功能监测是危重症患者监护最重要、最常用的项目之一,包括心电图和(或)无创/有创血流动力学监测,常用指标有心电图、周围动脉压、中心静脉压、肺动脉压、肺动脉楔压、心排血量、心脏指数、外周血管阻力、动脉血气分析、氧运输及组织灌注状态。

一、心电图监测与血流动力学监测

(一)心电图监测

通过有线或无线装置将患者心电图信息送至床旁和(或)中央示波装置,以观察心率、心律和心电图波形改变,可及时发现各种心律失常及 ST-T 的变化,是最基础的监测手段。

(二)血流动力学监测

血流动力学监测包括体循环的监测参数:心率、血压、中心静脉压(CVP)、心排血量(CO)和体循环阻力(SVR)等;肺循环监测参数:肺动脉压(PAP)、肺动脉楔压(PAWP)和肺循环阻力(PVR)等;氧动力学与代谢监测参数:氧输送(DO_2)、氧消耗(VO_2)等;氧代谢监测参数:血乳酸、脉搏氧饱和度、混合静脉血氧饱和度(SvO_2)或中心静脉血氧饱和度($ScvO_2$)的监测等。传统临床监测指标如心率、血压、尿量、神志、毛细血管充盈状态、皮肤灌注等往往不能对组织氧合的改变具有敏感的反应。此外,经过治疗干预后的心率、血压等临床指标的变化也可在组织灌注与氧合未改善前趋于稳定。因此,监测和评估全身灌注指标(DO_2、VO_2、血乳酸、SvO_2 或 $ScvO_2$ 等)及局部组织灌注指标(胃黏膜pH 值测定或消化道黏膜 PCO_2测定等)很有必要。

临床上,CVP、PAWP 和心室舒张末容积是常用的反映心脏前负荷的参数,SVR 为监测左心室后负荷的指标,PVR 为监测右心室后负荷的指标,每搏量、心室每搏做功指数、射血分数等指标反映了心肌收缩力的变化情况。

监测 CVP 对右心容量的调整起到了一定的指导作用,但在反映左心室前负荷方面仍有较大的局限性。相比之下,PAWP 与左心前负荷的变化更具有相关性。但是 CVP 与 PAWP 都是通过以压力代容积的方法反映心脏的前负荷,会受心室顺应性的影响。肺动脉漂浮导管(Swan-Ganz 导管)是血流动力学监测的有效手段,通过漂浮导管获取的参数资料,可以更好地指导临床治疗。近年来有些研究显示肺动脉漂浮导管会增加患者的并发症,使病死率升高,但也有随机、多中心、大规模、前瞻性临床研究表明,肺动脉漂浮导管在危重病治疗中对患者的病死率、总住院时间、重症监护病房(ICU)住院时间、器官支持治疗时间均无影响。研究者分析认为,医务人员对漂浮导管数据的误解、无效的治疗方案、缺乏更全面的知识培训是肺动脉漂浮导管不能给危重患者带来益处的主要原因。

综合评价 DO_2、VO_2 及两者的相关性可以实现组织氧动力学的优化治疗,氧摄取率(O_2ER)作为评价氧供需平衡的指标,其效果比单纯应用 DO_2 和 VO_2 更敏感。正常情况下,DO_2 改变时,因为氧摄取率的变化,VO_2 保持不变,也就是说 VO_2 不受 DO_2 的影响。但当 DO_2 下降到一临界值时,VO_2 依赖于 DO_2 的变化,O_2ER 的增加也无法满足组织氧合,于是就发生无氧代谢。另外,O_2ER 可以作为判断患者预后的指标。SvO_2 反映 DO_2 和 VO_2 的平衡,当 DO_2 不能满足组织氧需要时 SvO_2 下降。

近期研究认为,监测 $ScvO_2$ 对于指导早期复苏有重要价值。血乳酸作为全身灌注与氧代谢的重要指标,它的升高反映了低灌注情况下无氧代谢的增加。血乳酸水平升高在预测严重感染与感染性休克患者的预后方面很有价值,血乳酸清除率比单一的血乳酸值更有意义。

临床上局部灌注的评估经常靠评价器官功能来实现,如心肌缺血,尿量减少,血尿素氮和肌酐的升高,神志异常,血清转氨酶、乳酸脱氢酶、胆红素的升高和凝血酶原时间的延长等。

由于技术和理论的进步,近年出现了一些新的无创或微创血流动力学监测方法,其中以食管超声技术、心阻抗图(ICG)、无创心排血量监测(NICO)、经胸温度稀释脉搏轮廓法连续心排血量监测(PiDCO)等技术最具代表性。简单、相对无创是这几种方法的优点,但还不能够完全替代肺动脉漂浮导管。

二、常用监测指标的选择与影响因素

1.临床表现 平均动脉压(MAP)和尿量减少、皮肤温度降低或花斑、毛细血管再充盈速度减慢和神志改变可以作为周围组织灌注不良的观察指标,但是这些指标的缺点是不够敏感,也不能较好地反映组织氧合。作为治疗目标,一般认为尿量必须达到 0.5 mL/(kg·h)以上。尿量的改变容易受治疗措施影响,利尿剂、补液速度和类型、血管活性药物都可以增加尿量,临床医师在观察尿量变化时应考虑这些因素。相比收缩压或舒张压,MAP 能更好地反映组织灌注水平,故一般以 MAP 低于 65 mmHg 或 70 mmHg 视为组织灌注不足。

2.CVP 和肺动脉楔压 CVP 反映右心室舒张末压,PAWP 则反映左心室的舒张末压,都是反映前负荷的压力指标。一般认为 CVP 8~12 mmHg、PAWP 12~15 mmHg 作为治疗目标。CVP 和 PAWP 的临床价值也存在争议,如有研究表明 CVP 不能反映全身组织缺氧的情况;而即使是在健康志愿者中,CVP 和 PAWP 也与心室的充盈程度没有必然的关联。此外,除去医务人员的技术原因,还有其他因素影响 CVP 与 PAWP 测定,如心率、左心室顺应性、肺静脉压、胸腔内压等。正压通气和 PEEP 则会使 PAWP 明显升高。动物试验表明腹腔高压或腹腔室间隔综合征可提高 CVP 和 PAWP,腹内压达到 20 mmHg 以上时尤其显著。因此,CVP 和 PAWP 的单个测量值价值不大,但在参考基线水平的基础上观察其动态变化则有一定意义。

3.SvO_2 和 $ScvO_2$ SvO_2 是休克复苏的重要监测指标之一。SvO_2 是混合静脉血氧饱和度,反映组织器官摄取氧的状态。当全身氧输送降低或全身氧需求超过氧输送时,SvO_2 降低,提示机体无氧代谢增加。组织器官利用障碍或微血管分流增加,可导致 SvO_2 升高,尽管此时组织的氧需求量仍可能增加。在严重感染和感染性休克早期,全身组织的灌注已经发生改变,即使血压、心率、尿量和中心静脉压仍处于正常范围,此时可能已出现 SvO_2 降低,提示 SvO_2 能较早地发现病情的变化。$ScvO_2$ 与 SvO_2 有一定的相关性,在临床上更具可操作性,虽然测量的 $ScvO_2$ 值要比 SvO_2 值高 5% ~ 15%,但它们所代表的趋势是相同的,可以反映组织灌注状态。

一般情况下,SvO_2 的范围为 60% ~ 80%。在严重感染和感染性休克患者,$SvO_2<70\%$ 提示病死率明显增加。临床上,SvO_2 降低的常见原因包括心排血量的减少、血红蛋白氧结合力降低、贫血和组织氧耗的增加。

4.血乳酸 在常规血流动力学监测指标改变之前,组织低灌注与缺氧已经存在,乳酸水平已经升高。研究表明,血乳酸持续升高与 APACHE Ⅱ 评分密切相关,感染性休克血乳酸>4 mmol/L,病死率达 80%,因此乳酸可作为评价疾病严重程度及预后的指标之一。但仅以血乳酸浓度尚不能充分反映组织的氧合状态,如合并肝功能不全的患者,血乳酸浓度明显升高。因此,动态监测乳酸浓度变化或计算乳酸清除率可能是更好的监测指标。

第二节 呼吸系统功能监测

正常的呼吸功能是维持生命及机体的内外环境稳定的重要生理活动之一。其功能障碍将不同程度影响患者的生命状况,使趋于恶化和增加病死率。为危重患者行呼吸监测是判断其功能状况、防治并发症和推测预后的必要手段,对检查临床医疗及护理具有重要指导意义。呼吸功能监测包括潮气量、呼吸频率、肺活量、吸气力和呼气力、气道阻力、肺顺应性及血液气体分析。配备床边 X 射线摄像机、肺气量计、气道压力表、氧及二氧化碳测定仪、血气分析仪等即可进行基本的呼吸功能监测。

一、基本呼吸功能监测

1.呼吸频率和节律 呼吸频率加快见于缺氧、酸中毒及发热等使呼吸中枢兴奋性增强的病症。动态观察呼吸频率的变化更具意义。正常呼吸频率为 12 ~ 20 次/min。

2.动脉血气分析 主要指血液中的氧和二氧化碳。此外,一般血气分析仪还同时能测定血液中的 pH 值和血红蛋白氧饱和度,以及通过仪器内置的计算系统测出有关血液酸碱平衡的其他指标。血气分析的主要指标及其意义如下。

(1)动脉血氧分压(PaO_2):指血浆中物理溶解的氧分子所产生的压力,正常值为 75 ~ 100 mmHg。它主要反应 PaO_2、通气血流比例(V/Q)及肺弥散功能的变化。

(2)动脉血二氧化碳分压($PaCO_2$):指物理溶解于血浆中二氧化碳分子所产生的压力,正常值为 35 ~ 45 mmHg。由于二氧化碳的弥散力较氧分子大 20 倍,加之动静脉血二氧化碳分压差较小,动静脉分流时 $PaCO_2$ 变化甚微,因此,$PaCO_2$ 受换气功能影响很小,它是衡量肺通气最直接的指标。

(3)血液 pH:正常值为 7.35 ~ 7.45,反映血液的酸碱度或氢离子的浓度,是判断酸碱失调的重要指标。

（4）实际碳酸氢盐（AB）：是指隔绝空气的血标本，在实际 $PaCO_2$ 和血氧饱和度的条件下测得的 HCO_3^- 浓度。正常值为 21~27mmol/L。HCO_3^- 的原发性增加或减少，可引起代谢性碱中毒或代谢性酸中毒。

（5）碱剩余（BE）：是指在标准条件下，将 1 L 全血或血浆的 pH 值滴定至 7.40 时所需要的酸或碱的量。正常值为 -3~3 mmol/L。代谢性酸中毒时，需用碱滴定，BE 用负值表示；代谢性碱中毒时则相反。

3. 血氧饱和度（SO_2）　是指血液中氧合血红蛋白（HbO_2）占总血红蛋白的百分数，其正常值为 93%~99%。

4. 意识状态　急性缺氧可出现兴奋、烦躁不安。急性二氧化碳潴留表现为头痛、多汗，严重时由于脑血管重度扩张，颅内压增高，而出现意识障碍。

5. 呼出气二氧化碳的监测　因呼气末二氧化碳浓度与 $PaCO_2$ 十分接近，或呈一定的比例关系，故测定有助于通气量的调节。

6. 肺泡-动脉血氧分压差［$P(A-a)O_2$］　是评价换气效率的指标，可衡量分流量大小，了解肺部病变，也可作为脱机的指征之一。年轻人正常为 5~15 mmHg，老年人可达 25 mmHg。

7. 肺内分流（QS/QT）　是判断肺内分流最准确的指标。QS/QT 正常值为 3%~5%。

二、呼吸功能不全监测

对于呼吸功能不全的自主呼吸和机械通气的患者，呼吸功能的监测包括通气功能、换气功能和呼吸动力的监测。

1. 通气功能的监测　可以动态测定潮气量、呼吸频率、每分通气量、用力肺活量、第一秒用力肺活量及其占用力肺活量百分比，可以了解通气功能损害的程度和性质，及时进行机械通气。

（1）潮气量（VT）：平静呼吸时，一次吸入或呼出的气量。正常人为 8~12 mL/kg。潮气量<5 mL/kg 时，即为接受人工通气的指征。

（2）呼吸频率（f）：是与潮气量密切相关的另一监测指标，对呼吸幅度、形式及速度的观测是十分必要的，呼吸频率<5 次/min、>35 次/min，成为人工通气的指征。

（3）每分通气量（VE）：由潮气量与呼吸频率的乘积获得，正常成人男性为 6.6 L，女性为 5 L，其值大于 10 L 时，示通气增强，<3 L 时为通气不足。

2. 换气功能监测　换气功能的损害主要表现为缺氧，床旁测定通气血流比例和弥散功能比较困难，故目前用肺泡动脉-血氧分压差来评价换气功能的损害。

肺泡-动脉血氧分压差：肺泡气氧分压与动脉血氧分压差为 $P(A-a)O_2$，是判断肺毛细血管血摄氧的指标。呼吸正常空气参照值 $P(A-a)O_2$<15 mmHg，老年者<30 mmHg。吸入 30% 氧浓度时 $P(A-a)O_2$<70 mmHg，吸纯氧时 $P(A-a)O_2$<100 mmHg。肺泡动脉血氧分压差增大见于 V/Q 比值降低，弥散功能障碍，以及右向左分流的先天性心血管病。

在 ICU 不仅需要呼气末二氧化碳浓度、血氧饱和度、经皮氧分压和二氧化碳分压等无创的监测手段，同时还要血流动力学监测、动脉血气分析（乳酸的测定）等有创的监测手段来准确评价患者的客观病情，指导治疗。血流动力学监测：作为肺功能测定的重要参考指标，通过 Swan-Ganz 导管获得。相关指标为肺动脉压力（PAP）、PCWP、肺循环阻力（PVR）、心排血量（CO）及肺动脉内的混合静脉血等。其将有助于呼吸功能状态的诊断与鉴别诊断。

三、危重患者三级监测

在 ICU,根据患者全身器官的功能状况及对监测水平的不同需求,从重到轻一般分为 Ⅰ ~ Ⅲ 级监测。

1. Ⅰ级监测 凡病情危重,多系统功能障碍,支持治疗监护项目需累及 2 个器官以上者。人工气道维持及氧疗管理;床边胸部 X 射线摄像检查每天 1 次;血气分析每 4 ~ 6 h 测录 1 次;监测项目:潮气量、呼吸频率、吸入氧浓度每 4 ~ 6 h 测录 1 次;肺分流率、肺泡-动脉血氧分压差每 12 h 测录 1 次。

2. Ⅱ级监测 凡病重、支持治疗监护项目为 1 个器官以上者。人工气道及氧疗管理;床边胸部 X 射线摄像检查每天 1 次;混合静脉血及动脉血气分析每 12 h 1 次。监测项目:潮气量、呼吸频率、吸入氧浓度每 8 ~ 12 h 测录1 次;肺分流率、肺泡-动脉血氧分压差每天测录 1 次。

3. Ⅲ级监测 凡病重、保留无创监测,仍需在 ICU 观察治疗者。呼吸频率测录每小时 1 次;血气分析每 12 ~ 24 h 检查 1 次。

第三节　消化系统功能监测

一、胃肠系统监测

1. 粪便的监测 包括粪便的颜色、形状和次数。在 ICU 的患者肠内和肠外营养判断的一个重要的指标即是粪便的颜色和次数。粪便的细菌培养对于 ICU 留置胃管的患者同样重要,可以帮助判断感染的位置和来源。

2. 隐血的监测 呕吐物和胃肠引流物的隐血检测可以帮助判断上消化道出血的部位和出血量。粪便隐血监测有助于下消化道出血的诊断。

3. 胃黏膜内 pH(pHi)监测 指胃肠黏膜的酸碱度。胃肠道黏膜属于血液灌注丰富的器官。循环病理生理学表明,在循环遭受打击时,最早做出反应且最晚恢复的是胃肠道的血液灌注,并由于灌注不足而导致局部的组织缺氧和酸中毒。监测能够早期预警机体系统的缺血缺氧状态,对重症患者的局部组织缺血缺氧做出早期预警。

4. 胃液 pH 值监测 胃内 pH 值呈显著酸性,24 h 内大部分时间 pH 值<2.0。pH 值>4 时胃蛋白酶便失去活性,其对胃黏膜的损伤减少。

二、肝功能监测

1. 蛋白代谢的监测 肝是蛋白代谢的主要器官,白蛋白、糖蛋白、脂蛋白、凝血因子和纤溶因子及各种转运蛋白等均系肝细胞合成。前白蛋白(PA)、白蛋白(Alb)、胆碱酯酶(ChE)和凝血酶原时间(PT)等。它们是通过检测肝合成功能反映其贮备能力的常规试验。前白蛋白、白蛋白下降提示肝脏合成蛋白质的能力减弱。肝脏损害越重,血清胆碱酯酶活性越低。如果胆碱酯酶活性持续降低且无回升迹象,多提示预后不良。

2.糖代谢的监测 肝是糖代谢的主要器官,在维持血糖的稳定性方面起重要的作用。血糖的监测可以判断危重患者的营养状态和营养支持的策略。血糖管理方案包括血糖监测、目标血糖、胰岛素应用方法、血糖影响因素的评估(年龄、体重、病情、感染与激素使用、营养制剂的选择)。

3.脂类的代谢 肝合成内源性的胆固醇和脂肪酸等脂类,同时还摄入外源性脂类和由脂肪组织分解而来的游离脂肪酸。肝脏还能将胆固醇异化为胆酸、磷脂及胆固醇进入胆汁中。在鉴别黄疸时总胆固醇增加提示阻塞性黄疸,肝细胞损害时总胆固醇减少。

4.胆红素代谢的监测 血中总胆红素、直接胆红素、间接胆红素,尿中尿胆素的监测是鉴别黄疸的重要指标,也是判断愈合的重要指标。

5.肝脏酶谱的监测 包括谷丙转氨酶(GPT)、谷草转氨酶(GOT)、碱性磷酸酶(ALP)、γ-谷氨酰转肽酶(γ-GT 或 GGT)等。在各种酶试验中,GPT 和 GOT 能敏感地反映肝细胞损伤与否及损伤程度。各种原因引起的急性肝细胞损伤,血清 GPT 最敏感,而在慢性肝损害时,GOT 升高程度超过GPT,因此 GOT 主要反映的是肝损伤程度。在重症肝炎时,由于大量肝细胞坏死,血中 GPT 逐渐下降,而此时胆红素却进行性升高,即出现胆酶分离现象,这常是肝坏死的前兆。

三、危重患者三级监测

1. I 级监测 凡病情危重,多系统功能障碍,支持治疗监护项目需累及 2 个器官以上者。

(1)肝功能:每天行黄疸的临床观察;血 GPT、GOT、黄疸指数、白蛋白与球蛋白比值 1 d 检查 1 次,总胆固醇 1 d 1 次。血常规每 12 h 1 次;凝血机制检查每 12 h 1 次。

(2)粪便的监测:呕吐物和引流物的监测。粪便的细菌培养 1 次/周。

2. II 级监测 凡病情危重、支持治疗监护项目为 1 个器官(非消化道器官)以上者。

(1)肝功能:临床黄疸观察,血 ALT、AST、黄疸指数、白蛋白与球蛋白比值每 3 d 检查 1 次。总胆固醇每 3 d 检查 1 次。血常规每天 1 次;凝血机制检查每天 1 次。

(2)粪便的监测:呕吐物和引流物的监测。粪便的细菌培养 1 次/周。

3. III 级监测 凡病情危重、保留无创监测,仍需在 ICU 观察治疗者(非消化道器官)。

(1)肝功能:黄疸观察;血 ALT、黄疸指数等每 3 d 检查 1 次。总胆固醇每 3 d 检查 1 次。血常规每天 1 次;凝血机制检查每天 1 次。

(2)粪便的监测,呕吐物和引流物的监测。粪便的细菌培养 1 次/周。

第四节 泌尿系统功能监测

一、尿常规监测

1.尿量 是肾小球滤过率的直接反应,因此少尿是急性肾衰竭最明显的临床表现。少尿定义为尿量<400 mL/d,<100 mL/d 时称作无尿。休克患者的尿量 >0.5 mL/(kg·h),制定正常的最低尿量是基于两个基本前提,即稳定的代谢产物和良好的肾浓缩功能。

2. 尿比重　正常尿比重为 1.015 ~ 1.025,无论尿量多或少,尿比重>1.020 的高比重尿提示肾灌注不足,但肾功能尚好,是为肾前性肾衰竭;反之,比重<1.010 的低比重尿则为肾性肾衰竭。

3. 蛋白尿　尿蛋白含量 20 ~ 80 mg/d,分为病理性和生理性。生理性的见于体位性(直立性)和功能性。病理性蛋白尿的原因常见于肾小球性蛋白尿、肾小管性蛋白尿、溢出性蛋白尿、分泌性蛋白尿、组织性蛋白尿。尿 β_2 微球蛋白 0 ~ 0.65 mg/L,尿 β_2 微球蛋白增高见于急性或慢性肾小球肾炎、尿毒症、糖尿病肾病、系统性红斑狼疮肾炎、肾盂肾炎等。

4. 血尿　分为肉眼血尿和镜下血尿。肉眼血尿用尿三杯试验检测:第 1 杯血尿表示病变位于尿道和前列腺;第 2 杯血尿表示病变位膀胱三角区;第 3 杯全血尿表示病变位上尿道或膀胱。镜下血尿为红细胞>5 个/高倍镜。

二、肾功能监测

1. 尿素氮　是主要由肾脏排泄的废弃物,其血中浓度升高可提示滤过减少或由肾小管反流增加。但同时它们也受来源的影响,特别是尿素氮,在有大量蛋白摄入、出血、分解代谢增加等因素存在时,其在血中的含量将明显增加。蛋白质营养不良、肝功能损害时可使尿素氮生成减少。

2. 肌酐　是反映肾小球滤过功能的常用指标。血中肌酐主要经肾小球滤过,但不被肾小管所吸收。肾小球滤过率下降到正常人的1/3 时,血肌酐才明显上升。增高:见于各种肾病、急性或慢性肾衰竭、重度充血性心力衰竭、心肌炎、肌肉损伤、巨人症、肢端肥大症等。降低:见于进行性肌肉萎缩、白血病、贫血、肝功能障碍及妊娠等。

3. 血尿素氮/肌酐比值　肾功能正常时血尿素氮/肌酐比值为 10 ~ 15,发生氮质血症时血尿素氮/肌酐比值增高,是各种肾前性原因引起的肾血流量的下降;血尿素氮/肌酐比值下降,多为肾脏的实质性疾病所致。

4. 肌酐清除率　正常值 80 ~ 120 mL/min,较血肌酐特异性高,特别在肾功能损害时,对一些药物本身对肾功能有损害但又无法代替,可以帮助调整药物的用量,较少加重肾损害而达到治疗的目的。

5. β_2 微球蛋白(β_2M)　血浆 0.8 ~ 2.4 mg/L,血清 2.14 ~ 4.06 mg/L,尿 0 ~ 0.65 mg/L;当肾小球滤过功能下降,血中 β_2 微球蛋白水平升高,血中 β_2 微球蛋白水平降低见于急性或慢性肾小球肾炎、肾病综合征等。

6. 尿 pH 值　尿酸化的标准为尿 pH 值>5.5,表示有酸中毒存在。

三、危重患者三级监测

1. Ⅰ级监测　凡病情危重、多系统功能障碍、支持治疗监护项目需累及 2 个器官以上者,记录每小时、每12 h 尿量,每24 h 小结 1 次;尿生化检查、肌酐、尿素氮及常规:每天 1 次;尿渗透压:每12 h 检查 1 次;必要时行尿比重检查;肌酐清除率、钠的排出率:每12 h 检查 1 次。

2. Ⅱ级监测　凡病情危重、支持治疗监护项目为 1 个器官以上者,记录每小时及 24 h 尿量;尿电解质及肌酐、尿素氮和尿常检查每天 1 次;尿渗透压、尿比重检查每天 1 次。

3. Ⅲ级监测　凡病情危重、保留无创监测,仍需在 ICU 观察治疗者,必要时记录每小时尿量,每12 ~ 24 h 小结 1 次;尿常规及电解质检查每天 1 次。

第五节　免疫系统功能监测

免疫系统的基本功能是识别和清除抗原异物,表现为免疫防御、免疫自稳和免疫监视。免疫系统的组成:免疫器官,包括中枢免疫器官(胸腺、骨髓)和周围免疫器官(脾、淋巴结等);免疫细胞,包括免疫活性细胞(T淋巴细胞和B淋巴细胞)、辅助细胞(吞噬细胞等)和其他与免疫应答有关的细胞(NK细胞、K细胞、中性粒细胞、嗜酸性粒细胞、嗜碱性粒细胞和肥大细胞);免疫分子:免疫球蛋白、补体、细胞因子、HLA分子等。

一、概念

1.抗原　凡是能够刺激机体的免疫系统产生抗体或效应细胞,并且能够和相应的抗体或效应细胞发生特异性结合反应的物质,称为抗原。抗原有两种性能,即免疫原性和反应原性。免疫原性是指能够刺激机体产生抗体或效应细胞;反应原性是指能够和相应的抗体或效应细胞发生特异性结合反应。抗原应该具有如下性质:①异物性,一般说抗原与机体之间的亲缘关系越远,组织结构差异越大,其免疫原性越强;②大分子性,分子量小于6 000的物质一般无抗原性,不能引起免疫反应;③特异性,一种抗原只能与相应的抗体或效应T细胞发生特异性结合,这种特异性取决于抗原物质表面具有的某些特定的化学基团,即抗原决定簇。

2.抗体　机体受抗原刺激后产生的,并且能与该抗原发生特异性结合的具有免疫功能的球蛋白。抗体主要分布于血清中(IgM),也分布于组织液及外分泌液中(IgE),如乳汁中,所以新生儿在一定时间内可由于获得母体乳汁内的抗体而获得免疫,IgA是浆膜黏膜分泌物和血液中抗体的一部分,分泌性主要存在消化道和呼吸道的黏膜表面的分泌物中。在特异性免疫中发挥免疫作用的主要是淋巴细胞。淋巴细胞的起源:骨髓中的造血干细胞。分化:在中心淋巴器官。造血干细胞在胸腺分化成T细胞。造血干细胞在骨髓分化成B细胞。

3.体液免疫　靠抗体实现的免疫方式称为体液免疫。

二、监测项目

1.单克隆抗体计数T细胞　正常人在PBM中T细胞占70%~80%。正常人的CD_4^+细胞和CD_8^+细胞之和应与CD_3^+细胞数一致。CD_4^+细胞减少见于恶性肿瘤、遗传性免疫缺陷、艾滋病(AIDS)、应用免疫抑制剂的患者。CD_8^+细胞增高见于自身免疫病,如系统性红斑狼疮(SLE)、慢性活动性肝炎等。CD_4^+/CD_8^+比值更能反映免疫调节变化,CD_4^+细胞与CD_8^+细胞的比值正常人为(1.3~2.0):1,而艾滋病患者则比值小于1.7。此外,还可用来监测器官移植的排斥反应,若移植后CD_4^+/CD_8^+比值突然增加,预示可能发生排异反应。CD_3^+正常值为54%~74%,作为T细胞计数更为特异和可靠。

2.B细胞测定　鸡或羊红细胞花环(EA-RPC)及EA复合物加补体花环(EAC-RFC)正常值为8%~12%。免疫缺陷病,如无丙种球蛋白血症、联合免疫缺陷时花环率低。慢性淋巴细胞性白血病、毛细胞性白血病时M-RFC显著增加。

3.细胞毒试验　TC细胞、NK细胞、LAK细胞、TIL细胞对其靶细胞有直接的细胞毒(杀伤)作用。细胞毒试验检测 TC 细胞效应功能是否健全,以及经 IgG 介导的 ADCC 效应,或 NK 细胞在抗肿瘤免疫中的作用是有意义的。

4.酶联免疫吸附试验　测定各种体液中活化的 T 细胞脱落的白细胞介素(IL)-2 受体(CD25),一般来说 IL-2 的水平和 IL-2 受体水平是平行的,IL-2 和 IL-2 受体的检测可用于对某些疾病的监测,如移植排斥、自身免疫病及接受免疫抑制治疗的患者。

5.C 反应蛋白(CRP)　①其为急性时相反应蛋白,器质性病变时增高,见于各种急性化脓性炎症、菌血症、组织坏死(心肌梗死、大手术、严重创伤、烧伤等)、恶性肿瘤、结缔组织病、肾移植术后急性排异反应;②风湿热等自身免疫性疾病急性期、活动期明显增高;③炎性体腔积液中 CRP 增高,细菌性脑膜炎脑脊液 CRP 也增高。

6.免疫球蛋白测定(Ig)　①多克隆性增高,常见于各种慢性感染、慢性肝病、肝癌、淋巴瘤及某些自身免疫性疾病,如 SLE、类风湿关节炎。②单克隆性增高,常见于免疫增殖性疾病,如分泌型多发性骨髓瘤可见到 IgG、IgA、IgD、IgE 中某一种免疫球蛋白增高;华氏巨球蛋白血症可见 IgM 增高。③免疫球蛋白含量减少,见于各类先天性和获得性体液免疫缺陷病,联合免疫缺陷病及长期应用免疫抑制剂者。④反复呼吸道感染者多见 IgA 缺乏,半数肾病患者血清 IgA 可一过性增高。流行性出血热、单核细胞白血病有 IgD 增高倾向。⑤各种过敏性疾病,如过敏性皮炎、湿疹、哮喘、寄生虫病可见 IgE 增高。⑥严重肾小球损伤,尿 IgG 增高,如与尿白蛋白同时测定,可计算尿蛋白选择性,了解肾小球损伤程度(尿 IgG 2.4~6.8 mg/L)。

三、危重患者的免疫机制

1.CD$_4^+$T 淋巴细胞亚群功能的变化　Th 细胞分成 Th1 与 Th2 两种类型。Th1 与 Th2 比例决定了机体免疫的状况。

2.免疫细胞凋亡　危重患者有广泛的、进行性、凋亡诱导的获得性免疫系统细胞的消失:包括 CD$_4^+$T 细胞、B 细胞和树突状细胞数目的凋亡增加,从而介导 T 淋巴细胞的无反应性。

3.人类白细胞抗原　DR(HAL-DR)和共刺激分子表达下降:未致敏 T 淋巴细胞的激活需要 MHC-Ⅱ 和 T 淋巴细胞受体结合和共刺激分子并辅以刺激,两者缺一不可。危重患者 HAL-DR 和 CD86 表达下降,往往导致 T 淋巴细胞不能被有效地激活。

4.炎症介质　包括 IL-10、IL-4、TGF-β、一氧化氮(NO)、PGE$_2$等对免疫系统产生抑制作用。

5.红细胞免疫系统　是机体免疫功能的组成部分,其在机体免疫调节方面占有重要地位。实验表明,红细胞对 T 淋巴细胞增殖功能有促进作用红细胞对 T 淋巴细胞产生干扰素(IFN)-2γ,对 NK 细胞和 LAK 细胞的活性以及对 B 淋巴细胞产生抗体等,均有调控作用。

第六节　内环境系统功能监测

一、细胞外液的成分

1.水　含量最多,如血浆含有 90%~92% 的水。

2. 气体　其中以 O_2、CO_2 最为重要。

3. 各种无机离子　其中以 Na^+、Cl^-、K^+、Ca^{2+}、HCO_3^- 和 PO_3^{3-} 的量最多。其他无机离子需要量甚微，如 Cu^{2+}、Zn^{2+}、Mn^{2+}、Co^{2+} 对某些酶的活性是必要的，碘对生成甲状腺激素是必需的。

4. 激素　调节生命活动的各种激素。

5. 细胞代谢排泄的废物　除二氧化碳以外，还有蛋白质和核酸代谢产生的含氮废物，如氨、尿素等。

二、监测项目

1. 体温的监测　人体的体液温度在 37 ℃ 左右。口腔:36.7 ~ 37.7 ℃(平均 37.2 ℃);腋窝:36.0 ~ 37.4 ℃(36.8 ℃);直肠:36.9 ~ 37.9 ℃(平均 37.5 ℃)。相对恒定的体温可以保证酶在最合适温度下发挥催化作用是维持机体内环境稳定,保证新陈代谢等生命活动正常进行的必要条件。体温相对恒定是指体温在一个范围内变动。发热与体温过高:发热是许多疾病的症状,原因很多,如感染、肿瘤、内分泌失常、免疫紊乱、组织损伤、毒物和药物作用等。动态地观察体温的变化有助于对病情变化的及时了解,做出准确的判断和采取有力的措施。常规每 4 h 测体温 1 次。

2. 水平衡的监测　正常人每天需水量 1 500 ~ 3 000 mL,或 30 mL/kg,总量包括内生水300 mL。每天排出主要是通过尿,同时不显性失水包括呼吸道呼出 350 mL、皮肤蒸发 500 mL。因此每天统计的出量包括尿量和不显性失水量,机械通气、高热和休克的患者不显性失水量明显增加,特别在感染性休克、炎症反应综合征、毛细血管渗漏综合征时大量的血浆渗漏到血管外组织间隙和第三间隙。因此危重患者早期需要大量的快速补充液体,而且远远大于出量(正平衡),因此危重患者要求统计每小时的尿量和入量。人体内水的相对含量相对稳定。这个相对含量是以渗透压为衡量标志的,渗透压升高时,表示水相对缺少;渗透压降低时,水则过剩。渗透压为溶液中不易透过半透膜的溶质颗粒,吸取膜外水分子的一种力量。血浆渗透压 mmol/L = 2(Na^+ + K^+)+葡萄糖+尿素氮。正常范围 280 ~ 310 mmol/L。因此, K^+、Na^+ 的浓度对渗透压的影响较明显。

3. 酸碱平衡的监测　正常人血浆的 pH 值在 7.35 ~ 7.45。机体通过缓冲系统来调节:肺调节、肾调节和离子交换调节的作用下维持酸碱平衡。在病变时酸碱代谢超出机体的缓冲,超出中和和排出的速度和能力,就发生酸碱平衡失调。机械通气的患者需每天监测血气分析,观察细胞外液里的 O_2、CO_2,特别在刚开始进行机械通气调整适当的模式和参数时,调整后的 30 min 需要动脉血气分析监测。肾衰竭血液滤过时也需要多次(2 ~ 4 h)动脉血气分析监测以纠正代谢性酸中毒。在监测酸碱平衡的同时需监测电解质、尿素氮、肌酐以利判断酸碱失衡的类型。乳酸的监测作为机体缺氧和酸碱平衡失调的一个重要的指标被大多数医生认同,特别强调在危重患者抢救的 6 h 内乳酸 <2 mmol/L。休克抢救过程和复苏过程酸碱平衡的监测同样很重要。

4. 血糖平衡的监测　血糖是指血液中的葡萄糖。正常情况下,血糖的来源和去路能够保持动态的平衡,从而使血糖含量在 4.3 ~ 6.1 mmol/L(80 ~ 120 mg/dL)的范围内保持相对稳定。如果血糖的来源和去路不能保持动态平衡,血糖含量就不能维持相对稳定。血糖降低由胰岛素调节,血糖升高是由胰高血糖素、肾上腺素、糖皮质激素等调节。这些激素的作用器官是肝脏等组织细胞。肾上腺素是肾上腺髓质部分分泌的一种激素。它能促进肝糖原分解为葡萄糖,从而使血糖含量升高。糖皮质激素是由肾上腺皮质分泌的一种激素。它的主要作用是调节糖类、蛋白质和脂肪的代谢,促进蛋白质的分解和抑制蛋白质的合成,并促进蛋白质、脂肪在肝脏内转变为糖原和葡萄糖。此外,糖皮质激素还能增强机体对有害刺激的抵抗力。血糖的高低受多种因素的影响,如感染、外伤、手术等,危重患者的血糖监测,特别同时有肠内和肠外营养支持时目标血糖<6.1~8.3 mmol/L(110~150 mg/dL)。危重患者的血糖要求在 6 h 内达到<7.3 mmol/L。禁食患者的血糖监测,血糖的监测在初始每30 min 至 1 h 1 次,当血糖的水平与胰岛素的调控计量比例合适,可以改为 2 h 1 次,若连续 3~4 次血糖值为 4.4~6.1 mmol/L,改为每 4 h 1 次;对有经胃肠内营养或持续胃肠外营养,血糖监测应以每 2 h 1 次为宜,待血糖连续 3~4 次维持在 4.4~7.7 mmol/L,改为每 4 h 1 次。

5. 激素水平的监测 肾上腺皮质功能:感染性休克的患者监测血清皮质醇浓度时发现,多数显示降低或对 ACTH 刺激试验反应降低,临床表现为液体复苏和多巴胺治疗后休克不能纠正。因此,提出少量短期地补充肾上腺皮质激素可能有帮助。生长激素:危重患者在发病的早期生长激素增高,后期生长激素分泌不足,而且持续危重状态的患者平均生长激素降低。生长激素的监测可以及时地提供临床重要的信息,改善体内合成代谢的状态。

三、危重患者三级监测

水、电解质平衡与代谢:包括血生化称体重及 24 h 水、电解质出入平衡的计算。监测摄入热量、氮平衡、血糖、血浆蛋白、血清乳酸及胶体渗透压等。

1. Ⅰ级监测 凡病情危重,多系统功能障碍,支持治疗监护项目需累及 2 个器官以上者。

(1)水、电解质平衡:计算每 8~24 h 的水、电解质出入平衡;血电解质每 8~12 h 测 1 次;血渗透压检查每 12 h 1 次;动脉血气 1~3 次/d,测量体重每天 1 次。血糖检查 1 次/(2~4)h(肠内和肠外营养)。

(2)血液系统:血常规检查每天 1~3 次;凝血机制检查每天 1~3 次。

(3)代谢系统:计算 12~24 h 的代谢平衡,如热量、氮平衡;水、电解质平衡。

2. Ⅱ级监测 凡病情危重、支持治疗监护项目为 1 个器官以上者。

(1)水、电解质平衡:计算每 8~24 h 水、电解质出入平衡;血电解质、动脉血气、血渗透压检查每天 1 次。血糖检查 1 次/4 h(肠内和肠外营养)。

(2)血液系统:血常规检查每天 1 次;必要时做凝血机制检查。

(3)代谢系统:水、电解质、热量、氮平衡记录每天 1 次,测体重每天 1 次。

3. Ⅲ级监测 凡病情危重、保留无创监测,仍需在 ICU 观察治疗者。

(1)水、电解质平衡:每 24 h 计算 1 次。

(2)血液系统:血常规检查每天 1 次,必要时行凝血机制检查。

(3)代谢系统:血电解质、血糖、血渗透压检查每天 1 次,计算每 24 h 摄入热量及氮平衡。

四、ICU 应用短效胰岛素控制血糖水平指南

1. 初始剂量 见表 2-1。

表 2-1　初始剂量

初测血糖值/(mmol/L)	胰岛素用法
6.1 ~ 12.2	2 U 静脉注射,2 U/h 泵入维持
12.2 ~ 15.9	4 U 静脉注射,4 U/h 泵入维持
15.9 ~ 33.3	5 U 静脉注射,4 U/h 泵入维持
>33.3	10 U 静脉注射,6 U/h 泵入维持

2. 胰岛素泵入维持剂量的调整　见表 2-2。

表 2-2　维持剂量的调整

维持剂量	胰岛素泵入速率/(U/h)	
	经典方案	加强方案
2.3 ~ 3.3	停用*	停用*
3.4 ~ 4.4	↓0.5	↓0.1
4.5 ~ 6.1	不变#	不变#
6.2 ~ 6.7	↑0.1	↑0.5
6.8 ~ 7.7	↑0.5	↑1.0
>7.8	↑1.0	↑2.0

注:* 血糖 2.3 ~ 3.3 mmol/L 时,停用胰岛素同时静脉注射 30% ~ 50% 葡萄糖注射液 20 g 后,10 min 后重测血糖;#若较前次增加 20%,胰岛素增加 20%,若较前次降低 20%,胰岛素降低 20%。

(王丽娟　万甜甜)

第三章 急危重症患者的监护

第一节 氧疗与人工气道管理

呼吸道是气体进出肺的通道,肺是进行气体交换的场所,机体在新陈代谢过程中,不断地消耗氧气,又不断地产生二氧化碳。因此,需要不断地从外界空气中摄入氧气,并将二氧化碳排出体外,形成一系列气体交换的过程。肺是全部心排血量注入体循环的必经之路,各脏器的血流及分布都受它的影响。因此,呼吸道及肺在人体中占有特殊的位置。重症监护患者,往往需要进行人工气道管理,故呼吸道护理技术具有重要的临床意义。

一、呼吸道结构特点与生理功能

(一)呼吸道解剖结构特点

(1)呼吸道为一由上至下的管道,当人体吸气时,气体进入肺是由上至下;当人体呼气时,排出气体是由下至上的。即使人体平卧时呼吸道仍与体轴构成15°,因此外物易吸入而不易排出。

(2)呼吸道上邻有窦腔,下邻有胃肠。上呼吸道有鼻腔、鼻咽腔和许多鼻旁窦,当这些窦腔感染时,其脓性分泌物易向下引流入下呼吸道;当人体熟睡时,声门开放,尤易发生上述情况。下邻胃肠,在肠梗阻或胃胀气的患者,呕吐物可导致吸入性肺炎。

(3)呼吸道路长道窄又迂曲。从气管到肺泡的呼吸道共有23级分支,这样就增加了排除分泌物的难度,没有哪一个位置能使各部支气管都能引流通畅。

(二)呼吸道组织结构特点

(1)气管及支气管的黏膜有很多腺体,受刺激后分泌过多而不能有效排出时,便会阻塞气道。胸部术后(尤其是食管手术后)患者易发生迷走神经兴奋,功能亢进,使气管及支气管黏膜腺体分泌物过多,患者咳出大量的泡沫痰。

(2)小支气管壁上的平滑肌发达,形如窗格,当受刺激产生痉挛时,可将分泌物及感染物关闭在其远端,导致感染甚至窒息。

(3)肺泡的横断面积大达$70 m^2$,一旦发生支气管肺炎,毒素吸收面积大,易发生中毒性休克。

(4)肺泡壁薄,利于气体交换和吸收。血流通过毛细血管1/4的路程,气体交换已完成,故肺储备功能大。但小儿肺内弹力组织发育较差,顺应性低下,易发生肺不张。

（三）呼吸道生理功能

1. 自主呼吸　成年人 24 h 内共呼出气体 10 000 ~ 12 000 L。若是空气有污染,则可吸入大量灰尘、化学物质和细菌。故从某种意义上说;肺是个"吸尘器"。

2. 肺循环功能

（1）储血功能:肺内正常含血量 500 ~ 600 mL,供右心室充盈之用。风湿性心脏病二尖瓣狭窄的患者,肺内血量大增,有人将肺称作"储血库"。

（2）过滤功能:体循环的血量全部通过毛细血管网。因此在某种意义上肺循环是体循环的"过滤器",进入大循环静脉内的大小异物、组织片或脂肪滴均可在肺循环中形成栓塞。

3. 呼吸道自然防御功能

（1）过滤与黏附作用:一般粉尘直径在 10 μm 以上者几乎完全在鼻腔中去掉,剩下的黏附至鼻咽部及喉头。

（2）温化与湿化作用:这是鼻最重要作用,鼻腔除有丰富的黏膜外,每侧还有 3 个鼻甲增加了鼻腔黏膜的面积,使流经其间的空气冷者温化、热者降温。

（3）关闭与咳嗽作用:喉部有会厌和声带等防线关闭喉头,使异物不至于直接进入下呼吸道。呼吸道受交感神经和副交感神经所支配,而副交感神经纤维较敏感,一旦刺激喉头或气管分叉,就会引起咳嗽反射。但患者在昏迷状态、酸中毒、胸腹部疼痛、麻醉剂及镇静剂使用等情况下,关闭及咳嗽作用受到抑制。

二、氧气疗法

（一）缺氧

各类缺氧的治疗,除了消除引起缺氧的原因以外,均可给患者吸氧。但氧疗的效果因缺氧的类型而异。氧疗对低张性缺氧的效果最好。由于患者 PaO_2 及 SaO_2 明显低于正常。吸氧可提高肺泡气氧分压,使 PaO_2 及 SaO_2 增高,血氧含量增多,因而对组织的供氧增加。但由静脉血分流入动脉引起的低张性缺氧,因分流的血液未经肺泡直接掺入动脉血,故吸氧对改善其缺氧的作用不大。血液性缺氧、循环性缺氧和组织缺氧者 PaO_2 及 SaO_2 正常,因为可结合氧的血红蛋白已达 95% 左右的饱和度,故吸氧虽然可明显提高 PaO_2,而 SaO_2 的增加却很有限,但吸氧可增加血浆内溶解的氧。通常在海平面吸入空气时,100 mL 血液中溶解的氧仅为 0.31 mL;吸入纯氧时,可达 1.7 mL;吸入 3 个大气压的纯氧时,溶解的氧可增至 6 mL。而通常组织从 100 mL 血液中摄氧量平均约为 5 mL。可见,吸入高浓度氧或高压氧使血浆中溶解氧量增加能改善组织的供氧。组织性缺氧时,供氧一般无障碍,而是组织利用氧的能力降低;通过氧疗提高血浆与组织之间的氧分压梯度,以促进氧的弥散,也可能有一定治疗作用。一氧化碳中毒者吸入纯氧,使血液的氧分压升高,氧与 CO 竞争与血红蛋白结合,从而加速碳氧血红蛋白（HbCO）的解离,促进 CO 的排出,故氧疗效果较好。

（二）供氧

心肺复苏时,立即行人工呼吸,急救者吹入患者肺部的是含 16% ~ 17% 氧浓度的空气,理想时肺泡内氧分压可达 80 mmHg。心搏骤停或心肺复苏时,低心排血量、外周氧释放障碍均导致组织缺氧。其他因素还包括通气异常致肺内分流和呼吸系统疾病。组织缺氧导致无氧代谢和代谢性酸中毒,化学药品和电解质治疗对酸碱失衡也会产生影响。基于上述原因,基础生命支持(BLS)和高级生命支持(ACLS)时推荐吸入100%的纯氧,高的氧分压可以增加动脉血中氧的溶解度,进而加大身体氧的输送(心排血量×血氧浓度),短时内吸入100%纯氧治疗有益无害,而只有长时间吸高浓度氧才会产生氧中毒。在急性心肌梗死患者中,氧支持疗法可改善心电图ST段改变的幅度和范围。推荐对急性冠脉综合征患者在最初2~3 h,经鼻导管吸氧4 L/min,对于持续或反复心肌缺血,或伴充血性心力衰竭、心律失常的复杂心肌梗死,吸氧3~6 h,直到患者低氧血症纠正,临床上病情稳定。

吸氧作为基础护理的一个基本操作,在临床上广泛使用。吸氧的方法有鼻导管法、鼻塞法、面罩法、双腔鼻导管法及氧气罩法,采用何种方法目前国内常依据各地的习惯及患者的情况而定。

(三)氧中毒

氧气虽为生命活动所必需,但0.5个大气压以上的氧却对任何细胞都有毒性作用,可引起氧中毒。氧中毒时细胞受损的机制一般认为与活性氧的毒性作用有关。氧中毒的发生取决于氧分压而不是氧浓度。吸入气的氧分压(PiO_2)与氧浓度(FiO_2)的关系如公式:$PiO_2 = (PB-6.27) \times FiO_2$,式中PB为吸入气体压力(kPa)。6.27(kPa,即47mmHg)为水蒸气压。潜水员在深50 m的海水下作业(1个PB约为608 kPa,即4 560 mmHg)时,虽然吸入气的氧浓度正常($FiO_2 = 0.21$),氧分压(FiO_2)却高达126.4 kPa(948 mmHg),从而可导致氧中毒;相反,宇航员在1/3大气压环境中工作,即使吸入纯氧($FiO_2 = 1$),PiO_2也仅27.5 kPa(206 mmHg),不易出现氧中毒。当吸入气的氧分压过高时,因肺泡气及动脉血的氧分压随着增高,使血液与组织细胞之间的氧分压差增大,氧的弥散加速,组织细胞因获得过多氧而中毒。人类氧中毒有两型:肺型与脑型。

1.肺型氧中毒　发生于吸入一个大气压左右的氧8 h以后,出现胸骨后疼痛、咳嗽、呼吸困难、肺活量减少、PaO_2下降。肺部呈炎性病变,有炎症细胞浸润、充血、水肿、出血和肺不张。氧疗的患者如发生氧中毒,吸氧反而使PaO_2下降,加重缺氧,造成难以调和的治疗矛盾,故氧疗时应控制吸氧的浓度和时间,严防氧中毒的发生。

2.脑型氧中毒　吸入2~3个大气压以上的氧,可在短时间内引起脑型氧中毒(6个大气压的吸氧数分钟;4个大气压吸氧数十分钟),患者主要出现视觉、听觉障碍、恶心、抽搐、晕厥等神经症状,严重者可昏迷、死亡。高压氧疗时,患者出现神经症状,应区分“脑型氧中毒”与由缺氧引起的“缺氧性脑病”。前者患者先抽搐以后才昏迷,抽搐时患者是清醒的;后者则先昏迷后抽搐。对氧中毒者应控制吸氧,但对缺氧性脑病者则应加强氧疗。

三、气道紧急处理

当临床上发现患者意识丧失伴有上呼吸道部分梗阻,患者呼吸费力,若不及时处理可能危及生命。鼻翼扇动,所有辅助呼吸肌参与呼吸,仍无足够气体交换者,常因舌后坠、呕吐、误吸、呼吸道分泌物积聚、喉痉挛及喉水肿等引起。在这紧急情况下,应首先保证患者有足够的通气及氧供。常有人误认为此时应立即行气管内插管,但在熟练掌握气管插管技术的专业人员到来之前,常由于插管不成而延误时机,造成缺氧加重,甚至血流动力学紊乱、心律失常等的发生。在某些情况下,一些简单的气道紧急处理方法能起到重要作用,甚至可以免除气管插管。

(一)急救措施

(1)清除呼吸道、口咽部的分泌物和异物。

(2)头后仰,托起下颌,但怀疑可能引起颈椎损伤时不能变更头位。实施时将手掌放在患者的额前施压,向后使寰枕关节尽量伸展,再将手指放于骨性下颌向上托起上颌,使下颌角抬起,呈现下颌牙位于上颌牙之前的位置;或调整头部位置,使气道通畅。

(3)放置通气道:包括口咽、鼻咽两种通气道。口咽通气道放置时将弓形凹面朝向上腭部,插到舌根部再旋转180°。通气道不可过短,易将舌推向咽喉壁加重梗阻。通气道过长则能刺激咽部引起恶心、呕吐乃至损伤。其长度以选择从口角到耳垂的距离为宜。

(4)其他方法:对有些患者不宜行气管插管或急救人员经验太少时,可选择气道导管盲目插入气道,可能比明视下气管插管更简单有效。可选择的气管导管有喉罩气道、食管气管导管、咽气管导管。经过适当训练,在心搏骤停时与面罩相比,喉罩气道、食管气管导管可提供更好的通气。

(二)辅助气道

1. 口咽气道   适用于浅昏迷而不需要气管插管的患者,但应注意在口腔中的位置,因为不正确的操作会将舌推至下咽部而引起呼吸道梗阻。清醒患者口咽气道可引起恶心、呕吐,或由呕吐物引起喉痉挛。受过适当训练的人员才可给患者放置口咽气道。

2. 鼻咽气道   适用于牙关紧闭,咬伤、颞颌关节紧闭、妨碍口咽气道置入的颌面部创伤。在疑有颅骨骨折的患者使用鼻咽气道要谨慎,浅昏迷患者鼻咽气道比口咽气道的耐受性更好。鼻咽气道置入可引起鼻黏膜的损伤而致出血,如果导管过长,可刺激声门反射引起喉痉挛、恶心及呕吐。

3. 喉罩气道   是20世纪80年代研制出的建立人工气道的新方法,适用于急救、麻醉、呼吸衰竭的治疗等多种场合。

4. 充气口咽通气气道   在1992年才提及,虽然当初是为存在自主呼吸的麻醉患者设计,它在复苏中也是很有用。这种装置是在口咽通气道的基础上,远端加一套囊并有一15 mm的接头。近来研究表明,充气口咽通气法使用容易,为在复苏期间没有受过这方面训练的人提供了一种有效的气道管理方法。

(三)面罩通气

对训练有素的急救人员来说,一个适合的面罩可有效、简便地行人工通气。透明面罩便于观察到胃的反流。面罩封严面部,同时罩住口、鼻,但有一个提供氧的入口和15～22 mm大小的连接头,备有不同型号的面罩以适合成人及儿童使用。

用口-面罩通气,推荐采用单向阀装置,可避免患者呼出气体与急救者口腔接触,与球囊-面罩相比,更宜于控制潮气量。急救人员位于患者头端处能使口-面罩密封效果最好,用嘴密封面罩进气孔对患者吹气,用双手固定面罩,将头部侧倾,保持气道通畅。

储氧面罩能保证有效的($FiO_2>50\%$)无创供氧条件,主要用于未建立人工气道的低氧血症患者的氧供。护理上需注意吸氧面罩不能紧密贴合面颊、活塞阀缺失和CO_2潴留。要根据患者颜面尺寸调节面罩松紧,加紧鼻夹,使用前认真检查供氧活塞阀和呼气活塞阀的功能状态,注意检测动脉血气分析,预防CO_2潴留。

Venturi面罩的原理为氧气经过狭窄的孔道进入面罩时,在喷射气流的周围产生负压,携带一定量空气从开放的边缝流入面罩,调整边缝大小,可以改变空气与氧气的比率,决定吸入氧气浓度的高低。特点为给氧浓度恒定,不受潮气量及张口呼吸的影响,适于低氧血症者。

(四)简易呼吸器

简易呼吸器是由面罩、单向阀、球体、氧气储气阀、氧气储气袋、氧气导管组成。当挤压球体时,产生正压,将进气阀关闭,内部气体强制性推动鸭嘴阀打开,并堵住出气阀,球体内气体即由鸭嘴阀中心切口送向患者。简易呼吸器呼吸频率、吸呼比、潮气量、压力、流速,均由操作者调节。由于其体积小,便于携带和安放,常用于:①紧急情况下来不及连接呼吸机或急救场地无法安装呼吸机时;②机械通气治疗前,采用简易呼吸器进行通气,使机械通气与自主呼吸同步或协调;③用于估计气道阻力和肺、胸的顺应性;④搬运患者做某些特殊检查或给患者翻身、吸痰、更换气管导管时;⑤常规呼吸机出现故障时临时替代。

1.操作方法

(1)将患者仰卧,去枕、头后仰。

(2)清除口腔与喉中义齿等任何可见的异物。

(3)可插入口咽通气道,防止舌咬伤和舌后坠。

(4)抢救者应位于患者头部的后方,将头部向后仰,并托牢下颌使其朝上,使气道保持通畅。

(5)将面罩扣住口鼻,并用拇指和示指紧紧按住面罩,其他的手指则紧按住下颌的骨性部分,形成"EC"手法固定面罩。

(6)用另外一只手挤压球体,将气体送入肺中,规律性地挤压球体提供足够的吸气/呼气时间。

(7)有氧源时,将氧流量调至 8 ~ 10 L/min,挤压球囊 1/2,潮气量为 6 ~ 8 mL/kg。

(8)无氧源时,应去除氧气储气袋,挤压球囊 2/3,潮气量为 10 mL/kg。

2.注意事项 选择合适的面罩,以便得到最佳使用效果;如果外接氧气,应调节氧流量至氧气储气袋充满氧气鼓起(氧流量 8 ~ 10 L/min);有发绀的情况;适当的呼吸频率;鸭嘴阀是否正常工作;接氧气时,注意氧气管是否接实。如果操作中单向阀受到呕吐物、血液等污染,应取下单向阀加以清洗。

3.清洁与消毒

(1)将简易呼吸器各配件依顺序拆开,置入消毒液中浸泡 2 ~ 4 h。

(2)取出后使用清水冲洗所有配件,去除残留的消毒剂。

(3)储氧袋只需擦拭消毒即可,禁用消毒剂浸泡,因易损坏。

(4)如遇特殊感染患者,可使用环氧乙烷熏蒸消毒。

(5)消毒后的部件应完全干燥,并检查是否有损坏,将部件依顺序组装。

(6)做好测试备用。

(五)自动转运呼吸机

自动转运呼吸机(ATV)为手动触发、气流限制的人工呼吸器,专门为院前救治而设计,从 20 世纪 80 年代初开始在欧洲使用,而这一概念美国接受得较慢,部分原因是因为通气与胸外按压不能同步进行,但这种看法并不正确的。对非插管患者行机械通气呼吸,胸外按压容易进行,一旦需要急救人员控制气道只需让另外的急救人员将通气机打开。另外,插管患者通气与胸外按压无须保持同步。ATV 有很多优点。在院内转运与自动充气球囊通气装置相比,两者均能保持满意的每分通气量及动脉血气体交换,而球囊通气只有在行通气量与潮气量监测的条件下,才能保持准确。虽然不十分精确,但在没有潮气量与每分通气量监测的条件下,ATV 通气方式是有效的。有研究提示,

ATV 在院前急救的气管插管患者中和其他设备一样有效。另外，在有关 ATV 呼吸骤停非气管插管患者机械通气的模式及动物实验中，其均表现出明显的优越性。

目前在选择通气方法时，ATV 技术拥有很大的优势：对气管插管患者，可使急救人员能同时完成其他工作；在非气管插管患者，急救人员可用双手固定面罩和维护气道开放；用一只手即可保持面罩所需密封压力；一旦应用，ATV 可提供特定的潮气量、呼吸频率及通气量。

当使用 ATV 时与其他方法比较，包括口-面罩、球囊-面罩及子控通气装置。研究证实可改善肺膨胀及减少胃膨胀。这是因为低吸气流量和长吸气时间。使用 ATV 的缺点是需要氧源与电源的支持，此外 ATV 一般不适用于 5 岁以下儿童。院前救治使用的 ATV 应该是简易采用时间或容量控制。避免压力控制模式，在肺阻力变化时（10% 以内），输送的潮气量相对恒定。

所要求的流量阀与 ATV 协调以减小做功促进自主呼吸的恢复。并保证吸入流量流速峰值至少在 120 L/min。促发自主呼吸的压值不超过 1 cmH_2O。某些 ATV 允许选择高的通气频率，这是由于 CPR 期间通气频率成人超过 10 次/min，儿童超过 20 次/min，因为适当的呼气时间和呼气末正压对于防止气道塌陷是必要的。PEEP 可减少回心血量，因为 CPR 期间肺灌注压很低，肺毛细血管血流很容易被高肺泡压所阻断。适当的呼气时间与保持 1：2 的吸呼比对于维持最小限度的气道塌陷是非常必要的。在院前与转运计划的制订中，要求只有接受过培训的人员才能实施 ATV 通气。

四、人工气道的建立

气道的建立分为喉上途径和喉下途径。喉上途径是指经口和经鼻两种；喉下途径是经环甲膜和经气管两种。气管插管是借助麻醉喉镜或徒手，经口或经鼻将气管导管置入气管内的方法。插管途径分为经口或经鼻。插管根据能否直视声门又分为明视和盲插两种。借助麻醉喉镜经口明视气管插管是最常见的方法。

（一）准备工作

1. 插管用物的准备　插管之前应充分做好准备工作。插管所需用具如下：喉镜（直镜片、弯镜片）、插管内芯、开口器、舌钳、套囊充气用 10 mL 注射器、压舌板、面罩、简易呼吸器、气管导管、注射器、口咽通气道、牙垫、负压吸引设备、吸痰管、气管插管固定带、麻醉喷壶（1% 的丁卡因）、麻黄碱、给氧设备、备用 2 号电池两节和相关急救药物。

2. 气管插管前评估　气管插管困难的发生率是 3%～18%，其中 90% 以上的困难气道可通过术前检查得以发现。有学者认为"所有患者都必须在开始实施麻醉之前对是否存在困难气道做出估计，只要在麻醉前，任何时间进行评估都是可行的。术前评估包括气道的病史、体格检查及回顾以前麻醉的记录"。术前估计有困难气道时，将会提示麻醉医师在患者意识消失和呼吸暂停之前做好各种必要的准备，并可事先寻求帮助。

有 4 个部位的运动幅度对气管插管影响最大，即张口度、颈部屈伸、以颈部为轴伸展头部（以环枕关节的活动伸展）和下颌伸出的幅度。临床最常用的检查方法如下。

（1）改良的 Mallampati 分级：患者端坐位，尽可能张大口并伸出舌头，根据所能看到的最佳视野分级。Ⅰ级能看到咽腭弓、软腭和悬雍垂；Ⅱ级能看到咽腭弓、软腭，悬雍垂被舌根掩盖；Ⅲ级只能看到软腭；Ⅳ级软腭也看不到。临床上，Mallampati Ⅰ级常预示插管容易，Ⅲ或Ⅳ级提示很可能发生困难插管。这个试验的结果还受到患者的张口度、舌的大小和活动度及其他口内结构和颅颈关节运动的影响。

(2)下颌前伸的能力:下颌前伸的幅度是考察下颌骨活动性的指标。如果患者的下齿前伸能超出上门齿,通常气管插管是简单的。如果患者前伸下颌时不能使上下门齿对齐,插管可能是困难的。

(3)颅颈运动:通过评价以寰椎关节为轴的伸展运动来估计颅颈运动。首先让患者头部向前向下,使颈部弯曲并保持其颈部在此屈曲体位不动,然后让患者试着向上扬起脸来以测试寰椎关节的伸展运动。在颈部屈曲和寰椎关节伸展的体位下最易实施喉镜检查,寰椎关节伸展运动的减少与困难插管有关。

(4)喉镜检查:喉头分级是最常用的。该分级描述了在喉镜暴露下所能见到的喉部视野:Ⅰ级能看到声带;Ⅱ级仅能看到部分声带;Ⅲ级仅能看到会厌;Ⅳ级看不到会厌。如果能看到会厌及喉开口的后壁,就有可能完成插管。对评估有插管困难的患者准备清醒插管时,局部麻醉下喉镜试暴露发现达到Ⅱ级水平,提示插管无困难。

3.监测项目 呼吸频率、幅度、方式,评估有无缺氧:观察口唇、甲床、皮肤黏膜的色泽、血压和脉搏节律等。

(二)操作方法

1.经口腔气管插管法 最常用,重点注意事项如下。

(1)经口腔明视下气管插管法主要适用于需要呼吸支持的危重患者开放气道,防止误吸发生的一种紧急救护技术。

(2)根据患者性别、年龄选择适宜的气管导管,插管前必须检查气管插管套囊是否松动、漏气。

(3)插管前,检查气管插管所需用物是否齐全,特别是喉镜光源是否明亮。

(4)患者体位准备:固定头部,后仰位,术者站于患者头位,用右手拇、示指拨开上、下唇,提起下颌并启开口腔,左手持喉镜沿右口角置入口腔,同时将舌体稍向左推开,使舌体位于喉镜上方外侧,调整镜片深度,借助灯光依次可见舌根部、悬雍垂、咽后壁、会厌,然后上提喉镜,显露声门。

(5)右手采用握笔式手法持气管导管,沿喉镜片对准声门裂,轻柔地插过声门进入气管内,将牙垫置于上、下门齿之间,退出喉镜,并向气管套囊内注入5 mL左右的空气,使套囊后部进入声门下1~2 cm处,接简易呼吸器挤压1~2次,听诊肺部呼吸音,确定气管导管位置。听诊两侧呼吸音均匀,再妥善固定气管导管和牙垫,记录在气管导管在门齿的刻度。

(6)插管时动作迅速准确,切勿时间过长,如插管操作时间在30 s内未能完成,应暂停操作,给予高浓度氧气吸入后再重新操作。

(7)在插管时,如声门显露困难时,右手按压喉结部位,有助于声门显露,或利用导管管芯将导管弯成"L"形,用导管前端挑起会厌,再行插入,导管进入声门后再将管芯退出。

(8)向气管插管套囊注入适量气体,使导管与气管壁密闭,防止呕吐物、口腔分泌物流入气管,造成吸入性肺炎的发生;安放牙垫后再退出喉镜,观察导管前端有无气体进出,并用听诊器听呼吸音,确定导管位置是否正确。

(9)导管外端与牙垫一起固定,气管插管完成后,整理用物,准确记录病情、气管插管时间、氧疗方式和气管插管深度,并列为交接班内容。

2.经鼻腔盲探插管法 临床上常采用少量镇静、镇痛及咽喉气道的表面麻醉方法。事先检查鼻腔是否通畅。当导管前端进入鼻后孔后,在管端接近喉部时,术者以耳接近导管外端,随时探测最大通气强度并将导管插入气管。必要时可借助喉镜在明视下看准声门,用插管钳夹住导管前端送进气管。无论经口或经鼻完成插管后应常规拍摄床旁胸部 X 射线片以确定气管导管的准确位置。

(三)其他

1. 并发症　①操作粗暴可致牙齿脱落,或损伤口鼻腔和咽喉部结膜,引起出血。造成下颌关节脱位。②浅麻醉下进行气管插管可引起剧烈咳嗽、憋气或喉支气管痉挛。有时由于迷走神经过度兴奋而产生心动过缓、心律失常,甚至心搏骤停。③导管过细、过软易变形,使呼吸阻力增加,甚至因压迫、扭曲而使导管堵塞。导管过粗、过硬,容易引起喉头水肿,甚至引起喉头肉芽肿。④导管插入过深误入支气管内,可引起缺氧和一侧肺不张。

在缺乏气道保护的复苏时,尽可能进行气管插管。气管插管前应先给患者吸氧。如果患者存在自主呼吸,应先让患者吸高浓度氧 3 min,如自主呼吸不足,应使用简易呼吸器辅助呼吸。

2. 确定气管导管位置的方法

(1)气囊-瓣开始通气时,必须立即确定导管的位置。①当气囊压缩时,行上腹部听诊,观察胸廓的运动。如果听见胃内吹哨音或见胸廓无运动,导管已经进入食管,不要再进行通气,拔除导管重新插管。②再次插管前应气囊给予 100% 纯氧 15~30 s 后进行。③如果胸廓运动正常,胃部未闻及气过水音,应进行双肺听诊,双肺前部及中部,然后再听胃部。④如果对导管的位置有怀疑,使用喉镜直接观察导管是否在声门里。⑤如果导管在声门里再次确定导管在前牙的刻度。⑥确定插管成功,使用口咽道或牙垫防止患者咬破或阻塞导管。

(2)精确判定气管导管位置的方法:①呼气末 CO_2 检测。检测呼气末 CO_2 浓度提示气管导管的位置,如果检测仪显示 CO_2 缺乏,意味气管导管不在气管内,尤其是存在自主呼吸时。②食管检测法。使用仪器在气管导管末端产生吸引力,如果气管插管在食管中,这种引力推压食管黏膜阻碍检测仪的末端,阻止检测仪活塞的运动或使吸引囊再次膨起。

3. 吸引装置　包括便携及固定的吸引器。便携式吸引器包括真空瓶和用于咽部吸引的大孔、导管。固定式吸引器能够产生气流大于 40 L/min,当吸引管夹闭时,产生的吸引力大于 300 mmHg。在儿童及气管插管的患者,吸引量是可调节的,手控吸引器不像电动吸引器那样易出问题,临床使用效果很好。

五、人工气道护理

1. 病房管理　最好在空气净化区内,注意环境的消毒和隔离。

2. 护理记录　记录项目包括插管日期和时间、插管人的姓名、插管型号、插管途径(经鼻、经口)、插管外露的长度、患者在操作中的耐受情况、气囊的最佳充气量等。

3. 气囊管理　定时给气囊放气,在决定拔管及气囊放气前,必须清除气囊上滞留物,防止误吸、呛咳及窒息的发生。对长期机械通气者,注意把气囊的压力保持在 18.5 mmHg(25 cmH_2O)以下,以防气管内壁受压坏死。可用最小容量闭合技术为气囊充气并观察气囊有无漏气、破损现象。8 岁以下儿童均用无气囊的气管导管,以减低对气管内壁的损害。

用气囊测压表可准确测量气囊内的压力,亦可采用以下两种方法,掌握气囊充气量。

(1)最小漏气技术:即气囊充气后,吸气时允许有少量气体漏出。方法:将听诊器置于患者气管处,听取漏气声。向气囊内缓慢注气直到听不到漏气声,然后从 0.1 mL 开始抽出气体,直到吸气时能听到少量漏气声为止。该方法可预防气囊对气管壁的损伤,但由于有少量漏气,口鼻腔内的分泌物可通过气囊流入肺内,并于进食时易发生误吸,增加肺内感染机会。而且,对潮气量有一定影响。

(2)最小闭合技术:即气囊充气后,吸气时恰好无气体漏出。方法:将听诊器置于患者气管处,边向气管内注气边听漏气声,直到听不到漏气声,然后抽出 0.5 mL 气体时,又可听到少量漏气声,再注气,直到吸气时听不到漏气声为止。该方法可在一定程度上减少气囊对气管壁的损伤,不易发生误吸,不影响潮气量。

4.气管导管位置的监测

(1)气管插管后应拍胸部 X 射线片,调节气管插管位置使之位于隆突上 2 ~ 3 cm。

(2)记录插管外露长度,经口插管位置应从门齿测量,经鼻插管位置应从外鼻孔测量。如果经口插管外露部分过长时,为减少无效腔量,可以适当剪掉部分外露的插管。

(3)固定好气管插管,外露部分应每班测量,并班班交接。

5.气管导管的护理安全

(1)人工气道的固定方法:应经常检查导管上的标记以确定导管的位置,成人导管标记的长度是 22 cm ± 2 cm(经口)或 27 cm ± 2 cm(经鼻)。正常情况下导管尖端应位于隆突上 2 ~ 3 cm 处。导管向上移位易导致声带损伤、意外脱管或通气障碍,向下移位易导致单肺通气。为防止移位,应该用绳带、胶布将导管妥善固定,并且在每次更换位置时,用手固定气管导管,以防脱管。

(2)注意观察患者神志的改变:对神志清楚者讲明插管的意义及患者注意的事项,防止患者自行拔除套管;对神志不清、躁动的患者应给予适当的肢体约束或应用镇静剂,防止套管脱出。

(3)注意评估患者体位变化,头部、四肢的活动度。给患者变化体位时,应注意调节好呼吸机管路,以防仅拉出气管套管。

6.气管导管脱出的应急处理

(1)气管插管:套管脱出 8 cm 以内时,吸净患者口鼻及气囊上的滞留物后,放出气囊内气体,将套管插回原深度,并拍胸部 X 射线片确定插管位置。若脱出超过 8 cm 时,放开气囊,拔出气管插管,给予鼻导管或面罩吸氧,密切观察病情变化,必要时重新插入。

(2)气管切开管:伤口未形成窦道前即术后 48 h 内,套管脱出时,一定要请耳鼻喉科医生处理,不可擅自插回。窦道形成后,若导管脱出,吸痰后,放气囊,插回套管,重新固定。

7.气道湿化 建立人工气道后,外界的冷而干燥的气体直接经气管导管进入肺部,可引起肺部感染、痰液潴留、气管内壁干燥等并发症。因此在进行机械通气时,应加强湿化,保证患者吸入气体温度 32 ~ 36 ℃。常用的湿化方法有温湿交换过滤器、蒸汽加温加湿、雾化加湿等。

(1)根据痰液的性状及吸痰时在玻璃管内壁上的附着情况,一般将痰液的黏稠度分为 3 度。

Ⅰ度(稀痰):如米汤或泡沫样,吸痰后,玻璃接头内壁上无痰液滞留。提示要适当减小气道湿化。

Ⅱ度(中度黏痰):痰液外观较Ⅰ度黏稠,吸痰后有少量痰液滞留在玻璃接头内壁,易被水冲洗干净。表示气道湿化较满意。

Ⅲ度(重度黏痰):痰液外观明显黏稠,常呈黄色,玻璃接头内壁上滞留大量痰液,且不易被水冲净。提示气道湿化严重不足，或伴有机体脱水。

（2）痰液量评估标准

0度：没有或只在吸痰管外侧有少量痰迹。

1度：只在吸痰管顶端内侧有痰液。

2度：吸痰管内充满痰液。

3度：吸痰时间少于12 s。

4度：大量痰液，吸引时间超过12 s。

8.气道内分泌物的清理　借助物理治疗方法，护士应及时吸痰。吸痰时应使用无菌技术，并在吸痰过程前后向患者提供100%的氧气，以减少因吸痰引起的缺氧、心律失常或肺不张等。气道内盲目地吸引，只能吸除气管分支部附近的痰液，而不能除去末梢支气管部的痰液，还会给患者带来不必要的痛苦。如支气管哮喘患者会因吸痰刺激而诱发支气管痉挛。因此，掌握有效的吸痰方法非常必要。具体程序如下。

（1）吸痰前评估：根据动脉血气分析结果，判断是否有痰潴留，根据胸部X射线片、听诊、触诊判断痰的潴留部位，观察气道压是否升高或潮气量减小，是否有误吸或反流、呼吸功耗增加、血气分析指标恶化、明显的气道分泌物。

（2）根据痰液的黏稠度加湿，并加大吸氧浓度、潮气量及压力支持参数。

（3）根据痰液的潴留部位调整患者体位，使痰液潴留的肺区域在上方。

（4）挤压震颤胸廓，使痰液向主气道移动。

（5）吸引。

（6）吸痰后评价：根据动脉血气分析结果、胸部X射线片、肺部听诊判断吸痰效果。

另外，注意预防因吸痰引起的相关并发症：①吸痰前后提高吸氧浓度；②使用简易呼吸器给予高通气量（禁忌证除外）；③使用合适型号的吸痰管，吸痰管外径应小于气管导管内径的1/2；④吸痰时手法要轻柔；⑤吸痰时间≤15 s；⑥将吸痰管送入气管插管深部拔出时再给负压。

9.口腔护理　可以预防由于口腔病原菌逆流而引起的呼吸道感染。在做口腔护理前，先检查气囊充气是否良好，以免误吸。

第二节　呼吸支持与护理

一、概述

呼吸机是借助人工装置（呼吸机或人工呼吸机）的机械力量，将空气、氧气或空气-氧气混合气压入肺内，产生或辅助患者的呼吸动作，使肺间歇性膨胀，达到增强和改善呼吸功能、减轻或纠正缺氧和二氧化碳潴留为目的的一种治疗措施或方法。呼吸支持是治疗各种类型呼吸衰竭和各种原因引起的缺氧与二氧化碳潴留最直接、有效的方法与措施。在临床上，当引起呼吸衰竭的疾病和因素在短期内无法控制或去除时，仅缺氧或二氧化碳潴留就足以造成患者死亡。此时应用呼吸机进行呼吸支持，能纠正缺氧和二氧化碳潴留，不但能直接挽救患者生命，也为原发病治疗赢得时间。

(一)呼吸机的工作原理

呼吸功能包括外呼吸和内呼吸,呼吸机只能替代和改善外呼吸。

1.人为产生呼吸动作 替代呼吸中枢,产生、控制和调节呼吸动作;替代神经、肌肉等产生呼吸动作。

2.改善通气 机械通气的正压气流,不但可以使呼吸道通畅的患者得到足够的潮气量和每分通气量,还能通过不同方式或途径,克服气道阻力增加和顺应性下降,改善有气道阻力增加和顺应性下降患者的通气功能。

3.改善换气 呼吸机可以通过不同通气模式或方式等,改善肺的换气功能:提高吸入氧浓度(FiO_2),增加氧的弥散,提高 PaO_2;利用特殊通气模式或功能,如吸气末屏气、呼气延长、呼气末正压(PEEP)等,改善肺内气体分布,增加氧弥散、促进 CO_2 排出、减少肺内分流,纠正通气血流比例失调,改善换气功能。

4.减少呼吸做功 机械通气可以不依赖神经、肌肉的兴奋、传导与收缩产生呼吸动作,能减少呼吸做功,降低呼吸肌氧消耗。

5.纠正病理性呼吸动作 机械通气的气道内正压,能纠正病理性呼吸动作,如多发、多处肋骨骨折所致连枷胸引起的反常呼吸运动,并纠正由反常呼吸引起的缺氧或二氧化碳潴留。

(二)适应证与禁忌证

1.适应证 任何原因引起的缺 O_2 与 CO_2 潴留,均是呼吸机治疗的适应证。

(1)各种原因所致心搏、呼吸停止时的心肺脑复苏。

(2)中毒所致的呼吸抑制。

(3)神经-肌肉系统疾病造成的中枢或周围性呼吸抑制和停止。脑卒中(出血和缺血)、脑外伤、脑炎(细菌、病毒、原虫、寄生虫等)、脑部手术、癫痫持续状态(原发或继发)、各种原因所致的脑水肿、脊髓、神经根、呼吸肌等受损造成的呼吸抑制、减弱和停止等。

(4)胸、肺部疾病,如 ARDS、严重肺炎、胸肺部大手术后,COPD、重症哮喘等。

(5)胸部外伤:肺挫伤、开放性或闭合性血气胸、多发多处肋骨骨折所致的连枷胸,只要出现无法纠正的低氧血症,均是应用机械通气的适应证。

(6)循环系统疾病:急性肺水肿(心源或非心源性)、急性心肌梗死所致的心搏骤停、心脏大手术后常规机械通气支持等。

2.禁忌证 呼吸机治疗没有绝对禁忌证。除未经引流的气胸和肺大疱是呼吸机治疗的主要禁忌证外,其余均为相对禁忌证。如:低血容量性休克患者在血容量未补足以前、肺组织无功能、大咯血气道未通畅前、急性心肌梗死、支气管胸膜瘘、缺乏应用机械通气的基本知识或对呼吸机性能不了解等。

(三)连接方式

1.接口或口含管 指借助接口或口含管将患者与呼吸机相连。应用这种方法时,必须使用鼻夹,避免机器所供给的气体从鼻腔外溢。主要适用于神志清醒和能配合的患者。

2.面罩 将口、鼻完全遮盖,再与呼吸机连接。

3.喉罩 置放于喉头,周边有用于密封的气囊。

4. 气管插管 ①经口：普遍，易于掌握。②经鼻：易被耐受，维持时间长，一般可维持 1 周以上，气道护理适当时可维持的时间更长；另外也易固定。

5. 气管切开造口置管 无效腔最小、易于固定、气道湿化和分泌物吸引便利、耐受程度好、适用于长时间接受机械通气治疗；缺点是损伤大。

二、呼吸机的分类

（一）按使用类型

1. 控制性机械通气（CMV） 在自主呼吸消失或减弱的状态下，完全由呼吸机产生、控制和调节患者的呼吸。

2. 辅助性机械通气（AMV） 在自主呼吸存在的状态下，由呼吸机辅助或增强患者的自主呼吸。

（二）按吸、呼气相切换方式

1. 定压型 压力切换呼吸机产生正压，气流进入肺内，当预定压力值达到后，气流中断，呼气阀打开，胸廓和肺被动性地萎陷，产生呼气。

2. 定容型 容量切换同样是通过正压将预定潮气量的气体送入呼吸道或肺内，并将压力控制在一定范围内，但当预定容量达到后，呼吸机才停止供气，气流中断，呼气阀打开，肺和胸廓萎陷，产生呼气。

3. 定时型 时间切换按预定的吸、呼气时间供气（吸气）或排气（呼气）。潮气量由呼吸机的工作压力、吸气时间和由此产生的吸气流速控制或调节，多与定压型共存。

4. 多功能型 指在同一台呼吸机中，兼有定压、定容、定时的切换装置，这是呼吸机进一步完善的必然趋势。使用这种类型呼吸机时，吸、呼气相的切换或控制方式既可以由操作者任意选择，也可以由呼吸机本身根据所设置的参数和监测指标综合调置。

（三）按是否有同步装置

1. 同步机械通气 自主呼吸通过呼吸机的触发压使机器供气，产生吸气。触发装置分压力、流量、容量触发等 3 种类型，触发水平可由操作者任意设置或调节。同一水平的触发压，不同类型呼吸机的触发方式不尽相同，主要取决于呼吸机的同步性能。以往多采用压力触发，近来有采用流量触发，灵敏度较高，同步性能好。

2. 非同步型呼吸机 指不具备同步装置的呼吸机，已逐渐被同步型呼吸机所替代，但简易和便携式急救呼吸机还使用该模式。

（四）其他类型

1. 高频通气（HFV） 通气频率通常均>60 次/min。初始于 20 世纪 60 年代末，是借助高压气源向气道内有节律地、短促地喷气，并以较小的潮气量、较高的通气频率达到间歇正压通气（IPPV）的目的。优点是低气道压、低胸内压、对循环干扰小、无须关闭气道、FiO_2 保证。HFV 包括以下几种。

（1）高频正压通气（HFPPV）：结构与常规呼吸机相似，但通气频率多为 60～100 次/min，吸气时间<30%，潮气量较小。

（2）高频喷射通气（HFJV）：用喷射管直接喷射，利用 Venturi 原理进行通气，并可直接插入气管内，通气频率 100～200 次/min。

（3）高频振荡通气（HFOV）：通气频率200~900次/min，潮气量<无效腔气量（20%~80%无效腔气量）。

2. 体外膜氧合器（ECMO）　是将未经气体交换的血液，从体内引出流经一种特殊装置，进行气体交换，将氧气摄入，而将二氧化碳排除，然后再回输体内。这种能吸入氧气、排除二氧化碳的装置就被称为体外膜氧合器。

3. 液体通气（LV）　是将一种流经气管和支气管后能释放出氧和携带走二氧化碳的全氟碳（PFC）液体，经人工气道持续滴入肺内，协同呼吸机临床应用，共同纠正缺氧与二氧化碳潴留。

三、通气模式

模式与功能是两个概念。模式（mode）是指一种独立的通气方式，功能（function）是呼吸机所附带的某些特殊功能。几种主要通气模式如下。

（一）持续正压气道通气

持续正压气道通气（CPAP）指在有自主呼吸的条件下，整个呼吸周期内均人为地施以一定水平的正压，故又可称为自主呼吸基础上的全周期正压通气。

因CPAP仅仅是一种自主呼吸的通气方式，呼吸机并不提供恒定的潮气容积与吸气流速，故在纠正由严重肺功能障碍所致的换气功能障碍时，远不如PEEP效果明显。由于CPAP对自主呼吸要求较高，许多有严重肺功能障碍的患者，不适合应用CPAP通气模式，这在相当程度上限制了应用范围。

其主要优点是吸气时恒定的持续正压气流>吸气气流，使吸气省力，呼吸作功减少；此外，对与患者的连接方式较为灵活，经人工气道或面罩均可。主要用于脱机前过渡或观察自主呼吸情况，如吸气压力、潮气量、每分通气量等。CPAP对人体的影响与PEEP相同，如对循环干扰（回心血量减少、心排血量下降、血压下降及心脏负荷增加）和气压伤等。

（二）压力支持通气

压力支持通气（PSV）是一种辅助通气方式，即在自主呼吸的前提下，每次吸气都接受一定水平的压力支持，以辅助和增强患者的吸气能力，增加吸气幅度和吸入气量，类似带同步装置的定压型辅助呼吸。但吸气相压力恒定，吸、呼气切换方式不尽相同。与单独应用IMV/SIMV通气模式的不同之处是患者每次吸气（指令性或自主性），均能得到压力支持，支持水平随需要设定。

主要应用于自主呼吸能力不足，但神经调节无明显异常的患者。应用PSV时，机体可在一定水平的压力支持下，克服疾病造成的呼吸道阻力增加和肺顺应性下降，得到充足的潮气量。随病情好转，压力支持水平可逐渐降低，常用于机械通气撤除的过程中、危重哮喘、COPD、胸部外伤和手术后需长期呼吸机支持者。

（三）压力调节容量控制模式

呼吸机通过不断监测患者的胸/肺的顺应性（压力-容量变化），计算出达到预定所需的最低吸气压力，反馈性地自动调节吸气压力，在潮气量保证前提下，将患者的吸气压力降低至最恰当水平。

压力调节容量控制模式（PRVC）主要适用于有气道阻力增高的患者，如危重支气管哮喘；肺部病变较重的患者，如气道阻力增加和（或）肺顺应性下降明显的患者，应用PRVC通气模式，也能通过呼吸机较完善的监测和调节系统,得到较好的治疗效果;对需要较高初始流速或流量才能打开的闭合气道和肺单位,PRVC 可能会有一定的价值,如 ARDS 患者因肺泡表面活性物质减少所致的肺泡萎陷。

(四)双相或双水平正压通气

吸、呼气相的压力均可调节。P_1 相当于吸气压力(0~90 cmH_2O),P_2 相当于呼气压力;T_1 相当于吸气时间,T_2 相当于呼气时间。这两个时相的压力和时间均可根据临床的需要随意调整。

双相或双水平正压通气(BiPAP)在自主呼吸和控制呼吸时均可使用。一般情况下,根据临床需要,可灵活调节出多种通气方式。

(1)当 P_1=吸气压力,T_1=吸气时间,P_2=0 或 PEEP 值,T_2=呼气时间,即相当于定时压力调节的 PPV。

(2)当 P_1=PEEP,T_1=无穷大,P_2=0,T_1=0,即相当于 CPAP。

(3)当 P_1=吸气压力,T_1=吸气时间,P_2=0 或 PEEP 值,T_2=期望的控制呼吸周期,即相当于 IMV 或 SIMV。

注意事项与其他定压型通气模式相仿,如 PCV、PSV、CPAP、BiPAP 等,应用时应监测潮气量,适当设置报警参数,以防通气量不足,尤其当气道压力增高时,潮气量常常多变或不恒定。

(五)间歇指令通气/同步间歇指令通气

间歇指令通气(IMV)呼吸机在每分钟内,按事先设置的呼吸参数(频率、流速、流量、容量、吸呼比等),给予患者指令性呼吸;在指令通气间隔时间内,患者可以有自主呼吸,但呼吸频率、流速、流量、容量、吸/呼等不受呼吸机的影响,呼吸机的供气也不能与自主呼吸同步。同步间歇指令通气(SIMV)呼吸机提供的指令性通气可以由自主呼吸触发,呼吸机的供气能与自主呼吸同步。

其主要优点为在逐渐降低呼吸机控制和辅助呼吸频率的过程中,逐渐增加自主呼吸的能力,有助于锻炼患者的自主呼吸,减少呼吸肌失用性萎缩;使从机械通气到自主呼吸的过渡更自然、更符合生理要求,也更安全;IMV/SIMV 状态下,可以通过呼吸机得到气道内气体的加温和湿化,并能得到适当的 FiO_2;将 IPPV 与自主呼吸很好地结合和协调,更能保证有效通气量;脱机过程中,能发挥自身调节呼吸的能力,避免过度通气和通气不足,减少呼吸性碱中毒和呼吸性酸中毒的发生。

在临床上如与 PSV 同时使用时,IMV/SIMV+PSV,能避免增加呼吸肌疲劳。低呼吸频率的 IMV/SIMV 不宜应用时间过长,避免增加呼吸肌疲劳的发生率。当患者病情变化或不稳定时,应警惕发生通气不足的可能。因为倘若病情恶化使自主呼吸突然停止,可能出现通气不足,如果未及时发现和处理,可能造成死亡。因此,应用低频率的 IMV/SIMV 时,应注意将每分通气量报警下限调至能维持患者生命的最低水平,以便及早发现通气不足和缺氧,必要时加用 PSV。

(六)其他

间歇正压通气(IPPV)是最基本的通气模式。吸气相正压、呼气相压力降为零。

间歇 IE 负压通气(IPNPV)原理为吸气相正压、呼气相转为负压。呼吸机在吸、呼气相均辅助通气,临床应用并不普遍。虽然呼气相负压有助于静脉回流,可减轻气道正压对呼吸和心脏的影响,但负压呼气易引起气道和肺泡萎陷,造成医源性肺不张。

四、通气功能

(一)呼气末正压通气

呼气末正压通气(PEEP)指呼吸机在呼气末仍保持在一定的正压水平。主要适用于由肺内分流量/心排血量(Qs/Qt)增加所致的低氧血症,如 ARDS。

PEEP 纠正 ARDS 低氧血症的作用机制是:①避免和防止小气道的闭合,减少肺泡萎陷,降低 Qs/Qt,纠正由 Qs/Qt 增加所致的低氧血症;②增加功能残气量(FRC),有利于肺泡-毛细血管两侧气体的充分交换(O_2 与 CO_2);③肺泡压升高,在 FiO_2 不变的前提下,能使 $D(A-a)O_2$ 升高,有利于氧向肺毛细血管内弥散;④PEEP 使肺泡始终处于膨体状态,能增加肺泡的弥散面积,也有助于氧的弥散;⑤肺泡充气的改善,能使肺顺应性增加,在改善肺的通气、弥散、通气血流比失调的同时,还可减少呼吸作功。

最佳 PEEP 应是能使萎陷的肺泡膨胀至最好状态、Qs/Qt 降低至最低水平、PaO_2 被提高至基本满意水平,而对血流动力学影响和肺组织气压伤降低至最低程度的 PEEP 水平。不同患者,随疾病和严重程度不同,最佳 PEEP 水平不尽相同;即使是同一个患者,在疾病发生和发展的不同阶段,所需要的 PEEP 水平也可能不同。最简便最佳 PEEP 水平选择法是在保持 $FiO_2 < 60\%$ 前提下,能使 $PaO_2 \geqslant 60$ mmHg 时的最低 PEEP 水平。有学者主张通过持续观察压力-容量环,寻找上、下拐点的方法寻找最佳 PEEP 水平。后者涉及呼吸机装置和判断水平,临床普及受限。一般情况下,最佳 PEEP 水平应是在循环状态能负担前提下、$FiO_2 \leqslant 40\%$、$PaO_2 \geqslant 60$ mmHg 时的最低 PEEP 水平。呼吸机应用过程中,应该根据患者氧合状况改善与恶化的监测,随时调节 PEEP 水平。

内源(内生)性 PEEP(PEEPi)或自发性 PEEP(auto-PEEP)是指因呼气时间短或呼吸阻力过高,致肺泡内气体滞留,使肺泡内压在整个呼吸周期均保持正压,相当于 PEEP 的作用,称 PEEPi 或 auto-PEEP。多由疾病造成,如当某种疾病使呼吸道阻力增加时,呼气所需的时间延长,在呼吸频率增加的情况下,由于呼气时间的缩短和同等时间内气道阻力增加所致的呼出气的减少,吸入的气体明显多于呼出的气体;随肺泡内气体逐渐增多,肺泡内压逐渐增加,PEEPi 即由此产生。克服 PEEPi 的常用方法是应用相同水平的 PEEP。

(二)吸气末屏气

呼吸机在吸气相产生正压,但在吸气末和呼气前,压力仍保持在一定水平(犹如自主吸气的屏气),然后再行呼气。这种吸气末压力保持在一定水平的通气功能,就被称为吸气末屏气,也有人称为吸气平台,又可称为吸气末停顿、吸气末屏气等。

该通气功能的优点是,延长了吸气时间,有利于气体分布与弥散,适用于气体分布不均、以缺氧为主(如弥散障碍或通气血流比例失调)的呼吸衰竭。吸气末屏气有利于雾化吸入药物在肺内的分布和弥散,也有助于进行某些肺功能数据的监测,如气道阻力和静态顺应性等。

吸气末屏气主要用于进行某些肺功能测定,如静态吸气压、静态顺应性等;也可用于令患者被动性、强制性在充分吸气的状态下拍胸部 X 射线片。

(三)呼气延长或延迟和呼气末屏气

根据等压点学说,呼气延长或延迟可减少气道(小支气管)的动态压缩,有助于气体排出。所谓等压点是指在呼气过程中,气道内压力逐渐下降达到胸内压水平时气道内外压相等的那一点。慢性阻塞性肺气肿患者习惯于噘嘴样呼吸,目的在于使等压点向远端(口腔端)移动,减少气道的动态压缩,有利于呼气。

(四)反比通气

正常状态下,吸气时间总是少于呼气时间,吸/呼(I/E)多在(1:2)～(1:1.5)。反比通气(inverse ratio ventilation,IRV)时,吸气延长,吸气时间>呼气时间,I/E可在(1.1～1.7):1。吸气延长有利于改善氧合、纠正缺氧,减少二氧化碳的排出,可以用于治疗ARDS或其他原因所致的低碳酸血症。

(五)叹息

叹息(sigh)即指深吸气。不同呼吸机设置的叹息次数和量不尽相同,一般每50～100次呼吸周期中有1～3次相当于1.5～2.0倍于潮气量的深吸气,它相当于正常人的呵欠。目的是使那些易于陷闭的肺泡定时膨胀,改善这些部位肺泡的通气,防止肺不张,对长期卧床和接受机械通气治疗的患者有一定价值。

五、呼吸支持方式的选择

合理选择呼吸机类型和通气方式、模式及功能等,需要操作者不但对各种呼吸机的性能、通气方式、模式和功能有全面的了解;需要掌握患者的具体病情,分析出造成缺氧和二氧化碳潴留的病理生理机制;这需要长期临床应用的经验积累。

(一)呼吸机类型的选择

1.肺功能　肺部病变严重程度影响呼吸频率、气道阻力、肺组织的顺应性。肺功能状况差时,气道阻力高和顺应性差,对呼吸机的功能和性能要求高。

2.应用场合　①搬运途中或长时间转运时,如汽车、火车、轮船、飞机等处,选择简易、轻便的呼吸机,有蓄电池装置;搬运患者做某项特殊检查和治疗或翻身、吸痰、更换导管等的条件下,选用简易呼吸机即可。②病情危重或紧急情况下,来不及安装时,先应用简易呼吸器;与自主呼吸同步,选择简易呼吸器以过度通气的方式抑制自主呼吸;为阻挡气道阻力及肺、胸顺应性,选择简易呼吸机。

3.自主呼吸　如规则、强弱正常,不存在突然停止的可选用辅助和同步的通气方式;反之,选用控制和非同步的通气方式。辅助与控制、同步与非同步两种装置常合并存在,选择辅助型通气方式时,所应用的呼吸机要有同步装置。

4.呼吸道分泌物　呼吸道分泌物多,不适合应用胸外型呼吸机。不建立人工气道,不利于呼吸道的湿化和吸引;呼吸道分泌物少,除加强气道的湿化和吸引,还应选湿化装置好的呼吸机。

5.气道密闭程度　气道密闭不好或无法密闭的患者,如颌面部手术、条件差无法建立人工气道、气囊漏气一时无法更换时,选用高频通气;否则,以常频机械通气为主。

(二)通气模式与功能的选择

呼吸机通气模式的选择主要参照通气模式特点和具体病情,兼顾呼吸机所具备的通气模式,根据病情变化,调整和改变。

1.缺氧纠正情况　缺氧纠正不满意时,从产生缺氧的机制考虑,调整通气功能或模式。由肺内分流所致缺氧时选择 PEEP;由气道阻力增加、时间常数不等所致气体分布不均造成缺氧时,延长吸气时间,必要时用吸气末屏气和反比通气;防止长期卧床所致肺底部小灶性不张可选择叹息。缺氧纠正满意时,根据病情选择脱机时的通气模式。

2.二氧化碳潴留情况　接受呼吸机治疗的患者,二氧化碳潴留纠正不良者并不多见。二氧化碳排出受呼气影响,呼气延长或呼气末屏气适用于二氧化碳潴留纠正不良者。

3.呼吸肌力量　呼吸肌力量不足(疲劳或乏力)时,酌情应用不同水平的 PSV。

4.气道阻力　气道阻力增高时,借助特殊功能,降低患者的气道阻力;呼气延长或呼气末屏气功能等,减慢气体流速、减少气道动态压缩机制,降低气道阻力。

(三)连接方式的选择

选择呼吸机连接方法时,应考虑多方面因素,使所选择的人工气道既能保证呼吸机合理应用,又能最大限度地减轻患者痛苦,减少损伤和并发症。

1.病情急缓　紧急时,采用简便易行的经口气管插管;也可用面罩,先给患者充分供氧,待缺氧有所缓解后,再考虑建立能维持较长时间的人工气道。

2.呼吸机治疗时间　数小时以上,考虑经口气管插管或喉罩;时间较长,72 h 或超过 72 h,直接选择能保留相对长一些时间的人工气道法,如经鼻气管插管和气管切开造口置管术。时间估计有困难,宁可先选择效果肯定而又安全、容易耐受、损伤小的方法,以后视病情发展,酌情改行气管切开造口置管术等。

3.是否需要反复呼吸机治疗　需要反复接受呼吸机治疗的患者,不适合应用损伤大的方式(气管切开造口置管术),即使估计应用时间可能超过 1 周,也应尽量避免。最好的方法是无创(面罩)呼吸机治疗,但因需要患者主动配合,昏迷和病情严重、分泌物多的患者不适合采用。

4.气道分泌物多　分泌物多时,为便于气道湿化和充分吸引,可直接选择气管插管或切开。

5.意识状况　意识状况好、能配合的患者,估计应用呼吸机治疗时间短,呼吸道分泌物也不多时,可考虑应用面罩或喉罩等;意识状况不好,又不能配合时,尽量避免应用面罩或喉罩。

6.气道梗阻部位　呼吸道梗阻需用呼吸机治疗时,人工气道必须超过梗阻水平。

六、参数设置和调节

(一)常用参数设置

1.呼吸频率　主要考虑因素是自主呼吸频率。自主呼吸频率正常、减弱、停止时,按正常呼吸频率设置(16~20 次/min);自主呼吸频率快(>28 次/min)时,初始呼吸频率不易设置过低,随着引起自主呼吸频率增快原因去除,再将呼吸频率逐渐下调;其次考虑呼吸衰竭的病理生理,在有气道阻力增高时,选择慢而深的呼吸频率;限制性肺部疾病时,选择稍快的呼吸频率(18~24 次/min)。

2.潮气量(TV)　与呼吸频率有一定关系,首次 TV 设置,应掌握一定规律,减少设置盲目性。一般先以 5~10 mL/kg 设置,以后根据动脉血气分析调整;特殊状况下,如有肺大疱、可疑气胸、血容量减少尚未纠正、血压下降等,先将潮气量设置在较低水平,将呼吸频率适当提高,以预防通气不足;自主呼吸频率过快时,为减少对抗,呼吸频率设置应与自主呼吸频率接近,此时应适当降低潮气量水平。

3.每分通气量(MV)　并非所有呼吸机均需设置潮气量和 MV,有的只有其中一项,MV 等于 TV

与呼吸频率乘积。鉴于厂家已经设置或考虑,MV 可以不作设置,除非只有 MV 设置。

4.吸/呼(I/E) 呼吸功能正常者以 1:1.5 左右为妥;阻塞性通气功能障碍(1:2.5)~(1:2);限制性通气功能障碍(1:1.5)~(1:1)。吸气屏气时间,应算在吸气时间内。

5.呼气末正压(PEEP) 初次接受呼吸机治疗时,一般不主张立即应用或设置 PEEP。随缺氧难以纠正,适当设置 PEEP 水平,依据缺氧纠正情况,调节 PEEP 水平。

6.吸入氧浓度(FiO_2) 初用时,为迅速纠正低氧血症,可应用较高 FiO_2(>60%),100% 也十分常用。随低氧血症纠正,再将 FiO_2 逐渐降低至<60%。低氧血症未得完全纠正时,不能以一味提高 FiO_2 的方式纠正缺氧;应该采用其他方式,如 PEEP 等。低氧血症改善明显时,将 FiO_2 设置在 40% ~50% 水平为最佳;FiO_2 设置原则是使 PaO_2 维持在 60 mmHg 前提下的最低 FiO_2 水平。

(二)常用参数调节

常用参数调节依据动脉血气分析指标、心功能、血流动力学状况,避免肺组织气压伤。

1.动脉血气分析指标

(1)PaO_2:是低氧血症是否被纠正的标准。$PaO_2 \geq 60$ mmHg,说明所设置的参数基本合理,如果 FiO_2 水平已经降至 40% ~50% 水平,可以暂不做调整,待 PaO_2 稳定一段时间后再做调整,直至降低至准备脱机前的水平;如果所设置的 FiO_2 水平较高,应逐渐降低 FiO_2,直至降低至相对安全的水平(FiO_2 40% ~50%)。

低氧血症未被纠正时,可从两方面着手调整机械通气参数:①分析低氧血症产生的原因,调整相应参数。Qs/Qt 增加时,选择 PEEP;弥散障碍时,提高 FiO_2;通气功能障碍时,去除呼吸道分泌物、保持呼吸道通畅,并适当增加潮气量。低氧血症原因一时无法确定时,可以借助上述方法鉴别产生低氧血症的可能因素。PEEP 可以纠正的低氧血症,预示 Qs/Qt;提高 FiO_2 可以纠正的低氧血症,预示弥散障碍。两种方法均可以纠正的低氧血症,通过观察哪一种方法最为明显,分析产生低氧血症的主要原因。低氧血症由多种原因造成同时合并 Qs/Qt 和弥散障碍,分析哪种原因占的比例大,无法分辨时,可同时应用两种方法纠正低氧血症。合并二氧化碳潴留时,调节降低 $PaCO_2$ 升高的处理方法。②采用各种能纠正低氧血症的方法,如增加潮气量、延长吸气时间、增加吸气平段或吸气屏气的时间、应用 PEEP、提高 FiO_2 等,并观察疗效,酌情选择最佳方法。

(2)$PaCO_2$:是判断呼吸性酸、碱中毒的主要指标。呼吸性酸中毒预示通气不足;呼吸性碱中毒预示通气过度。机械通气治疗时,$PaCO_2 < 35$ mmHg,提示过度通气;$PaCO_2 > 50$ mmHg,提示通气不足。过度通气时,应降低潮气量、缩短呼气时间;严重低碳酸血症,如心功能和血流动力学状况允许,采用反比通气。通气不足时,应保持呼吸道通畅,增加 MV、呼吸频率和延长呼气时间等。

2.心功能和血流动力学状况 已存在心功能障碍和血流动力学紊乱,慎用 PEEP、吸气延长、吸气末屏气和反比通气等。

3.肺组织气压伤 熟悉容易引起气压伤的通气功能和模式,如 PEEP、PSV、高潮气量等。如有肺组织气压伤易发因素时(先天或后天性肺大疱、肺损伤)时,避免使用容易引起气压伤的通气模式和功能;无法避免使用这些模式和功能时,严密观察,及时发现和处理。没有肺组织气压伤易发因素时,也应严密观察,警惕气压伤。

(三)报警参数设置和调节

1.容量(TV 或 MV)报警 临床意义是预防漏气和脱机。多数呼吸机监测呼出气 TV、MV 或 TV

和 MV 同时监测;设置依据:依 TV 或 MV 的水平不同而异,高水平设置与 TV 或 MV 相同;低水平能维持生命的最低 TV 或 MV 水平。

2.压力(高、低)报警　分上、下限,用于对气道压力的监测。气道压升高,超过上限水平时,高压报警;气道压降低,低于低压水平时,低压报警装置被启用。低压报警装置是对脱机的又一种保护措施,高压报警多提示咳嗽、分泌物堵塞、管道扭曲、自主呼吸与机械通气拮抗或不协调等。高、低压报警参数设置依据正常情况下的气道压水平,高压报警参数设置正常气道最高压(峰压)上 5 ～ 10 cmH$_2$O 水平;低压报警参数设置能保持吸气的最低压力水平。

3.低 PEEP 或 CPAP 水平报警　临床意义是保障 PEEP 或 CPAP 的压力能在所要求的水平。未应用 PEEP 或 CPAP 时,不需要设置。

4.FiO$_2$ 报警　临床意义是保障 FiO$_2$ 在所需要的水平。设置依据根据病情,一般高于或低于实际设置的 FiO$_2$ 10% ～20% 即可。

第三节　机械通气的撤离

一、概述

机械通气可以维持生命,但不能治疗疾病,所以呼吸支持只是一种临时方法,为基础疾病引起呼吸衰竭的治疗赢得时间,其最终目的是成功撤机。大部分患者能成功撤机,但慢性或严重肺疾病、长期呼吸支持(>2 周)或成为呼吸机依赖者、神经肌肉病变、多个器官功能衰竭者成功撤机较困难,占此类患者的 20% ～40%,少数患者终生依赖呼吸机。成功的撤机往往需要引起呼吸支持的因素解除后,掌握撤机的时机,选择合适的方法,因人而异,有计划地实施。

呼吸机撤离可分为 3 类:快速常规撤机;经周密计划后缓慢、逐渐撤机;呼吸机依赖或不可能撤机者需要采取特殊的措施。

(一)呼吸机撤离指征

(1)导致呼吸衰竭的原发病已经解除或正在解除之中。

(2)通气和氧合能力良好。

(3)咳嗽和主动排痰能力强。

(4)呼吸肌有力量。

(5)气道通畅。

(二)具体撤离呼吸机标准

1.通气功能　VC>10 ～ 15 mL/kg;TV>5 ～ 8 mL/kg;FEV$_1$>10 mL/kg;最大吸气压>-20 cmH$_2$O;每分通气量(静态)<10 L;每分钟最大自主通气量>2×每分钟静息通气量≥20 L;VC、FEV$_1$、每分钟最大自主通气量等指标需要患者主动配合,受患者对测定方法理解和能否较好配合的影响。

2.氧合指标(动脉血气分析)

(1)FiO$_2$<40% 时,PaO$_2$>60 mmHg。

(2)FiO$_2$ 100% Ef,PaO$_2$>300 mmHg;D(A-a)O$_2$>350 mmHg。

(3) $Q_s/Q_T<15\%$, $SaO_2>85\%$。

(4) $VO/VT<0.55$。

3. 浅快呼吸指数(f/V_T)和 $P_{0.1}$(吸气初始 0.1 s 时口腔闭合压) 是近年来主张应用的指标。前者以≤105 为预计撤机成功,后者以≤4 cmH_2O 为可能预计撤机成功。

二、撤离方法

撤机过程包括撤机前期、撤机期和拔人工气道期。撤机前期是决定是否开始撤机的阶段;撤机期是指通过不同撤机方法使患者能维持足够的自主呼吸;拔人工气道期是指拔除人工气道,患者恢复呼吸正常生理功能的阶段。

(一)撤机前期

1. 能否开始撤机,首先评估以下简单问题

(1)患者病情有否好转。

(2)引起需要呼吸机支持的原因是否解除。

(3)患者临床状况是否稳定。

如其中一个或几个回答为"否",则撤机很难成功,需继续给予呼吸支持及对原发病的治疗。

2. 上述问题回答仍乐观的话,则需做下列评估

(1) $HR>120$ 次/min 或<70 次/min。

(2)呼吸次数>30 次/min。

(3)明显的吸气时呼吸肌做功。

(4)明显的呼气时腹肌变硬。

(5)呼吸不规则。

(6)患者不会遵嘱改变呼吸模式。

患者无上述状况,说明病情稳定,90% 撤机成功。如有 1~2 项存在往往需要继续呼吸支持,同时存在 3 项或以上说明患者病情不稳定或恶化。

3. 进一步的临床评估 包括中枢神经系统、代谢、心血管、肺和肾功能的状况、患者心理状况。

(1)下列因素可影响撤机,需及时处理:贫血、肺不张、腹胀、酸碱失衡、气管痉挛、药物镇静或麻醉、胃肠道问题、心血管因素(休克或心力衰竭)、中枢神经系统抑制、电解质紊乱、体液过多、低氧血症、不合适的撤机尝试、呼吸做功增加、感染、营养不良、体位不佳、代谢紊乱、呼吸肌萎缩、呼吸肌虚弱/衰竭、疼痛、心理损害、肾衰竭、分泌物过多、失眠、饥饿。

(2)中枢神经系统的评估:神经系统功能保证呼吸驱动稳定,以及良好的痰液的清理和气道保护能力,最好是患者清醒、合作、能配合治疗。不清醒患者评估其有无恶心和咳嗽反射,镇静、肌肉松弛药在撤机前停止应用,机体保持酸碱平衡,且患者有足够、安稳的睡眠。

(3)心血管评估:保证组织灌注及细胞气体交换,基本标准如下:HR<120 次/min;收缩压 80~180 mmHg,无严重心律失常,Hb 120~150 g/L,无心绞痛。根据血流动力学的评估及病史,了解左心室储备能力,左心室储备功能下降时,撤机时自主呼吸静脉回流增加时左心室后负荷增加,从而损害心血管功能。

(4)代谢和酸碱平衡评估:营养的质和量是代谢评估的关键。呼吸肌的体积和收缩力是评估营

养状况的重要指征。每天的营养供给根据营养需要和气体交换能力因人而异。多数患者的营养需要较平时休息时大 1.5～2 倍。要保证每天每千克体重摄入 1.0～1.5 mg 蛋白质。而糖类摄入过多,则增加呼吸商,产生过多 CO_2 甚至造成急性碳酸性呼吸衰竭。肠道外液体性氨基酸-热量营养配方可引起代谢性酸中毒而增加呼吸需求。酸碱代谢紊乱可影响撤机。

(5)肾功能的评估:肾功能要足以维持酸碱平衡、电解质正常和体液平衡。酸碱失衡可影响呼吸能力和肌做功。电解质紊乱削弱肌功能。体液过多导致肺气体交换受阻。准备撤机的患者要维持尿量等于入量或高于入量 1 000 mL/d,无异常的体重增加及水肿存在。

(二)撤机期

经评估,呼吸机撤离容易的患者可以直接撤离,即先逐步降低呼吸机条件(PEEP、PSV 水平和 FiO_2),观察氧合水平。撤除机械通气后,生命体征稳定,通气和氧合水平符合标准,可以拔除人工气道。

呼吸机撤离困难的患者可以分次或间断撤离:先采用一定通气模式作为撤除呼吸机的过渡措施,如应用 SIMV,逐渐降低 SIMV 呼吸次数,当至 5 次/min 时,如能较好地维持通气和氧合,意味呼吸机撤离已有一定的把握;PSV 时,逐渐增加 PSV 的压力支持水平,以利肺、胸廓的充分膨胀,做被动性的肺功能锻炼;以后逐渐降低 PSV 压力,降至一定水平或完全撤除后,仍能维持较好呼吸时,可以试行呼吸机撤离。

呼吸肌衰竭患者加强营养和被动性呼吸肌锻炼;先应用 PSV,增加肺的膨胀度;再逐渐降低 PSV,并应用 SIMV 的通气模式;PSV 全部撤除后,再逐渐降低 SIMV 的通气支持次数,直至达到 5 次/min 时;氧合状况满意,考虑呼吸机撤离。

间断呼吸机撤离是将呼吸机撤离的时间分开,先是逐小时,即每天分次呼吸机撤离;以后视病情逐渐增加每天呼吸机撤离的次数或延长每次呼吸机撤离的时间;最后改成逐日或白天呼吸机撤离、夜间上机等,直至完全停用。适用于呼吸机撤离困难的患者,间断呼吸机撤离的时间,依呼吸机撤离的难易程度而异。

(三)拔人工气道期

改变通气模式或间断呼吸机撤离后,仍能维持较好的通气和氧合时,方可拔除人工气道。对病情复杂的患者,及时、暂时呼吸机撤离成功,也应慎重拔除人工气道。因为撤离失败屡有发生,再次应用机械通气治疗的难易程度主要取决于人工气道的重新建立。有人工气道的患者,再次行机械通气治疗并不困难;拔除人工气道后,重新建立人工气道费时、费力,还会增加痛苦;严重时会给生命带来威胁。因此,对病情发展难以预料的患者,应适当延长人工气道拔除后观察的时间。

拔管后气道护理是呼吸机撤离成败的关键。加强气道护理能促进呼吸道分泌物排出,保持气道通畅,预防肺部感染。主要方法有超声雾化吸入、捶/拍背振荡、刺激咽喉部产生咳嗽与排痰、抗生素和祛痰药等。

(四)呼吸机撤离困难

1.原因　呼吸需求和呼吸能力的不平衡以及动脉低氧血症、心血管系统功能不稳定、营养不良、心理性依赖和必要仪器缺乏等。

2.处理措施

(1)尽早、尽快控制和祛除原发病因。

(2)采用特殊呼吸模式与功能,尽早锻炼呼吸肌力量,预防呼吸肌疲劳与衰竭。

(3)加强营养支持治疗,增加呼吸肌力量。

(4)树立信心,克服心理障碍。

(5)原有慢性呼吸功能不全,尽早做腹式呼吸,增强和改善呼吸功能。

(6)呼吸机撤离困难的患者需要做相当长时间的观察、摸索和调试。

三、程序化撤机

程序化撤机作为近年来国内外呼吸疾病专家提出的撤机、拔管策略,是以呼吸生理及临床参数为依据,逐步撤离机械通气支持,而制定的撤机方法和步骤。程序化撤机能够排除主观因素,通过自主呼吸试验(SBT)评估患者自主呼吸的能力和撤机后的耐力,提高撤机、拔管的准确性,缩短带机时间,加快患者的撤机步伐。

程序化撤机是由临床评估、自主呼吸试验前评价、自主呼吸试验、撤机、气道开放性和气道保护能力评价、拔管护理和拔管后观察 6 部分组成。

(一)临床评估

有创机械通气患者行机械通气后,随时给予呼吸生理及临床参数的评估。

1.呼吸功能评估　呼吸机参数:FiO_2 0.40,VT<15 mL/kg,PEEP<5 ~ 10 cmH_2O,PaO_2/FiO_2>200 mmHg,f/VT<105;咳嗽反射、吞咽反射和最大吸气压的评估。

2.循环系统评估　心率、心律、血压、心排血量是否稳定。

3.神经系统评估　镇静肌肉松弛类药物是否停用,GCS≥13 分。

4.肾脏和代谢评估　肾功能要足以维持酸碱平衡、电解质正常和体液平衡。主要电解质 Mg^{2+} 在 1.8 ~ 3.0 mg/L,PO_4^{2-} 在 2.5 ~ 4.8 mg/L,K^+ 3.5 ~ 5.0 mg/L,动脉血气的 pH 值在 7.35 ~ 7.45。

5.营养评估　ALB>30 g/L,Hb>100 g/L。

6.感染　外周血白细胞计数低于每立方毫米 10 000 个或较前下降每立方毫米 2 000 个以上,体温下降<38 ℃。

7.患者心理准备　长期使用呼吸机的患者对呼吸机产生依赖,怀疑自己呼吸能力,对撤机产生恐惧心理,不能有效配合撤机。需要耐心做好解释工作,做好患者撤机前的心理准备,取得配合。①撤机前向患者说明长期应用有创机械通气所造成的危害;②告知患者撤机是病情好转的标志;③讲解撤机过程和可能出现的不适;④让患者充分了解撤离呼吸机的必要性和可能性;⑤鼓励自主呼吸,重建呼吸力量和信心;⑥争取患者的主动配合。

(二)自主呼吸试验前评价

机械通气时间、潮气量、浅快呼吸指数、PEEP、FiO_2、PaO_2/FiO_2、意识状况(GCS)、镇静/肌肉松弛药是否应用、最大呼气压(将压力触发灵敏度调节至 15 cmH_2O 左右,观察能否触发呼吸机,判定呼吸肌力量)等。

未通过自主呼吸试验前评价者继续按原通气模式和参数进行机械通气,次日再做评估。

(三)自主呼吸试验

1.方法 自主呼吸试验是在低辅助通气时,测定通气和氧合参数,通过试验时的相关指标变化,评价患者自主呼吸能力的一种检验方法,而非撤机方式。自主呼吸试验时间一般为30 ~ 120 min,亦可根据患者具体情况而定。

自主呼吸试验方式包括低水平PSV、低水平CPAP与T型管通气3种试验方法。

(1)T型管自主呼吸:吸氧流量5 ~8 L/min,亦可根据患者具体情况而定。

(2)低水平PSV:压力支持选择为5 ~ 7 cmH_2O,$FiO_2 < 0.40$,$PEEP < 5$ cmH_2O,时间是30 ~ 120 min。

(3)低水平CPAP:CPAP选择为5 ~6 cmH_2O,时间是30 ~ 120 min。

自主呼吸试验的不同方式,是由带机条件下的PSV模式或CPAP模式通气与非带机条件下的T型管自主呼吸完成的。

2.评价

(1)自主呼吸试验成功:试验过程中及结束后患者生理参数稳定,呼吸频率<30 次/min,潮气量>5 mL/kg,动脉血气分析显示无严重代谢性酸中毒和低氧血症;在$FiO_2 < 0.40$的状态下,测血气分析为$PaO_2 > 60$ mmHg,$PaCO_2 < 45$ mmHg,pH值>7.3且$SpO_2 \geq 90\%$。表明自主呼吸试验成功,可实施撤机,并准备拔出气管导管。

(2)自主呼吸试验失败:患者出现明显胸闷、出汗和发绀,不能有效咳痰,生理参数明显变化,呼吸频率>30 次/min,心率>100 次/min(较试验前增加20 次/min以上),收缩压较试验前±20 mmHg,潮气量<5 mL/kg,$SpO_2 < 90\%$,$PaCO_2$较试验前增加20 mmHg,表明自主呼吸试验失败。

(3)自主呼吸试验操作过程中患者如果发生病情变化,应立即停止试验。同时将呼吸机的通气模式、相关参数予以恢复,维持充分的氧合,防止低通气所致的呼吸肌疲劳。

(4)自主呼吸试验时应仔细填写自主呼吸试验评估表。

(四)撤机

1.T型管法撤机

(1)T型管法撤机是使患者间断停用呼吸机的方法,撤机时患者完全自主呼吸,通过连接于气管导管的T型管吹入湿化后的氧气,保持一定的氧浓度,但不提供通气辅助。

(2)根据患者的血氧饱和度和血气分析结果,调整氧浓度。

(3)T型管使用方法比较简单,对设备的要求低,患者无须消耗额外的呼吸功以克服通气管路的阻力,适用于多数患者。

(4)撤机开始阶段应选择在充分休息后的白天,间断时间从数分钟到数小时逐渐延长,一般以整夜停用呼吸机作为完全撤机的指标。

2.注意事项

(1)开始阶段要有医护人员在旁边观察、鼓励。

(2)机械通气时间超过1周的患者,可采用间断脱机,根据患者的耐受情况,逐步增加停机次数和延长停机时间。

(3)一般认为,停机后患者呼吸、血压平稳,心率无明显增快(<20 次/min),尿量满意,无额头出汗,说明患者对停机的耐受性好,可继续脱机过程;反之,则应检查出现异常情况的原因,缩短停机

时间,必要时加用特殊的撤机方法,如 CPAP、PSV 等。

(4)停机前,患者不应饱食,禁用镇静药物,患者体位在病情允许的情况下,应采取半卧位,以利膈肌运动,增加自主呼吸时的潮气量。

(5)撤机开始时,应密切观察各项生理指标,监测血气分析,连续进行脉搏氧饱和度监测。通常呼吸浅快,心率增快和脉搏氧饱和度进行性下降是最早出现的撤机失败信号。

3. 撤机后护理

(1)撤机后患者肺部的病理生理改变并未完全恢复至正常,有可能发生二氧化碳潴留、低氧血症等并发症,因此不能放松对患者的监护和治疗。

(2)撤机后应继续面罩或鼻导管给氧,氧浓度可以比撤机时提高 10%。

(3)加强雾化以稀释痰液,鼓励患者有效咳嗽、咳痰,及时清除呼吸道分泌物。

(4)撤机后,可根据患者的具体情况实施体位引流,增加翻身、叩背。

(5)撤机后监测血气分析,监测肺氧合和气体交换情况,密切床旁循环功能的监护,及时发现和处理异常情况。

(6)机械通气的患者不同程度地存在营养不良,撤机后自主呼吸比机械通气时消耗更多的能量,需及时补充,避免体内出现负氮平衡和全身衰竭。

4. 撤机后再行机械通气的指征　由于撤机前患者的各项生理指标已达到或接近撤机指标,因此除患者的心理因素干扰外,停机的开始阶段都比较平稳。随着完全自主呼吸时间的延长,部分患者可能出现呼吸肌疲劳,继而引起呼吸、循环功能恶化。因此,撤机时必须有医护人员在场密切观察生命体征,监测患者的各项生理指标的变化,定期复查动脉血气,一旦有病情恶化的征象,应及时给予干预治疗(文丘里面罩吸氧、无创呼吸机辅助呼吸),效果不佳立即恢复有创机械通气治疗。

(五)气道开放性和气道保护能力评价

(1)评价上气道开放性:通过气囊漏气试验评价上气道开放性,在控制通气模式情况下,放松气管导管气囊,监测呼吸机吸呼潮气量差值,若差值<110 mL,表明上气道开放性良好。

(2)评价患者咳嗽能力。

(3)评价痰液性质和量:若患者上气道开放性良好,咳嗽能力较强,痰液较稀薄,量较少时可考虑拔管。

(六)拔管护理和拔管后观察

(1)通知患者将要拔管并做好解释工作。

(2)准备气管插管用物,通知医生。

(3)拔管前再次检测患者生命体征、氧合状态。

(4)彻底清除气管导管和口咽部的分泌物,采用清除气囊滞留物的方法。

(5)将床头放平,松解气管导管固定带。

(6)将吸痰管插入气管导管内,边吸引边将气管导管和吸痰管一同拔出,将床头抬高 30°～45°。

(7)鼓励并协助患者咳嗽、咳痰、防止气道阻塞。告知患者有暂时的吞咽困难。

(8)根据需要选择氧疗方式,观察患者的呼吸频率、胸廓起伏和血氧饱和度参数。30 min 后复查血气分析。

(9)拔管后继续观察和监测呼吸系统、循环系统和神经系统参数,并详细记录。

(七)注意事项

呼吸肌疲劳是撤机失败的主要原因。呼吸肌疲劳征象为患者表现出呼吸困难,伴有呼吸浅促费力,节律不均匀,自主呼吸潮气量<250 mL,与撤机前相比心率每分钟增加 10～20 次,血气分析提示 $PaCO_2$ 逐渐升高。在出现呼吸肌疲劳征象时,应立即调整通气模式和参数,减少呼吸肌做功及能量的消耗,为再次撤机创造条件。

如果各项指标正常,48 h 内无再次插管,表明程序化撤机成功。

撤机作为机械通气的最后环节,准确把握撤机时机非常关键。撤机过早可以使呼吸衰竭再度恶化而危及生命;撤机过迟可能造成机械通气的并发症增多,对呼吸机依赖性增高,医疗费用增加。随着对程序化撤机方式的深入研究,不同疾病自主呼吸试验的检测时间的统一,程序化撤机将更加完善。

第四节　无创通气的应用与护理

一、概述

无创通气(NIV)是指不经气管插管而能够增加肺泡通气的辅助机械通气,包括体外负压通气、经鼻面罩正压通气、胸壁振荡及膈肌起搏等。近年来,在多种无创通气手段中,经鼻的无创正压通气(NPPV)的临床应用正逐渐增多,特别是慢性支气管炎和阻塞性睡眠呼吸暂停综合征患者,NPPV已成为首选的治疗措施。在急诊中,无创机械通气治疗也能明显改善一些患者的主观症状,减少呼吸衰竭加重的次数,从而降低住院率和医疗费用。

(一)原理

NPPV 对呼吸衰竭病理生理的主要环节均有影响,吸气压力(IPAP)能增加肺泡通气,改善呼吸肌功能和降低呼吸功耗从而纠正高碳酸血症;呼气压力(EPAP)能解除上气道的阻塞,改善氧合及通过克服内源性呼气末正压(PEEPi)降低呼吸功,改善呼吸肌疲劳。除机械作用外,神经-体液因素也可能发挥重要作用。

(二)适应证和禁忌证

1. 适应证

(1)以呼吸肌疲劳为主要诱因的呼吸衰竭,如轻、中度 COPD 高碳酸血症,特别是 pH 值为 7.25～7.35 的患者。

(2)心源性肺水肿,首选 CPAP,无效时可用无创通气。

(3)有创通气拔管后用无创通气进行序贯治疗,即拔管后的急性呼吸衰竭。

(4)对多种肺疾病的终末期患者,已无插管指征或患者拒绝插管治疗时无创通气也可起到一定的作用。

(5)可用于重症支气管哮喘、手术后呼吸衰竭、创伤后呼吸衰竭、肺不张及肺部感染合并呼吸衰竭时的治疗。

2.禁忌证

(1)心搏呼吸骤停者。

(2)血流动力学不稳定(存在休克、严重的心律失常等)者。

(3)需要保护气道者(如呼吸道分泌物多,严重呕吐有窒息危险及消化道出血、近期上腹部手术)。

(4)严重脑病患者。

(5)近期面部及上气道手术、创伤或畸形。

(6)上气道阻塞。

(三)应用条件

1.培训　负责 NPPV 工作的人员首先要熟悉自己手中的机器性能,应亲身上机体会呼吸机的工作状态,使自己有感性认识,必须清楚应用无创呼吸机需要达到的目的,才能保证工作的顺利开展。

2.配备　开始应用 NPPV 的 4~8 h 需要有专人负责治疗和监护,才能提高疗效。当患者适应后或者病情改善后,可以无须专人监护。

3.条件　最基本的监护条件应具备血氧饱和度监测、心电监护和动脉血气分析监测。当无创通气治疗失败后,有可能发展为严重的危及生命的呼吸衰竭,必须准备好紧急插管的设备。

二、使用方法

(一)人-机连接

临床上最常用的是鼻罩和口鼻面罩,也可以根据情况选择鼻塞。应当准备多个不同规格和不同类型的鼻罩和口鼻面罩,供患者选择应用。鼻罩和鼻面罩均可用于无创通气,选择哪一种应根据病情及患者的耐受情况而定,两者各有优缺点。

1.鼻罩　其优点有无效腔小(约 105 mL),发音、进食及咳痰不受影响,呕吐时不易引起误吸,患者可随意控制是否触发呼吸机等。缺点是张口呼吸时易漏气,降低疗效。对轻症呼吸衰竭患者应首选鼻罩通气,无效时换用鼻面罩。

2.鼻面罩　其缺点为无效腔较大(约 250 mL),进食、发音及咳痰时需脱开呼吸机,当呕吐时易发生误吸,当面罩内压力大于 25 cmH$_2$O 时胃肠胀气发生率高。优点为漏气较少,血气改善较鼻罩通气快,重症呼吸衰竭时应首选鼻面罩,病情稳定后(一般在 24 h 后)可换用鼻罩通气以增强耐受性。

3.注意事项

(1)无论采取哪种面罩,由于保留完整的上呼吸道结构和功能,对吸入气体的加温和加湿功能并未受到很大影响,因此,气道湿化一般不存在很大问题,可连接湿化器,但无须通电加热。

(2)由面罩引起的不适是患者不能耐受无创通气治疗的主要原因。因此面罩与皮肤的接触不宜过紧,允许有少量漏气并不会导致气道压力的下降,固定带的松紧程度以能容纳 2 个手指为宜,加用护垫可阻挡漏气及减轻对皮肤和眼部的刺激。

(3)当有明显的胃肠胀气时应降低压力并插入胃管,可用胶带密封胃管与面罩的交界处。

(二)呼吸机类型的选择

常规急救用呼吸机和专门为无创通气设计的便携式小型无创通气机都可用于进行无创通气治

疗。前者价格昂贵,但报警及监测装置完备是其优点,采用流速触发可减少呼吸功,如存在漏气,则容易出现压力和分钟通气量报警,应注意调整报警限。

新近开发的几种新型呼吸机(如 VELA、Newporte500、Esprit 呼吸机、LTV1000 及伽利略呼吸机等)都具备双水平正压通气的功能,可用于进行无创通气治疗,实现了一机双用,使无创通气向有创通气过渡变得简单方便。

而无创通气机(如 BiPAP)内置自动漏气补偿系统,即使存在一定程度的漏气,呼吸机本身可自动调节流速维持设定的压力。具体选择哪种呼吸机应根据现有条件、医护人员接受训练的情况和习惯等确定,不论哪种呼吸机,如应用得当均能取得良好效果。

(三)通气模式

依据 BiPAPVision 呼吸机提供的模式为例,介绍持续气道正压(CPAP)模式和压力支持的自主/定时(SIT)模式。

1. CPAP 模式

(1)在患者的整个自主呼吸周期提供持续的压力水平,压力可控制和维持,流量需根据患者需求调节,并自动对漏气进行补偿。

(2)具有增加肺泡内压、改善氧合和功能残气量、防止气道和肺泡的萎缩、改善肺的顺应性、扩张上呼吸道的作用。

(3)不良反应与 PEEP 相近,增加气道峰压和平均气道压,减少回心血量和肝肾等重要脏器的血流灌注等。

(4)使用此种模式通气患者必须具有较强的自主呼吸能力,适用于急性低氧血症性呼吸衰竭、急性心源性肺水肿和低通气综合征。

2. S/T 模式

(1)自主呼吸时:当自主呼吸频率低于设定频率时,呼吸机提供时间触发、压力限制、时间切换的压力支持模式。在自主呼吸时,既能保持预先设定的压力水平,也能满足患者流量的需求。患者是决定吸气时间和潮气量的主动方,输出潮气量取决于吸气压与呼气压的压力差。

(2)定时呼吸时:当自主呼吸频率高于呼吸控制设定值时触发机械通气,如在呼吸频率控制设定的时间间隔内未测到自主呼吸,呼吸机将激活时间触发的机械通气,并送出吸气压力水平,机械通气并不一定与患者同步,吸气与呼气之间的切换平衡将由设定时间决定,以确保患者每分钟最低呼吸次数。吸气压力(IPAP)决定每次呼吸压力支持大小,呼气压力(EPAP)作为基础线的压力水平。主要用于自主呼吸功能良好的呼吸衰竭患者,但应注意潮气量的监测,防止发生严重的通气不足和重复呼吸导致的二氧化碳潴留。

3. 其他模式 压力目标通气模式中的压力控制通气(PCV)、压力支持通气模式(PSV)、比例辅助通气(PAY)和容量目标通气模式中的容量控制通气(VCV)均可用于进行 NPPV,但目前多倾向使用辅助/控制模式中的压力目标通气。

(1)PSV:一般认为 PSV 较为舒适,与 CPAP 联合应用可用于急性呼吸衰竭的治疗。但患者自主呼吸功能必须良好,面罩漏气严重时呼吸机不能感受气流下降,吸气相不能向呼气相转换,造成患者不适和人机对抗。

(2)PCV:是一种较好的 NPPV 通气模式,按设定时间进行吸气/呼气切换,由于流速可变患者感觉也舒适,对较严重的呼吸衰竭患者可选用此模式,但应注意潮气量的监测,防止发生严重的通气不足。

(3)VCV:优点是通气量恒定,但压力高,患者舒适性差,流速设置不当时容易产生人机对抗。

(四)通气参数设定

最初设定的呼吸参数多为 CPAP 0 cmH$_2$O、PSV10 cmH$_2$O,由医护人员手持面罩轻放在患者面部之上,使患者适应面罩呼吸并能很好地与呼吸机同步,吸入氧浓度调至使 SaO$_2$>90% 为宜。

待患者完全适应后(一般需要 2 h),固定面罩,将 CPAP 调至 3~5 cmH$_2$O,并逐渐增加 PSV 水平(每次递增 2~3 cmH$_2$O,一般不超过 25 cmH$_2$O,以避免严重的胃肠胀气发生),使呼吸频率低于25 次/min,呼气潮气量达 7 mL/kg 以上。

除治疗方面的考虑外,患者本身也能提出自我感觉最舒适的通气方式和压力支持水平,供医生调节呼吸参数时参考。

英国胸科学会 2002 年推荐治疗 COPD 急性高碳酸血症性呼吸衰竭时通气模式和参数设置为:S/T 模式,EPAP 4~5 cmH$_2$O,IPAP 12~15 cmH$_2$O,并逐渐递增至 20 cmH$_2$O,备用支持频率为15 次/min,备用 I/E 为 1:3。

(五)其他

1. 疗程　每天治疗的时间和总的治疗时间可根据病情灵活掌握,通常每次用 3~6 h,每天 1~3 次;急性呼吸衰竭治疗 3~7 d,慢性呼吸衰竭可以长期应用。病情重时通气时间应长,有的甚至还需要夜间通气,通气间歇期间可排痰、进食或进行气雾剂吸入治疗等。

2. 监测内容

(1)患者的主观反应(呼吸困难缓解程度、舒适度和精神状态等主要生命体征的客观反应(呼吸频率、血压、心率的改善)。

(2)呼吸生理指标的变化(无创血氧饱和度监测、呼气潮气量及动脉血气改善)。

(3)面罩情况(是否合适、有无漏气及舒适度);有无并发症发生(胃胀气、面部皮肤坏死溃疡、呼吸道分泌物潴留等)。

(4)通过视诊和触诊确定有无辅助呼吸机(胸锁乳头肌及胸腹部肌肉的收缩)参与呼吸。

(5)及时评估患者对治疗的反应。

3. 疗效评估

(1)治疗后的前 30 min~1 h 是无创通气治疗成功的关键,应密切观察患者对治疗的反应,及时处理发现的各种问题,如使用得当,绝大多数患者在 2 h 内主观症状和气体交换指标都会得到明显改善,如无效则需气管插管的可能性将明显增大。

(2)无创通气治疗 2 h 后应全面评估患者的一般状况和动脉血气情况,如 PaCO$_2$ 进行性增高、pH值显著降低,此时应积极考虑进行有创通气治疗。如病情虽无明显改善但也无恶化,可继续无创通气治疗到 4~6 h 后评价疗效,如仍无改善可考虑换用其他治疗措施。

三、常见问题

(一)PaCO$_2$持续增高的原因

(1)吸氧浓度是否过高,如存在将 FiO$_2$ 降低,维持 SaO$_2$ 在 85%~90% 即可。

(2)是否有严重面罩漏气,此时应检查面罩松紧,如用鼻罩应考虑应用下颌带或换用口鼻面罩。

(3)管路连接是否正确、排气通道是否畅通、是否有管道漏气等。

(4)是否存在重复呼吸,检查呼气阀或适当增加 EPAP 水平可解决问题。

(5)人机不协调:观察患者,调节设定的呼吸频率,检查吸气触发和呼气触发灵敏度设置,适当增加 EPAP 水平(尤其是 COPD 患者)。

(6)通气不足:观察胸部膨起情况,增加吸气压力或容量,考虑延长吸气时间或增加呼吸频率,换用其他通气模式或呼吸机。

(7)如果 $PaCO_2$ 改善而 PaO_2 仍低,可增加 FiO_2 或增大 EPAP 水平。

(二)面罩漏气的处理

(1)确定是否有呼气及潮气量的改变。

(2)重新调整面罩的位置并固定头带。

(3)用防护罩或胶带密封漏气处。

(4)在允许范围内尽可能降低 CPAP 和 PSV 水平。

(5)换用密封效果好的面罩。

(6)经上述处理仍存在严重的漏气或通气效果不佳时,应采用 PCV(压力水平与 PSV 相当)或容量控制模式(A/C、IMV、SIMV,压力报警限<40 cmH_2O)。

(7)某些呼吸机进行无创通气时,在应用 PSV 过程中如发生严重面罩漏气,呼吸机将无法感受气流的降低,导致不能向呼气相切换,应及时密封漏气。

(三)人-机不同步的处理

(1)原因主要为不能触发吸气、漏气、通气模式和参数设置不合理等。

(2)采用同步触发性能较好的呼吸机(如流量触发、容量触发、流量自动追踪等)。

(3)合理使用 PEEP。

(4)经常检查有无漏气。

(5)应用同步性能较好的模式(如 PSV),有利于改善人机同步性。

(6)对于呼吸明显增快的患者(呼吸频率>30 次/min 时),较难达到人机同步。可以先用于控同步或用简易人工呼吸气囊辅助呼吸,使患者的呼吸频率和呼吸费力情况改善后,再连接呼吸机,有利于达到理想的同步性。

(四)患者不耐受的处理

(1)医生在场和缓慢递增压力水平可减少患者恐慌,避免压力和气流过大造成的胸闷。

(2)选择合适的连接方法,通常建议备用多种连接方法,让患者试戴后,选择适合的连接方法。多数患者对鼻罩的耐受性较好。

(3)检查操作步骤是否正确,不正确的操作次序是造成不耐受的常见原因之一。

(4)人机不同步造成呼吸对抗,使呼吸困难加重,无法坚持治疗。

(5)通过监护可以及时发现情况,寻找引起患者不适和不耐受的原因,并及时处理。

(五)治疗失败的原因

1.适应证选择不当　由于基础疾病严重或者一些特殊的基础疾病(如大气道阻塞等),无创通气的成功率比较低。

2.通气模式和参数设定不合理　如应用的潮气量和气道压力过低,则无法达到理想的辅助通气效果。

3.患者不耐受　由于不耐受,使得治疗的时间过短或辅助通气不足,造成治疗失败。

4.面罩和管道的重复呼吸　面罩本身可以产生无效腔效应(目前常用的面罩的无效腔量多为80~100 mL),部分呼吸机存在管道的重复呼吸,影响CO_2的排出,使治疗失败。选用小无效腔的连接方法和避免管道重复呼吸,可以明显提高疗效。

5.气道阻塞　由于痰液的阻塞、睡眠时的上呼吸道阻塞或使用鼻罩时的鼻塞,均可增加气道阻力,影响辅助通气的效果。经常鼓励或刺激咳嗽排痰和处理鼻塞等措施,有利于改善气道阻塞,提高疗效。

6.漏气　面罩与面部之间漏气或者使用鼻罩时口漏气,会明显影响辅助通气效果和同步性。

四、护理措施

(一)操作程序

(1)确保训练有素的医护人员在场、合适的监护条件和气管插管设备、复苏设备等。

(2)选择呼吸机,连接和检查呼吸机,初步设定参数,特别注意呼气阀功能、氧气管路。

(3)患者及家属教育(目的、意义、注意事项、如何摘掉和固定面罩、如何配合呼吸机等)。

(4)患者取坐位或卧位(头部抬高30°以上)。

(5)选择合适的连接器(面罩或接口器等)。

(6)医护人员或患者本人扶持面罩或鼻罩,连接和开动呼吸机,开始用低的压力(容量),用自主触发(有后备频率)的模式;压力限制型:吸气压8~12 cmH_2O;容量限制型:8~10 mL/kg。患者适应后(约30 min),配置头固定带(避免固定带的张力过高,一般应能通过二指),如口腔漏气严重可加用下颌带。

(7)通气参数的进一步调节:按照患者的耐受性逐渐增加吸气压(10~20 cmH_2O)或潮气量(10 mL/kg左右),达到缓解气促,减慢呼吸频率,增加潮气量的目的,患者与呼吸机的同步性应良好。

(8)给氧,使SpO_2>90%。

(9)检查漏气,必要时调整固定带的张力,或加用下颌带。

(10)必要时加用湿化器。

(11)间歇监测血气(开始1~2 h后,以后按需而定),评价临床效果。

(二)患者教育

(1)在实施无创通气前,应尽可能向患者详细解释清楚治疗目的、意义,注意事项和可能出现的问题,讲解面罩基本结构和取、戴方法。

(2)可以让神志清楚的患者一起来取、戴,让其参与治疗护理,增强战胜疾病的信心,消除患者的恐惧。

(3)指导患者有规律地呼吸,在紧急情况下(如咳嗽、咳痰或呕吐时)能够迅速拆除连接,提高无创通气的安全性和依从性。

(三)面罩选择与固定

1.面罩选择　按面罩的基本构造可分为气垫式和面膜式两种。气垫式面罩对面部皮肤压迫,充气过多,使面罩与面部接触面积减少,极易产生漏气。为防止漏气则需要增加固定带的拉力,这样增加了面罩硬壳对面部的压迫,可引起鼻梁和面部皮肤的糜烂,该面罩适用与急救。面膜式硅胶面罩,其面膜薄,可塑性强,与面部接触面积大,与鼻面颊的吻合性好,适用于长时间、持续通气患者,以增强患者的舒适感。

2.固定方法　面罩的固定方法可采用4根拉扣式橡胶带、黏拉式布带和头罩三点式固定。四带式固定易引起压力分布不均,导致面罩漏气和压力性损伤;三点式固定符合力学原理,压力分布最均匀,密闭性、舒适性更好,可保证大部分患者不漏气,压力性损伤少。

(1)头带固定时,应避免系带压住患者的眼睛和耳郭。

(2)在气垫和面罩固定时应注意其气垫对颜面部的压迫,气垫内的压力不宜过高,否则压力太大造成密封不良和局部皮肤的压迫。

(3)面罩与皮肤的接触不宜过紧,允许有少量漏气,但不会导致气道压力的降低,固定带的松紧程度以能容纳两个手指为宜。

(四)其他

1.腹胀　鼻面罩通气可产生误咽发生胃膨胀,患者感觉极为不适,因此需要患者闭嘴用鼻呼吸,减少吞咽动作,如病情允许可采取半卧位,出现胃胀气后应及早行胃肠减压。

2.压迫性损伤　长期压迫极易造成鼻脊处、两颧骨部皮肤红肿疼痛或破溃,所以面罩气囊充气后维持压力应小于毛细血管动脉端压力(充气10~15 mL),鼻罩上两颧骨旁用纱布或海绵衬垫以减轻压迫,有破溃者可采用金霉素眼药膏,但需保持清洁,防止继续感染。

3.分泌物的引流　对于神志清楚的患者,通常可自行有效咳嗽咳痰,而对于高碳酸血症导致的神志不清,不能合理通气,可在患者通气2~4 h清醒后,因呼吸肌疲劳缓解,而恢复完善的咳嗽能力。如果患者一般情况差,因咳嗽力量较弱而导致昏迷患者必须建立人工气道。

4.仪器的保养　仪器保养时应切断电源线,采用清水或75%的酒精湿润擦拭,清洁主机机体,切勿将液体侵入呼吸机内部。机体进气口的过滤片应在使用前检查是否完整、清洁,过滤片变脏时,需要及时更换以保持运行正常。每次使用完毕后的管路应检查是否有破裂,用肥皂布擦拭外壁污渍,检查连接口是否有损坏和齿状口,再采用0.1%的有效氯浸泡30 min后,冲洗管路、控干水分、连接管路后,试机备用。

第五节　重症监护病房

一、重症监护病房设置和管理

重症医学是研究危及生命的疾病状态的发生、发展规律及其诊治方法的临床医学学科。重症监护病房(intensive care unit,ICU)是重症医学学科的临床基地,它对因各种原因导致一个或多个器官与系统功能障碍危及生命或具有潜在高危因素的患者及时提供系统的、高质量的医学监护、救治技术,是医院集中监护和救治重症患者的专业科室。ICU 应用先进的诊断、监护和治疗设备与技术,对病情进行连续、动态的定性和定量观察,并通过有效的干预措施,为重症患者提供规范的、高质量的生命支持,改善生活质量。重症患者的生命支持技术水平,直接反映医院的综合救治能力,体现医院整体医疗实力,是现代化医院的重要标志。

(一)重症监护病房设置

1.重症监护病房模式 ICU 模式主要根据医院的规模及条件决定。目前大致可分为以下几种模式。

(1)专科 ICU:一般是临床二级科室所设立的 ICU,如心内科 ICU(CCU)、呼吸内科 ICU(RCU)等,是专门为收治某个专业危重患者而设立的,多属某个专业科室管理。对抢救本专业的急危重患者有较丰富的经验。病种单一,不能够接受其他专科危重症患者是其不足。

(2)部分综合 ICU:介于专科 ICU 与综合 ICU 之间,即由医院内较大的一级临床科室为基础组成的 ICU,如外科、内科、麻醉科 ICU 等。

(3)综合 ICU:是一个独立的临床业务科室,受院部直接管辖,收治医院各科室的危重患者。综合 ICU 抢救水平应该代表全院最高水平。这种体制有利于学科建设,便于充分发挥设备的效益。规模较大的医院,除了设置综合性 ICU 以外,还应设置专科 ICU,如心内科 ICU 及心外科 ICU 等。国内 ICU 发展趋势仍以综合 ICU 和专科 ICU 为主。

2.重症监护病房规模

(1)床位设置:ICU 床位设置要根据医院规模、总床位数来确定。一般以该科室服务病床数或医院病床总数的 2% ~8% 为宜,可根据实际需要适当增加。从医疗运作角度考虑,每个 ICU 管理单元以 8 ~12 张床位为宜。ICU 每张床位占地面积不少于 15 cm^2,以保证各种抢救措施的实施。室温要求保持在 20 ~22 ℃,湿度以 50% ~60% 为宜。

(2)监护站设置:中心监护站原则上应该设置在所有病床的中央地区,能够直接观察到所有患者为佳。围绕中心站周围,病床以扇形排列为好。中心站内放置监护及记录仪,电子计算机及其他设备。也可以存放病历夹、医嘱本、治疗本、病情报告本及各种记录表格,是各种监测记录的场所。

(3)人员编制:ICU 专科医师的固定编制人数与床位数之比为 0.8:1 以上,医师组成应包括高级、中级和初级医师,每个管理单元必须至少配备一名具有高级职称的医师全面负责医疗工作。ICU 专科护士的固定编制人数与床位数之比为 3:1 以上。ICU 可以根据需要配备适当数量的医疗辅助人员,有条件的医院可配备相关的技术与维修人员。

(4)ICU 装备:应包括监测设备和治疗设备两种。常用的监测设备有多功能生命体征监测仪、呼吸功能监测装置、血液气体分析仪、心脏血流动力学监测设备、血氧饱和度监测仪、心电图机等。影像学监测设备包括床边 X 射线机、超声设备。常用的治疗设备有输液泵、注射泵、呼吸机、心脏除颤器、临时心脏起搏器、主动脉内球囊反搏装置、血液净化装置及麻醉机等。

(5)其他:每个病床床头前应安置氧气、负压吸引、压缩空气等插头装置,并安装多功能电源插座和床头灯,还应设有应急照明灯。同时,还应有紫外线消毒灯。电源的插孔要求是多功能的。每张床位的电源插孔不应少于 20 个,并配有电源自动转换装置。ICU 应使用带有升降功能的输液轨。为减少交叉感染,两床之间最好应配有洗手池;并装备有自动吹干机。自来水开关最好具有自动感应功能。

（二）重症监护病房管理

1.重症监护病房的基本功能 综合性ICU应具备以下功能：①有心肺复苏能力；②有呼吸道管理及氧疗能力；③有持续性生命体征监测和有创血流动力学监测的能力；④有紧急做心脏临时性起搏的能力；⑤有对各种检验结果做出快速反应的能力；⑥有对各个器官功能较长时间的支持能力；⑦有进行全肠道外静脉营养支持的能力；⑧能够熟练地掌握各种监测技术及操作技术；⑨在患者转送过程中有生命支持的能力。

2.规章制度 ICU必须建立健全各项规章制度，制定各类人员的工作职责，规范诊疗常规。除执行政府和医院临床医疗的各种制度外，应该制定以下符合ICU相关工作特征的制度，以保证ICU的工作质量：①医疗质量控制制度；②临床诊疗及医疗护理操作常规；③患者转入、转出ICU制度；④抗生素使用制度；⑤血液与血液制品使用制度；⑥抢救设备操作、管理制度；⑦特殊药品管理制度；⑧院内感染控制制度；⑨不良医疗事件防范与报告制度；⑩疑难重症患者会诊制度；⑪医患沟通制度；⑫突发事件的应急预案、人员紧急召集制度。

3.重症监护病房的收治范围

（1）急性、可逆、已经危及生命的器官功能不全，经过ICU的严密监护和加强治疗短期内可能得到康复的患者。

（2）存在各种高危因素，具有潜在生命危险，经ICU严密监护和随时有效治疗死亡风险可能降低的患者。

（3）在慢性器官功能不全的基础上，出现急性加重且危及生命，经过ICU的严密监护和治疗可能恢复到原来状态的患者。

（4）慢性消耗性疾病的终末状态、不可逆性疾病和不能从ICU的监护治疗中获得益处的患者，一般不是ICU的收治范围。

4.重症监护病房医护人员专业要求 ICU医师应掌握重症患者重要器官、系统功能监测和支持的理论与技能：复苏，休克，呼吸衰竭，心功能不全、严重心律失常，急性肾功能不全，中枢神经系统功能障碍，严重肝功能障碍，胃肠功能障碍与消化道大出血，急性凝血功能障碍，严重内分泌与代谢紊乱，水、电解质与酸碱平衡紊乱，肠内与肠外营养支持，镇静与镇痛，严重感染，多器官功能障碍综合征，免疫功能紊乱。

ICU医师除一般临床监护和治疗技术外，应具备独立完成以下监测与支持技术的能力：心肺复苏术，人工气道建立与管理，机械通气技术，纤维支气管镜技术，深静脉及动脉置管技术，血流动力学监测技术，胸穿、心包穿刺术及胸腔闭式引流术，电复律与心脏除颤术，床旁临时心脏起搏技术，持续血液净化技术，疾病危重程度评估方法。

5.组织领导 ICU实行院长领导下的科主任负责制。科主任负责科内全面工作，定期查房、组织会诊和主持抢救任务。ICU实行独立与开放相结合的原则。所谓独立，就是ICU应有自己的队伍，应设有一整套强化治疗手段。没有独立就体现不出ICU的特色。所谓开放，就是更多地听取专科医师的意见，把更多的原发病处理（如外伤换药）留给专业医师解决。医师的配备采取固定与轮转相结合的形式。护士长负责监护室的管理工作，包括安排护理人员工作、检查护理质量、监督医嘱执行情况及护理文书书写等情况。护士是ICU的主体，能在24 h观察和最直接得到患者第一手临床资料的只有护士，她们承担着监测、护理、治疗等任务，当病情突然改变时，要能在几秒、几分钟内准确及时地进行处理。所以,ICU护士应该训练有素,要熟练地掌握各种抢救技术。要有不怕苦、不怕脏的奉献精神,要善于学习、与医师密切配合。

二、重症监护病房规章制度

(一)重症监护病房管理制度

ICU病房的高效运转依赖于科学的管理,完善的制度是科学管理的有效手段和保证,必须建立健全各项规章制度。

(1)护士在科主任领导下,由护士长负责管理。

(2)护士衣着统一规范,严格控制非本室人员的出入。

(3)护士严格遵守各项规章制度及执行各项医疗护理操作常规。

(4)护士对患者实行24 h连续动态监测,并详细记录生命体征及情变化。急救护理措施准确及时。

(5)各种医疗护理文件书写规范,记录完整、整洁。

(6)严格执行查对制度,杜绝差错隐患,确保患者安全。

(7)做好病房的消毒隔离及清洁卫生工作,防止院内交叉感染。

(8)仪器、设备应指定专人负责管理、定期保养,处于完好备用状态。

(9)物品定位、定量、定人保管,未经护士长允许不得外借或移出ICU。

(10)及时向家属提供确切病情,并给予支持和安慰,创造条件鼓励他们亲近患者。

(二)重症监护病房护理人员工作制度

(1)坚守岗位,严格履行岗位职责,有严肃认真的工作态度。

(2)保持室内清洁整齐,做到物归原处。

(3)仪器及物品不能随便外借,必须经护士长和科主任同意。

(4)按规定时间探视,不能会客、大声喧哗、闲谈、打私人电话,保持安静。

(5)严格执行查对制度,除抢救外不执行口头医嘱。

(6)工作有条不紊,分轻重缓急。

(7)严格执行保护性医疗制度。

(8)患者转入后要耐心解释各项检查的目的、治疗、监测的必要性。

(9)转出时要说明目的及注意事项,护送患者转回相关科室。

(三)重症监护病房交接班管理制度

1. 交接班基本要求

(1)每班必须按时交接班,在接班者未接清楚之前,交班者不得离开岗位。

(2)严格床旁交接班,交班中发现疑问,应立即查证。

(3)交班内容及要求,交班内容突出患者病情变化、诊疗护理措施执行情况、管路及皮肤状况等。

(4)以下5种情况不交接:①工作不完成不交接。②重症患者病情交代不清、护理不周不交接。③为下班准备工作不全不交接。④物品、器械数目不清不交接。⑤着装不整齐、工作环境不整洁不交接。

（5）特殊情况（如仪器故障等）需当面交接清楚。

（6）晨会中护士长可安排讲评、提问及讲课,布置当日工作重点及应注意改进的问题,一般不超过 15 min。

2. 病房内交接班制度

（1）交接班时,特殊需要观察的内容和需采取的护理措施要书面交接,护理组长进行书面交班。

（2）交班过程中如有疑问须弄清后交班者方可离开,交接班时发现问题由交班者负责,接班后发现的问题由接班者负责。

（3）交班过程中要求做到"二轻",即说话轻、操作轻。保持床单位清洁整齐,治疗车、床尾车清洁干净,保持病区安静,全部患者均交完班后,交班人员方可离开。

（4）治疗班清点并补足各种物品及液体,以备夜间急用,并交接班外借药品,要在登记本上登记,白班要查对,所借药品、物品及时归还。

3. 与手术室手术患者的交接制度

（1）根据患者病情信息准备好床单位及相关仪器。

（2）根据病情需要,先接好呼吸机、监护仪（心电、血压、血氧饱和度）,检查引流管并妥善固定,细致检查患者皮肤。

（3）向麻醉师及手术医生了解术中情况及患者术后护理注意事项（如体位、引流管、病情观察等）。

（4）同手术室护士交接内容包括患者用物交接（患者衣服、药品、血袋等）、病情交接、输注液体交接、各类管路识别交接（如动脉置管、中心静脉置管、留置针、各类引流管等）,详细规定患者的识别和交接措施,并请手术室护士填写交接本并签字。

（5）遇有义齿或其他贵重的私人物品,及时交给家属并签字为证。

（6）安置好患者,记录特护记录单,处理临时医嘱,随时观察患者病情变化。

4. 接急症入院或病房内转入患者交接制度

（1）平稳搬运患者至病床上,立即接心电监护仪或呼吸机等,心搏、呼吸骤停者立即组织抢救。

（2）认真检查患者皮肤,向交班人员或家属询问病情,与急诊科或病房护士交接液体、物品等,并请交班人员在护理记录单上签名。

（3）安置好患者,贵重物品交给家属或陪护人员并在交班本上签字,填写特护记录单,处理临时医嘱,随时观察病情变化。

5. 转出患者交接制度

（1）医生下达转科医嘱后,通知相关科室转出患者的姓名、大约转出时间、是否备微量泵等,并通知家属等候。

（2）整理患者,查看交接登记本,携带好患者的物品及病历护送患者到病房,根据病情携带氧气枕或便携监护仪。

（3）将患者主要的病情变化和相关治疗、物品与病房护士交接清楚。

（4）将患者的私人物品交给其家属,向患者表示问候后离开。

（5）病历交到病房主管班护士手中,清点好平车上物品返回。

(四)"三查八对一注意"管理制度

1. 查对基本原则

(1)三查:操作前、操作中、操作后。

(2)八对:床号、姓名、药名、浓度、剂量、方法、时间、有效期。

(3)注意:注意用药后的不良反应。

(4)五不执行:口头医嘱不执行(除抢救外)、用药时间剂量不准确不执行、医嘱不全不执行、医嘱不清楚不执行、自备药无医嘱不执行。

2. 护理查对制度

(1)所有ICU患者均佩戴手腕牌作为识别标志,并建立完善的识别和交接记录。"腕带"填入的识别信息必须经两人核对并亲视佩戴,若损坏更新时同样需要经两人核对。

(2)用药严格执行"三查八对"制度。查对药品质量,注意配伍禁忌,询问患者有无过敏史(如患者提出疑问应及时查清方可执行)。

(3)医嘱需两人核对后方可执行,记录执行时间并签名(若有疑问必须问清后方可执行)。

(4)认真查对医嘱,规范本科室医嘱查对时间及人员要求。

(5)抢救患者时,医师下达口头医嘱,执行者需复述一遍,由两人核对无误后方可执行,并暂保留用过的空安瓿,以便查对。

3. 医嘱查对制度

(1)开医嘱、处方或进行治疗时,应查对患者姓名、性别、床号、住院号。

(2)医嘱做到班班查对,建立医嘱查对登记本,每天查对登记,转抄医嘱者与查对者都必须签名。

(3)临时医嘱记录执行时间并签名,对有疑问的医嘱必须问清楚方可执行。

(4)抢救危重患者时,医师下达口头医嘱,执行者须复述一遍无误后才执行。保留用过的空安瓿,必须经过两人核对无误后方可弃去。

(5)整理医嘱单后,必须经第二人查对。

(6)护士长每周查对医嘱1~2次。

4. 输血查对制度

(1)医生下达医嘱后,认真核对姓名、床号、化验单。

(2)采集血样前,两人再次核对姓名、床号、年龄、性别、病案号、血型。

(3)采集血样时,如同时采集两人或两个以上人的血样,应分别分次采集。

(4)将血样及输血申请单同时送至血库并与对方逐项核对。并做好登记。

(5)去血库取血与发血者共同核对

1)交叉配血试验单:受血者姓名、科别、血型、血液成分、有无凝集反应、病案号。

2)检查血袋标签:血袋号、血型、血液有效期、储血号。

3)检查血袋有无破裂或渗漏、血袋内血液有无溶血或凝块,核对无误后双方在交叉配血试验单上签字。

(6)输血前由两人核对无误后再执行

1)受血者姓名、床号、血型、血液成分、有无凝集反应、病案号、血袋号、血型、血液有效期、储血号。

2）再次检查,血袋有无破裂渗漏,血液有无凝集或溶血。

3）输血前后用生理盐水冲洗,输两袋血之间用生理盐水冲洗。

5.服药、注射、处置查对制度

（1）服药、注射、处置前必须严格执行"三查八对"制度。

（2）备药前要检查药品质量。水剂、片剂注意有无变质,安瓿、针剂有无裂痕,液体瓶口有无松动,有效期和批号如不符合要求或标签不清者,不得使用。

（3）摆药后必须经第二人核对后方可执行。

（4）易致过敏药物给药前要询问有无过敏史,有过敏者应在床头做明显标记。使用毒、麻、精神药物时,要反复核对,用后保留安瓿,以备检查。给多种药物时,要注意配伍禁忌。

（5）发药、注射时,患者如提出疑问,应及时查对,无误后方可执行。

（6）晨间输液需经两人以上查对,输液时再查对一遍后方可执行。输液执行单放在患者床尾,更换液体时要注明更换药物名称、时间、执行者,并签全名。

6.饮食查对制度

（1）每天查对医嘱后,按饮食单核对患者床前饮食卡,核对床号、姓名及饮食种类。

（2）发食物前,查对饮食单与饮食种类是否相符。

（3）患者饮食前,在患者床前再查对一次。

7.病历查对制度

（1）责任护士查对当班执行的所有医嘱,执行后在护理执行单上打钩并签名,需下一班执行的医嘱应交班。

（2）对转科患者,责护负责查对医嘱单、体温单、特护记录单等,查对无误后方可转出。

（3）对出院、死亡患者,责护负责将病历排序,全面查对体温单、医嘱单、特护单,病历有缺项者及时通知相关医生。

（4）患者出院或转科前,责任护士将病历再查对一次,全部整理好后转出。

（五）抢救管理制度

1.抢救制度

（1）抢救的基本原则是,立即进行抢救,从维持患者生命的角度来考虑具体处理措施,估计病情可能要发生突然变化的,要先有所准备。

（2）抢救时做好组织工作,护理人员各司其职,密切配合,护理人员应维持气管插管、胃管、静脉输液管路通畅,防止脱出,密切监测生命体征,保证抢救药物的及时应用。

（3）由责任护士记录抢救有关资料,如患者心搏、呼吸停止时间,复苏过程,记录要详细,时间具体到分钟。

（4）一人机动,以便随时提供必要的人力、物力支持。

（5）安排好其他患者的监护,防止意外情况的发生。

（6）抢救车药品、器材做到"五定",每班认真检查登记,使用后及时补充药品、物品,处于备用状态。

（7）抢救完毕护理记录单上要记录参加抢救人员。提醒医生及时补齐医嘱,与特护单核对无误后签名。

（8）在保证抢救过程不间断的情况下，主管医生要随时通知患者家属，遇重大抢救或重要人物抢救要及时向上级领导汇报。

2. 抢救物品管理制度

（1）抢救物品有固定的存放地点，定期清点并登记。

（2）抢救用品应保持随时备用状态，定期进行必要的维护检查并有记录。

（3）抢救用品使用后应及时清洁、清点、补充、检测、消毒，处理完毕后放回固定存放处。

（4）抢救用品出现问题及时送检维修，及时领取。在进行维护检查时、检查后或消毒时，有明显的标识。

（5）严格规范管理毒、麻、剧毒药品，对高危药品应单独存放、标识明确，使用的剂量及途径要规范。

（康庆鑫　郝温温）

第四章　急危重症患者的营养

第一节　急危重症患者营养支持的目标与原则

一、急危重症患者营养支持的目标

急危重症患者营养支持的总目标是供给细胞代谢所需要的能量与营养底物,维持组织器官结构与功能;通过营养素的药理作用调理代谢紊乱,调节免疫功能,增强机体抗病能力,从而影响疾病的发展与转归。应该指出,营养支持并不能完全阻止和逆转重症患者严重应激的分解代谢状态和人体组成改变。患者对于补充的蛋白质的保存能力很差,但是合理的营养支持,可减少净蛋白的分解并增加合成,改善潜在的和已发生的营养不良状态,防治其并发症。

二、急危重患者营养支持的原则

1. 营养支持时机　临床研究表明,营养支持延迟将导致重症患者迅速出现营养不良,且后期的营养治疗难以纠正。此外,营养、摄入不足和蛋白质能量负平衡与发生营养不良及血源性感染相关,并直接影响 ICU 患者的预后。早期营养支持能降低高代谢反应,但过早增加营养不但不能被充分利用,而且会增加代谢负担,甚至产生影响免疫功能等不利作用。因此在复苏早期、血流动力学尚未稳定或存在严重的代谢性酸中毒阶段,均不是开始营养支持的安全时机。此外还需考虑不同原发疾病、不同阶段的代谢改变与器官功能的特点。存在严重肝功能障碍、肝性脑病、严重氮质血症、严重高血糖未得到有效控制等情况下,营养支持很难有效实施。当机体的有效循环容量及水、酸碱与电解质平衡得到初步纠正后,即应开始营养支持,一般在治疗开始后 24 ~ 48 h 进行。

2. 营养支持途径　根据营养素补充途径,临床营养支持分为肠外营养支持(PN,通过外周或中心静脉途径)与肠内营养支持(EN,通过喂养管经胃肠道途径)两种方法。

随着临床营养支持的发展,营养支持方式已由 PN 为主要的营养供给方式,转变为通过鼻胃/鼻空肠导管或胃/肠造口途径为主的肠内营养支持(EN)。经胃肠道途径供给营养应是重症患者首先考虑的营养支持途径。因为它可获得与肠外营养相似的营养支持效果,并且在全身性感染等并发症发生及费用方面较全肠外营养更具有优势。对于合并肠功能障碍的重症患者,肠外营养支持是其综合治疗的重要组成部分。

总之,肠外营养与肠内营养两者间优先选择肠内营养,肠内营养不足时,可通过肠外营养加强,肠功能障碍时选肠外营养。

3. 营养支持能量补充　合理的热量供给是实现重症患者有效的营养支持的保障。有关应激后能量消耗测定的临床研究表明:合并全身感染患者,能量消耗(REE/MEE)第一周为104.6 kJ/(kg·d),第二周可增加至167.4 kJ/(kg·d)。创伤患者第一周为125.5 kg/(kg·d),某些患者第二周可高达230.1 kJ/(kg·d)。大手术后能量消耗为基础能量需要(BMR)的1.25～1.46倍。

不同疾病状态、时期以及不同个体,其能量需求亦是不同的。应激早期,合并有全身炎症反应的急性重症患者,能量供给在83.7～104.6 kcal/(kg·d),被认为是大多数重症患者能够接受并可实现的能量供给目标。即所谓"允许性"低热量喂养。其目的在于:避免营养支持相关的并发症,如高血糖、高碳酸血症、淤胆与脂肪沉积等。

营养供给时应考虑到危重机体的器官功能、代谢状态及其对补充营养底物的代谢、利用能力。在肝肾功能受损情况下,营养底物的代谢与排泄均受到限制,供给量超过机体代谢负荷,将加重代谢紊乱与脏器功能损害。肥胖的重症患者应根据其理想体重计算所需能量。

对于病程较长、合并感染和创伤的重症患者,病情稳定后的能量补充需要适当地增加,目标喂养可达125.5～146.4 kJ/(kg·d),否则将难以纠正患者的低蛋白血症。

4. 重症患者的血糖控制与强化胰岛素治疗　应激性高血糖是ICU中普遍存在的一种临床现象,并成为一独立因素直接影响各类重症患者的预后。近年来临床研究表明,任何形式的营养支持(EN、PN),应配合应用胰岛素控制血糖。严格控制血糖水平(≤6.1 mmol/L)可明显改善重症患者的预后,使机械通气时间、住ICU时间、MODS发生率及病死率明显下降。

多项临床研究结果表明,目标血糖控制在≤6.1～8.3 mmol/L,可获得较好的改善危重症预后的效果,同时可降低低血糖的发生率。在强化胰岛素治疗中应当注意:①在实施强化胰岛素治疗期间,应当密切监测血糖,及时调整胰岛素用量,防止低血糖发生;②一般情况下,葡萄糖的输入量应当控制在约200 g/d;③营养液的输入应当注意持续、匀速输注,避免血糖波动。

第二节　肠内营养支持

一、肠内营养支持适应证与禁忌证

(一)肠内营养支持适应证

(1)发病前或发病后存在营养不良。

(2)胃肠道功能正常(或部分正常),应优先考虑给予肠内营养。

与延迟肠内营养比较,早期肠内营养能明显降低死亡率和感染率,改善营养摄取,减少住院费用。因此,重症患者在条件允许情况下,应尽早使用肠内营养。通常早期肠内营养是指"进入ICU 24～48 h",并且血流动力学稳定、无肠内营养禁忌证的情况下开始肠道喂养。

(二)肠内营养支持禁忌证

(1)出现肠梗阻、肠道缺血时,肠内营养往往造成肠管过度扩张,肠道血运恶化,甚至肠坏死、肠穿孔。

（2）严重腹胀或腹腔间室综合征时,肠内营养增加腹腔内压力,高腹压将增加反流及吸入性肺炎的发生率,并使呼吸循环等功能进一步恶化。

（3）对于严重腹胀、腹泻,经一般处理无改善的患者,建议暂时停用肠内营养。

二、肠内营养支持途径的选择

肠内营养的途径根据患者的情况可采用鼻胃管、鼻肠管、经皮内镜下胃造口（PEG）、经皮内镜下空肠造口术（PEJ）、术中胃/空肠造口,或经肠瘘口等途径进行肠内营养。

1. 经鼻胃管途径　优点是在于胃的容量大,简单、易行,对营养液的渗透浓度不敏感,适用于要素饮食、匀浆饮食及混合奶的 EN 支持。缺点是反流、误吸、鼻窦炎、上呼吸道感染的发生率增加。常用于胃肠功能正常、非昏迷以及经短时间管饲即可过渡到口服饮食的患者。

2. 经鼻空肠置管喂养　优点在于因导管通过幽门进入十二指肠或空肠,使反流与误吸的发生率降低,患者对肠内营养的耐受性增加。但要求在喂养的开始阶段,营养液的渗透压不宜过高。尤其适合需较长时间肠道营养支持的患者。

3. 经皮内镜下胃造口（PEG）　是指在纤维胃镜引导下行经皮胃造口,将营养管置入胃腔。优点是去除了鼻管,减少了鼻咽与上呼吸道的感染并发症,可长期留置营养管。适用于昏迷、食管梗阻等长时间不能进食,但胃排空良好的重症患者。

4. 经皮内镜下空肠造口术（PEJ）　在内镜引导下行经皮胃造口,并在内镜引导下,将营养管置入空肠上段,可以在空肠营养的同时行胃肠减压,可长期留置。其优点除减少了鼻咽与上呼吸道的感染并发症外,减少了反流与误吸风险,并在喂养的同时可行胃十二指肠减压。尤其适合于有误吸风险、胃动力障碍、十二指肠淤滞等需要胃十二指肠减压的重症患者。

重症患者往往存在胃肠动力障碍,EN 时容易导致胃潴留、呕吐和误吸。与经胃喂养相比,经空肠喂养能减少上述情况与肺炎的发生、提高重症患者的热量和蛋白的摄取量,同时缩短达到目标肠内营养量的时间。因此,有条件的单位可常规经空肠营养,在条件受限的单位,建议对不耐受经胃营养或有反流和误吸高风险的重症患者选择经空肠营养,这些情况包括胃潴留、连续镇静或肌肉松弛、肠道麻痹、急性重症胰腺炎患者或需要鼻胃引流的患者。

三、肠内营养的并发症

肠内营养的并发症主要包括机械性、感染性、胃肠道及代谢性并发症 4 个方面。

（一）机械性并发症

置管位置不当、置管失败或导管脱出多与医务人员的操作及患者不合作有关,在插管完成后,需通过放射照片来确定导管的位置。研究表明有 1/4 的置管位置不当,而其中大部分将喂养管放置在食管内。有 1% 导管置入到肺内或胸膜内,如果开始给予喂养的话,其后果将是灾难性的。在处理痛觉迟钝、气管插管或昏迷的患者时,需特别注意。

导管阻塞与导管的护理不当或肠内营养制剂的质量不佳以及配制方式不当有关。因此每次使用之后都应常规冲洗喂养管,以尽量减少阻塞的发生率。

鼻咽喉部及胃肠黏膜的机械性损伤主要由于使用粗腔鼻饲管所致。其他并发症如鼻窦炎是由于来自上颌窦口的分泌物和黏膜糜烂引起的出血导致引流障碍而造成的。

（二）感染性并发症

感染性并发症有肠内营养制剂封装前的污染，肠内营养制剂在稀释、混合配制及放置时的细菌污染以及吸入性肺炎。吸入性肺炎发病率和死亡率相当高。胃内导管喂养可使胃内容物 pH 值升高，进而导致胃内容物中滋生的革兰氏阴性杆菌不易被杀灭。为了降低发生误吸的危险，应给予患者幽门下置管喂养，并行半卧位。还可将喂养物的 pH 值调节到 $3.5 \sim 4.0$，以便减少因胃内细菌移生引起的医源性肺炎。

（三）胃肠道并发症

一般来说，肠内营养引起的胃肠道并发症发生率为 6% 左右。

1. 恶心、呕吐、胃潴留　与胃肠排空功能障碍或肠内营养液输注过多、过快有关。

2. 胃、食管反流及误吸　常发生于合并严重疾病及各种药物性胃排空延迟者、伴有下端食管括约肌功能不全或裂孔疝者、吞咽困难和昏迷患者。

3. 腹胀、痉挛性腹痛　常见于患者的肠道功能未恢复，对肠内营养制剂不耐受，或因输入速度过快，或因营养液温度过低造成。

4. 腹泻　是喂养管喂养中最常见报道的并发症，常见于患者的肠道功能未恢复，输注速度过快，营养液渗透压过高，药物性腹泻，感染性腹泻，营养液受细菌污染，低蛋白血症，大部分是因渗透性原因引起。

5. 便秘　肠内营养制剂多为少渣、少纤维、易消化吸收，如混合稀释的水量不足，可致便秘。

（四）代谢性并发症

患者行肠内营养时，出现代谢性并发症的机会很少，发生率远较肠外营养为低，约 2%，如低或高钾血症及氮质血症，较易控制和治疗。

四、肠内营养的管理

（一）投给方式

1. 一次性投给　每次 200 mL 左右，每天 $6 \sim 8$ 次。多数患者难以耐受此种方式，因易引起腹胀、腹痛、腹泻、恶心、呕吐，部分患者经过几天的适应亦可耐受。

2. 间歇重力滴注　经输注管与 EN 喂养管相连，缓慢滴注，每次 $250 \sim 500$ mL，速率 30 mL/min，每次持续 $30 \sim 60$ min，每天滴注 $4 \sim 6$ 次。如患者胃肠道正常或病情不严重时，多数可以耐受。其优点较连续输注有更多的活动时间，并类似正常膳食的间隔时间。

3. 连续输注　通过重力滴注或输注泵连续 $12 \sim 24$ h 输注。除输注匀浆饮食者，目前多主张用此种投给方式，特别是用于危重患者及空肠造口喂养患者。

（二）体位

重症患者往往合并胃肠动力障碍，头高位可以减少误吸，及其相关肺部感染的可能性。肠内营养患者最好取半卧位。

（三）胃腔残留量测定

经胃营养患者应严密检查胃腔残留量，避免误吸的危险，通常需要每 6 h 后抽吸一次腔残留量，如果潴留量 $\leqslant 200$ mL，可维持原速度，如果潴留量 $\leqslant 100$ mL，增加输注速度 20 mL/h，如果残留量≥200 mL,应暂时停止输注或降低输注速度。

(四)耐受性

在肠内营养输注过程中,以下措施有助增加对肠内营养的耐受性:对肠内营养耐受不良(胃潴留>200 mL、呕吐)的患者,可应用促胃肠动力药物;肠内营养开始营养液浓度应由稀到浓;使用动力泵控制速度,输注速度逐渐递增,速率由40～60 mL/h开始,以后增至80 mL/h,待3～5 d后达100～125 mL/h时再逐渐增加浓度,直至达到能耐受并满足营养素需要的浓度、速率及容积,通常需要7～10 d。在喂养管末端加加温器,有助于患者肠内营养的耐受。

五、临床常用肠内营养制剂的种类及选择

(一)肠内营养配方的种类

1.要素饮食　是指人工制成的包括自然食物中各种营养素,无须消化直接或接近直接吸收的治疗饮食。要素饮食是根据病理生理和生物化学知识,采用现代食品技术和制药技术人工配制。

要素饮食的特点:要素饮食均为化学组成明确的膳食,含有人体必需的各种营养素,经加水后能形成溶液或稳定的悬浮液,有的要素营养制剂为液状而不需要加水。要素饮食配方设计原则是尽可能减少消化,保证充分吸收和对消化道刺激小。目前常用的肠内营养制剂可分为3类:①由氨基酸提供氮源,这种营养制剂不经消化便可吸收,适用于严重消化功能障碍的患者(如重症胰腺炎);②由水解蛋白提供氮源,这种肠内营养制剂中短肽可经肠黏膜直接吸收,适用于轻度或中度消化功能障碍的患者;③由整蛋白提供氮源,这种以酪蛋白为氮源的肠内营养制剂需经完全消化才可吸收,适应于消化功能尚好的患者。

2.匀浆饮食　是由天然食物加工混合匀浆化而成的混合饮食。临床医师计算出每天患者的蛋白质与能量需要量,由营养师折算成相应的食物量。一般选用牛肉、猪肝、鸡蛋、豆制品、面包、水果汁等食物,加工处理后用食品粉碎器研磨搅匀制成。由于匀浆饮食采用天然食品制成,营养成分全面,能提供充分的蛋白质与热量并能满足患者对维生素及微量元素的需要,对长期EN支持的患者尤为适宜。

3.混合奶　配制时将鸡蛋、白糖、奶糕、植物油用少量水调成糊状,慢慢加入已煮沸的牛奶与豆浆中,随加随搅使之不成凝块。将制成的混合奶过滤去渣即可装瓶备用。

(二)肠内营养配方的选择

肠道营养配方的选择应考虑以下几个因素:①评定患者的营养状况,确定营养需要量;②根据患者的消化吸收能力和可能的吸收部位,确定肠道营养配方中营养物质的组成;③考虑EN喂养途径,直接输入小肠的营养液应尽可能选用等渗配方;④患者是否对某些食品过敏或不能耐受;⑤肠内营养配方种类。

六、免疫营养、生态营养和生态免疫营养

(一)免疫营养

肠黏膜主要是由肠细胞组成的,肠细胞的功能是消化和吸收营养物质,并对有害微生物入侵体内形成一道生理屏障。严重创伤、大手术、重症胰腺炎等危重患者,处于以高分解代谢为特征的负

氮平衡状态,免疫系统、肠黏膜结构和功能严重受损,加上禁食和使用抗生素等导致肠道微生态的破坏,均可促进肠道细菌移位,引发肠源性感染。

补充具有药理学作用的特殊营养素,如谷氨酰胺(Gin)、精氨酸、ω-3脂肪酸、牛磺酸、抗氧化剂、核苷和核苷酸及非淀粉多糖(如纤维素)等,以特定方式刺激免疫细胞,增强免疫应答功能,维持正常、适度的免疫反应,调整细胞因子的产生与释放,减轻有害或过度炎症反应,同时能保护肠屏障功能完整性而减少细菌移位,此种营养支持手段称为免疫营养。

谷氨酰胺(Gin)是机体内含量最多的游离氨基酸,占肌肉中氨基酸量的60%。是肠黏膜细胞、淋巴细胞、肾小管细胞等快速生长细胞的能量底物,对蛋白质合成及机体免疫功能起调节与促进作用。在创伤期,内脏器官所消耗的肠源性谷氨酰胺可能会超过周围组织所产生的谷氨酰胺,进而导致肠黏膜萎缩。在创伤、感染应激状态下,血浆Gin水平降至正常的50%~60%,肌肉Gin降至正常的25%~40%,Gin需要量明显增加。补充谷氨酰胺可能有助于保护黏膜的完整性,减少肌肉蛋白的分解代谢及改善氮平衡,并进而减轻多系统功能衰竭的严重程度。添加Gin的肠外营养能够明显降低重症患者的病死率,降低住院费用。

精氨酸是一种非必需氨基酸,但在应激反应如免疫激活期间可以转变成必需氨基酸,精氨酸免疫调节作用的特异性机制还不太清楚,可能是多因素的作用。药理剂量的精氨酸能有效地促进细胞免疫功能,通过增强巨噬细胞吞噬能力、增强NK细胞的活性等,使机体对感染的抵抗能力提高。此外,精氨酸还可促进生长激素、催乳素、胰岛素、生长抑素等多种内分泌腺分泌,具有促进蛋白及胶原合成的作用。临床应用中,应考虑到精氨酸作为NO合成的底物,在上调机体免疫功能与炎症反应方面具有双刃剑的作用。因此,严重感染患者不宜补充精氨酸。

在脂肪类中,ω-3脂肪酸具有较强的免疫调节作用。在膳食中补充这些脂肪类物质,可以整合到淋巴细胞和巨噬细胞的细胞膜上。这就可能引起3种非常重要的作用。

(1)使细胞上的不饱和脂肪酸和饱和脂肪酸的比率发生改变,导致细胞膜的流动性增加,进而可能改变受体信号的表达或其功能。

(2)补充含有ω-3脂肪酸的膳食也可能使有效的花生四烯酸减少,而花生四烯酸又是许多重要免疫调节因子生成所必需的底物,如前列腺素、血栓素和通过环氧化酶途径生成的白三烯。最后,它们可能通过同样的途径,使前列腺素E_3和血栓素A_3(TXA_3)的生成增加,相对于前列腺素的两个亚型,如TXA_2,这两种因子并无生物学作用。

(3)ω-3PUFA还可影响细胞膜的完整性、稳定性,减少细胞因子的产生与释放,有助于维持危重疾病状态下血流动力学稳定。鱼油被认为是有效的免疫调理营养素。

饮食中的核苷酸已被证实具有免疫调节作用。有几种维生素和微量元素作为抗氧化剂已越来越受到更多的关注,尤其是维生素E(VE)可能有助于防止细胞膜上长链脂肪酸的脂质过氧化。

(二)生态营养

消化道为人体最大的细菌库,其中的细菌有共生、致病和中间性3个类型,正常状况下三者保持生态平衡。共生菌主要是专性厌氧菌,为生理性微生物,包括乳酸杆菌、双歧杆菌等,数量大而恒定,有促进维生素及蛋白质合成、消化吸收、生物拮抗、药物代谢及增强免疫等作用,对机体健康有益;致病菌数量少,如葡萄球菌、拟杆菌等,一般情况下不致病;中间性细菌介于两者之间,如肠道杆菌。正常微生物群具有排除侵入性外籍菌群,保持共生菌群正常的特性,称为定植抵抗。

危重患者因禁食、使用制酸剂及抗生素等诸多因素,肠道内微生态稳定性可被破坏,由此引起的肠道菌群失调成为细菌移位及肠源性感染的最主要原因。肠道内正常菌群对外籍菌群的定植抵抗及菌间聚集构成生物屏障,如受损可导致细菌或毒素移位。所谓生态营养就是在传统 EN 基础上补充肠道有益菌群,利用肠道内有益菌群的生物拮抗作用减少致病菌的过度生长,同时提高肠道细菌的酵解效能以改善肠道内环境,最终达到维护肠道微生态及肠道功能、改善机体营养状态及抗病力、减少危重患者感染率的目的。

对维护人体健康有重要功能作用,无致病性或致病性较低的自然活微生物称为益生菌,如乳酸杆菌、双歧杆菌。具有选择性刺激结肠中一种或多种特定细菌生长和(或)增强其活性,对机体产生有益作用,但不被消化的食物成分称为益生素,主要为非淀粉多糖,如膳食纤维、菊粉、低聚果糖等。益生菌和益生素的混合制剂称为益生合剂,其含义就是通过选择性刺激一些对健康有益细菌的生长和(或)激活其某种代谢,从而改善摄入活微生物在胃肠道内存活和种植能力而有益于机体健康。以上二者统称生态制剂,其主要功能包括:①调整肠道微生态,维护其稳定性;②对致病菌的生物拮抗作用;③增强肠道及全身免疫功能;④中和(或)减少肠道内有毒物质如致癌物产生;⑤为肠道黏膜上皮细胞提供能量,促进损伤上皮修复;⑥提高营养素消化吸收效率,改善机体营养代谢。

(三)生态免疫营养

所谓生态免疫营养是指在免疫营养支持治疗的基础上,增加以益生合剂为主的生态制剂来增强营养支持的效果,减少与 EN 有关的并发症及降低危重患者感染率,改善患者预后。

第三节 肠外营养支持

一、肠外营养支持应用指征

不能耐受肠内营养和肠内营养禁忌的重症患者,应选择完全肠外营养支持(TPN)的途径。①胃肠道功能障碍的重症患者。②由于手术或解剖问题胃肠道禁止使用的重症患者。③存在有尚未控制的腹部情况,如腹腔感染、肠梗阻、肠瘘等。

对于肠内营养禁忌的重症患者,如不及时有效地给予 PN,将使其死亡的风险增加 3 倍。早期 PN 支持(入 ICU 或创伤后 24 h 内)与延迟的 EN 相比,前者感染性并发症明显降低。肠外营养支持是合并有肠功能障碍患者治疗的重要组成部分。近年来,随着肠外营养了解的深入,特别是对"过度喂养"危害的认识,PN 实施的安全有效性大大提高,成为任何原因导致胃肠道不能使用的 ICU 患者的营养支持方式。

胃肠道仅能接受部分营养物质补充的重症患者,可采用部分肠内与部分肠外营养相结合的联合营养支持方式,目的在于支持肠功能。一旦患者胃肠道可以安全使用,则逐渐减少至停止肠外营养支持,联合肠道喂养或开始经口摄食。

存在以下情况时,不宜给予肠外营养支持:①早期复苏阶段、血流动力学尚未稳定或存在严重水、电解质与酸碱失衡;②严重肝衰竭,肝性脑病;③急性肾衰竭存在严重氮质血症;④严重高血糖尚未控制。

二、肠外营养支持途径和选择原则

肠外营养支持途径可选择经中心静脉和经外周静脉营养支持,如提供完整充分营养供给,ICU患者多选择经中心静脉途径。营养液容量、浓度不高和接受部分肠外营养支持的患者,可采取经外周静脉途径。

1.中心静脉营养 经中心静脉途径包括经锁骨下静脉、经颈内静脉、经股静脉和经外周中心静脉导管(PICC)途径。经锁骨下静脉途径感染及血栓性并发症风险均低于股静脉和颈内静脉途径。对于全身脏器功能状态趋于稳定,但由于疾病难以脱离或完全脱离肠外营养的ICU患者,可选择此途径给予PN支持。经中心静脉途径的优点是不受输入液体的浓度、pH值和输注速度的限制,不引起对血管壁的刺激;能在24 h内持续不断地进行液体输注,可根据机体的需要最大限度地调整输入液量、浓度和速度,保证机体对热量和代谢底物的需要量;同时还能减少患者遭受反复穿刺的痛苦。经中心静脉输注营养液不仅需要熟练的置管技术及严格的无菌技术,还易引起许多并发症。

2.周围静脉营养 可避免中心静脉营养引起的并发症,任何可穿刺的周围静脉均可用周围静脉营养支持。特别适用于短期静脉营养支持,临床上静脉炎的发生是限制周围静脉营养的常见原因。引起静脉炎的因素有低pH值、高渗液体输注、导管刺激、损伤血管内膜等。

三、胃肠外营养的成分配制与输注

(一)胃肠外营养的成分

1.碳水化合物(葡萄糖) 是非蛋白质热量(NPC)的主要部分,临床常用的是葡萄糖。1 g葡萄糖可产能16.7 kJ。葡萄糖能够在所有组织中代谢,提供所需要的能量,是蛋白质合成代谢所必需的物质,是脑神经系统、红细胞等所必需的能量物质,每天需要量>100 g,碳水化合物(葡萄糖)应提供人体所需非蛋白热量的50%~60%。其他乳果糖、山梨醇、木糖醇等亦可作为能量的来源,其代谢过程不需要胰岛素的参与,但代谢后产生乳酸、尿酸,输注量过大将发生乳酸(果糖、山梨醇)或尿酸(木糖醇)血症。

严重应激时胰岛素受体与葡萄糖载体(GLUT4)的作用受到抑制,导致其氧化代谢障碍和利用受限。胰岛素抵抗和糖异生增强导致高血糖是应激后糖代谢紊乱的特点。PN时大量的补充葡萄糖有加重血糖升高、糖代谢紊乱及脏器功能损害的危险。过多热量与葡萄糖的补充增加CO_2的产生,增加呼吸肌做功、肝代谢负担和胆汁淤积发生等。总之,葡萄糖的供给应参考机体糖代谢状态与肝、肺等脏器功能。

2.脂肪乳剂 是PN支持的重要营养物质和能量来源,提供必需脂肪酸并携带脂溶性维生素,参与细胞膜磷脂的构成。脂肪可供给较高的非蛋白质热量。1 g三酰甘油可产能37.7 kJ。长链脂肪乳剂(LCT)和中长链混合脂肪乳剂(MCT/LCT)是目前临床上常选择的静脉脂肪乳剂类型(ω-6PUFA)。其浓度有:10%、20%、30%。LCT提供必需脂肪酸(EFA),由于MCT不依赖肉毒碱转运进入线粒体,有较高氧化利用率,更有助于改善应激与感染状态下的蛋白质合成。危重成年患者脂肪乳剂的用量一般可占非蛋白质热量(NPC)的40%~50%,1.0~1.5 g/(kg·d),高龄及合并脂肪代谢障碍的患者,脂肪乳剂补充量应减少。镇静剂丙泊酚含脂乳,大量使用时应计热量,4.6 kJ/mL。脂肪乳剂须与葡萄糖同时使用,才有进一步的节氮作用。脂肪乳剂静脉输注要求,含脂肪的全营养混合液(TNA)应 24 h 内匀速输注,如脂肪乳剂单瓶输注时,输注时间应>12 h。

3. 氨基酸/蛋白质　作为能量燃烧时,1 g 蛋白质可产能 16.7 kJ。但肠外营养计算热量是按照非蛋白热量计算的,氨基酸注射液主要用于蛋白质的合成代谢,促进氮平衡,而不是产生热能,所以要保持一定的氮和非蛋白热能的比值(1∶150),保证输注氨基酸的有效利用。ICU 患者蛋白质(氨基酸)的需要量供给至少应达到 1.2 ~ 1.5 g/(kg·d)。

静脉输注的氨基酸液,含有各种必需氨基酸(EAA)及非必需氨基酸(NEAA)。EAA 与 NEAA 的比例为(1∶3)~(1∶1)。鉴于疾病的特点,氨基酸的需要(量与种类)也有差异。临床常用剂型有:为一般营养目的应用的配方为平衡型氨基酸溶液,它不但含有各种必需氨基酸,也含有各种非必需氨基酸,且各种氨基酸间的比例适当,具有较好的蛋白质合成效应。

支链氨基酸(BCAA)强化的复方氨基酸液有助于肝功能障碍患者调整血浆氨基酸谱和防治肝性脑病。

4. 水、电解质的补充　营养液的容量应根据病情及每个患者具体需要,综合考虑每天液体平衡与前负荷状态确定,并根据需要予以调整。肾替代治疗时水、电解质等丢失量较大,应注意监测血电解质。每天常规所需要的电解质主要包括钾、钠、氯、钙、镁、磷。营养支持时应经常监测。

5. 微营养素的补充(维生素与微量元素)　人体必需的维生素有脂溶性和水溶性两大类,水溶性维生素的排泄量随输液时尿量增加而增加,输液中的药量可选膳食日许可量的 2 ~ 4 倍。脂溶性维生素由输液中供给的量不应超过膳食日许可量。在肠外营养中应加适量的电解质及微量元素。

(二)配制与输注

肠外营养液的配制与输注是实施 TPN 重要步骤。应在无菌条件下配制,不可在肠外营养液中随便添加其他药物。随着用于肠外营养制剂种类、成分以及输注技术和所需材料的不断完善和标准化,肠外营养的临床应用更趋安全、可靠、有效。在临床行肠外营养支持时,为保证机体组织的合成与营养物质的充分利用,应按一定的操作程序将各种营养物质混合置于一大容器中一并输注,称为“全合一”或称为全营养混合液。将全营养混合液按一定输注要求由输液泵控制输注给患者,要求 24 ~ 48 h 输注。

四、肠外营养的并发症

(一)代谢性并发症

肠外营养疗法引起的代谢和电解质紊乱较肠内营养疗法更常见,由于绕过了肠吸收这一个调节机制,因而营养物质被直接输入到血流内。据估计接受 TPN 的患者中,多达 10% 至少会出现一种与 TPN 有关的代谢方面的并发症。

1. 低血糖症　在输注营养液的过程中,若因某种原因造成输注速度减慢,或在快速输注后突然停止输注,极易发生低血糖。应用外源性胰岛素与葡萄糖混合输注时,中断输液也可发生低血糖。最好在 24 ~ 48 h 期间逐渐减少葡萄糖用量,使胰岛素分泌调节先恢复常态。

2. 高渗性非酮症昏迷　此症为 TPN 是最危险的代谢性并发症。接受 TPN 的患者若有感染、烧伤、创伤等应激情况,或是在幼儿、老年患者、糖耐量下降患者,常规输注全静脉营养液就可能出现高血糖症。最常见的诱因是葡萄糖起始输注速度过快、营养液糖浓度过高。高渗性非酮症昏迷的死亡率可高达20%～40%，在应用TPN时应注意防治。

3.其他代谢并发症　必需脂肪酸缺乏、各种电解质代谢紊乱、酸碱平衡失调及各种微量元素缺乏症等，在此不一一赘述。

（二）中心静脉导管相关并发症

导管相关性感染（CRBI）最常见和最严重的并发症，其发病率为2%～33%。其他并发症与锁骨下静脉导管置入有关，主要并发症发病率为2.4%～3.7%，包括气胸、空气栓塞、导管位置不当和静脉血栓形成等。

（三）其他并发症

其他并发症包括肝胆系统异常和肠道屏障受损。

（王丽娟　万甜甜）

第五章 急危重症患者的感染

第一节 急危重患症者感染概述

急危重患者感染的发生率与 ICU 的设置、收治对象、侵入性治疗及 ICU 管理水平等许多因素有关。一般认为，高龄(>70 岁)、长期卧床、休克、化疗、烧伤、颅脑外伤、昏迷、既往长期使用抗生素、机械通气、使用免疫抑制药、留置导管、ICU 入住时间延长(>3 d)和急性肾功能不全是 ICU 患者感染的易感因素。

一、宿主因素

急危重患者基础疾病多且重，病情复杂多变，各器官功能及营养状况差，免疫功能低下，机体的解剖屏障和生理屏障破坏后，在机体内定植的正常菌群即可成为条件致病菌，造成局部感染或全身性感染，甚至危及生命。高龄患者脏器功能减退、免疫功能降低，对感染的易感性增加。糖尿病患者对尿路感染具有特有的易感性，且容易并发尿路感染的严重并发症，甚至需要外科手术进行治疗。长期接受皮质类固醇治疗的患者，除了对社区获得性感染的易感性增加外，对细胞内病原体的易感性也显著增加，如军团菌属、沙门菌属及结核分枝杆菌等。

多发伤、多处伤和复合伤，如空腔脏器穿孔、破裂、表皮撕脱和开放性骨折等，伤口的直接污染是感染的重要因素。同时这些患者常伴发休克，导致组织和器官低灌注，脏器功能障碍。例如，失血性休克导致消化道缺血，肠道黏膜屏障破坏，出现菌群移位，是内源性感染的重要原因。烧伤面积>40％时，感染的死亡率会大大增加。

二、病原微生物学病因

急危重患者的感染多属于院内感染，即入院 48 h 后发生的感染。多由致病力强、对抗生素耐药的内源性菌群引起，包括革兰氏阴性、革兰氏阳性需氧菌和厌氧菌、真菌、病毒及寄生虫等。

致病微生物中 90％ 以上为细菌，其中以革兰氏阴性细菌最为多见，占 2/3，包括大肠埃希菌、肺炎克雷伯菌、铜绿假单胞菌和不动杆菌属等。而革兰氏阳性菌在 ICU 医院获得性感染的比例也逐渐增加，包括金黄色葡萄球菌、表皮葡萄球菌和肠球菌。随着广谱抗生素的大量应用和长期胃肠外营养支持，危重患者的真菌感染率有上升的趋势，主要是白念珠菌感染，非白念珠菌感染的比例也渐有增加。

不同部位的感染,其致病微生物有所不同。多数尿路感染由大肠埃希菌和肠球菌引起,伤口感染以葡萄球菌和大肠埃希菌最多见,呼吸系统感染多由革兰氏阴性细菌引起,烧伤创面则以铜绿假单胞菌为主,腹腔感染如阑尾炎、胆囊炎、胰腺炎或腹腔脓肿多混有厌氧菌感染。

近年来由于抗生素的不合理使用,包括无适应证的预防用药、术前用药时间过早、术后停药过晚或大剂量联合用药过多,引起菌群失调和二重感染。而广谱抗生素的大量应用,增加了耐药菌株的产生,如耐万古霉素肠球菌(YRE)、耐甲氧西林金黄色葡萄球菌(MRSA)、糖肽类耐药的金黄色葡萄球菌(GISA)、产超广谱 β 内酰胺酶的革兰氏阴性杆菌(ESBL)、多重耐药的铜绿假单胞菌(MDR-Pa)及多种抗菌药物天然耐药的鲍曼不动杆菌属。细菌耐药现象日益普遍,耐药菌株的大量繁殖,常可导致严重的院内感染,增加 ICU 危重患者的死亡率。

三、医源性因素

急危重病患者越来越多的检查治疗,尤其是侵入性检查治疗的增加,如留置各种导管、机械通气、血液净化、器官移植等,破坏了机体的天然屏障,损伤了机体的免疫功能,为病原微生物的入侵创造了条件。

导尿管、鼻胃管、深静脉导管、伤口引流管及气管内导管等外置管道很有可能成为外源性感染的通道,也可导致机体正常定植菌群移位至其他部位引起内源性感染。由于无菌技术的进步和监测治疗方法的改进,外源性感染的发生率逐渐下降,内源性感染成为危重患者主要的感染来源。未严格掌握各种侵入性操作适应证、无菌观念淡漠、技术操作不规范或留置管道时间过长等,都可能增加患者的感染风险。

危重病患者经常需要使用镇静、镇痛药物,这些药物均可抑制患者的咳嗽反射和呼吸道黏膜的纤毛运动,使呼吸道分泌物在肺部聚集、不能及时排出。而吞咽反射的抑制导致口咽分泌物不能正常下咽,即使气管导管有密封作用的套囊,也不能有效防止误吸的发生。酸性胃液的保护作用抑制了革兰氏阴性菌在胃部的过度繁殖及向口咽部的移位,而 H_2 受体拮抗剂及制酸剂的使用使胃液 pH 值升高,导致胃内细菌异常增殖,随胃液或胃食管壁反流至口咽部及气道,成为口咽部和气道内致病菌的重要来源。

ICU 危重患者的感染率与 ICU 规模、科室设置、收治对象、管理水平和感染监测方法等因素也有关。ICU 内仪器设备密集,医疗操作频繁,人员流动多杂,极易造成环境污染,引起细菌播散。ICU 建筑设计与布局不当,清洁区、半清洁区、污染区划分不清;病床间距过小,物品放置过多;缺乏消毒、灭菌和隔离设施及制度;未定期进行 ICU 内细菌培养监测;入住 ICU 前可能已经携带了不同病种病原微生物的患者集中在 ICU 诊治,这些均易引起条件致病菌在 ICU 内播散并致交叉感染。

四、病理生理变化

感染起始于微生物在机体组织的定植、繁殖。患者的免疫状况和微生物的毒性决定了感染的程度。危重患者的免疫能力通常是异常低下的,包括免疫细胞趋化和吞噬作用缺陷、淋巴细胞 Th/Ts 比值改变及体液免疫功能障碍等。大量繁殖的微生物不断释放毒素和外源性蛋白酶,激活内源性介质的释放,导致患者发生局部和(或)全身的炎症反应。

不同的微生物所释放的外源性物质各不相同,目前尚未完全探明其所引起的机体病理生理学变化。以革兰氏阴性杆菌为例,外层细胞膜的类脂 A 即内毒素是其主要毒素物质。内毒素通过与机体的受体结合,激活单核细胞、巨噬细胞、内皮细胞和中性粒细胞等,产生大量内源性炎症因子,如肿瘤坏死因子、干扰素、白介素、血小板激活因子、前列环素、白三烯和补体系统等,启动脓毒症和脓毒症休克的瀑布样级联炎性反应,介导内皮细胞炎症反应、血管通透性增加、凝血/纤溶功能紊乱、心肌抑制等。中毒性休克综合征毒素-1(TSST-1)是金黄色葡萄球菌引发的中毒性休克综合征的主要外源性介质,其病理生理过程尚不明确。

第二节　急危重症患者感染的诊断与治疗

一、诊断

感染引起的全身反应包括体温、心率、呼吸和白细胞计数的改变,但上述反应并非感染所特有,也可见于烧伤、创伤、胰腺炎等,实质上是各种严重打击造成机体大量炎症介质释放而引起的全身效应。临床上出现下述两项或两项以上表现时,即为全身炎症反应综合征(SIRS):①体温>38 ℃或<36 ℃;②心率>90 次/min;③呼吸>20 次/min 或 $PaCO_2$<32 mmHg;④白细胞计数>12×10^9/L 或<4×10^9/L,或未成熟粒细胞>10%。

脓毒症是感染导致全身炎症反应综合征的统称。严重脓毒症指伴有器官功能障碍、低灌注、低血压的脓毒症,包括乳酸酸中毒、少尿、低氧血症或急性意识状态改变等。脓毒症休克定义为经过初期的液体复苏后仍持续低血压伴组织低灌注或灌注异常,即脓毒症合并收缩压<90 mmHg,或平均动脉压<65 mmHg 或比基础血压下降>40 mmHg,尽管已进行充分液体复苏,但仍需升压药维持血压。脓毒症、严重脓毒症和脓毒症休克可以认为是患者对感染产生全身炎症反应的程度逐步加重的不同阶段。

危重患者往往由于严重原发病而发生感染,本身病情复杂多变,加之病原微生物呈多样性和多源性,甚至出现少见致病菌感染,因此临床表现不尽相同。体温升高和白细胞计数增多是最常见的改变,但均缺乏特异性。在外科应激情况下,有时很难区分是感染或是非感染性全身炎症反应综合征。高龄、小儿和虚弱患者,感染可不伴发热或白细胞升高,甚至可能出现体温不升、白细胞减少;免疫功能低下患者,感染的局部体征有时相当隐蔽,寻找感染灶或许更为困难,而肠道菌群移位根本就不存在局部病灶,只表现为全身感染。而明确的感染定位诊断对临床治疗具有非常重要的意义。

危重患者感染的诊断可从以下几点着手:①仔细复习病史,详细了解原发病;②分析感染的易发因素;③根据感染的全身表现,如发热和白细胞计数的变化等;④根据感染的局部表现,如红、肿、热、痛;⑤通过视、触、叩、听仔细查体,利用影像学检查如 X 射线、CT、MRI 及穿刺等手段,明确感染部位,尽可能不遗漏多发性潜在的感染灶;⑥实验室检查,如血电解质、肾功能、肝功能检查等可帮助感染灶的定位,同时有助于发现感染的并发症,如急性肾功能不全、肝功能障碍,动脉血气分析、血浆乳酸及凝血功能检查分别可以发现呼吸功能不全、乳酸酸中毒和 DIC;⑦获取培养标本,留取伤口引流液、痰、中段尿、深静脉导管、气管导管,穿刺腹腔、胸腔、蛛网膜下腔和关节腔收集标本,以及抽取血液样本等进行革兰氏染色、微生物培养和药敏试验,以明确微生物种类;⑧鉴别排除临床情况类似的非感染性全身炎症反应,如肿瘤、药物热、过敏反应、下丘脑功能不全、肺栓塞、多发创伤、急性心肌梗死、严重烧伤、代谢异常等。

对 ICU 内危重病患者而言,延误诊断及治疗可导致脓毒症病理生理进展迅速,使发病率和死亡率升高。很多学者都致力于寻找更容易测量的生物学指标作为脓毒症患者早期诊断、及时评估和预测死亡的手段。近年来已取得一些突破,如 C 反应蛋白(CRP)、降钙素原(PCT)、脑利尿钠肽(BNP)等,均对脓毒症的早期诊断、评价严重程度和治疗效果方面有指导意义。而血清内毒素测定和血清半乳甘露聚糖试验(GM 试验)分别对早期诊断革兰氏阴性杆菌和曲霉菌感染有参考意义。

二、治疗

不同于一般患者的感染,危重患者的感染随时可能向脓毒症、严重脓毒症和脓毒症休克进展,因此需要立即给予积极有力的医疗干预。应同等重要地考虑以下 3 个原则。①病原学治疗:消除致病菌。②病理生理学治疗:阻断疾病进展的恶性循环。③对症治疗:争取足够的时间以利痊愈。

(一)感染灶的处理

及早发现并处理原发感染灶及迁徙病灶是治疗感染最重要的手段之一。脓肿应及时穿刺或切开引流;化脓性胆管炎、坏死性胰腺炎、绞窄性肠梗阻应及时手术去除病因;创面的坏死组织和异物应及时去除,并敞开无效腔、充分引流;怀疑静脉导管相关性感染时,应首先拔除留置导管。

(二)支持治疗

危重患者感染可引起或加剧全身生理功能紊乱,必须进行生命支持来争取治疗时间。首先要保证机体的氧供,通过鼻导管或面罩给氧,必要时使用呼吸机供氧。通过静脉补液、应用血管活性药物及输注红细胞以维持血红蛋白>80 g/L,从而保证机体组织和器官的灌注。如果患者出现严重脓毒症或脓毒症休克,应当在复苏的前 6 h 积极进行液体复苏,使得 CVP 维持在 8～12 mmHg,MAP ≥65 mmHg,尿量≥0.5 mL/(kg·h),中心静脉或混合静脉氧饱和度分别≥70% 或≥65%。当静脉充分补液后血压仍然持续偏低,可能是因为全身血管阻力异常低下或心肌收缩力下降。可适当使用血管活性药物及增强心肌收缩力的药物,维持患者收缩压≥90 mmHg,保证机体的灌注。在循环容量充足的情况下,首选去甲肾上腺素来纠正低血压,适量的去甲肾上腺素也不会加重组织缺氧。

另外,积极纠正低蛋白血症,水、电解质紊乱和酸碱平衡失调,改善机体内环境。对原有基础疾病,如糖尿病、肝硬化和肾功能不全等给予对应处理。随着现代治疗技术的进步,还可采用血液滤过治疗来过滤血浆中的炎症反应因子,减轻全身炎症反应。

(三)抗生素治疗

危重患者感染来势凶猛,发展迅速,不能按常规采取逐步升级的用药策略,而应根据感染的部位、可能的致病菌缩窄考虑范围,在留取培养标本后,经验性给予强效、广谱和足量的抗生素治疗,随后根据治疗效果、病情进展、细菌培养及药敏试验结果来调整用药,针对性选用抗感染药物。否则盲目等待不但延误治疗时机造成全身损害,而且用更强的抗生素疗效也不理想。如果患者现有的临床表现被确认为非感染因素引起,应迅速停止抗生素治疗,以减少患者可能被抗生素耐药菌引起的感染及与药物相关的不良反应。由于危重患者对抗菌治疗的反应迟钝,故常联合两种或两种以上的抗生素;对治疗指数较低的药物(即易引起器官功能损害的药物)应限制使用,以免加重器官功能障碍,增加患者死亡率。

近年来,抗生素的滥用造成大量耐药菌株的出现,增加了临床治疗的难度。抗生素使用不当可引起病情早期迅速进展,感染持续存在,或病情好转后再度恶化,使病情延缓、入住 ICU 时间延长。病情迅速进展往往是错过了早期、有效的抗生素治疗;感染持续存在说明抗生素选择不当,病情好转后又恶化,可能是诱导产生了 β 内酰胺酶,也可能存在耐药菌的双重感染或出现了局部并发症。因此,必须强调合理使用抗生素。合理使用抗生素是指在明确适应证下选用合适的抗生素种类,并遵循科学的量效关系用药。按照抗生素的药代动力学和药效学特点给药,并根据患者的肝功能和肾脏清除率,给予合适的剂量、合理的给药间隔时间和疗程以达到清除细菌、控制感染的目的,且尽量减少不良反应。通常在体温正常、白细胞计数及中性粒细胞比例恢复、局部病灶控制及全身情况好转后停止用药。

(四)辅助治疗

除非合并肾上腺皮质功能不全,否则不建议给予皮质类固醇类药物;或仅在血压对液体复苏和血管加压药治疗不敏感时使用。近期大量实验证实,重组人活化蛋白 C(rhAPC)可显著降低脓毒症患者的死亡率,美国 FDA 已批准其在脓毒症的应用,建议由脓毒症诱导的器官功能不全伴高死亡风险的成年患者,如果没有禁忌证就可接受 rhAPC 治疗。而内毒素抗体、粒细胞集落刺激因子和非皮质类固醇类抗炎因子的应用尚在实验阶段。

第三节　常见急危重症患者的感染与预防

一、感染

(一)脓毒症

脓毒症属全身性严重感染,起病急、病情危重,尤其是医院获得性感染脓毒症病原菌耐药程度高,病死率可高达 20% ~50% 。有关脓毒症的几个概念,全身炎症反应综合征、严重脓毒症和脓毒症休克等已在前面介绍,在此不再赘述。

血液感染的主要病原以革兰氏阳性细菌为主,革兰氏阴性菌较少见,另有少数为真菌(白念珠菌)所致。病原菌种类与原发病灶和入侵途径密切相关。真菌脓毒症的原发病灶以肺部感染为多见。院内感染的病原菌对常用抗菌药的耐药程度明显高于院外感染者,并常呈多重耐药,如耐甲氧西林金黄色葡萄球菌(MRSA)、甲氧西林耐药表皮葡萄球菌(MRSE)。

脓毒症临床表现轻重程度不一,表现为发热、白细胞增多、高代谢和组织灌注不足。危重伴衰竭患者有时并无发热和白细胞增多的表现,尤其是老年人,常表现为体温不升及白细胞减少。尿中尿素氮排出过多是严重蛋白质破坏的高代谢状态,除与肿瘤、创伤及坏死组织存在有关外,也可能是持续性脓毒症的表现。血小板计数迅速下降而没有其他 DIC 征象,也常是脓毒症的伴随表现。低血压,尤其是动脉舒张压低伴心前区压迫感,应怀疑脓毒症。肺内感染所致脓毒症或脓毒症休克常常伴有急性呼吸窘迫综合征(ARDS)。

根据病史、发热、畏寒和低血压等临床表现,生物学培养阳性即可诊断脓毒症。正确的病原学诊断有赖于尽早行血培养及其他体液生物学培养,在应用抗生素前即应送血培养3~4次,每次间隔1 h左右,取血量10~30 mL。如应用抗生素后热不退,仍可继续送血培养,疑有厌氧菌或真菌所致脓毒症时,需加送血厌氧菌及真菌培养。对条件致病菌所致脓毒症,如两次血培养获同一细菌,或血培养与脓液、胸腹水等其他标本结果相同时,可确诊为该菌所致脓毒症。对病原菌的估计首先应区别属革兰氏阳性菌和革兰氏阴性菌,此外尚需估计有无厌氧菌或真菌感染的可能。

脓毒症治疗至少包括抗生素治疗和生命功能支持,而找到感染源并立即去除感染灶是治疗成功的关键。由于脓毒症病情危急,而病原菌常无法在短期内检出,故在脓毒症临床初期确立并留取血和其他体液标本送培养后,1 h内即应开始经验药物治疗。根据患者原发病种类、免疫缺陷情况、流行病学资料、可能的入侵途径等对病原菌种类做初步估的选用合适的抗生素,随后可根据药敏试验结果调整用药。脓毒症的抗菌治疗一般可采用两种有效抗生素的联合,疗程一般为7~10 d,如临床治疗反应慢、有迁徙病灶或白细胞减少症者则需更长。局部病灶需配合外科引流等措施。

生命支持治疗包括:①维持灌注压和血流动力学平稳,通常需同时静脉补液和应用血管收缩药物,一方面弥补"第三间隙"的损失,保证有效循环容量,另一方面运用升压药物维持足够的灌注压,保证重要生命脏器的灌注;②如患者发生呼吸功能的变化,常有必要进行机械通气,以减少患者的无效通气、保证机体的氧供需平衡;③如果急性肾衰竭并发严重的酸中毒、高钾血症、尿毒症等则需要进行间断或持续肾脏替代治疗(CRRT);④若凝血功能检查和血小板计数提示发生严重的弥漫性血管内凝血(DIC),则可输入血小板或新鲜冰冻血浆予以纠正;⑤仅在血压对于液体复苏和血管加压药物治疗不敏感时,建议使用肾上腺皮质激素;⑥控制血糖在8.3 mmol/L以下,监测血糖至少1次/4 h;⑦在患者无血小板减少、严重凝血功能障碍、活动性出血及近期脑出血等禁忌证时,可使用低分子肝素或普通肝素预防深静脉血栓,或联合使用加压袜、间歇压迫器等机械方法;⑧可使用H_2受体拮抗剂或质子泵抑制剂预防应激性溃疡导致的上消化道出血,同时要考虑胃内pH值升高可能增加呼吸机相关性肺炎的风险。

目前已经开始部分针对细菌毒素或干预感染所促发的炎症连锁反应的治疗,予以肿瘤坏死因子-α抗体(TNF-α抗体)、可溶性TNF受体、抗脂多糖抗体等,但这些治疗措施尚在实验阶段,有待于进一步临床验证。

(二)肺部感染

肺部感染是院内感染患者死亡的最常见原因。与社区获得性肺炎不同,院内肺部感染多为多种细菌混合性感染,最常见的致病菌为铜绿假单胞菌,其次为金黄色葡萄球菌、肺炎克雷伯菌、大肠埃希菌。近几年,不动杆菌属和真菌感染的比例日渐升高。气管内插管或气管切开、机械通气>72 h,昏迷、胸腹部联合手术后、既往肺部慢性疾病、经鼻胃插管、经鼻胃空肠营养以及吸烟史等,均为术后肺部感染发生的危险因素。

肺部感染包括3种发病机制:吸入性肺炎、血行播散型肺炎和误吸性肺炎。误吸口咽部定植菌是引起医院内肺部感染最常见的发病机制。通常情况下健康人群的口咽部定植菌不包括需氧革兰氏杆菌,但是由于危重患者为预防应激性溃疡而应用的H_2受体拮抗剂和制酸剂引起肠源性革兰氏杆菌的过度繁殖,而且口咽部革兰氏杆菌的定植率随住院时间延长而增加。

肺部感染的诊断依据有脓痰,肺功能变化,胸部听诊有啰音或呼吸音的变化,X射线发现肺部浸润或实变及呼吸道分泌物染色涂片或培养出致病菌,也有些病例可能培养阴性。定量气管内吸痰、保护性标本毛刷或支气管肺泡灌洗可增加微生物培养阳性率。由于多数危重患者几乎都存在多种潜在致病性的定植细菌,因此,必须对所获得的呼吸道分泌物培养结果进行仔细分析。如患者出现胸腔积液,也应进行胸腔穿刺抽取积液并进行革兰氏染色和细菌学培养。危重患者的肺部感染需与ARDS、肺梗死、心源性肺水肿、肺癌或肺部转移瘤等相鉴别。

怀疑肺部感染的危重情患者,应在留取微生物标本后根据患者的临床表现、流行病学特点及患者因素尽快开始经验性治疗,包括抗菌治疗和支持治疗。应了解该院 ICU 内肺部感染的菌群及细菌耐药特点,并根据患者的革兰氏染色、细菌培养和药敏试验结果合理调整抗生素。另外对不能有效咳嗽的危重患者,需加强翻身、叩背,适当给予吸引呼吸道分泌物、体位引流等有效地引流呼吸道分泌物,必要时可使用纤维支气管镜检查。

预防医源性肺部感染是降低危重患者并发症和死亡率最重要的措施,其关键是发现潜在误吸可能的患者。在可能的情况下,保证所有的患者时常变换体位;进行机械通气的患者,应处于半卧位,床头抬高 15°~30°,避免长时间经鼻插管;经鼻胃管或鼻空肠管行胃肠内营养的患者,应将床头抬高 30°~45°;行气管切开的清醒患者,进食时应避免呛咳的发生;对呼吸机、湿化罐等设备进行消毒灭菌;使用无菌吸痰技术并定期清理"黏液湖",检查患者后严格洗手。

(三)腹部感染

腹部感染包括腹腔内脏器的炎症性疾病或空腔脏器穿孔后所致的腹膜炎和腹腔脓肿,亦可是继发于腹部手术或外伤术后的感染。在胃肠手术中最常见者为吻合口瘘。腹部感染多由来自胃肠道的内源性细菌所致,如为腹部贯通性损伤所造成的腹部感染,则外源性细菌也参与致病作用。腹部感染多为需氧菌和厌氧菌的混合感染。因此治疗腹部感染时,选用抗生素应主要针对大肠埃希菌和脆弱类杆菌。

胃肠道穿孔或手术后感染在早期可通过积极应用抗生素而可能获痊愈,而在形成腹腔或盆腔脓肿后,应立即给予彻底引流,方能使抗生素的治疗奏效。抗生素可选用对口腔厌氧菌有效的青霉素及对肠道需氧菌有抗菌活性的氨基糖苷类或氨苄西林,亦可用哌拉西林或头孢唑啉联合甲硝唑,或按药敏试验结果调整用药。

急性化脓性腹膜炎是一种严重的腹部感染,必须尽早进行手术治疗,尽早去除原发病灶,并根据需要做引流、清创,而抗生素的应用是一种重要的辅助治疗。抗生素必须全身用药,才能在组织内达到相当浓度而发挥抗菌作用。急性腹腔感染应在诊断已明确或决定进行手术后开始采用抗生素治疗,选用药物有氨基糖苷类、广谱半合成青霉素、头孢菌素类、氟喹诺酮类等,并加用甲硝唑、克林霉素或氯霉素等对厌氧菌有效的药物。常用的治疗方案为克林霉素联合氨基糖苷类,哌拉西林、氟喹诺酮类或第二、三代头孢菌素联合氨基糖苷类及甲硝唑等;严重感染可选用亚胺培南等。

急性胆囊炎及胆管感染多伴有胆囊结石或胆管结石,一旦结石引起胆囊或胆管梗阻,影响胆汁排出时即导致感染。常见致病菌为大肠埃希菌、肠球菌属、肺炎杆菌,甚或伤寒杆菌,尚有其他革兰氏阴性杆菌和厌氧菌。抗生素治疗并不能代替手术治疗,而仅是手术前的准备措施之一。各种抗生素在胆汁中的浓度不一,如胆管通畅,则氨苄西林、哌拉西林、头孢哌酮、头孢曲松、多西环素、四环素等在胆汁中的浓度远较血药浓度为高,其中尤以哌拉西林、头孢哌酮和头孢曲松等可为血药浓度的 10 倍以上。但当胆囊管及胆管有梗阻时,则胆囊和胆管中的药物浓度可显著下降。以上各类药物应根据病情及患者具体情况结合细菌药敏试验结果选用。急性梗阻性化脓性胆管炎,病情凶险,有造成脓毒败血症的可能,其治疗关键在于及早手术以解除胆管梗阻,同时应用足量、有效的抗生素在解除梗阻的前提下才能有助于控制败血症,故手术治疗和抗生素的应用在处理胆系感染中有相辅相成的作用。

急性胰腺炎的病死率高达10%~15%,其中80%死于感染,因而控制感染极为重要。胰腺感染的常见病原菌与其他腹腔感染相似。易透过血脑屏障。在胰腺中能达到相当高的药物浓度而又对感染菌有效的抗生素有氧氟沙星、环丙沙星、头孢他啶、亚胺培南及甲硝唑等,其胰腺药浓度均高于细菌MIC至少10倍以上,其他如头孢噻肟、奈替米星、克林霉素及氯霉素等也有相当量的胰腺药浓度,可根据感染病原菌的药敏试验结果而选用。治疗急性胰腺炎除应用抗生素控制肠道移位的细菌外,还应重视和加强保护肠黏膜屏障的措施,包括强有力的抗休克措施、胃肠外营养成分中加入肠黏膜保护剂等,避免滥用免疫抑制剂,以保护患者的免疫功能等。

(四)尿路感染

危重患者常需留置导尿管,常用它解除暂时性尿路梗阻及精确地测定尿量等,而80%的尿路感染与留置导尿管有关。导尿管可损伤尿道黏膜,操作过程中可带入细菌或外接管口接触不洁容器时,细菌可沿包裹导管外层的胶膜上行。

危重患者院内尿路感染的主要病原菌为革兰氏阴性杆菌,其中大肠埃希菌最为多见。与其他感染部位明显不同的是,尿路发生真菌感染的比例高达23%,最常见者为白念珠菌(14%),多见于接受皮质类固醇和广谱抗生素治疗及糖尿病患者。

留置尿管发生尿路感染患者出现尿频、尿痛等症状,尿常规检查有脓尿和白细胞管型即可诊断,尿液细菌学检查可明确致病菌及其对抗生素的敏感性。

一旦发生尿路感染,应选择合适和在泌尿道内浓度高的抗生素,可用适量1:5 000呋喃西林液进行膀胱冲洗,每天2~3次,冲洗液注入后,须待全部抽出后再注入,反复3~4次;同时尽可能早日拔除导尿管。尿路感染如果不做处理或延误处理,可能并发急、慢性肾盂肾炎以及肾脓肿、尿脓毒症。

(五)静脉导管相关性感染

随着ICU病房的发展,中心静脉导管广泛应用于危重病患者的抢救用药、测定中心静脉压、完全胃肠外营养、抗生素治疗、补充液体和电解质等,同时血管内置导管引起的感染也成为临床严重的并发症,其发生率高,严重影响危重患者的预后。

静脉导管引起的感染主要有4种感染途径:最常见的感染机制为皮肤定植的细菌从穿刺部位迁移至导管尖端。在置管或使用过程中反复调整导丝或导管的位置时,医护人员的无菌操作不到位是长期导管感染的重要因素。输液污染及其他原发性感染灶血行播散至静脉导管是较为少见的原因。股静脉导管感染的概率远高于颈内静脉与锁骨下静脉,发生感染的时间也明显提前。这可能与腹股沟区皮肤凹凸不平导致穿刺点密封性差、股静脉血流缓慢、血小板和红细胞易聚集形成血栓,腹股沟距离会阴部较近不容易护理、受污染机会较多有关。

静脉内导管引起的血源性感染以革兰氏阳性球菌为主,包括葡萄球菌和肠球菌,其次为大肠埃希菌、铜绿假单胞菌、不动杆菌属,真菌尤其是白念珠菌近年来显著增多,这与ICU内感染致病菌的变迁规律基本一致。

静脉内导管相关性感染根据其感染的部位不同,分为3种。①出口部位感染:导管在皮肤出口部位的皮肤红斑、触痛、硬结并有渗出。②隧道感染:距离皮肤出口部位至少2 cm深的部位出现硬结、红斑、触痛,而出口部位未见脓性分泌物。③导管脓毒症:临床表现发热、呼吸急促、心动过速,伴血培养阳性而无其他部位的明确感染。

静脉导管相关性感染的并发症包括感染性血栓性静脉炎、感染性心内膜炎。相关危险因素包括高龄、小儿、宿主免疫功能低下、穿刺部位潮湿多汗、更换接头过于频繁、留置导管时间过长、导管以外的部位有感染。

危重患者留置静脉导管后,需每天检查消毒并更换敷料,如出现深静脉导管相关性感染症状,应在无菌条件下拔除导管,并做导管尖端培养,培养分离出有意义的病原菌,并且临床表现符合下述4条即可诊断为深静脉导管相关性感染:①静脉穿刺部位有脓性分泌物或有弥散性红斑;②沿导管皮下走行部位出现疼痛性、弥散性红斑并除外药物性静脉炎所致;③体温>38 ℃,穿刺局部有压痛,无其他原因可解释;④拔除静脉导管后,患者体温及白细胞计数恢复正常。

怀疑可能为静脉导管相关性感染时,应在无菌条件下拔除导管,并剪下尖端送微生物学培养,如需要重新留置导管,必须更换穿刺部位。拔除导管后体温正常也提示导管相关性感染。

近年来新出现的PICC导管经肘窝插入上腔静脉,这种静脉内置导管的机械性并发症少、静脉炎的发生率低、血性感染少,且临床护理简便。应用浸有氯己定、磺胺嘧啶银的中心静脉导管,可以有效地降低导管的细菌定植及血行感染,但这些导管是否会引起抗生素耐药,目前还不得知。很多ICU采用在导丝引导下于同一部位更换中心静脉导管或肺动脉导管,这种操作可以降低机械并发症,但显著增加了导管的细菌定植、导管部位的感染及导管相关菌血症的倾向。

(六)呼吸机相关肺炎

呼吸机相关肺炎(VAP)定义为机械通气(不包括非创伤性)48 h后,或停用机械通气、拔除人工气道后48 h内发生的新的感染性肺实质性炎症,是急性呼吸衰竭患者接受呼吸机治疗后的严重并发症。以其发生时间在机械通气启动后5 d为界,分为早发性和迟发性AVP,其在ICU内发病率高达18%～60%、死亡率高24%～54%,延长危重病患者ICU入住时间,也造成了医疗资源的浪费。AVP必须与其他医源性肺炎相鉴别,因为其诊断、治疗和预后都有显著不同。

气管插管破坏了机体的自然防御机制,会厌部正常的生理屏障被破坏后,环绕气管插管气囊处的咽喉部下行的分泌物及细菌进入气管、肺组织,损伤气管纤毛上皮细胞及纤毛运动,降低咳嗽反射及气管、支气管清除细菌及分泌物的能力,从而增加VAP的发生。危重患者本身免疫力低下,其发生呼吸机相关肺炎的高危因素还包括:胸腹部手术、胃肠内营养、仰卧体位、留置鼻胃管或鼻空肠管、H_2受体拮抗剂、糖皮质激素、多种抗生素、重复气管插管、插管时间延长等。

VAP的临床诊断需满足下述前3条中的任意2条+第4条:①插管后48 h发热T≥38.0 ℃或较基础体温升高;②外周血白细胞>10.0×10^9/L或<4.0×10^9/L;③脓性气道分泌物,涂片白细胞>25个/LP,鳞状上皮细胞<10个/LP,培养出潜在的呼吸道病原菌;④胸部X射线片显示新的或进展中的浸润性阴影。上述诊断标准敏感性高,但特异性低。上述4条+氧合水平+痰细菌学培养一共6条,并采用临床肺部感染记分法进行诊断,其准确性可显著提高。由于气管插管的管道内和上呼吸道内存在定植菌株,所以从上呼吸道所获取的标本是不可靠的。现在又发展了支气管肺泡灌洗和带保护的标本刷等有创的定量培养技术,它们大大提高了临床诊断的特异性和敏感性。但目前

尚无循证医学表明确诊治疗的临床预后优于经验性治疗,也未能证明侵入性技术优于传统技术,故临床上并未常规采取侵入性采样的方法。

可以根据临床上影响 VAP 病原菌类型的主要因素,如发病时间、先期抗生素治疗、ICU 内流行菌株等情况,在怀疑呼吸机相关肺炎时尽早采取有效的治疗措施。迟发性 VAP 多见于革兰氏阴性菌属,偶有革兰氏阳性菌如金黄色葡萄球菌。可先根据临床资料及经验选择有效抗生素治疗,一旦确诊 VAP,应根据细菌培养及药敏试验结果,敏感、联合、足量应用抗生素治疗。同时,注意患者原发病的治疗及加强支持疗法,提高患者抵抗力,降低死亡率。

二、预防

ICU 是院内感染发生和散播的重要区域,危重患者病情复杂多变,一旦存在感染源极易发生感染,因此必须采取预防措施,降低感染的发生率。关键在于尽量减少耐药病原微生物的产生及有效地实施干预传播的具体措施。院内感染 30% ~50% 是可以预防的,部分院内感染是因医护人员的无菌观念不强,缺乏感染管制措施,应用侵入性诊疗方法不当,滥用抗生素、激素、免疫抑制剂,环境卫生、膳食管理不当等所致。

(一)制定制度、严格管理

建立健全完善的感染管理组织,定期对 ICU 的院内感染情况和设备、环境进行抽查;对全院各类工作人员进行感染知识的宣传教育,自检并改进工作中不合要求的部分;制定危重患者特定的消毒隔离制度,对免疫力极度低下、严重感染、多重耐药患者,实施床旁隔离;严格遵守无菌原则,各种体内置入导管不宜放置过久,严密观察、发现异常及时处理;室内禁止摆放或养殖花卉,以免污染或造成花粉过敏;ICU 内的一切物品,包括仪器和清洁工具等,禁止同其他病房混用,从外面带入的物品应进行适当的清洁和消毒处理;严格参观探视制度,减少病室空气污染和病原菌带入。

(二)加强重症监护病房环境及建筑设施的清洁与消毒

设立 ICU 于最清洁的区域内,远离人流量大的交通道;进入 ICU 前的缓冲间备有更衣室、更鞋柜,洗手消毒池最好采用脚踩式开关,减少致病菌通过手传播;最理想的 ICU 病床设置是单人间,如无条件,单个监护间内患者人数控制在 3 位以内,床间距>1 m,减少尘埃粒子和飞沫感染的机会。

机械通风,层流过滤除菌,净化空气;定期开窗换气,电子杀菌机消毒,有条件者可使用空气净化装置,降低肺部感染的发生率。定期封闭 ICU 监护病房,采用紫外线照射、药物熏蒸及喷雾,有效地控制由于空气污染而造成的交叉感染。

保持墙壁、天花板的无尘和清洁,每天用含氯消毒液擦拭室内床头柜、床栏、治疗车、监护仪和呼吸机等设备设施。地面必须用 0.2% 过氧乙酸消毒剂湿拖后清扫,减少细菌数;如被血液、呕吐物、分泌物或粪便污染,可使用有效氯次氯酸盐水溶液擦拭。各监护间各类抹布必须分开使用、分类放置,并定期消毒;各类清洁工具必须每天用热水巴氏消毒。

(三)重症监护病房内器械与设备的消毒

对室内的各种装备、器械和物品严格按照要求进行消毒,消毒后保持干燥、避免污染。氧气湿化瓶要一人一换,每 24 h 换 1 次,并用含氯消毒液浸泡消毒,避免在患者中循环使用而造成感染流行;雾化吸入器接触患者的喷头、管道和盛装药液的容器在使用前后都应采用 0.2% 过氧乙酸浸泡

20~30 min。对 ICU 内使用的一切外科器械、敷料和换药碗等必须严格消毒灭菌达到灭菌要求。定期进行空气、敷料、呼吸机管道等的生物学培养。

（四）一次性医疗用品的使用

一次性使用的医疗器械在生产过程中灭菌较彻底，能够有效地预防交叉感染。

（五）合理使用抗生素

长期大量使用抗生素，不仅增加患者的住院费用，也增加了耐药菌株的产生，更增加了真菌感染的机会。不适当的抗生素治疗可导致院内感染的死亡率上升，而合理使用抗生素对危重病患者感染的控制和治疗意义非凡。因此，对于严重感染的危重病患者，抗生素的使用宜早期、足量、足程使用，并在治疗过程中严密监测细菌耐药情况及菌群失调现象。如果是经验性治疗，则应及时根据生物学培养与药敏试验结果选用敏感的抗生素。导尿、深静脉置管和气管切开者应定期进行尿、痰和血培养；观察患者引流物、排泄物的量、色和性质气味，及时留取标本送生物学涂片、培养和药敏试验，了解细菌繁殖和清除状况。

（六）加强危重患者的基础护理

加强对危重患者的护理，特别是长期卧床、高位截瘫和昏迷患者的皮肤、口腔护理，及时发现隐蔽病灶、预防新的感染灶的形成，以及气管插管行机械通气、气管切开患者的气道护理，常规给予床头抬高 15°~30° 的平卧位及侧卧位，注意湿化加温、无菌吸痰及"黏液湖"的处理，减少反流误吸、降低肺部感染的发生；深静脉置管尽量不选股静脉，并每天对置管部位进行检查和消毒。

（七）对重症监护病房工作人员的要求

对 ICU 内工作人员，包括医护人员及护工等，必须牢固树立 ICU 与院内感染预防和消毒管理的工作观。必须更换干净的衣鞋、戴帽子和口罩后方可进入 ICU；外出时必须外加隔离衣并更换外出鞋；上班期间不得佩戴戒指、手镯等首饰，不能留长指甲；工作人员不得在监护病房内进食；所用衣帽、口罩应每天更换，保持清洁。严格洗手制度和无菌操作，减少与防止操作感染的发生。在接触一位患者后必须对手及听诊器、纤支镜等检查工具进行消毒，减少病原微生物通过工作人员在危重患者之间造成交叉感染的可能性。ICU 工作人员应定期进行手、鼻、口咽部生物学培养，凡带有致病菌株者，应立即开始除菌治疗或更换工作岗位。

（宓 晨）

第六章 常见院前和院内急救

第一节 挤压综合征

挤压综合征是四肢及躯干肌肉丰富的部位遭受长时间重物挤压后,出现以肢体肿胀、肌红蛋白尿、高血钾为特点的急性肾衰竭。其临床表现除了包括挤压的局部肌肉坏死外,主要表现为全身性的病理生理改变及由此所造成的肾功能损害。挤压综合征既是挤压伤引起的全身病变的表现,也是急性肾衰竭的特殊类型。

挤压综合征的预后不仅取决于外界因素,而且也取决于受压部位发生的病理过程,同时与机体对创伤的反应有关。影响挤压综合征预后的主要因素有机体受压的重量、面积、受压时间、周围环境如温度、空气流通情况等。挤压综合征病情危重,除了急性肾衰竭,常合并其他器官功能衰竭,如脓毒症、ARDS、DIC、出血、低血容量性休克、心力衰竭、心律失常、电解质紊乱及心理创伤等问题,病死率可高达50%。死亡原因主要为水中毒、高血钾、尿毒症和化脓性感染。

【病因】

1.建筑物、设施倒塌或山体滑坡　常见于严重自然灾害(如地震、热带风暴、泥石流等)、工程事故、战争时期,多成批出现。

2.交通事故　机体受到车辆或者重物长时间压迫,如不及时解除压迫可导致挤压综合征。

3.被动体位　偶见于昏迷、醉酒、冻僵、药物中毒、手术与肢体瘫痪长期卧床的患者,因长时间固定单一体位导致自身重力压迫,造成局部肌肉的挤压伤,重者可引起挤压综合征。

【发病机制】

挤压综合征的发病机制:①机体受到长时间机械压迫,受压部位尤其是肌肉组织肿胀,组织内压力升高,由于骨骼和骨间膜、肌间隔形成的筋膜间隔室受到筋膜的限制,压力不能释放致不断升高,使血管受压损伤,血液循环被阻断,组织的血流量减少,局部组织缺血甚至坏死,最终导致这些组织功能的损害。②压迫解除后,缺血的肌肉发生再灌注损害,组胺、超氧阴离子及有害介质如IL-2、IL-1、TNF等大量释放,导致毛细血管扩张,通透性增强,血浆外渗,使肌肉水肿,肌肉鞘和骨筋膜隔室内压力迅速升高,进一步加重肌肉组织肿胀、缺血缺氧及渗出增加,进而发生骨筋膜隔室综合征。③大量组织液外渗,导致有效循环血量减少,发生休克。④部分因受压及再灌注损害而坏死的肌肉,释放出大量肌红蛋白,通过肾小球滤过而进入肾小管,同时释放出大量的乳酸、磷酸等酸性物质,在肾小管中形成酸性尿,肌红蛋白在酸性的环境下快速形成结晶和管型,沉积在肾小管中,造成肾小管梗阻,损伤肾小管上皮细胞;创伤引起机体应激反应,下丘脑-垂体-肾上腺轴系统被激活,释放大量儿茶酚胺类物质,导致肾血管收缩,以及由于低血容量休克,肾脏灌注压下降,肾脏血流减少,引起肾小管坏死而致急性肾衰竭。⑤局部组织受压损伤严重,还会引起机体代谢性酸中毒,肾排钾减少,使血清钾、尿素氮升高。

【临床表现】

(一)局部表现

机体受到挤压伤时,首先出现的是皮肤损伤,当外部压力解除后早期即出现疼痛、肿胀、感觉异常、压痛、缺乏弹性、肌力下降、功能障碍和被动牵拉痛等症状和体征。随着病情进一步发展,可出现感觉逐渐减退或消失、血管闭塞、脉搏消失、肢体发凉等表现。随着血液和淋巴回流受阻、组织缺血、缺氧致坏死加重,晚期可出现急性肾脏损害及其他器官的损害。

1.皮肤损害 通常在早期无明显表现。当压迫解除后,缺血再灌注损伤加重,伤后4d受压迫组织的边界位置会出现明显分隔,软组织肿胀明显,皮肤的紧张度增加、发亮、变硬,可出现瘀斑以及水疱。随着血液循环受阻的进一步加重,肢体远端血供减少或消失,可出现血管闭塞、皮肤苍白、皮温下降、脉搏减弱或消失、感觉功能障碍甚至坏疽。

2.肌肉组织损害 受损肌肉呈白黄色、质脆易碎、感觉减退,且深部肌肉的改变较浅部肌肉明显。压迫解除后,随着血液循环不同程度的恢复,肌肉颜色转变为红色或褐红色,肌肉可出现淤血、水肿、紫斑和皮肤麻木、组织液渗出等缺血再灌注损害。如筋膜切开减张后,肌肉仍呈白色,表明肌肉已坏死,应予以切除。需要注意的是,即使肢体远端脉搏不减弱,肌肉组织仍有发生缺血坏死的危险。

(二)全身表现

1.休克 心率增快、脉搏细数微弱、口渴、烦躁、血压下降等。

2.意识障碍 烦躁不安、意识恍惚,呈兴奋状态,有的可出现表情淡漠呈嗜睡状态,甚至出现昏迷。

3.急性肾功能损害伤后早期 尿呈深褐色或红棕色,12 h达高峰,持续一般为12~24 h,挤压伤后体内蛋白分解增加,代谢产物不能经肾排出,血中尿素氮升高。晚期可导致急性肾衰竭。

4.高钾血症 在少尿期,血钾可每天上升2 mmol/L,甚至在24 h内导致死亡。早期常无特殊症状,有的可呈现轻度的神志改变、感觉异常和四肢软弱等,甚至心功能不全的表现如低血压、心搏缓慢、心律不齐等,严重者发生心搏骤停。

5.代谢性酸中毒 组织缺氧、乏氧代谢,出现代谢性酸中毒,血pH值7.35,BE下降,$PaCO_2$正常或稍降低。

6.其他器官损伤 如心力衰竭、呼吸窘迫综合征及肝脏等器官功能障碍。

【辅助检查】

1.尿液 ①早期为少尿期,尿量减少,尿比重大于1.020,尿钠少于60 mmol/L,尿素增加;②少尿或无尿期,尿比重降低在1.010,尿肌红蛋白阳性,尿蛋白阳性,隐血阳性,可见红细胞或管型,尿钠多于60 mmol/L,尿素减少,尿中尿素氮与血中尿素氮之比小于10∶1,尿肌酐与血肌酐之比小于20∶1;③多尿期及恢复期,尿比重可正常或降低,其余指标基本恢复正常。

2.血常规 血红蛋白、红细胞计数、血细胞比容均降低。

3.出凝血 血小板减少、出凝血时间延长。

4.肌酶 谷草转氨酶(UOT)、肌酸磷酸酶(CPK)、乳酸脱氢酶升高。

5.电解质 高血钾、高血磷、低血钙等。

6.血肌红蛋白 升高。

7.其他 血清肌酐(Scr)升高,肌酐清除率(Ccr)降低,谷丙转氨酶、CK-MB、TNT升高等。

【诊断】

1.病史采集 详细了解致伤原因和方式、肢体受压时间、相应的全身及局部症状等,伤后有无深褐色或茶色尿及少尿的情况。

2.体格检查 受压肢体肿胀,皮肤发亮、张力高,筋膜腔内组织压测定>30 mmHg或者比舒张压低20~45 mmHg。有脱水、创伤性休克的临床表现。

3.实验室检查 高血钾、高血磷、低血钙、氮质血症、血色素降低、红细胞计数减少、血细胞比容降低、代谢性酸中毒和肝肾功能测定异常、心肌酶异常及尿常规异常,隐血试验强阳性,尿肌红蛋白定性检查阳性。

4.诊断标准 ①有长时间受重物挤压的受伤史及临床表现;②持续少尿或无尿,并且经补液治疗尿量无明显增多,尿色出现茶色、深褐色;③尿中出现蛋白、红细胞、白细胞及管型;④血清肌红蛋白、肌酸磷酸酶、乳酸脱氢酶水平升高;⑤氮质血症、高血钾、代谢性酸中毒等急性肾损伤表现。

5.临床分级 可按伤情的轻重、肌群受累的容量和相应的化验检查结果的不同,将挤压综合征分为3级。

一级:肌红蛋白尿试验阳性,CPK>10 000 IU/L,无急性肾衰竭等全身反应。若伤后早期不做筋膜切开减张,则可能发生全身反应。

二级:肌红蛋白尿试验阳性,CPK>20 000 IU/L,血肌酐和尿素氮增高而无少尿,但有明显血浆渗入组织间,有效血容量丢失,出现低血压。

三级:肌红蛋白尿试验阳性,CPK明显增高,少尿或无尿,休克,代谢性酸中毒及高血钾者。

【鉴别诊断】

1.挤压伤或筋膜间隔综合征 筋膜间隔区压力升高造成肌肉缺血坏死,形成肌红蛋白血症,但无肾衰竭。

2.严重创伤导致急性肾衰竭 虽有急性肾衰竭临床表现,但无肌肉缺血坏死、肌红蛋白尿、高血钾。

【治疗】

1. 现场急救处理

(1)抢救人员迅速进入现场,力争及早解除重物压迫,减少本病发生概率。

(2)伤肢制动,以减少组织分解的毒素被吸收、减轻疼痛,尤其对尚能行动的患者要说明活动的危险性。

(3)伤肢用凉水降温,暴露在凉爽的空气中。禁止按摩与热敷,以免加重组织缺氧。

(4)伤肢不应抬高,以免降低局部血压,影响血液循环。

(5)伤肢有开放伤口和活动出血者应止血,但避免应用加压包扎和止血带。

(6)患者一律饮用碱性饮料,既可利尿,又可碱化尿液,避免肌红蛋白在肾小管中沉积。如不能进食者,可用5%碳酸氢钠150 mL静脉滴注。

(7)补液开始于营救前,在任一肢体上建立大静脉通路。在营救期间(通常是45~90 min)静脉补充等渗生理盐水,速度1 000 mL/h。如果营救时间超过2 h,应减慢输液速度,不超过500 mL/h,调整的幅度取决于年龄、体重、环境温度、尿量、估计的液体丢失总量。

(8)有创伤性休克者进行液体复苏。先给平衡液或生理盐水、5%碳酸氢钠静脉滴注,再给低分子右旋糖酐等液体,不宜大量输注库存血。

2. 伤肢处理

(1)早期切开减张,使筋膜隔室内组织压下降,可防止或减轻挤压综合征的发生。即使肌肉已坏死,通过减张引流也可以防止有害物质进入血流,减轻机体中毒症状。同时清除失去活力的组织,减少发生感染的机会。早期切开减张的适应证:①有明显挤压伤史;②有1个以上筋膜隔室受累,局部张力高、明显肿胀,有水疱及相应的运动感觉障碍;③尿肌红蛋白试验阳性(包括无血尿时隐血阳性)。

(2)现场截肢仅作为挽救生命的干预措施,而不是预防挤压综合征。截肢适应证:①患肢无血运或严重血运障碍,估计保留后无功能者;②全身中毒症状严重,经切开减张等处理症状缓解不明显,且危及患者生命;③伤肢并发特异性感染,如气性坏疽等。

3. 保护肾功能

(1)预防:预防和初始管理挤压相关急性肾损伤与一般急性肾损伤的原则相同。在低血容量的患者中,早期快速液体复苏,以确保其容量纠正。容量纠正的患者维持水化以保持充足的尿量。轻症者可输入平衡液;重症者可按2份等渗盐水、1份碱性溶液的比例输入;严重者可输入高渗碱性溶液,成人可每天输入5%碳酸氢钠200~800 mL;补充血容量有助于肾脏排出肌红蛋白、代谢产物和组织毒素,目前常用20%甘露醇,24 h分次输入2 g/kg,也可选用呋塞米等药物。

(2)少尿期的保守治疗:决定治疗措施时,始终要注意尿量,往往初期少尿,稍后发展成多尿。当患者少尿时,应避免和去除影响肾功能恢复的因素,如肾毒性药物、尿路梗阻、泌尿系统或全身性感染、低血压、高血压、心力衰竭、消化道出血和贫血等。监测容量和电解质:测定血清钾,每天至少2次;监测液体入量和出量、血清钠、磷和钙的水平,每天至少1次。血气分析每天至少1次。如果血清pH值为7.1,补充碳酸氢钠;如果pH值仍继续下降,应增加碳酸氢钠的用量,直到可以透析为止。

（3）透析治疗：透析是挽救生命的措施。当被挤压患者出现液体、电解质和酸碱平衡变化时，应尽一切可能给予透析。在纠正尿毒症、危及生命的并发症后及时启动透析，并密切监测患者的透析指征，特别是高血钾、高血容量和严重的尿毒症中毒症状。

（4）多尿期的治疗：在挤压相关急性肾损伤的恢复阶段，通常表现为多尿，要避免低血容量并维持水、电解质和酸碱平衡。一旦肾功能开始改善，应逐步减少补液量，同时继续密切监测临床和实验室指标。

4.其他 ①抗休克治疗：补充血容量，防止或纠正休克。②防治感染：用抗生素预防和控制感染。③防治高血钾：严格控制含钾量高的食物和药物，避免输入库存血液。④营养供给：宜用高糖、高脂肪和低蛋白饮食。

5.注意事项

（1）对于肢体受压的患者，应尽量及早做出诊断，以降低死亡率。

（2）检查所有输注的液体，避免使用含钾的溶液，尽快测定血钾水平。在无相关测定设施的地方，可进行心电图检查以检测高血钾。如为高血钾，应立即治疗高钾血症，紧急措施包括使用葡萄糖酸钙、葡萄糖加胰岛素、碳酸氢钠和 β_2 受体激动剂。二线措施包括透析和聚磺苯乙烯。

（3）治疗过程中，要实时评估病情，判断有无骨筋膜隔室综合征，即外伤引起四肢骨筋膜隔室内压力增高，导致肌肉、神经缺血、坏死，临床表现为剧烈疼痛、相应肌肉功能丧失的一种严重并发症。

（4）判断有无急性肾功能损害：不超过 3 个月的肾功能或结构方面的异常，包括血、尿、组织检测或影像学提示的肾损伤异常。诊断标准：48 h 内 Scr 升高绝对值≥0.3 mg/dL（26.4 mmol/L）或 Scr 较基础值升高≥50%；或尿量<0.5 mL/(kg·h)，持续 6 h 以上。一旦急性肾衰竭的诊断成立，早期使用透析治疗。

第二节 猝 死

猝死（SD）是指自然发生、出乎意料的突然死亡，即看来貌似健康人或病情经治疗后已稳定或正在好转的患者，在很短时间发生意想不到的非创伤性死亡。其特点如下。①死亡急骤；②死亡出人意料；③自然死亡或非暴力死亡。世界卫生组织（WHO）规定：发病后 6 h 内死亡者为猝死。

据 Mehra 报道全球每年猝死人数在 800 万～900 万人，我国每年猝死人数约 54.4 万人。在年龄分布上：心脏性猝死为 18～80 岁（平均 43.8 岁），其中 18～39 岁（43%）和 40～59 岁较常见（39%），60～80 岁较少见（17.9%）。男女比例为 4.3∶1。猝死地点：21.3%在家，28.6%在公共场所，26%在医院或诊所，其他场所占 24.1%。死亡情形：15.6%为睡眠中，19.2%为日常活动中，仅 8.1%在运动或体力活动中死亡。猝死发生前有症状者仅占 33.1%。

【病因】

1.心血管疾病 占病因的 40%～50%，其所引起的猝死最为常见，称为心脏性猝死。其中冠心病、急性心肌梗死最为多见。少见的有梗阻性肥厚型心肌病、主动脉夹层、低血钾、急性心肌炎、心肌病及主动脉瓣病变、二尖瓣脱垂综合征、药物、电解质紊乱等所致长 Q-T 间期综合征等。对于心脏性猝死的患者,一般可以追踪到明显的诱因:外在诱因有过度劳累、情绪激动、酗酒、过度吸烟等;内在诱因有心功能不全、心绞痛、内环境紊乱等。

2.呼吸系统疾病　占病因的 16%～22%。较常见的有肺栓塞、哮喘、葡萄球菌性暴发性紫癜等。

3.神经系统疾病　占病因的 15%～18%。较常见的有脑出血。

4.消化系统疾病　占病因的 8%～10%,如消化道出血等。急性坏死性胰腺炎,以暴饮暴食、酗酒为发病原因,造成胰脏出血坏死、外溢、发生自体消化所致。

5.泌尿生殖系统疾病　占病因的 5%～10%。典型的原发疾病为异位妊娠等。

6.其他　占病因的 5%～8%,如过敏(青霉素、普鲁卡因等)、猝死症候群、毒品及药品过量(如奎尼丁、氯奎、氯丙嗪、胍乙啶等)、亚健康生活方式等。

【发病机制】

猝死是心、脑、肺等生命器官发生急剧而严重的功能障碍,以致突然中止活动而直接造成的死亡。其发生机制分以下 5 类。

1.心搏骤停

(1)缺氧:缺氧条件下无氧代谢增多,酸性代谢产物蓄积,钾离子释出,抑制了心肌收缩力、自律性和传导性,诱发心室停搏;急性缺氧可引起心电不稳定而导致快速性室性心律失常和心室颤动。

(2)二氧化碳潴留与酸中毒:各种原因引起的窒息均可导致二氧化碳潴留及呼吸性酸中毒,直接抑制心肌收缩力及传导性,或兴奋心脏抑制中枢,引起心动过缓,也可因高血钾而致心室停搏。

(3)自主神经功能障碍:迷走神经张力过高可直接引起心动过缓甚至心室停搏;或冠状动脉痉挛而诱发心室颤动。手术操作时可因直接刺激或反射性兴奋迷走神经而导致心搏骤停。

(4)电解质紊乱:高血钾可抑制心脏的传导性与收缩性,产生传导阻滞和心室停搏;低血钾则增强心肌兴奋性而诱发快速性室性心律失常和心室颤动。低血钙常与高血钾并存,可加重高血钾对心脏的麻痹作用。血镁对心脏的影响与血钾相似。

(5)电生理异常:研究表明,心室肌复极的不均一性所致的心室复极离散与心室颤动的发生密切相关,心电图上表现为 Q-T 间期延长和 u 波高大。

2.急性心脏排血受阻　突发的大动脉、心室流出道或房室瓣重度梗阻,可使心脏排血突然受阻而导致猝死。

3.急性心脏压塞　急性心肌梗死后心脏破裂,主动脉窦瘤、梅毒性升主动脉瘤及主动脉夹层等破裂使血液流至心包,引起急性心脏压塞和休克,患者可即刻或在半小时内死亡。

4.休克　各种类型的休克均可引起猝死。急性心肌梗死后并发心源性休克的病死率最高,患者常在 24 h 之内猝死。

5.呼吸循环中枢功能损伤　严重的中枢神经系统疾病,如暴发性脑炎、颅内大出血、延髓灰白质炎等皆可因直接损伤呼吸中枢和循环中枢而致猝死。

【临床表现】

猝死发生前可无任何先兆,部分患者在猝死前有精神刺激或情绪波动,有些出现心前区闷痛,并可伴有呼吸困难、心悸、极度疲乏感;或出现急性心肌梗死,伴有室性期前收缩。猝死发生时,心脏丧失有效收缩4~15 s即可有晕厥和抽搐,呼吸迅速减慢、变浅,以致停止。死前有些患者可发出异常鼾声,但有些可在睡眠中安静死去。

猝死可依次出现下列症状和体征:①心音消失;②脉搏触不到,血压测不出;③意识突然丧失,若伴抽搐,称为阿-斯综合征,发作可自限,数秒或1~2 min可恢复,持续时间长可致死;④呼吸断续,呈叹息样,随后停止;⑤昏迷;⑥瞳孔散大。

判断心搏骤停最主要的特征是意识丧失和大动脉搏动消失。

【辅助检查】

1. 心电图检查   可出现以下3种表现:①心室颤动(或心室扑动)波型;②心室停搏,心电图直线,或仅有心房波;③机-电分离,心电图呈缓慢畸形的QRS波,但不产生有效的心肌机械性收缩。

2. 早期不典型心电图改变   ①巨大高耸T波,结合临床即可做出早期诊断。②进行性ST段改变:早期ST段变为平直,并向上斜形抬高可达0.1 mV以上,变直的ST段连接高耸T波形成所谓"高敏T波",继而发展为弓背向上的单向曲线。③早期QRS波改变:由于损伤心肌除极延缓出现"急性损伤阻滞",VAT≥0.45 s,QRS时限延长可达0.12 s,且常有R波振幅增高,也有明显压低者。

3. 实验室检查   血酸度增高、电解质紊乱(如低血钾或高血钾、低血钙等)。

【诊断】

根据临床症状、体征及心电图表现可诊断,即心音消失,大动脉搏动消失,血压测不出,意识突然丧失,呼吸停止或断续,瞳孔散大,心电图表现为心室颤动或直线。

【鉴别诊断】

详细询问病史,对于不同原因引起的猝死鉴别诊断非常重要。

1. 心脏性猝死   从发作开始到死亡仅数秒或半小时以内者,多属心脏性猝死。40岁以上男性发生在公共场所或工作地点的猝死,不论平素有无心脏病史,均应首先考虑冠心病可能。对既往有心脏疾病的患者,若近期出现心绞痛、晕厥或严重的心律失常,应警惕猝死的发生。

2. 女性猝死   较少见,以肺动脉高压引起者居多。

3. 婴幼儿猝死   大多由窒息或先天性心脏病所致。

4. 发生于手术或侵入性检查过程中的猝死   以迷走神经张力过高引起的心搏骤停多见。

5. 药物过敏猝死   多发生在注射青霉素、链霉素等药物后15 min之内。

6. 药物中毒猝死   多发生于使用抗心律失常药或抗寄生虫药的静脉注射过程,或于服药后数小时之内。

【治疗】

迅速到达现场,实施心肺复苏(CPR)。心肺复苏按照胸外按压(C)、开放气道(A)、人工呼吸(B)、除颤(D)和复苏药物应用(D)的顺序进行。

1. 胸外按压(C)   按压部位:两乳头连线中点;按压频率:至少100次/min;按压深度:至少

5 cm,压下与松开的时间基本相等。保证每次按压后胸部回弹,尽可能减少胸外按压的中断。

2. 开放气道(A) 迅速去除患者口腔内异物,用仰头抬颏法或托颌法开放气道。最有效的方法为气管插管。

3. 人工呼吸(B) 采用球囊-面罩辅助通气、气管插管、喉罩通气、口对口(或口对鼻)人工呼吸,按压、通气比为30∶2,避免过度通气。

4. 除颤(D) 早期使用心脏除颤复苏成功率比不用除颤明显升高,并且每延迟1 min,复苏成功率就下降7%～10%。因此当心电图表现为心室颤动或无收缩图形,呈一直线时,应立即除颤,心脏除颤是心肺复苏的重要方法。单向波除颤每次均为360 J;双相波首次推荐200 J,第二次和随后的除颤用相同或更高的电量。除颤后应继续CPR。

5. 复苏药物应用(D) 开放静脉通道及时合理使用肾上腺素、胺碘酮、多巴胺、利多卡因、纳洛酮等药物。

CPR成功标准:瞳孔由大变小,有眼球活动和对光反射;面色(口唇)由青紫、发绀转红润;颈动脉搏动可扪及,患者恢复自主心律和自主呼吸,收缩压维持在90 mmHg以上。

第三节 休 克

休克是临床上常见的危重症之一,多经积极治疗而好转,但如果患者的病情危重或救治不及时,可发展至不可逆损害以至死亡。随着对休克微循环及细胞水平研究的深入和监护技术的进展,在病情观察和治疗等方面的理念不断更新,休克的治疗效果也为之改观。故在休克的治疗中,为取得最佳治疗效果,急诊护理人员除了解基本护理知识外,还应掌握休克的临床监测和分析手段。

休克是一种急性循环功能不全综合征。发生的主要原因是有效血循环量不足,引起全身组织和器官血流灌注不良,导致组织缺血、缺氧、微循环淤滞、代谢紊乱和器官功能障碍等一系列病理生理改变。

【分类】

休克不是一种独立的疾病,是由多种原因引起,常见的类型和病因如下。

1. 低血容量休克 主要病因为大量出血,如严重外伤、消化道出血、内出血等。急性失血如超过全身血量的20%(成人约800 mL)即发生休克,超过40%(约1 600 mL)则濒于死亡。严重的腹泻、呕吐、烧伤所致休克亦属此类型。

2. 心源性休克 由急性心脏射血功能衰竭所引起,最常见于急性心肌梗死,死亡率高达80%;其他原因有重度心力衰竭、主动脉瘤破裂等。

3. 感染性休克 主要见于严重的细菌感染和脓毒血症,死亡率为30%～80%。

4. 过敏性休克 发生于具有过敏体质的患者,为致敏原刺激组织释放血管活性物质,引起血管扩张,有效循环血量减少所致。常见者如药物和某些食物过敏,尤以青霉素过敏最为多见,严重者数分钟内不治而亡。

5. 神经源性休克 由于脊髓损伤,或麻醉导致神经性反射或血管阻力丧失,造成组织灌流不足;剧烈的疼痛刺激通过神经反射引起周围血管扩张,血压下降,脑供血不足,有效循环血量减少,导致休克。

【病理生理】

各种休克虽然由于致休克的动因不同,在各自发生、发展过程中各有特点,但微循环障碍致微循环血流灌流不足,重要的生命器官因缺氧而发生功能和代谢障碍,是它们的共同规律。

微循环是指血管直径小于 200 μm 以内的网络毛细血管。维持微循环正常流通有 3 个条件,全身血管内有充足血量、心脏每次搏出足够的血量和微小动脉收缩力正常,不论哪一个环节出现问题都会发生休克。

休克病理生理特点主要如下。

(1)休克时微循环的变化,大致可分为 3 期,即微循环缺血期、微循环淤血期和微循环凝血期。

(2)休克时组织器官的功能和代谢障碍是微循环动脉血灌流不足引起的。

(3)休克时微循环障碍往往发生在血压降低之前;休克早期,由于小动脉收缩,外周阻力增加,血压降低往往不明显,但是微循环已发生明显的缺血。

(4)对大多数休克而言,由于循环血量不足,心排血量减少,加上应激反应,已使小动脉收缩和微循环缺血,不适当地应用升压药,可以使血压暂时得以维持在较高水平,但可加重微循环缺血,促使休克进一步发展。

【临床表现】

(1)患者神志可能尚保持清醒,但淡漠、意识模糊,嗜睡常见。

(2)手和足发冷、潮湿,皮肤常发绀和苍白;毛细血管充盈时间延长,严重的病例可出现大面积的网状青斑。

(3)除有心脏阻滞或心动过缓外,脉搏通常细速;有时只有股动脉或颈动脉可扪及搏动。

(4)呼吸增快和换气过度,大脑灌注不足、呼吸中枢衰竭时可出现呼吸暂停,后者可能为终末表现。

(5)休克时用气囊袖带测得的血压常很低(收缩压<90 mmHg)或不能测得,但从动脉插管直接测得的数值常较之明显为高。

(6)感染性休克患者常有发热,发热前伴有寒战;心排血量增高伴以总周围阻力降低;可能还伴有通气过度和呼吸性碱中毒。

【临床分期】

1.休克早期 患者神志清醒,但烦躁不安,可焦虑或激动;面色及皮肤苍白,口唇和甲床略带发绀;出冷汗,肢体湿冷;可有恶心、呕吐。心率加快,脉搏尚有力;收缩压可偏低或接近正常,亦可因儿茶酚胺分泌增多而偏高,但不稳定;舒张压升高,故脉压降低;尿量亦减少。

2.休克中期 除上述表现外,神志尚清楚,但软弱无力、表情淡漠、反应迟钝、意识模糊;脉搏细速,按压稍重即消失,收缩压降至 80 mmHg 以下,脉压小于 20 mmHg,表浅静脉萎陷,口渴,尿量减少至每小时 20 mL 以下;重度休克时,呼吸急促,可陷入昏迷状态,收缩压低于 60 mmHg 以下甚至测不出,无尿。

3.休克晚期 在此期中发生弥散性血管内凝血和广泛的心脏器质性损害。前者引起出血,可有皮肤、黏膜和内脏出血,消化道出血和血尿较常见;肾上腺出血可导致急性肾上腺皮质功能衰竭;胰腺出血可导致急性胰腺炎,可发生心力衰竭、急性呼吸衰竭、急性肾衰竭、脑功能障碍和急性肝衰竭等。

【血流动力学改变】

1.低排高阻型 亦称低动力型休克,其特点是心排血量低,而总外周血管阻力高。由于皮肤血管收缩,血流量减少,皮肤温度降低,故又称为"冷性休克"。本型休克在临床上最为常见。低血容量性、心源性、创伤性和大多数感染性休克均属本类。

2.高排低阻型 亦称高动力型休克,其特点是总外周血管阻力低,心排血量高。由于皮肤血管扩张,血流量增多,皮肤温度升高,故亦称温性休克。部分感染性休克属本类。

【微循环灌注情况】

1.皮肤与肛门温度的测定 休克时皮肤血管收缩,故皮肤温度常较低;由于皮肤血管收缩不能散热,故肛温常增高。如两者温差为 $1 \sim 3 ℃$,则表示休克严重(正常在 $0.5 ℃$ 左右)。

2.血细胞比容 周围末梢血的血细胞比容高出中心静脉血血细胞比容时,则表示有显著的周围血管收缩。这种差别变化的幅度常表示微循环灌注恶化或好转的程度。

3.眼底和甲床检查 眼底检查可见小动脉痉挛与小静脉扩张,严重时可有视网膜水肿。在指甲上加压后放松时可见毛细血管内血液充盈的时间延长。

【诊断】

休克的诊断常以低血压、微循环灌注不良、交感神经代偿性亢进等方面的临床表现为依据。

诊断条件:①有发生休克的病因;②意识异常;③脉搏快,超过 100 次/min,细或不能触及;④四肢湿冷,胸骨部位皮肤指压阳性(压后再充盈时间大于 2 s),皮肤花纹,黏膜苍白或发绀,尿量小于 30 mL/h 或无尿;⑤收缩压小于 80 mmHg;⑥脉压小于 20 mmHg;⑦原有高血压者收缩压较原有水平下降30%以上。凡符合①,以及②、③、④中的 2 项,和⑤、⑥、⑦中的 1 项者,即可成立诊断。

在临床诊断中还需注意以下情况。①任何具有一定的易患因素的患者,发生血压明显降低,尿量<30 mL/h,以及动脉乳酸浓度或阴离子隙进行性增加,伴以 HCO_3^- 浓度减少时,大多可考虑为休克。②特异器官的低灌注迹象(迟钝、少尿、周围发绀),或相关的代偿机制征象(心动过速、呼吸急速、出冷汗)均支持休克诊断。③在休克的最早期,上述休克征象中多数可能不存在或未能监测到;且休克表现单独一项对诊断休克无特异性;必须结合临床情况给予评价。④任何类型的休克,所属疾病的临床表现可提供重要的诊断线索。

【治疗】

(一)基本原则

(1)治疗开始越早越好,最好在休克症状尚未充分发展前就给予治疗,力求避免休克发展到晚期难以逆转的地步。

（2）对不同类型的休克，在不同阶段要针对当时的病理生理变化给予适当的处理，如补充血容量，增强心肌收缩力，解除或增加周围血管阻力，消除微循环淤滞及纠正酸中毒等措施。

（3）密切观察，特别注意中枢神经系统、心、肺和肾功能情况。必要时做中心静脉压、肺动脉楔压测定和放置保留导尿管，对病情进行反复的分析，抓住各个阶段的主要矛盾，按病情的变化随时调整用药及其他治疗措施。

（4）在紧急处理休克的同时，积极治疗原发病，应迅速通过病史、体征和实验室检查全力找出引起休克的原因，针对病因进行治疗。

（5）治疗目的在于改善全身组织的血流灌注，恢复及维护患者的正常代谢和器官功能，而不是单纯提高血压。

（二）积极院前急救

院前妥善的处理是预防休克发生和进一步发展的前提。对出血或创伤性休克患者，应因时、因地制宜，控制活动性出血，保持合理的体位，注意维持呼吸道通畅、保暖、吸氧，抓紧时间积极转送。

（三）有效控制病因

积极、有效控制病因，是治疗休克的根本措施。失血性休克应及时、有效地控制活动性出血，外出血可采用局部加压包扎、大血管临时结扎、应用止血带和手术清创等方法止血；内出血若诊断成立，应尽快手术控制出血，无须手术者可用内科方法止血，根据病情可先抗休克再止血或抗休克与手术止血同时进行。感染性休克控制感染是关键环节，必须尽早清除感染病灶，在此基础上联合使用足量抗生素或其他药物。创伤性休克应分析并针对主要的因素进行处理。原发性心脏病是心源性休克发生发展的主导因素，通过治疗可使某些休克得到缓解或治愈，如急性心脏压塞或严重心律失常引起的休克。

（四）补充有效循环血量

积极扩容是保证组织器官灌注迅速恢复的条件，是达到抗休克最终目的最有效的措施。休克扩容治疗中最理想的液体是能在短时间内最安全、有效地恢复血容量，维持组织灌注，并在休克纠正后迅速排出体外。不同类型的休克对容量扩充需求不一样，应在输液种类、速度和量上区别对待。

1.晶体液　适合除心源性休克外各类休克的初期治疗。常用的晶体液包括乳酸林格液、林格液、生理盐水和一些其他的平衡盐液，这些液体均为等渗性，不良反应少，特别适合低血容量性休克的早期治疗，其中乳酸林格液效果最好。对晚期休克和老年患者，不主张大量输入晶体液。在休克未纠正前，尽量少用或不用等渗葡萄糖液，以免因高血糖症造成渗透性利尿，加重水和电解质的丢失。

2.胶体液　能迅速、有效、较长时间地维持循环血容量和心排血量，降低血管阻力，改善和恢复组织器官微循环灌注和氧转运，增加休克患者复苏存活率。常用胶体液包括全血、血浆、人体白蛋白、右旋糖酐、羟乙基淀粉氯化钠和明胶多肽等。血浆对烧伤等因血浆大量丢失而休克的患者有益，对其他休克患者则不宜使用。右旋糖酐或羟乙基淀粉溶液价廉、效果好，临床应用广泛，但24 h用量不应超过1.0~1.5 L。除大量失血外，一般的休克患者不必输血，过早或盲目输血不仅浪费血源,而且库存血的低温、高钾、酸中毒等因素还加重灌注后无氧代谢产物进入冠状动脉产生的心肌抑制,导致不良后果。

3.高渗晶体液 用于休克复苏效果较好,尤其在输血条件受限或病情与大量补液有矛盾的患者,更能发挥高渗晶体液的优点。

(五)血管活性药物的使用

在补充有效循环血容量后,血压仍不回升至要求指标,组织灌注仍无改善,则应使用血管活性药物。血管活性药物按其作用分为血管扩张剂和血管收缩剂。

1.血管扩张剂 是一组对微血管有明显扩张作用的药物,在临床上主要应用于休克早期微血管痉挛性收缩阶段,以扩张微血管改善微循环,提高组织器官的血液灌注量,使血压回升。常用药物有多巴胺、酚妥拉明、异丙肾上腺素、阿托品及山莨菪碱(654-2)等。使用血管扩张药物的注意事项:①血管扩张药物必须在补足有效血容量的基础上使用,否则,将加剧循环血量不足,使休克恶化。②使用血管扩张剂,必须由低浓度、慢速度开始,切忌一开始即高浓度、大剂量、快速给药;给药过程中切忌忽快忽慢。③在用药无效的情况下,应仔细寻找原因,不能盲目加大剂量。血容量不足、酸中毒、活动性出血、继发性感染、心力衰竭,输入大量低温液体等都可影响血压回升。④必须注意纠正酸中毒和电解质紊乱。⑤必要时可与血管收缩药物联合使用,如多巴胺与间羟胺(阿拉明)联合,去甲肾上腺素与酚妥拉明联合等。

2.血管收缩剂 是一组具有收缩血管作用的药物,在临床上主要用于休克微血管扩张阶段,增加外周循环阻力,改善微循环,增加回心血量,使血压升高。血管收缩剂主要有去甲肾上腺素、阿拉明、肾上腺素、去氧肾上腺素(新福林)、甲氧明(甲氧胺)等。使用血管收缩剂的注意事项:①过去常给休克患者使用收缩血管药物,以提升患者的血压,因为休克微循环障碍学说的发展,已清楚地认识到患者的预后重要因素是组织灌注而并非血压高低,血压升高并不一定表示组织灌注改善,可能是减少重要器官的组织灌注为代价而换取的,实际上可能是有害的,故近年来血管收缩药物较少单独应用;②过敏性休克机体的主要改变是小动脉张力的降低而处于舒张状态,使周围循环衰竭,故此类休克应用肾上腺素是主要的治疗手段;③休克早期,由于血压骤降,可一面扩容一面应用小剂量血管收缩药物维持血压,以保证心脑血液供应,为其他抗休克措施争取时间。

(六)纠正酸碱失衡

休克早期,由于机体代偿机制可不出现代谢紊乱;随着休克的进展,微循环灌注严重不足,组织无氧代谢产生较多酸性物质而发生代谢性酸中毒。纠正酸碱平衡紊乱的根本措施是恢复有效循环血量,改善组织灌注状态。常用纠正酸中毒的药物为5%碳酸氢钠注射液,作用迅速确切。首次可于1 h内静脉滴入100～200 mL,以后随时参照血液 pH 值及动脉血气分析结果,决定是否继续应用。

(七)心肺功能支持

1.心功能支持 严重休克和休克晚期心脏可表现为心肌收缩力明显降低,应围绕这一特点进行心功能支持。首先血容量的补充,勿矫枉过正,以免给疲惫的心肌增加更重的负担。当容量指标已近正常而血压仍低或有心功能不全的表现时,应及时使用强心药。目前临床仍以多巴胺和多巴酚丁胺静脉滴注最常用。

2.肺功能支持 肺是生命的重要器官,也是休克发生、发展最容易受累的部位,在处理休克时应随时注意肺功能的变化并予以相应的支持。早期应注意呼吸道通畅,适当镇静、镇痛和吸氧,以控制患者的呼吸频率,维持接近正常的 PaO_2 和 $PaCO_2$;若休克严重,难以保证正常呼吸,应及时气管插管,进行辅助或控制呼吸。

(八)肾上腺皮质激素的应用

休克患者是否用激素的观点不尽一致。多数认为,应用激素可改善休克患者的血流动力学,明显提高休克治愈率。研究表明,生理剂量的皮质类固醇无抗休克作用,药理剂量则有明显的抗休克效果,因此,目前多主张早期、短程、大剂量使用。特别是感染性休克,即首次地塞米松 40 mg 快速静脉滴注,以后每隔 6 h 再追加 20 mg,使用时间最好不超过 48 h。

(九)其他抗休克药物

纳洛酮是阿片受体拮抗剂,有降低血中 β-内啡肽(β-EP),提高左心室收缩压及增高血压的作用,从而可提高休克存活率,现临床上较常用于感染性休克。

第四节　弥散性血管内凝血

弥散性血管内凝血(DIC)是在多种严重疾病基础上发生的临床综合征,它本身并不是一个独立的疾病,而是许多疾病发展过程中的一个中间病理过程。DIC 以弥散性毛细血管内微血栓形成和继发性纤维蛋白溶解亢进为主要病理变化,以血液高凝状态为始动和中心发病环节,广泛出血、微循环衰竭及多器官功能不全为其临床特征。临床上分急性、亚急性和慢性 DIC 3 个类型,多起病突然,进展迅猛,表现复杂,预后凶险。

【病因】

1.感染性疾病 包括细菌、病毒、立克次体、原虫、真菌感染。

2.妊娠并发症 可见于羊水栓塞、胎盘早剥、死胎、流产感染、宫内引产等。

3.创伤及外科手术 可见于各种手术及外伤。

4.肿瘤与血液病 多见于肿瘤晚期及急性早幼粒细胞白血病。

5.心、肺、肾、肝等内科疾病 如肺源性心脏病、严重心功能不全、严重肝功能不全。

【临床表现】

(一)出血

出血是 DIC 最常见的表现,是诊断 DIC 的主要依据之一。自发性、广泛性、多部位出血是其主要特点,出血常不能用原发病解释,常规止血措施效果不佳或反而加重。出血部位和程度不一,以皮肤黏膜出血最为常见,轻者仅有出血点,重者出现内脏出血。如发生颅内出血,患者可在短期内死亡。并非所有 DIC 患者都有出血,在 DIC 早期(高凝状态)不但可以无出血,反而在静脉采血时出现凝固现象。

（二）低血压和休克

微血管内纤维蛋白广泛沉着可导致微血管闭塞、回心血量及心排血量减少,出现低血压或休克。休克发生后组织缺氧,组织氧化代谢障碍、乳酸潴留、代谢性酸中毒使微血管内皮损伤更为广泛,从而加重 DIC,两者形成恶性循环。

（三）微血管栓塞

微血管栓塞多见于慢性 DIC,表浅部位表现为肢端发绀、皮肤灶状栓塞性坏死、黏膜斑片状坏死脱落及溃疡形成。深部组织表现为程度不等的器官功能不全,常规处理难以奏效,往往表现为多器官功能不全,肾、肺、肝、胃肠道是最常见的栓塞部位,可引起相应器官的功能障碍和有关症状体征。有时,较大的动静脉也可形成血栓,表现为相应器微血管内纤维蛋白呈网状沉着,使血管腔变窄或堵塞,当红细胞通过纤维蛋白网时易被擦伤或割破,形成碎片,盔型、三角形、球形及不规则形红细胞增多,这些红细胞极易被破坏而发生溶血。溶血时,红细胞游离出的红细胞素具有促凝作用,又可加重 DIC,形成恶性循环。临床表现有黄疸、进行性贫血、腰背酸痛、血红蛋白尿等。

【实验室检查】

（一）反映血小板和凝血因子消耗的指标

1. 血小板计数　绝大多数 DIC 患者血小板有不同程度的降低,若进行性减少,意义更大。

2. 凝血因子 I 测定　DIC 早期患者凝血因子 I 增高,中晚期则降低,低于 1.5 g/L 有诊断意义。

3. 凝血时间（CT）　DIC 早期高凝状态和血栓形成时,凝血时间往往缩短,甚至采血时血液在针管内即凝固。DIC 中晚期,血液呈低凝状态,凝血时间明显延长甚至不凝。

4. 凝血酶原时间（PT）　DIC 中晚期,60% ~100% 的患者 PT 延长,但早期患者处于高凝状态。

5. 活化部分凝血活酶时间（APTT）　DIC 时 APTT 多延长,而 DIC 早期可不延长甚至缩短。APTT 正常值 35 ~45 s,超过正常对照 10 s 以上为异常。

6. 凝血因子Ⅷ及其他凝血因子测定　DIC 时凝血因子Ⅷ：C 降低,vWF：Ag 升高,（Ⅷ：C)/（vWF：Ag）比值降低。Ⅷ：C 降低对诊断肝病合并 DIC 具有重要意义。

（二）反映凝血酶生成和纤维蛋白形成的试验

1. 凝血酶原片段$_{1+2}$（F_{1+2}）　血中浓度增高是 DIC 血管内血栓形成的早期诊断指标。虽然也见于恶性肿瘤、严重感染、动静脉血栓、心脑血管梗死等,但 F_{1+2} 增高说明机体处于高凝状态,是抗凝疗法的适应证。

2. 凝血酶-抗凝血酶Ⅲ复合物（TAT）　异常增高是 DIC 早期诊断的指标,且对抗凝疗法的疗效判断有用。

3. 纤维蛋白肽 A（FPA）　DIC 早期,血液或尿中 FPA 增高。血栓患者肝素治疗有效后 FPA 下降。

4. 可溶性纤维蛋白单体复合物（SFMC）　在 DIC 等血栓性疾病早期 SFMC 阳性。血中测出 SFMC 提示凝血酶生成后已导致凝血因子 I 向纤维蛋白转化,并进入继发性纤溶初级阶段。

5. 抗凝血酶Ⅲ（ATⅢ）　DIC 时,ATⅢ消耗性减少,当其活性<60% 时,肝素几乎不能发挥抗凝作用。肝病的蛋白质合成功能障碍或肾病综合征所致 ATⅢ从肾漏出时,ATⅢ浓度也降低。

（三）反映血小板激活的指标

对 DIC 有诊断意义的血小板活化产物包括：①β-血小板球蛋白（β-TG）；②血小板第 4 因子（PF-4），虽增高但不明显，故 β-TG/PF-4 的比值增高，肝素治疗时，PF-4 增高明显；③血栓素 B_2（TXB_2）；④颗粒膜蛋白（GMP-140）。

（四）反映纤溶亢进的指标

1.纤维蛋白（原）降解产物（FDP）测定　　正常情况下，血中 FDP 含量在 10 mg/L 以下，高于 20 mg/L 提示 DIC。原发性纤溶亢进时 FDP 也明显增高。

2.D-二聚体测定　　D-二聚体（D-dimer）是鉴别原发性纤溶和继发性纤溶的关键指标，被认为是诊断 DIC 有价值的指标之一。

3.鱼精蛋白副凝试验（3P 试验）　　血中有 FDP（主要为碎片 X、Y）存在的情况下，纤维蛋白单体与 FDP 形成一种可溶性复合物，当加入鱼精蛋白时，纤维蛋白单体析出并形成絮状沉淀。3P 试验阳性表明血中有纤维蛋白单体和 FDP 的存在，故 3P 试验阳性主要见于 DIC 中期患者，而晚期因凝血因子 I 极度降低，此时该试验往往阴性。3P 试验假阳性较多。

4.优球蛋白溶解时间　　优球蛋白溶解速度反映了纤溶酶活性，正常大于 120 min。DIC 时本试验阳性率低，为 18% ~ 42%。DIC 早期该试验阴性；晚期由于纤溶酶原消耗殆尽，该试验也可转为阴性。

5.纤溶酶原测定　　生理情况下，血浆中含有丰富的纤溶酶原，DIC 时纤溶酶原转变成纤溶酶，故纤溶酶原明显降低。

6.纤溶酶-$α_2$纤溶酶抑制剂复合物（PIC）　　纤溶酶形成后很快被 $α_2$ 纤溶酶抑制剂中和而很难直接测定纤溶酶（类似凝血酶和 ATⅢ 的关系），由于正常人血液中不存在 PIC，PIC 的半衰期仅数小时，一旦血中测出该物质即可证实纤溶反应存在。

（五）血管内皮损伤标志物

血管内皮损伤是 DIC 最常见的始动因素，血管内皮主要有 5 种抗血栓活性物质：血栓调节蛋白（TM）、组织因子抑制物（TMPI）、前列环素 I_2（PGI_2）、类肝素、t-PA。其中 TM 为独立的血管内皮损伤的标志物，DIC 时，TM 明显增高。TM 和凝血酶Ⅲ结合后使后者不再作用于血小板、凝血因子 I、凝血因子 V、凝血因子Ⅷ，但使蛋白 C 的活性提高 1 000 ~ 2 000 倍，从而发挥抗凝作用。DIC 特别是伴有多器官功能不全时 TM 异常增高，故 TM 在 DIC 的诊断、预后和发病中的意义近来备受重视。

（六）其他

（1）外周血涂片见红细胞碎片、棘形、三角形、不规则形等畸形红细胞增多，对 DIC 诊断有重要价值。

（2）DIC 患者常有肝功能异常、肾功能异常及心功能、肺功能改变等继发性异常。

【分期】

为了便于临床早期诊断和有针对性的治疗，可将 DIC 分以下 3 期。

1.高凝血期（DIC 早期）　　该期一般较短暂，临床以血栓形成和微循环衰竭为主，出血不明显。反映凝血酶和纤维蛋白生成及血小板活化的指标明显异常；CT、PT 等凝血试验常缩短或正常，凝血因子Ⅰ增高或正常,血小板计数正常。

2.消耗性低凝期(DIC 中期)　临床以微循环衰竭和出血并存为特点。实验室检查显示血液黏滞度降低,有消耗性血小板减少和凝血因子降低的实验证据,也有 FDP 增高、3P 试验阳性、纤溶酶原降低等纤溶亢进的证据。

3.继发性纤溶亢进期(DIC 晚期)　临床以广泛出血和器官功能衰竭为主要表现。实验室检查显示血液黏滞度明显降低,CT 明显延长甚至不凝,PT 明显延长或不凝,凝血因子Ⅰ极度降低,血小板重度减少,纤溶酶原显著减低,3P 试验转为弱阳性或阴性(FDP 仍高)。

【分型】

(一)根据起病急缓和临床病情分型

1.急性型　数小时至 1~2 d 发病,病情急剧、凶险,出血、休克、血栓形成等症状明显,多见于急性感染、急性溶血、羊水栓塞、急性创伤和大手术等。

2.亚急性型　数天至数周内发病,病情较急性型缓和,可有静脉或动脉栓塞症状,常见于恶性肿瘤和急性白血病、死胎滞留等。

3.慢性型　起病缓慢,病程经过有时可达数月甚至数年,高凝期明显,出血不严重,可仅见瘀点或瘀斑,易与原发病相混而被忽视,见于妊娠中毒症、结缔组织病、巨大血管瘤、慢性肝病等。

(二)根据原发病分型

1.败血症型　该型 DIC 的临床特点是出血倾向相对较轻,而微血栓形成所致的重要器官功能不全较为常见。该型实验室特点是血小板、凝血因子水平重度降低,血小板活化、凝血因子激活标志物明显升高,纤溶系的 α_2PI、PAI 不但不降低,反有上升趋势,故 ATⅢ/α_2PI 比值<1,若<0.6,易发生器官功能障碍。该型治疗以抗凝及血小板、凝血因子补充为主,抗纤溶治疗常可加重病情。

2.肿瘤型　肿瘤细胞释放组织因子,也释放纤溶酶激活物,造成凝血因子消耗和纠溶亢进,加上原有血小板减少,因而临床特点是出血症状明显,特别是再发和迟发性出血,但微循环障碍和栓塞造成的器官功能衰竭较少而轻。实验室特点为血小板和凝血因子降低不明显,以纤溶指标变化为主。ATⅢ/α_2PI>1。抗纤溶治疗较为重要,抗凝治疗应谨慎。

3.产科型　见于羊水栓塞、胎盘早剥等产科疾病,来自胎盘或羊水中的组织因子进入血流,激活外源性凝血系统,形成微血栓,由于纤溶系统被不同程度激活,临床表现为出血和微血栓所致器官功能不全,特别是肾功能不全。实验室特点为凝血和纤溶系统多项指标异常,治疗以抗凝疗法和补充疗法为主,适当应用抗纤溶治疗。

【诊断】

(一)DIC 诊断标准

1.存在易致 DIC 的基础疾病　感染、恶性肿瘤、病理产科、大型手术及创伤等。

2.有下列两项以上临床表现　①严重或多发性出血倾向;②不能用原发病解释的微循环障碍或休克;③广泛性皮肤黏膜栓塞、灶性缺血性坏死、脱落及溃疡形成,或不明原因的肺、肾、脑等器官功能衰竭;④抗凝治疗有效。

3.实验检查符合下列条件

(1)同时有下列3项以上试验异常:①血小板计数低于$100×10^9/L$(白血病、肝病$<50×10^9/L$)或呈进行性下降,或下列两项以上血小板活化分子标志物血浆浓度增高:β-血小板蛋白(β-TG)、血小板第4因子(PF_4)、血栓烷B_2(TXB_2)、血小板颗粒膜蛋白-140(F-选择素,GMP-140);②血浆凝血因子Ⅰ含量<1.5 g/L(肝病<1.0 g/L,白血病<1.8 g/L),或$≥4.0$ g/L,或呈进行性下降或增高;③3P试验阳性,或血浆FDP>20 mg/L(肝病FDP>60 mg/L),或血浆D-二聚集体水平阳性(较正常增高4倍以上);④PT延长或缩短3 s以上(肝病>5 s),APTT延长或缩短10 s以上;⑤ATⅢ活性$<60\%$(不适用于肝病)或蛋白C(PC)活性降低;⑥血浆纤溶酶原(PLG<900 mg/L);⑦因子Ⅷ:C低于50%(肝病必备);⑧血浆内皮素-1(ET-1)水平高于80 mg/L或凝血酶调节蛋白(TM)较正常增高2倍以上。

(2)疑难或特殊病例应有下列两项以上异常:①F_{1+2}、凝血酶-抗凝血酶Ⅲ复合物(TAT)或纤维蛋白肽A(FPA)浓度增高;②血浆可溶性单体(SFM)浓度增高;③血浆纤溶酶-纤溶酶抑制复合物(PIC)浓度升高;④血浆组织因子(TF)浓度增高(阳性)或组织因子途径抑制物(TFPI)浓度下降。

(3)基层医疗单位DIC实验诊断参考标准:具备下列3项以上检测指标异常,可诊断DIC。①血小板低于$100×10^9/L$或进行性下降;②凝血因子Ⅰ低于1.5 g/L或进行性下降;③3P试验阳性;④PT延长或缩短3 s以上或呈动态变化;⑤外周破碎红细胞高于10%;⑥不明原因的红细胞沉降率降低或应增快的疾病反而测值正常。

(二)前DIC诊断参考标准

前DIC是指在DIC基础疾病存在的前提下,体内与凝血纤溶过程有关的各系统或血流动力学发生一系列病理变化,但尚未出现典型的DIC症状或尚未达到DIC确诊标准的一种亚类临床状态,一般发生在DIC病前7 d内。病理特点主要表现为血液呈高凝状态,凝血因子及血小板并不降低,随着病程的进展,一旦发生消耗性凝血障碍时,即出现典型的DIC临床表现,继之并发多器官功能衰竭而危及患者生命。因此,前DIC的及时诊治对于阻止DIC病程进展,改善预后,降低病死率极为重要。

诊断标准如下。

1.存在易致DIC的基础疾病。

2.有下列一项临床表现:①出现皮肤黏膜栓塞、灶性缺血性坏死脱落及溃疡形成;②原发病不能解释的微循环障碍,如皮肤苍白、湿冷及发绀等;③不明原因的肺、肾、脑等轻度或可逆性器官功能障碍;④抗凝治疗有效。

3.有下列3项以上试验指标异常

(1)正常操作条件下,采集血标本易凝固,或PT缩短3 s、APTT缩短5 s以上。

(2)血浆血小板活化分子标志物含量增高:①β-TG;②PF_4;③TXB_2。

(3)凝血激活分子标志物含量增高:①F_{1+2};②TAT;③FPA;④SFM。

(4)抗凝活性降低:①ATⅢ活性降低;②PC活性降低。

(5)血管内皮细胞受损伤分子标志物含量增高:①FT-1;②TM。

【治疗】

（一）基础疾病的治疗和消除诱因

基础疾病的治疗和及时消除诱因对于防止和（或）终止 DIC 至关重要。如及时清除病理产科的子宫内容物；积极有效地控制感染和败血症；补充血容量，纠正水、电解质和酸碱失衡；积极治疗休克和加强支持治疗等。部分患者在原发病得到积极控制后，DIC 可自行终止。对于原发病不易控制者，如肿瘤广泛转移、白血病等，疗效较差，预后不佳。

（二）抗凝疗法

1.普通肝素　肝素是 AT Ⅲ 的激活剂，可与 AT Ⅲ 分子中的赖氨酸残基结合，使 AT Ⅲ 空间构象改变，随后与凝血酶结合形成肝素–凝血酶–AT Ⅲ 复合物，使凝血酶灭活，最后肝素与复合物分离。因此，肝素在体内有再利用现象。1 分子肝素可与 150 分子的 AT Ⅲ 结合，可使 AT Ⅲ 的抗凝活性增强 1 000 倍。

（1）适应证：几乎所有 DIC 都是肝素应用的适应证，但对下列情况疗效较好。①急性 DIC 早期；②亚急性或慢性 DIC；③病因不能及时去除者；④准备手术除去病因时，为防止术中、术后促凝物质进入血液循环而加重 DIC 者可短期应用，准备补充凝血因子或应用抗纤溶药物者应先用肝素；⑤基础疾病为羊水栓塞、感染性流产、血型不合的输血、白血病和其他肿瘤、暴发性紫癜、糖尿病、肾病、肺心病、中暑、巨大海绵状血管瘤等疾病者。感染性 DIC、重症肝病 DIC、新生儿 DIC 等使用肝素尚有争议。

（2）禁忌证：①既往有严重遗传性或获得性出血性疾病，如血友病等；②有手术或损伤创面未经良好止血者；③蛇毒所致的 DIC；④近期内有结核病咯血、溃疡病出血和出血性脑卒中者；⑤严重肝病所致 DIC；⑥DIC 后期，以纤溶亢进为主要病理变化时。

（3）剂量和用法：以前强调肝素用量要达到肝素化，即肝素用量要使 APTT 达正常的 1.5 ~ 2.0 倍，所需剂量差异很大。目前主张除心脏外科手术、羊水栓塞等少数情况外，肝素用小剂量，即 5 ~ 15 U/(kg·h) 加入 5% 葡萄糖注射液中静脉注射（1 mg = 125 U），预防时可用皮下注射。皮下注射可持续稳定地吸收而使肝素发挥持续恒定的抗凝作用，但微循环衰竭时，皮下注射吸收不良。肝肾功能障碍者肝素剂量宜酌减。一般用药 5 ~ 7 d，逐渐减量以至停药。

（4）肝素治疗的有效指标：出血明显改善，休克、器官功能衰竭得以恢复，实验室异常改善或恢复正常。肝素治疗无效者应考虑：①基础疾病或诱因未消除或未控制；②肝素应用不当，如应用太晚、剂量太小、疗程不足或过量；③病程进入纤溶亢进期而抗纤溶治疗弱；④休克期过长，影响肝素活性；⑤某些特殊蛋白酶（如蛇毒蛋白）引起的 DIC，应用肝素多无效。

（5）用药监测：①APTT，应用肝素时 APTT 应控制在正常的 1.0 ~ 1.5 倍，不足 1 倍提示肝素不足，超过 1.5 倍则提示过量；②CT（试管法），也可用于肝素的监护，控制在正常的 2 倍，不得超过 25 ~ 30 min；③安全剂量法用药，肝素 10 ~ 15 U/(kg·h)，持续静脉滴注，一般无出血不良反应且可逆转 DIC 病程，无须监测。

（6）肝素过量的处理：应用肝素后如果出血加重或止血后再出血而与 DIC 本身无关者应考虑肝素过量，APTT>100 s 或 CT>30 min 是其依据。一旦发现肝素过量，立即缓慢静脉注射鱼精蛋白 25 ~ 50 mg（1 mg 鱼精蛋白可中和 1 mg 肝素，通常中和最后一次的肝素用量即可）。

(7)并发症和不良反应：主要有出血、血小板减少，还可引起纤溶亢进、过敏反应、皮肤坏死、骨质疏松等不良反应。

2. 低分子量肝素　具有以下优点。①抗凝作用可以预测，无须严密监测；②半衰期较长，皮下注射吸收达90%以上，抗凝作用可持续16~24 h，每天仅需给药1~2次；③对ATⅢ依赖性较少；④肝素诱导的血小板减少少见；⑤抗凝血因子Ⅹa作用强，抗凝血酶作用较弱，故APTT延长不明显，出血较少。低分子量肝素的剂量以抗Ⅹa活性单位表示。常用剂量为75~150抗Ⅹa单位/(kg·d)，连用2 d，分2次皮下注射。

3. ATⅢ　DIC时ATⅢ常因大量消耗而明显减少。一般认为，若ATⅢ活性降至<70%，应予以补充，将其血浆浓度提高到80%~120%，以利于充分发挥肝素的抗凝作用。ATⅢ的用量=(期望达到活性-实际检测活性)×0.6×体重(kg)。一般用量为：第1天1 000 U，第2天减半，5 d为1个疗程，每天或隔日测定ATⅢ活性，以其实际活性调节ATⅢ用量。

(三)抗血小板药物

常用的抗血小板药物有阿司匹林、双嘧达莫、噻氯匹定等。临床上适用于早期高凝状态、病情较轻或病因可祛除者、怀疑DIC者、DIC已控制而肝素减量或停用者。双嘧达莫200~400 mg/d单独或与右旋糖酐-40合用。噻氯匹定250 mg，2次/d。

(四)其他抗凝剂及抗血小板药物

1. 复方丹参注射液　疗效肯定、安全，无明显不良反应，既可与肝素合用以减少肝素用量，也可在慢性DIC、疑似DIC病例及缺乏确诊及血液学监测实验条件下作为主要抗凝剂单独使用。用法为20~40 mL加入100~200 mL葡萄糖注射液内静脉滴注，2~4次/d，可连用3~5 d。

2. 右旋糖酐-40　具有抗血小板聚集、补充血容量和疏通微循环作用，可作为DIC的辅助治疗。用法为500 mL/d，静脉滴注，可连用3~5 d。

(五)补充血小板及凝血因子

DIC进入消耗性低凝期，血小板和凝血因子明显降低，临床出血症状严重时，应及时补充血小板和凝血因子。补充血小板及凝血因子仅用于有消耗性减少的确凿证据，或经病因和抗凝治疗DIC未良好控制者。

血小板悬液输注用于血小板低于$20×10^9$/L，疑有颅内出血或器官出血广泛而严重的DIC患者，输入剂量以使血小板在$50×10^9$/L以上为宜，一般24 h不少于10 U。

(六)纤溶抑制剂

DIC进入晚期，有明显纤溶亢进时可考虑应用此类药物。常用药物有6-氨基己酸、氨甲苯酸、氨甲环酸、抑肽酶。少尿、休克患者应慎用或不用。

第五节　脓毒症

脓毒症是机体受到明确的病原微生物(如细菌、病毒、真菌、寄生虫)感染引起的全身炎症反应综合征(SIRS)，近20年来受到广泛重视。脓毒症常与其他器官感染重叠，由于有的感染很易找到病灶,就以常用感染灶部位命名而不用脓毒症,如肺炎、疖肿不用脓毒症。但是有40%左右的患者血培养阳性,却找不到感染灶;或血培养阴性,但有明确的感染临床表现,故而统称为脓毒症。脓毒症是严重感染、重症创伤、大手术后、重症胰腺炎和休克等常见的并发症,进一步发展可导致脓毒症休克、急性呼吸窘迫综合征(ARDS)和多器官功能障碍综合征(MODS)。在美国每年至少有75万例严重脓毒症新发病例,在疾病死亡原因中占第11位,仅次于心血管疾病,脓毒症患者最终死亡原因大多是多器官功能衰竭。

【病因】

脓毒症是机体内一系列病理生理变化的动态过程,实际上是SIRS不断加剧、恶化的结果。脓毒症主要由革兰氏阴性菌和革兰氏阳性菌引起,常见的有产超广谱β-内酰胺酶(ESBL)的肠杆菌科、多耐药的葡萄糖非发酵菌,以及耐甲氧西林金黄色葡萄球菌(MRSA),亦可由病毒或真菌引起。

【发病机制】

脓毒症发病机制非常复杂,涉及感染、炎症、免疫、凝血及组织损害等一系列问题,并与机体多系统、多器官病理生理改变密切相关。炎症介质的介导是脓毒症发生机制中的重要环节。单核巨噬细胞系统受内毒素脂多糖(LPS)的刺激,释放肿瘤坏死因子(TNF)和白介素(IL)-1、IL-8等炎症介质,促进了炎症反应,且TNF和IL-1两者有协同作用,IL-8对组织炎症的持久损害有重要影响。花生四烯酸的代谢产物血栓素-2(血管收缩剂)、前列腺环素(血管扩张剂)及前列腺素 E_2 均参与发热、心动过速、呼吸急促、心室灌注异常和乳酸酸中毒的发生。这些炎症介质的产生也会导致内皮细胞的功能障碍,从而启动了局部反应,包括促进白细胞的黏附和迁移,凝血酶的生成和纤维蛋白的形成,局部血管活性的改变、通透性增加,导致细胞凋亡。再加之宿主的免疫放大反应,促进了异位炎症反应的循环、凝血系统激活及细胞间的相互作用,最终导致微血管内血栓形成、低氧血症和器官功能障碍。在脓毒症中,炎症反应途径、凝血途径及其他细胞反应相互交织和相互影响,共同发挥作用。由于细胞因子在脓毒症中有重要的诱导促凝作用,因此,发生脓毒症时,凝血功能紊乱很常见,其中30%~50%的患者会发生弥散性血管内凝血(DIC)。

【诊断】

2001年美国华盛顿召开的"国际脓毒症联席会议"提出了脓毒症和严重脓毒症的诊断标准。

1. 感染　证实或疑似存在感染,同时含有下列某些征象:①体温高于38.3 ℃或低于36 ℃;②心率每分钟超过90次或大于不同年龄段正常心率2个标准差;③每分钟超过30次;④意识改变;⑤明显水肿或液体正平衡每千克体重大于20 mL超过24 h;⑥高血糖:血糖大于7 mmol/L(无糖尿病史)。

2. 炎症反应参数　①外周血白细胞计数>12.0×10^9/L,或<4.0×10^9/L,或计数正常,但不成熟白细胞>10%;②C反应蛋白(CRP)正常2个标准差;③前降钙素(PCT)>正常(<0.5 ng/mL)2个标准差。

3. 血流动力学参数　①低血压:收缩压(SBP)<90 mmHg,平均动脉压(MAP)<70 mmHg,或成人SBP下降>40 mmHg;②混合静脉血氧饱和度(SvO_2)<70%;③心脏指数<3.5 L(min·m²)。

4. 器官功能障碍参数　①低氧血症：$PaO_2/FiO_2 < 300$ mmHg。②急性少尿：尿量 < 0.5 mL/（kg·h）至少 2 h。③肌酐增加≥44.2 μmol/L。④凝血异常：国际标准化比值（INR）>1.5 或部分凝血活酶时间（APTT）>60 s。⑤血小板 < $100×10^9$/L。⑥肠梗阻：肠鸣音减弱或消失。⑦高胆红素血症：总胆红素 > 70 μmol/L。

5. 组织灌注参数　①高乳酸血症：血乳酸（BLA）>3 mmol/L；②毛细血管充盈时间延长或皮肤出现花斑。

符合感染参数中的 2 项以上和炎症反应参数中的 1 项以上指标即可诊断为脓毒症。在脓毒症的基础上出现血流动力学参数、器官功能障碍参数、组织灌注参数中的任何一项以上指标者诊断为严重脓毒症（包括 MODS）。

【治疗】

脓毒症治疗主要是综合治疗，集束化治疗（SSCB）是综合治疗的体现，免疫调理治疗对炎症介质平衡、调整起到积极的作用。2003 年召开了由 11 个国际组织参加的"拯救脓毒症战役（SSC）"，会议制定了脓毒症治疗指南。研究表明，机体的免疫状态在脓毒症的发生、发展过程中处于一种免疫细胞过度激活和淋巴细胞受抑制的双相性异常或紊乱状态，对免疫抑制状态的调整已成为当前治疗的热点。

1. 早期目标治疗（EGDT）　确诊脓毒性休克后 6 h 内进行液体复苏，且要达到以下目标：中心静脉压（CVP）达 8～12 cmH_2O；平均动脉压（MAP）≥65 mmHg；中心静脉血氧饱和度（$ScvO_2$）或 SvO_2 ≥70%。液体复苏效果与液体性质无关，主要与输液量有关。液体复苏后血压仍不满意者可用升压药，首选去甲肾上腺素。液体复苏后 SvO_2 仍小于 70% 者可输血，维持血细胞比容在 30% 左右。之后若 SvO_2 仍小于 70%，可应用多巴酚丁胺，提高心排血量和氧输送。

2. 小剂量氢化可的松注射液　推荐使用小剂量氢化可的松注射液静脉滴注，<300 mg/d，持续 5～7 d。亦可采用甲泼尼龙针剂静脉滴注或推注，40～80 mg/d。

3. 抗生素治疗　①诊断为重症脓毒症后 1 h 内，在获得有关标本，并进行细菌培养后，应该立即静脉使用抗生素；②初始经验性抗感染治疗尽量覆盖可能的病原体；③在抗生素使用 48～72 h 后，应结合临床和细菌培养进行抗生素再评价。抗生素使用时间一般为 7～10 d，可根据临床反应调整。

4. 严格控制血糖　要将重症脓毒症患者的血糖维持在 8.3 mmol/L 水平。早期每 30～60 min 监测 1 次血糖，血糖稳定后每 4 h 监测 1 次血糖。

5. 碳酸氢盐的使用　严重的酸中毒（如血 pH 值 < 7.15）往往使休克难以纠正，并可导致器官损伤，故应纠正。对伴有较严重代谢性酸中毒患者，建议给予 5% 碳酸氢钠使血的 pH 值接近 7.35 左右，应杜绝矫枉过正，如血 pH 值 > 7.45，防止氧解离曲线左移，加重组织缺氧。

6. 预防深静脉血栓　应该通过小剂量肝素或低分子肝素来预防重症脓毒症患者深静脉血栓的形成。对于使用肝素有禁忌的感染者（如血小板减少、严重的凝血机制障碍、活动性出血、近期的颅内出血），推荐使用机械预防措施，如逐渐加压袜（GCS）或间歇压迫器（ICD）。

7. 免疫调理

（1）胸腺肽：可以诱导和促进 T 淋巴细胞、NK 细胞分化和成熟，提高 IL-2 的产生和受体表达水平，增强巨噬细胞的吞噬功能。

（2）免疫球蛋白：合理补充免疫球蛋白，不仅可清除病原体内持续存在的病毒与细菌毒素，对病毒和细菌感染引起的免疫缺陷状态也有调节作用，能迅速控制病毒与细菌所致的感染。

（3）干扰素（IFN-γ）及其诱导物：IFN-γ 可使血浆中 IL-6、TNF-α 水平及单核细胞 HLA-DR 的表达增加，从而改善脓毒症患者的免疫状态，提高患者存活率。

（4）乌司他丁：是从人尿液中分离纯化的一种广谱的、典型的 Kuniz 型蛋白酶抑制剂，可以抑制体内广泛分布的丝氨酸蛋白酶活性，具有减少炎症细胞浸润、抑制多种炎症因子和介质释放、消除氧自由基的功能，起到抗炎、减少细胞与组织损伤、改善微循环与组织灌注等作用。

8. 床边血液净化（CRRT）治疗 CRRT 是利用物理学原理通过对流、吸附作用达到清除血液中特定物质的方法。一般在发病后 48～72 h 进行 CRRT 治疗，有利于减轻过度炎症反应。高流量的 CRRT 能够明显改善脓毒性休克时的血管阻力、减少血管活性药物的剂量，并能够迅速改善高热、呼吸急促、心动过速等全身炎症反应。

第六节 肺栓塞

肺栓塞（pulmonary embolism，PE）是以各种栓子阻塞肺动脉系统为其发病原因的一组疾病或临床综合征的总称，包括肺血栓栓塞症、脂肪栓塞综合征、羊水栓塞、空气栓塞等。

肺血栓栓塞症（pulmonary thromboembolism，PTE）为来自静脉系统或右心的血栓阻塞肺动脉或其分支所致疾病，以肺循环和呼吸功能障碍为其主要临床和病理生理特征。

PTE 为 PE 的最常见类型，占 PE 中的绝大多数，通常所称 PE 即指 PTE。引起 PTE 的血栓主要来源于深静脉血栓形成（deep venous thrombosis，DVT）。PTE 常为 DVT 的并发症。

【病因和发病机制】

1. 年龄与性别 肺栓塞的发病率随年龄的增加而上升，以 50～60 岁年龄段最多见，20～39 岁年龄组女性深静脉血栓病的发病比同龄男性高 10 倍。

2. 血栓性静脉炎、静脉曲张 51%～71% 下肢静脉血栓形成患者可能并发肺栓塞。

3. 心肺疾病 慢性心肺疾病是肺血栓栓塞的主要危险因素。

4. 创伤、手术 肺栓塞并发于外科或外伤者约占 43%。

5. 肿瘤 癌症能增加肺栓塞发生的危险。

6. 制动 下肢骨折、偏瘫、手术后、重症心肺疾病及健康人不适当的长期卧床或长途乘车（或飞机），肢体活动减少，降低静脉血流的驱动力，易形成深静脉血栓。

7. 妊娠和避孕药 孕妇血栓栓塞的发病率比同龄未孕妇女多 7 倍，服避孕药的妇女静脉血栓形成的发生率比不服药者高 4～7 倍。

8. 其他 肥胖，超过标准体重 20% 者栓塞病的发生率增加。脱水、某些血液病、代谢性疾病及静脉内插管也易发生血栓病。

【症状与体征】

(一)症状

(1)呼吸困难及气促(80%~90%),尤以活动后明显。

(2)胸痛包括胸膜炎性胸痛(40%~70%)或心绞痛样疼痛(4%~12%)。

(3)晕厥(11%~20%)可为PTE的唯一或首发症状。

(4)烦躁不安、惊恐甚至濒死感(55%)。

(5)咯血(11%~30%):常为小量咯血,大咯血少见。

(6)咳嗽(20%~37%)。

(7)心悸(10%~18%)。

临床上出现"肺梗死三联征"(呼吸困难、胸痛、咯血)者不足30%。

(二)体征

(1)呼吸急促(70%)呼吸频率>20次/min,是最常见体征。

(2)心动过速(30%~40%)。

(3)血压变化,严重时可出现血压下降甚至休克。

(4)发绀(11%~16%)。

(5)发热(43%)多为低热,少数患者可有中度以上的发热(7%)。

(6)颈静脉充盈或搏动(12%)。

(7)肺部可闻及哮鸣音(5%)和(或)细湿啰音(18%~51%),偶可闻及血管杂音。

(8)胸腔积液的相应体征(24%~30%)。

(9)肺动脉区第二音亢进或分裂(23%),$P_2>A_2$,三尖瓣区收缩期杂音。

【辅助检查】

1. 动脉血气分析　常表现为低氧血症、低碳酸血症、肺泡-动脉血氧分压差增大。部分患者的结果可以正常。

2. 心电图　大多数表现非特异性的心电图异常。

3. 胸部X射线平片　多有异常表现,但缺乏特异性。可表现为区域性肺血管纹理变细、稀疏或消失,肺野透亮度增加;肺野局部浸润性阴影;尖端指向肺门的楔形阴影;患侧横膈抬高;少中量胸腔积液等。

4. 超声心动图　间接征象:右心室扩张,右肺动脉内径增加,左心室径变小,室间隔左移及矛盾运动,肺动脉压增高。直接征象:右心血栓有两个类型,即活动、蛇样运动的组织和不活动、无蒂及致密的组织。

5. 血浆D-D二聚体　它是特异性的纤溶标志物。对急性PTE诊断的敏感性达92%~100%,但特异性低,仅为40%~43%。

6. 核素肺通气/灌注扫描　是PTE重要的诊断方法。典型征象是呈肺段分布的肺灌注缺损,与通气显像不匹配。

7. 螺旋CT和电子束CT造影　能够发现段以上的肺动脉内的栓子,是PTE的确诊手段之一。

直接征象:肺动脉内低密度充盈缺损。间接征象:肺野楔形密度增高影,条带状的高密度区或盘状肺不张等。

8.磁共振成像 对段以上的肺动脉内的栓子诊断的敏感性和特异性均较高。

9.肺动脉造影 为 PTE 诊断的经典与参比方法。

10.深静脉血栓的辅助检查

(1)超声技术:可发现 95% 以上的近端下肢静脉内的血栓。

(2)MRI 对有症状的急性 DVT 诊断的敏感性和特异性达 90% ~ 100%。

(3)放射性核素静脉造影:为无创性 DVT 检测方法。

(4)静脉造影:是诊断 DVT 的"金标准"。

【诊断】

(一)诊断标准

对于下列情况之一的人群,要警惕肺栓塞的可能。

(1)下肢无力、静脉曲张、不对称性下肢水肿和血栓性静脉炎。

(2)原有疾病发生突然变化,呼吸困难加重或创伤后呼吸困难、胸痛、咯血。

(3)晕厥发作。

(4)原因不明的呼吸困难。

(5)不能解释的休克。

(6)低热、红细胞沉降率增快、黄疸、发绀等。

(7)心力衰竭对洋地黄制剂反应不好。

(8)胸部 X 射线片示肺野有圆形或楔形阴影。

(9)肺扫描有血流灌注缺损。

(10)"原因不明的肺动脉高压"及右心室肥大等。

(二)诊断流程

肺血栓栓塞症的诊断步骤分为疑诊、确诊和病因诊断 3 个步骤,并对每个步骤中所包含的不同检查手段的诊断价值做出较科学的评价,可操作性和实用性强,适用范围广,是目前比较适合国内情况的诊断策略。

1.根据临床情况疑诊 PTE

(1)对存在危险因素,特别是并存多个危险因素的病例,需有较强的诊断意识。

(2)临床症状、体征,特别是在高危病例出现不明原因的呼吸困难、胸痛、晕厥和休克,或伴有单侧或双侧不对称性下肢肿胀、疼痛等对诊断具有重要的提示意义。

(3)结合心电图、胸部 X 射线片、动脉血气分析等基本检查,可以初步疑诊 PTE 或排除其他疾病。

(4)宜尽快常规行 D-D 二聚体检测(ELISA 法),据以做出可能的排除诊断。

(5)超声检查可以迅速得到结果并可在床旁进行,虽一般不能作为确诊方法,但对于提示 PTE 诊断和排除其他疾病具有重要价值,宜列为疑诊 PTE 时的一项优先检查项目。若同时发现下肢深静脉血栓的证据则更增加了诊断的可能性。

2. 对疑诊病例合理安排进一步检查以明确 PTE 诊断。

（1）有条件的单位宜安排核素肺通气/灌注扫描检查或在不能进行通气显像时进行单纯灌注扫描,其结果具有较为重要的诊断或排除诊断意义。若结果呈高度可能,对 PTE 诊断的特异性为 96%,除非临床可能性极低,基本具有确定诊断价值;结果正常或接近正常时可基本除外 PTE;如结果为非诊断性异常,则需要做进一步检查,包括选做肺动脉造影。

（2）螺旋 CT/电子束 CT 或 MRI 有助于发现肺动脉内血栓的直接证据,已成为临床上经常应用的重要检查手段。有专家建议,将螺旋 CT 作为一线确诊手段,应用中需注意阅片医师的专业技能与经验对其结果判读有重要影响。

（3）肺动脉造影目前仍为 PTE 诊断的"金标准"与参比方法。需注意该检查具有侵入性,费用较高,而且有时其结果亦难于解释。随着无创检查技术的日臻成熟,多数情况下已可明确诊断,故对肺动脉造影的临床需求已逐渐减少。

3. PTE 病因诊断

（1）对某一病例只要疑诊 PTE,即应同时运用超声检查、核素或 X 射线静脉造影、MRI 等手段积极明确是否并存 DVT。若并存,需对两者的发病联系做出评价。

（2）无论患者单独或同时存在 PTEDVT,应针对该例情况进行临床评估并安排相关检查以尽可能地发现其危险因素,并据以采取相应的预防或治疗措施。

4. 诊断的"灰区"问题　危重 PTE 进展迅速,其中多数在发病后 2 h 内死亡。由于血流动力学状态不稳定,且随时面临复苏可能,常无法进行影像学诊断。同时,一些患者的基础疾病状态也限制了对其进行完善的 PTE 诊断。国外有关于 PTE 床旁诊断策略的研究,包括 D-二聚体结合肺血分流指标等。超声检查可在床旁进行,对于提示 PTE 诊断和排除其他疾病具有重要价值,宜列为疑诊 PTE 时的一项优先检查项目。若发现下肢 DVT 的证据,则可增加诊断的可能性。超声心动图检查除发现右心功能不全的间接证据外,还可观察到血栓的直接证据。但迄今为止尚没有有效的 PTE 床旁确诊方法。

PTE 诊断的"灰区"（gray zone）,即临床上高度怀疑 PTE,但由于病情较重难以进行相关检查,或是由于条件限制不能进行相关检查而缺乏确诊依据,或是根据已有的检查措施不能提供确切的诊断依据。对此类患者在诊断观念上宜"宁信其有,勿信其无"。在能比较充分地排除其他可能的诊断,且无显著出血风险的前提下,可给予抗凝治疗。对于个别已影响血流动力学、对生命构成威胁的严重且高度可疑 PTE 的病例,甚至可以进行溶栓治疗,以免延误病情,但在临床上需要向患者或其家属交代清楚,并在知情同意书上签字后,方可进行。

【鉴别诊断】

PTE 通常应与以下几种情况进行鉴别。

1. 慢性阻塞性肺疾病（COPD）急性发作　COPD 所致肺心病合并 PTE 并不少见,但由于易与 COPD 急性发作相混淆,诊断较困难。COPD 合并肺血栓栓塞（FIE）的主要临床特点是在呼吸道感染无明显变化的情况下,又无其他严重并发症证据时,患者呼吸困难突然加重,常规治疗措施无效,右心衰竭明显加重,血压降低,可能出现双下肢非对称性水肿。血气变化的特征是低氧血症加重,而二氧化碳潴留则矛盾性减轻,由于心排血量下降及氧含量降低,可合并代谢性酸中毒。

2.肺炎急性PTE　患者可表现为发热、胸痛、咳嗽、白细胞增多、胸部X射线片示肺部浸润性阴影等,易与肺炎相混淆。不明原因的肺部阴影或抗生素治疗无效的肺炎在临床处理过程中应考虑到PTE可能,尤其是存在较明显的呼吸困难症状、典型的动脉血气异常;胸部X射线片示部分区域肺血管纹理稀疏及肺动脉高压的相应影像学改变时,应考虑进行相关检查。

3.冠状动脉粥样硬化性心脏病　患者PTE可表现为心绞痛样胸痛、呼吸困难、休克等症状。ECG常可出现Ⅱ、Ⅲ、aVF导联ST段、T波改变,甚至$V_1 \sim V_4$导联呈现"冠状T波"等改变,并可出现心肌同工酶升高。临床上常容易诊断为冠状动脉供血不足或心内膜下心肌梗死,而忽略了PTE的诊断,尤其是年龄较大的急性肺栓塞患者更易被诊断为冠心病。此时应注意患PTE者ECG表现除ST-T改变外,同时还可见右心室负荷升高的相应表现,如明显的电轴右偏或$S_1 Q_{\mathrm{III}} T$征及"肺型P波"等。而PTE的ECG改变缺乏心肌梗死的典型动态演变。当肺循环阻力明显下降时,其心电图异常可在短期内恢复。心脏彩超检查可见肺动脉增宽、右心室扩张和室壁节段运动异常等。

4.主动脉夹层急性PTE患者　可表现为剧烈胸痛、胸部X射线片可见上纵隔增宽(上腔静脉扩张引起)、胸腔积液等改变。部分患者可表现为休克症状,须与主动脉夹层相鉴别。后者多有高血压病史,疼痛与呼吸运动无关,疼痛范围较广泛,呼吸困难和发绀表现不明显。心脏彩超和胸部CT检查有助于鉴别诊断。

5.其他原因导致的胸腔积液　约1/3的PTE患者可发生胸腔积液,临床上易被误诊为结核性胸膜炎,并给予长期抗结核治疗。伴有胸腔积液的PTE患者多缺乏结核病的全身中毒症状,胸腔积液多为血性,量少,吸收快(多在1~2周内自然吸收),胸部X射线片同时可见吸收较快的肺内浸润性阴影。

6.其他原因所致休克　大面积PTE发生休克时,病情危重,病死率高,病情发展较快,须及时做出判断。PTE所致心外梗阻性休克的特点是静脉充盈压升高,因此较易与感染中毒性休克和低血容量性休克相鉴别。急性右心功能不全、心脏压塞和严重左心功能不全引起的休克也可表现为严重呼吸困难和静脉压升高,床旁心脏彩超有助于鉴别诊断。

7.其他原因所致的晕厥　大面积PTE导致急性右心功能衰竭,使左心室充盈受限、心排血量减少、脑动脉供血不足或PTE导致血流动力学不稳定引起严重心律失常所致,有13%的患者以晕厥作为首发表现。PTE致晕厥应与迷走反射性晕厥及心源性晕厥(如严重心律失常、肥厚型心肌病)相鉴别。单纯性晕厥多见于体质瘦弱的女性,多有诱因及前期症状,容易在炎热、拥挤的环境、疲劳状态下发生;排尿性晕厥多见于青年男性,发生于排尿时或排尿后。

咳嗽性晕厥多见于存在慢性肺病的中老年男性;心源性晕厥多有心脏病史,晕厥发生突然,发作时心电图呈心动过缓、室扑或室颤甚至停搏。部分大面积PTE表现为癫痫样发作和短暂的晕厥,而且病程长者可因下肢深静脉血栓的长期慢性脱落,造成反复的癫痫样小发作,往往被误诊为癫痫而长期服用抗癫痫药。对不明原因晕厥者应注意有无DVT危险因素及低氧血症(或严重发绀),并警惕PTE的发生。

8.其他类型栓子引起的肺栓塞　除血栓栓子外,其他栓子也可以引起肺栓塞,包括脂肪栓塞、空气栓塞、肿瘤栓塞和羊水栓塞等。多数情况下根据致病因素的不同和临床表现的差异较容易进行鉴别诊断。如脂肪栓塞多在长骨骨折后迅速出现,肺损伤明显,而骨折后并发PTE一般在4 d后才出现;空气栓塞的发生多与静脉穿刺有关;羊水栓塞常为病理产科的并发症,以DIC为主要临床特征;肿瘤栓塞时可发现肿瘤的相应证据,由于肿瘤患者易并发 PTE,所以急性期诊断较困难,应进行动态观察,远期可见肿瘤浸润性生长。

9.肺血管占位性病变 在某些情况下,肺动脉平滑肌肉瘤在影像学上也可以表现为充盈缺损或通气灌注显像出现灌注不良,在影像学上往往难以区分。当影像学检查提示存在主肺动脉和单侧肺血管或单侧优势阻塞时,应该注意排除其他异常病变的可能性,如肺动脉肉瘤、血管炎、肿瘤病变、纵隔纤维化等。手术或血管镜检查是最后的确诊方法。

10.其他 急性左心衰竭、食管破裂、气胸、纵隔气肿、支气管哮喘、骨折、肋软骨炎和高通气综合征也可表现呼吸困难、胸疼,也应与肺栓塞仔细鉴别。

【治疗】

1.一般处理 患者绝对卧床,保持大便通畅,避免用力;对于胸痛、发热、咳嗽等症状可采用相应的对症治疗。对有低氧血症的患者,吸氧或机械通气。右心功能不全者可予多巴酚丁胺和多巴胺;若出现血压下降,可增大剂量或使用肾上腺素等。

2.溶栓治疗

(1)适应证:适用于大面积肺栓塞,即因栓塞所致休克和(或)低血压的病例,对于次大面积肺栓塞,即血压正常但超声心动图显示右心室运动功能减退的病例,若无禁忌证可以进行溶栓,对于血压和右心室运动均正常的病例不推荐进行溶栓,溶栓的时间窗一般为 14 d。

(2)禁忌证:绝对禁忌证有活动性内出血;相对禁忌证有:2 周内的大手术、分娩、器官活检或不能压迫止血的血管穿刺;2 个月内的缺血性脑卒中;10 d 内的胃肠道出血;15 d 内的严重创伤;1 个月内的神经外科或眼科手术;难于控制的重度高血压(收缩压>180 mmHg,舒张压>110 mmHg);近期曾行心肺复苏;妊娠;细菌性心内膜炎;严重肝肾功能不全;糖尿病出血性视网膜病变等。对于大面积 PTE,属上述绝对禁忌证。

(3)主要并发症:为出血。溶栓前配血,宜置外周静脉套管针,避免反复穿刺血管。

(4)治疗方案:以下方案与剂量供参考使用。

1)尿激酶:负荷量 4 400 IU/kg,静脉推注 10 min,随后以 2 200 IU/(kg·h),持续静脉滴注 12 h,另可考虑 2 h 溶栓方案;以 20 000 IU/kg 量持续滴注 2 h。

2)链激酶:负荷量 250 000 IU,静脉注射 30 min,随后以 100 000 IU/h,持续静脉滴注 24 h。链激酶具有抗原性,故用药前需肌内注射苯海拉明或地塞米松,以防止过敏反应。

3)rt-PA:50～100 mg 持续静脉滴注 2 h。

使用尿激酶、链激酶溶栓期间勿用肝素。对以 rt-PA 溶栓时是否需停用肝素无特殊要求。溶栓治疗结束后,应每 2～4 h 测定一次凝血酶原时间或活化部分凝血酶时间(APTT)。

3.抗凝治疗 当 APTT 水平低于正常值的 2 倍,即应重新开始规范的肝素治疗,为 PTE 的基本治疗方法。抗凝药物主要有肝素、低分子肝素和华法林。抗血小板药物的抗凝作用尚不能满足 PTE 或 DVT 的抗凝要求。

(1)肝素:临床疑诊 PTE 时,即可使用肝素或低分子肝素进行有效的抗凝治疗。应用肝素/低分子肝素前应测定基础 APTT、凝血酶原时间(PT)及血常规(含血小板计数,血红蛋白);注意是否存在抗凝的禁忌证,如活动性出血、凝血功能障碍、未控制的严重高血压等。对于确诊的 PTE 病例,大部分为相对禁忌证。普通肝素的推荐用法：予以 3 000～5 000 IU 或按 80 IU/kg 静脉注射，继之以 18 IU/（kg·h）持续静脉滴注。在开始治疗后的最初 24 h 内每 4～6 h（常为 6 h）测定 APTT，根据 APTT 调整剂量，尽快使 APTT 达到并维持于正常值的 1.5～2.5 倍。达稳定治疗水平后，改每天测定 APTT 一次。使用肝素抗凝务求有效水平。抗凝不充分将严重影响疗效并可导致血栓复发率的显著增高。

肝素亦可用皮下注射方式给药，一般先予静脉注射负荷量 3 000～5 000 IU，然后按 250 IU/kg 剂量每 12 h 皮下注射一次。调节注射剂量使在下一次注射前 1 h 内的 APTT 达到治疗水平。

APTT 并不是总能可靠地反映血浆肝素水平或抗栓效果。若有条件测定血浆肝素水平，使之维持 0.2～0.4 IU/mL（鱼精蛋白硫酸盐测定法）或 0.3～0.6 IU/mL，作为调整肝素剂量的依据。

肝素可能会引起血小板减少症（heparin-inducedthrombocytopenia，HIT），若血小板持续降低达 30% 以上，或血小板计数<$100×10^9$/L，应停用肝素。

（2）低分子肝素（LMWH）：无须监测 APTT 和调整剂量，但对过度肥胖者或孕妇监测血浆抗 Xa 因子活性，并据调整用量。

达肝素钠：200anti-Xa IU/（kg·d）皮下注射。单次剂量不超过 18 000 IU。

依诺肝素钠：1 mg/kg 皮下注射 12 h 1 次；或 1.5 mg/（kg·d）皮下注射，单次总量不超过 180 mg。

注射用低分子肝素钙：86anti-Xa IU/（kg·d）皮下注射。

（3）华法林：可以在肝素开始应用后的第 1～3 天加用，初始剂量为 3.0～5.0 mg。由于肝素需至少重叠 4～5 d，当连续两天测定的国际标准化比率（INR）达到 2.5（2.0～3.0）时，或 PT 延长至 1.5～2.5 倍时，即可停止使用肝素，单独口服华法林治疗。疗程至少 3～6 个月。定期检测 INR 维持在 2～3 水平。对于栓子来源不明的首发病例，需至少给予 6 个月的抗凝；对癌症、抗心磷脂抗体综合征、抗凝血酶Ⅲ缺乏、复发性 VTE、易栓症等，抗凝治疗 12 个月或以上，甚至终生抗凝。妊娠期间禁用华法林，可用肝素或低分子量肝素治疗。

4.其他　肺动脉血栓摘除术、经静脉导管碎解和抽吸血栓、静脉滤器。

第七节　急性肠梗阻

急性肠梗阻是由于各种原因使肠内容物通过障碍而引起一系列病理生理变化的临床症候群。由于病因多种多样，临床表现复杂，病情发展迅速，使诊断比较困难，处理不当可导致不良后果。祖国医学对肠梗阻也早有记载，如关格、肠结、吐粪等均指此病。近年来对该病的认识虽然有了提高，但绞窄性肠梗阻的死亡率仍高达 10% 以上，是死亡率较高的急腹症之一。

【病因及分类】

（一）病因分类

肠梗阻是由不同原因引起，根据发病原因可分为三大类。

1.机械性肠梗阻　在临床中最为常见，是由于肠道的器质性病变，形成机械性的压迫或堵塞肠腔而引起的肠梗阻。机械性肠梗阻的常见原因有肠粘连、肿瘤、嵌顿疝、肠套叠、肠扭转、炎症狭窄、肠内蛔虫团或粪块、先天性肠畸形(旋转不良、肠道闭锁)等。

2.动力性肠梗阻 由于神经抑制或毒素作用使肠蠕动发生暂时性紊乱,使肠腔内容物通过障碍。根据肠功能紊乱的特点,又有麻痹性和痉挛性之分。麻痹性是由于肠管失去蠕动功能以致肠内容物不能运行,常见于急性弥漫性腹膜炎、腹部创伤或腹部手术后,当这些原因去除后,肠麻痹仍持续存在即形成麻痹性肠梗阻。痉挛性是肠壁肌肉过度收缩所致,在急性肠炎、肠道功能紊乱或慢性铅中毒时可以见到。

3.血运性肠梗阻 由于肠系膜血管血栓形成而发生肠管血液循环障碍,肠腔内虽无梗阻,但肠蠕动消失,使肠内容物不能运行。

在临床上,以机械性肠梗阻最多见,麻痹性肠梗阻也可见,而其他类型的肠梗阻少见。

(二)其他分类

1.根据是否有肠管血运障碍 肠梗阻可以分为单纯性和绞窄性肠梗阻两种。肠梗阻的同时不合并肠管血循环障碍者称为单纯性肠梗阻,如肠腔堵塞、肠壁病变引起的狭窄或肠管压迫等一般无血运障碍都属于单纯性肠梗阻。肠梗阻同时合并血循环障碍者称为绞窄性肠梗阻,如嵌顿疝、肠套叠、肠扭转等随着病情发展,均可发生肠系膜血管受压,都属于绞窄性肠梗阻。在临床上鉴别是单纯性还是绞窄性对治疗有重要意义,绞窄性肠梗阻如不及时解除,可以很快导致肠坏死、穿孔,以致发生严重的腹腔感染和中毒性休克,死亡率很高。但有时鉴别困难,粘连性肠梗阻可能是单纯性的,也可能是绞窄性的。

2.根据肠梗阻的部位 可分为高位小肠梗阻、低位小肠梗阻和结肠梗阻。梗阻部位不同,临床表现也有不同之处。如果一段肠袢两端受压,如肠扭转,则称为闭袢性肠梗阻,结肠梗阻时回盲瓣可以关闭防止逆流,也形成闭袢性肠梗阻。这类梗阻时,肠腔往往高度膨胀,容易发生肠壁坏死和穿孔。

3.根据肠梗阻的程度 分为完全性肠梗阻和不完全性肠梗阻。

4.根据梗阻发生的缓急 分为急性与慢性肠梗阻。

肠梗阻的这些分类主要是为了便于对疾病的了解及治疗上的需要,而且肠梗阻是处于不断变化的过程中,各类肠梗阻,在一定条件下是可以转化的。如单纯性肠梗阻治疗不及时,可能发展为绞窄性肠梗阻。机械性肠梗阻,梗阻以上的肠管由于过度扩张,到后来也可发展为麻痹性肠梗阻。慢性不完全性肠梗阻,也可由于炎症水肿加重而变为急性完全性肠梗阻。

【病理生理】

肠梗阻急性发生后,肠管局部和机体全身都将出现一系列复杂的病理生理变化。

(一)局部变化

局部变化主要是肠蠕动增加、肠腔膨胀、积气积液、肠壁充血水肿、通透性增加而引起变化。

1.肠蠕动增加 正常时肠蠕动由自主神经系统、肠管本身的肌电活动和多肽类激素调节来控制。当发生肠梗阻时,各种刺激增加而使肠管活动增加,梗阻近端肠管肠蠕动的频率和强度均增加,这是机体企图克服障碍的一种抗病反应。在高位肠梗阻时肠蠕动频率较快,每 3 ~ 5 min 即可有 1 次,低位小肠梗阻时间隔较长,可 10 ~ 15 min 1 次。因此,在临床上可以出现阵发性腹痛、反射性呕吐、肠鸣音亢进、腹壁可见肠型等。如梗阻长时间不解除，肠蠕动又可逐渐变弱甚至消失，出现肠麻痹。

2. 肠腔膨胀、积气积液　肠梗阻的进一步发展，在梗阻以上肠腔出现大量积气积液，肠管也随之逐渐扩张、肠壁变薄。梗阻以下肠管则塌陷空虚。肠腔内气体 70% 是咽下的空气，30% 是血液弥散至肠腔内和肠腔内细菌发酵所产生。这些气体大部分为氮气，很少能向血液内弥散，因而易引起肠腔膨胀。肠腔内的液体，一部分是饮入的液体，大部分则是胃肠道的分泌液。肠腔膨胀及各种刺激使分泌增加，但扩张、壁薄的肠管吸收功能障碍，因而使肠腔积液不断增加。

3. 肠壁充血水肿、通透性增加　若肠梗阻再进一步发展，则出现肠壁毛细血管和小静脉的淤血、肠壁水肿、肠壁通透性增加、液体外渗，肠腔内液体可渗透至腹腔，血性渗液可进入肠腔。如肠腔内压力增高，使小动脉血流受阻，肠壁上出现小出血点，严重者，可出现点状坏死和穿孔。此时肠壁血运障碍，细菌和毒素可以透过肠壁渗至腹腔内，引起腹膜炎。

（二）全身性病理生理变化

不能进食、呕吐、脱水、感染而引起的体液、电解质和酸碱平衡失调以致中毒性休克等。

1. 水和电解质缺失　大量体液丧失是急性肠梗阻引起的一个重要的病理生理变化。正常时胃肠道分泌液每天约 8 000 mL，绝大部分在小肠吸收回到血液循环，仅约 500 mL 通过回盲瓣到达结肠。肠梗阻时回吸收障碍而液体自血液向肠腔继续渗出，于是消化液不断地积聚于肠腔内，形成大量的第三间隙液，实际上等于丧失到体外。再加上梗阻时呕吐丢失，可以迅速导致血容量减少和血液浓缩。体液的丢失也伴随大量电解质的丢失，高位肠梗阻时更为显著，低位肠梗阻时，积存在肠管内的胃肠液可达 5~10 L。这些胃肠液约与血浆等渗，所以在梗阻初期是等渗性的脱水。胆汁、胰液及肠液均为碱性，含有大量的 HCO_3^-，加上组织灌注不良，酸性代谢产物增加，尿量减少，很容易引起酸中毒。胃液中钾离子浓度约为血清钾离子的 2 倍，其他消化液中钾离子浓度与血清钾离子浓度相等，因此，肠梗阻时也丧失大量钾离子，血钾浓度降低，引起肠壁肌张力减退，加重肠腔膨胀。

2. 对呼吸和心功能的影响　由于肠梗阻时肠腔膨胀使腹压增高，横膈上升，腹式呼吸减弱，可影响肺泡内气体交换。同时可影响下腔静脉血液回流，使心排血量明显减少，出现呼吸循环功能障碍甚至加重休克。

3. 感染和中毒性休克　梗阻以上的肠内容物郁积、发酵、细菌繁殖并生成许多毒性产物，肠管极度膨胀，肠壁通透性增加，在肠管发生绞窄，失去活力时，细菌和毒素可透过肠壁到腹腔内引起感染，又经过腹膜吸收进入血液循环产生严重的毒血症状甚至中毒性休克。这种感染性肠液在手术时如不经事先减压清除，梗阻解除后毒素可经肠道吸收迅速引起中毒性休克。再由于肠梗阻时，大量失水引起血容量减少，一旦发生感染和中毒，往往造成难复性休克，既有失液、失血，又有中毒因素的严重休克，可致脑、心、肺、肝、肾及肾上腺等重要器官损害，休克难以纠正。

总之，肠梗阻的病理生理变化程度随着梗阻的性质和部位不同而有差别。高位小肠梗阻容易引起脱水和电解质失衡，低位肠梗阻容易引起肠膨胀和中毒症状，绞窄性肠梗阻容易引起休克，结肠梗阻或闭袢性肠梗阻容易引起肠坏死、穿孔和腹膜炎。梗阻晚期，机体抗病能力明显低下，各种病理生理变化均可出现了。

【临床表现】

(一)症状

由于肠梗阻发生的急缓、病因不同、部位的高低及肠腔堵塞的程度不同而有不同的临床表现,但肠内容物不能顺利通过肠腔而出现腹痛、呕吐、腹胀和停止排便和排气的四大症状是共同的临床表现。

1. 腹痛 是肠梗阻最先出现的症状。腹痛多在腹中部脐周围,呈阵发性绞痛,伴有肠鸣音亢进,这种疼痛是梗阻以上部位的肠管强烈蠕动所致。腹痛是间歇性发生,在每次肠蠕动开始时出现,由轻微疼痛逐渐加重,达到高峰后即行消失,间隔一段时间后,再次发生。腹痛发作时,患者常可感觉有气体在肠内窜行,到达梗阻部位而不能通过时,疼痛最重,如有不完全性肠梗阻时,气体通过后则感疼痛立即减轻或消失。如腹痛的间歇期不断缩短,或疼痛呈持续性伴阵发性加剧,且疼痛较剧烈时,则肠梗阻可能是单纯性梗阻发展至绞窄性梗阻的表现。腹痛发作时,还可出现肠型或肠蠕动波,患者自觉似有包块移动,此时可听到肠鸣音亢进。当肠梗阻发展至晚期,梗阻部位以上肠管过度膨胀,收缩能力减弱,则阵痛的程度和频率都降低,出现肠麻痹时,则不再出现阵发性绞痛,而呈持续性的胀痛。

2. 呕吐 呕吐的程度和呕吐的性质与梗阻程度和部位有密切关系。肠梗阻的早期呕吐是反射性的,呕吐物为食物或胃液。然后有一段静止期,再发呕吐时间视梗阻部位而定,高位小肠梗阻,呕吐出现较早而频繁,呕吐物为胃液、十二指肠液和胆汁,大量丢失消化液,短期内出现脱水、尿少、血液浓缩或代谢性酸中毒。如低位小肠梗阻时呕吐出现较晚,多为肠内容物在梗阻以上部位郁积到相当程度后,肠管逆蠕动出现反流性呕吐,吐出物可为粪样液体或有粪臭味。如有绞窄性梗阻,呕吐物为血性或棕褐色。结肠梗阻仅在晚期才出现呕吐。麻痹性肠梗阻的呕吐往往为溢出样呕吐。

3. 腹胀 腹部膨胀是肠腔内积液、积气所致。一般在梗阻发生一段时间后才出现,腹胀程度与梗阻部位有关。高位小肠梗阻由于频繁呕吐,腹胀不显著,低位小肠梗阻则腹胀较重,可呈全腹膨胀或伴有肠型。闭袢性肠梗阻可以出现局部膨胀,叩诊鼓音。而结肠梗阻如回盲部关闭可以显示腹部高度膨胀而且不对称。慢性肠梗阻时腹胀明显,肠型与蠕动波也较明显。

4. 停止排便和排气 有无大便和肛门排气,与梗阻程度有关。在完全性梗阻发生后排便排气即停止。少数患者因梗阻以下的肠管内尚有残存的粪便及气体,由于梗阻早期,肠蠕动增加,这些粪便及气体仍可排出,不能因此而否定肠梗阻的存在。在某些绞窄性肠梗阻如肠套叠、肠系膜血管栓塞,患者可自肛门排出少量血性黏液或果酱样便。

(二)体征

1. 全身情况 单纯性肠梗阻早期多无明显全身变化。但随梗阻后症状的出现,呕吐、腹胀、丢失消化液,可发生程度不等的脱水。若发生肠绞窄、坏死穿孔,出现腹膜炎时,则出现发热、畏寒等中毒表现。一般表现为急性痛苦病容,神志清楚,当脱水或有休克时,可出现神志萎靡、淡漠、恍惚甚至昏迷。肠梗阻时由于腹胀使膈肌上升,影响心肺功能,呼吸受限、急促,有酸中毒时,呼吸深而快。体温在梗阻晚期或绞窄性肠梗阻时,由于毒素吸收,体温升高,伴有严重休克时体温反而下降。由于水和电解质均有丢失,多属等渗性脱水,表现全身乏力,眼窝、两颊内陷,唇舌干燥,皮肤弹性减弱或消失。急性肠梗阻患者必须注意血压变化,可由于脱水、血容量不足或中毒性休克发生,而使血压下降。患者有脉快、面色苍白、出冷汗、四肢厥冷等末梢循环衰竭时,血压多有下降,表示有休克存在。

2.腹部体征　可按视、触、叩、听的顺序进行检查。

急性肠梗阻的患者,一般都有不同程度的腹部膨胀,高位肠梗阻多在上腹部,低位小肠梗阻多在脐区,麻痹性肠梗阻呈全腹性膨隆。闭袢性肠梗阻可出现不对称性腹部膨隆。机械性梗阻时,常可见到肠型及蠕动波。

腹部触诊时,可了解腹肌紧张的程度、压痛范围和反跳痛等腹膜刺激征,应常规检查腹股沟及股三角,以免漏诊嵌顿疝。单纯性肠梗阻时腹部柔软,肠管膨胀可出现轻度压痛,但无其他腹膜刺激征。绞窄性肠梗阻时,可有固定性压痛和明显腹膜刺激征,有时可触及绞窄的肠袢或痛性包块。压痛明显的部位,多为病变所在,痛性包块常为受绞窄的肠袢。回盲部肠套叠时,腊肠样平滑的包块常在右中上腹;蛔虫性肠梗阻时可为柔软条索状团块,有一定移动度;乙状结肠梗阻扭转时包块常在左下腹或中下腹;癌肿性包块多较坚硬而疼痛较轻;腹外疝嵌顿多为圆形突出腹壁的压痛性肿块。

腹部叩诊时,肠管胀气为鼓音,绞窄的肠袢因水肿、渗液为浊音。因肠管绞窄腹腔内渗液,可出现移动性浊音,必要时腹腔穿刺检查,如有血性腹水,则为肠绞窄证据。

腹部听诊主要是了解肠鸣音的改变。机械性肠梗阻发生后,腹痛发作时肠鸣音亢进,随着肠腔积液增加,可出现气过水声,肠管高度膨胀时可听到高调金属音。麻痹性肠梗阻或机械性肠梗阻的晚期,则肠鸣音减弱或消失。正常肠鸣音一般在 3～5 次/min,5 次/min 以上为肠鸣音亢进,少于3 次为减弱,3 min 内听不到肠鸣音为消失。

(三)实验室检查

单纯性肠梗阻早期各种化验检查变化不明显。梗阻晚期或有绞窄时,由于失水和血液浓缩,化验检查为判断病情及疗效可提供参考。

1.血常规　血红蛋白、血细胞比容因脱水和血液浓缩而升高,与失液量成正比。尿比重升高,多在 1.025～1.030。白细胞计数对鉴别肠梗阻的性质有一定意义,单纯性肠梗阻正常或轻度增高,绞窄性肠梗阻可达$(15～20)\times10^9$/L,中性粒细胞亦增加。

2 血 pH 及二氧化碳结合力下降,说明有代谢性酸中毒。

3.血清 Na^+、K^+、Cl^- 等离子　在早期无明显变化,但随梗阻存在,自身代谢调节的作用,内生水和细胞内液进入循环而稀释,使 Na^+、Cl^- 等逐渐下降,在无尿或酸中毒时,血清 K^+ 可稍升高,随着尿量的增加和酸中毒的纠正而大量排 K^+,血清 K^+ 可突然下降。

(四)X 射线检查

X 射线检查是急性肠梗阻常用的检查方法,常能对明确梗阻是否存在、梗阻的位置、性质及梗阻的病因提供依据。

1.腹部平片检查　肠管的气液平面是肠梗阻特有的 X 射线表现。摄片时最好取直立位,如体弱不能直立时可取侧卧位。在梗阻发生 4～6 h 后,由于梗阻近端肠腔内积存大量气体和液体,肠管扩张,小肠扩张在 3 cm 以上,结肠扩张在 6 cm 以上,黏膜皱襞展平消失,小肠皱襞呈环形伸向腔内,呈"鱼骨刺"样的环形皱襞,多见于空肠梗阻。而回肠梗阻时,黏膜皱襞较平滑,至晚期时小肠肠袢内有多个液平面出现,典型的呈阶梯状。根据 Mall 描述将小肠分布位置分为 5 组:空肠上段为第一组,位于左上腹;第二组为空肠下段,在左下腹;第三组为回肠上段,在脐周围;第四组为回肠中段,在右上腹;第五组为回肠下段,在右下腹。

这样可以判断梗阻在小肠的上段、中段还是下段。结肠梗阻与小肠梗阻不同,因梗阻结肠近端肠腔内充气扩张,回盲瓣闭合良好时,形成闭袢性梗阻,结肠扩张十分显著,尤以壁薄的右半结肠为著,盲肠扩张超过9 cm。结肠梗阻时的液平面,多见于升结肠、降结肠或横结肠的凹下部分。由于结肠内有粪块堆积,液平面可呈糊状。如结肠梗阻时回盲瓣功能丧失,小肠内也可出现气液平面,此时应注意鉴别。

2. 肠梗阻的造影检查　考虑有结肠梗阻时,可做钡剂灌肠检查。检查前清洁灌肠,以免残留粪块造成误诊。肠套叠、乙状结肠扭转和结肠癌等,可明确梗阻部位、程度及性质,多数为肠腔内充盈缺损及狭窄。在回结肠或结肠套叠时,可见套入的肠管头部呈新月形或杯口状阴影。乙状结肠扭转时,钡柱之前端呈圆锥形或鹰嘴状狭窄影像。另外钡剂或空气灌肠亦有治疗作用。早期轻度盲肠或乙状结肠扭转,特别是肠套叠,在钡(或空气)灌肠的压力下,就可将扭转或套叠复位,达到治疗目的。肠梗阻时的钡餐检查,由于肠道梗阻,通过时间长,可能加重病情或延误治疗,多不宜应用。而水溶性碘油造影,视梗阻部位,特别是高位梗阻时,可以了解梗阻的原因及部位。

(五)B超检查

B超检查有助于了解肠管积液扩张的情况,判断梗阻的性质和部位,观察腹水及梗阻原因。肠梗阻患者B超常见到梗阻部位以上的肠管有不同程度的扩张,管径增宽,肠腔内有形态不定的强回声光团和无回声的液性暗区。如为实质性病变,显示更好,在肠套叠时B超横切面可见"靶环"状的同心圆回声,纵切面可显示套入肠管的长度,蛔虫团引起的肠梗阻可见局部平行旋涡状光带回声区。如肠管扩张明显,大量腹水,肠蠕动丧失,可能发生绞窄性肠梗阻或肠坏死。

【诊断与鉴别诊断】

急性肠梗阻的诊断,首先需要确定是否有肠梗阻存在,还必须对肠梗阻的程度、性质、部位及原因做出较准确的判断。

(一)肠梗阻是否存在

典型的肠梗阻具有阵发性腹部绞痛、呕吐、腹胀、停止排气排便四大症状及肠型、肠鸣音亢进等表现,诊断一般并不困难。但对于不典型病例、早期病例及不完全性肠梗阻,诊断时有一定困难,可借助X射线检查给予帮助。一时难以确诊者,可一边治疗,一边观察,以免延误治疗。诊断时应特别注意与急性胰腺炎、胆绞痛、泌尿系结石、卵巢囊肿扭转等鉴别,应做相关疾病的有关检查,以排除这些疾病。

(二)肠梗阻的类型

鉴别是机械性肠梗阻还是动力性肠梗阻(尤以麻痹性肠梗阻)。机械性肠梗阻往往有肠管器质性病变,如粘连、压迫或肠腔狭窄等,晚期虽可出现肠麻痹,但X射线平片检查有助于鉴别。动力性肠梗阻常继发于其他原因,如腹腔感染、腹部外伤、腹膜后血肿、脊髓损伤或有精神障碍等,麻痹性肠梗阻虽有腹部膨胀,但肠型不明显、无绞痛、肠鸣音减弱或消失,这些与机械性梗阻的表现不同。

(三)肠梗阻的性质

鉴别是单纯性还是绞窄性肠梗阻。在急性肠梗阻的诊断中,这两者的鉴别极为重要。因为绞窄性肠梗阻肠壁有血运障碍,随时有肠坏死和腹膜炎、中毒性休克的可能,不及时治疗可危及生命。但两者的鉴别有时有一定困难,有以下表现时应考虑有绞窄性肠梗阻的可能:①腹痛剧烈,阵发绞痛转为持续性痛伴阵发性加重;②呕吐出现较早且频繁,呕吐物呈血性或咖啡样;③腹胀不对称,有局部隆起或有孤立胀大的肠袢;④出现腹膜刺激征或有固定局部压痛和反跳痛,肠鸣音减弱或消失;⑤腹腔有积液,腹穿为血性液体;⑥肛门排出血性液体或直肠指诊发现血性黏液;⑦全身变化出现早,如体温升高,脉率增快,白细胞计数升高,很快出现休克,X射线腹部平片显示有孤立胀大的肠袢,位置固定不变;⑧B超提示肠管扩张显著,大量腹水。单纯性与绞窄性梗阻的预后不同,有人主张在两者不能鉴别时,在积极准备下以手术探查为妥,不能到绞窄症状很明显时才手术探查,以免影响预后。

(四)肠梗阻的部位

鉴别高位小肠梗阻还是低位小肠梗阻或是结肠梗阻:由于梗阻部位不同,临床表现也有所差异,高位小肠梗阻呕吐早而频,腹胀不明显;低位小肠梗阻呕吐出现晚而次数少,呕吐物呈粪样,腹胀显著;结肠梗阻,由于回盲瓣作用,阻止逆流,以致结肠高度膨胀形成闭袢性梗阻,其特点是进行性结肠胀气,可导致盲肠坏死和破裂,而腹痛较轻,呕吐较少,腹胀不对称,必要时以钡灌肠明确诊断。

(五)梗阻的程度

鉴别完全性还是不完全性肠梗阻:完全性肠梗阻发病急,呕吐频,停止排便排气,X射线腹部平片显示小肠内有气液平面呈阶梯状,结肠内无充气;不完全性肠梗阻发病缓,病情较长,腹痛轻,间歇较长,可无呕吐或偶有呕吐,每有少量排便排气,常在腹痛过后排少量稀便,腹部平片示结肠内少量充气。

(六)肠梗阻的原因

肠梗阻的病因要结合年龄、病史、体检及X射线检查等综合分析,尽可能做出病因诊断,以便进行正确的治疗。

1.年龄因素 新生儿肠梗阻以肠道先天性畸形为多见,1岁以内小儿以肠套叠最为常见,1~2岁嵌顿性腹股沟斜疝的发生率较高,3岁以上的儿童应注意蛔虫团引起的肠梗阻,青壮年以肠扭转、肠粘连、绞窄性腹外疝较多,老年人则以肿瘤、乙状结肠扭转、粪便堵塞等为多见。

2.病史 如有腹部手术史、外伤史或腹腔炎症疾病史多为肠粘连或粘连带压迫所造成的肠梗阻;如患者有结核病史,或有结核病灶存在,应考虑有肠结核或腹腔结核引起的梗阻;如有长期慢性腹泻、腹痛应考虑有节段性肠炎合并肠狭窄;饱餐后剧烈活动或劳动考虑有肠扭转;如有心血管疾病,突然发生绞窄性肠梗阻,应考虑肠系膜血管病变的可能。

3.根据检查结果 肠梗阻患者除了腹部检查外,一定要注意腹股沟部检查,除外腹股沟斜疝、股疝嵌顿引起的梗阻,直肠指诊应注意有无粪便堵塞及肿瘤等,指套有果酱样大便时应考虑肠套叠。腹部触及肿块应多考虑为肿瘤性梗阻。大多数肠梗阻的原因比较明显,少数病例一时找不到梗阻的原因,需要在治疗过程中反复检查,再结合X射线表现,或者在剖腹探查中才能明确。

【治疗】

肠梗阻的治疗要根据病因、性质、部位、程度和患者的全身性情况来决定,包括非手术治疗和手术治疗。不论是否采取手术治疗,总的治疗原则为:①纠正肠梗阻引起的全身生理紊乱,纠正水、电解质及酸碱平衡紊乱;②去除造成肠梗阻的原因。

(胡家龙　宓　晨　邹彩红)

第七章 心血管系统急危重症

第一节 急性冠脉综合征

急性冠脉综合征(ACS)是冠状动脉在原有病变的基础上,由于血栓形成或痉挛而极度狭窄甚至完全闭塞,冠脉血流急剧减少、心肌严重缺血而导致的一组症候群。在临床上主要包括不稳定型心绞痛(UA)、急性 ST 段抬高心肌梗死(STEMI)、急性非 ST 段抬高心肌梗死(NSTEMI)这 3 类疾病。

急性冠脉综合征是指急性心肌缺血引起的一组临床症状。ACS 根据心电图表现可以分为无 ST 段抬高和 ST 段抬高型两类。无 ST 段抬高的 ACS 包括不稳定型心绞痛(UA)和无 ST 段抬高的心肌梗死(NSTEMI)。冠状动脉造影和血管镜研究的结果揭示,UA/NSTEMI 常常是由于粥样硬化斑块破裂,进而引发一系列导致冠状动脉血流减少的病理过程所致。

UA 主要有 3 种表现形式,即静息时发生的心绞痛、新发生的心绞痛和近期加重的心绞痛。新发生的心绞痛疼痛程度必须达加拿大心脏学会(CCS)心绞痛分级至少Ⅲ级方能定义为 UA,新发生的慢性心绞痛疼痛程度仅达 CCS 心绞痛分级Ⅰ~Ⅱ者并不属于 UA 的范畴。在临床上经常使用 Braunwald 对 UA 的分类,它有助于进行危险度分层和指导临床治疗。

另外变异型心绞痛是由冠状动脉痉挛所致,是 UA 的一种特殊表现形式。

【临床表现】

1.症状　UA 引起胸痛的性质与典型的稳定型心绞痛相似,但程度更为剧烈,持续时间长达 20 min 以上,严重者可伴有血流动力学障碍,出现晕厥或晕厥前状态。原有稳定型心绞痛出现疼痛诱发阈值的突然降低;心绞痛发作频率的增加;疼痛放射部位的改变;出现静息痛或夜间痛;疼痛发作时出现新的伴随症状如恶心、呕吐、呼吸困难等;原来可以使疼痛缓解的方法(如舌下含化硝酸甘油)失效,以上皆提示不稳定型心绞痛的发生。

老年患者以及伴有糖尿病的患者可不表现为典型的心绞痛症状而表现为恶心、出汗和呼吸困难,还有一部分患者无胸部的不适而仅表现为下颌、耳部、颈部、上臂或上腹部的不适,孤立新出现的或恶化的呼吸困难是 UA 中等同于心绞痛发作最常见的症状,特别是在老年患者。

2.体征　UA 发作或发作后片刻,可以发现一过性的第三心音或第四心音以及乳头肌功能不全所导致的收缩期杂音,还可能出现左心室功能异常的体征,如双侧肺底的湿啰音、室性奔马律,严重左心室功能异常的患者可以出现低血压和外周低灌注的表现,此外,体格检查还有助于发现一些导致继发性心绞痛的因素,如肺炎、甲状腺功能亢进症等。

【辅助检查】

1.心电图　怀疑 UA 发作的患者,ECG 是首先要做的检查。ECG 正常并不排除 UA 的可能,但 UA 发作时 ECG 无异常改变的患者预后相对较好。如果胸痛伴有两个以上的相邻导联出现 ST 的抬高≥1 mm,则为 STEMI,宜尽早行心肌再灌注治疗。胸痛时 ECG 出现 ST 段压低≥1 mm、症状消失时 ST 的改变恢复是一过性心肌缺血的客观表现,持续性的 ST 段压低伴或不伴胸痛相对特异性差。

相应导联上的 T 波持续倒置是 UA 的一种常见 ECG 表现,这多反映受累的冠状动脉病变严重,胸前导联上广泛的 T 波深倒(≥2 mm)多提示 LAD 的近端严重病变。因陈旧心肌梗死 ECG 上遗有 Q 波的患者,Q 波面向区域的心肌缺血较少引起 ST 的变化,如果有变化常表现为 ST 段的升高。

胸痛发作时 ECG 上 ST 的偏移(抬高或压低)和(或)T 波倒置通常随着症状的缓解而消失。如果以上 ECG 变化持续 12 h 以上,常提示发生非 Q 波心肌梗死。心绞痛发作时非特异性的 ECG 表现有 ST 段的偏移<0.5 mm 或 T 波倒置<2 mm。孤立的Ⅲ导联 Q 波可能是一正常发现,特别是在下壁导联复极正常的情况下。

在怀疑缺血性胸痛的患者,要特别注意排除其他一些引起 ST 段和 T 波变化的情况。在 ST 段抬高的患者,应注意是否存在左心室室壁瘤、心包炎、变异型心绞痛、早期复极、预激综合征等情况。中枢神经系统事件以及三环类抗抑郁药或酚噻嗪可引起 T 波的深倒。

在怀疑心肌缺血的患者,动态的心电图检查或连续的心电监护至关重要。因为 Holter 显示 85%～90% 的心肌缺血不伴有心绞痛症状。此外,还有助于检出 AMI,特别是在联合连续测定血液中的心脏标志物的情况下。

2.生化标志物　既往心脏酶学检查特别是 CK 和 CK-MB 是区分 UA 和 AMI 的手段。对于 CK 和 CK-MB 轻度升高不够 AMI 诊断标准的仍属于 UA 的范畴。新的心脏标志物 TnI 和 TnT 对于判断心肌的损伤,较 CK 和 CK-MB 更为敏感和特异,时间窗口更长。既往诊为 UA 的患者,有 1/5～1/4 TnI 或 TnT 的升高,这部分患者目前属于 NSTEMI 的范畴,预后较真正的 UA 患者(TnI/TnT 不升高者)要差。肌红蛋白检查也有助于发现早期的心肌梗死,敏感性高而特异性低,阴性结果有助于排除 AMI 的诊断。

3.核素心肌灌注显像　在怀疑 UA 的患者,在症状持续期 MIBI 注射行心肌核素静息显像发现心肌缺血的敏感性及特异性均高,表现为受累心肌区域的核素充盈缺损,发作期过后核素检查发现心肌缺血的敏感性降低。症状发作期间行核素心肌显像的阴性预测值很高,但是急性静息显像容易遗漏一部分 ACS 患者(大约占 5%),因此不能仅凭一次核素检查即做出处理决定。

【诊断】

1.危险分层

(1)高危患者:包括以下几种。①心绞痛的类型和发作方式:静息性胸痛,尤其既往 48 h 内有发作者。②胸痛持续时间:持续胸痛 20 min 以上。③发作时硝酸甘油缓解情况:含硝酸甘油后胸痛不缓解。④发作时的心电图:发作时动态性的 ST 段压低≥1 mm。⑤心脏功能:心脏射血分数<40%。⑥既往患心肌梗死,但心绞痛是由非梗死相关血管所致。⑦心绞痛发作时并发心功能不全(新出现

的 S_3 音、肺底啰音)、二尖瓣反流(新出现的收缩期杂音)或血压下降。⑧心脏 TnT(TnI)升高。⑨其他影响危险因素分层的因素还有:高龄(>75 岁)、糖尿病、CRP 等炎性标志物或冠状动脉造影发现是三支病变或者左主干病变。

(2)低危患者的特征:①没有静息性胸痛或夜间胸痛;②症状发作时心电图正常或者没有变化;③肌钙蛋白不增高。

2. UA 诊断依据 ①有不稳定型缺血性胸痛,程度在 CCS Ⅲ级或以上。②明确的冠心病证据:心肌梗死、PTCA、冠状动脉旁路移植术、运动试验或冠状动脉造影阳性的病史;陈旧心肌梗死心电图表现;与胸痛相关的 ST-T 改变。③除外急性心肌梗死。

【治疗】

1. 一般处理 所有患者都应卧床休息开放静脉通道并进行心电、血压、呼吸的连续监测,床旁应配备除颤器。对于有发绀、呼吸困难或其他高危表现的患者应该给予吸氧,并通过直接或间接监测血氧水平确保有足够的血氧饱和度。若动脉血氧饱和度降低至<90%时,应予间歇高流量吸氧。手指脉搏血氧测定是持续监测血氧饱和度的有效手段,但对于无低氧危险的患者可不进行监测。应定期记录 18 导联心电图以判断心肌缺血程度、范围的动态变化。酌情使用镇静剂。

2. 抗血栓治疗 抗血小板和抗凝治疗是 UA/NSTEMI 治疗中的重要一环,它有助于改变病情的进展和减少心肌梗死、心肌梗死复发和死亡。联合应用阿司匹林、肝素和一种血小板Ⅱb/Ⅲa 受体拮抗剂代表着最高强度的治疗,适用于有持续性心肌缺血表现和其他一些具有高危特征的患者以及采用早期侵入措施治疗的患者。

抗血小板治疗应尽早,目前首选药物仍为阿司匹林。在不稳定型心绞痛患者症状出现后尽快给予服用,并且应长期坚持。对因过敏或严重的胃肠反应而不能使用阿司匹林的患者,可以使用酚噻吡啶类药物(氯比格雷)作为替代。在阿司匹林或酚噻吡啶药物抗血小板治疗的基础上应该加用普通肝素或皮下注射低分子肝素。有持续性缺血或其他高危的患者,以及计划行经皮冠状动脉介入治疗(PCI)的患者,除阿司匹林和普通肝素外还应加用一种血小板 GPⅡb/Ⅲa 受体拮抗剂。对于在其后 24 h 内计划做 PCI 的不稳定型心绞痛患者,也可使用阿昔单抗治疗 12 ~ 24 h。

3. 抗缺血治疗

(1)硝酸酯类药物:本类药物可扩张静脉血管、降低心脏前负荷和减少左心室舒张末容积,从而降低心肌氧耗。另外,硝酸酯类扩张正常的和硬化的冠状动脉血管,且抑制血小板的聚集。对于 UA 患者,在无禁忌证的情况下均应给予静脉途径的硝酸酯类药物。根据反应逐步调整剂量。应使用避光的装置以 10 μg/min 的速率开始持续静脉滴注,每 3 ~ 5 min 递增 10 μg/min,出现头痛症状或低血压反应时应减量或停药。

硝酸酯类血流动力学效应的耐受性呈剂量和时间依赖性,无论何种制剂在持续 24 h 治疗后都会出现耐药性。对于需要持续使用静脉硝酸甘油 24 h 以上者,可能需要定期增加滴注速率以维持疗效,或使用不产生耐受的硝酸酯类给药方法(较小剂量和间歇给药)。当症状已经控制后,可改用口服剂型治疗。静脉滴注硝酸甘油的耐药问题与使用剂量和时间有关,使用小剂量间歇给药的方案可最大程度减少耐药的发生。对需要 24 h 静脉滴注硝酸甘油的患者应周期性地增加滴速维持最大的疗效。一旦患者症状缓解且在 12 ~ 24 h 内无胸痛以及其他缺血的表现,应减少静脉滴注的速度而转向口服硝酸酯类药物或使用皮肤贴剂。对于症状完全控制达数小时的患者,应试图给予患者一个无硝酸甘油期以避免耐药的产生,对于症状稳定的患者,不宜持续 24 h 静脉滴注硝酸甘油,可换用口服或经皮吸收型硝酸酯类制剂。另一种减少耐药发生的方法是联用一种巯基提供剂如卡托普利或 N-乙酰半胱氨酸。

(2)β受体阻滞剂:其作用可因交感神经张力、左心室壁应力、心脏的变力性和变时性的不同而不同。β受体阻滞剂通过抑制交感神经张力、减少斑块张力达到减少斑块破裂的目的。因此β受体阻滞剂不仅可在 AMI 后减少梗死范围,而且可有效地降低 UA 演变成为 AMI 的危险性。

(3)钙通道阻滞剂:并不是 UA 治疗中的一线药物,随机临床试验显示,钙通道阻滞剂在 UA 治疗中的主要作用是控制症状。钙通道阻滞剂对复发的心肌缺血和远期死亡率的影响,目前认为短效的二氢吡啶类药物如硝苯地平单独用于急性心肌缺血反而会增加死亡率。

(4)血管紧张素转换酶抑制剂(ACEI):可以减少急性冠脉综合征患者、近期心肌梗死或左心室收缩功能失调患者、有左心室功能障碍的糖尿病患者,以及高危慢性冠心病患者的死亡率。因此 ACS 患者以及用β受体阻滞剂与硝酸酯类不能控制的高血压患者如无低血压均应联合使用 ACEI。

4.介入性治疗 UA/NSTEMI 中的高危患者早期(24 h 以内)干预与保守治疗基础上加必要时紧急干预比较,前者明显减少心肌梗死和死亡的发生,但早期干预一般应该建立在使用血小板糖蛋白Ⅱb/Ⅲa 受体拮抗剂和(或)口服氯吡格雷的基础之上。

冠状动脉造影和介入治疗(PCI)的适应证:①顽固性心绞痛,尽管已进行充分的药物治疗,仍反复发作胸痛。②尽管已进行充分的药物治疗,心电图仍有反复的缺血发作。③休息时心电图 ST 段压低,心脏标志物(肌钙蛋白)升高。④临床已趋稳定的患者出院前负荷试验有严重缺血征象:如最大运动耐量降低,不能以其他原因解释者;低做功负荷下几个导联出现较大幅度的 ST 段压低;运动中血压下降;运动中出现严重心律失常或运动负荷同位素心肌显像示广泛或者多个可逆的灌注缺损。⑤超声心动图示左心室功能低下。⑥既往患过心肌梗死,现有较长时间的心绞痛发作者。

第二节 高血压危象

在急诊工作中,常常会遇到一些血压突然和显著升高的患者,伴有症状或有心、脑、肾等靶器官的急性损害,如不立即进行降压治疗,将产生严重并发症或危及患者生命,称为高血压危象。其发病率占高血压患者的 1%～5%。

以往的文献和教科书中有关高血压患者血压急速升高的术语有:高血压急症、高血压危象、高血压脑病、恶性高血压、急进型高血压等。不同的学者所给的定义以及包含的内容有所不同,有些甚至比较混乱。美国高血压预防、检测、评价和治疗的全国联合委员会第七次报告(JNC7)对高血压急症和次急症给出了明确的定义。高血压急症指血压急性快速和显著持续升高同时伴有急性靶器官损害。如果仅有血压显著升高,但不伴靶器官新近或急性功能损害,则定义为高血压次急症。广义的高血压危象包括高血压急症和次急症;狭义的高血压危象等同于高血压急症。

值得注意的是,高血压急症与高血压次急症均可合并慢性器官损害,但区别两者的唯一标准是有无新近发生的或急性进行性的严重靶器官损害。高血压水平的绝对值不构成区别两者的标准,因为血压水平的高低与是否伴有急性靶器官损害或损害的程度并非成正比。例如,孕妇的血压在210/120 mmHg 可能会并发子痫,而慢性高血压患者血压高达 220/140 mmHg 可能无明显症状,前者隶属于高血压急症,而后者则被视为高血压次急症。临床上,有些高血压急症患者可能过去已经有高血压(原发性或继发性),而有些患者可能首次就诊才发现高血压。

【病因】

高血压急症的病因临床上主要包括:①急性脑血管病:脑出血、脑动脉血栓形成、脑栓塞、蛛网膜下腔出血等;②主动脉夹层动脉瘤;③急性左心衰竭伴肺水肿;④急性冠脉综合征(不稳定型心绞痛、急性心肌梗死);⑤先兆子痫、子痫;⑥急性肾衰竭;⑦微血管病性溶血性贫血。

高血压次急症的病因临床上主要包括:①高血压 3 级(极高危);②嗜铬细胞瘤;③降压药物骤停综合征;④严重烧伤性高血压;⑤神经源性高血压;⑥药物性高血压;⑦围术期高血压。

高血压危象的促发因素很多,最常见的是在长期原发性高血压患者中血压突然升高,占40% ~ 70%。另外,25% ~ 55%的高血压危象患者有可查明原因的继发性高血压,肾实质病变占其中的80%。高血压危象的继发性原因主要包括:

(1)肾实质病变:原发性肾小球肾炎、慢性肾盂肾炎、间质性肾炎。

(2)涉及肾脏的全身系统疾病:系统性红斑狼疮、系统性硬皮病、血管炎。

(3)肾血管病:结节性多动脉炎、肾动脉粥样硬化。

(4)内分泌疾病:嗜铬细胞瘤、库欣综合征、原发性醛固酮增多症。

(5)药品:可卡因、苯异丙胺、环孢素、苯环利定。

(6)主动脉狭窄。

(7)子痫和先兆子痫。

【诊断】

接诊严重的高血压患者后,病史询问和体格检查应简单而有重点,目的是尽快鉴别高血压急症和次急症。应询问高血压病史、用药情况、有无其他心脑血管疾病或肾脏疾病史等。除测量血压外,应仔细检查心血管系统、眼底和神经系统,了解靶器官损害程度,评估有无继发性高血压。如果怀疑继发性高血压,应在治疗开始前留取血和尿液标本。实验室检查至少应包括心电图和尿常规。

高血压急症患者通常血压很高,收缩压>210 mmHg 或舒张压>140 mmHg。但是,鉴别诊断的关键因素通常是靶器官损害,而不是血压水平。妊娠妇女或既往血压正常者血压突然增高、伴有急性靶器官损害时,即使血压测量值没有达到上述水平,仍应视为高血压急症。

单纯血压很高,没有症状和靶器官急性或进行性损害证据的慢性高血压患者(其中可能有一部分为假性高血压患者),以及因为疼痛、紧张、焦虑等因素导致血压进一步增高的慢性高血压患者,通常不需要按高血压急症处理。

【治疗】

治疗的选择应根据对患者的综合评价诊断而定,靶器官的损害程度决定血压下降到何种安全水平以限制靶器官的损害。

1. 一般处理　高血压急症应住院治疗,重症应收入 CCU(ICU)病房。酌情使用有效的镇静药以消除患者恐惧心理。在严密监测血压、尿量和生命体征的情况下,视临床情况的不同,应用短效静脉降压药物。定期采血监测内环境情况,注意水、电解质、酸碱平衡情况,肝、肾功能,有无糖尿病,心肌酶是否增高等,计算单位时间的出入量。降压过程中应严密观察靶器官功能状况,如神经系统的症状和体征、胸痛是否加重等。勤测血压(每隔 15～30 min),如仍然高于 180/120 mmHg,应同时口服降压药物。

2. 降压目标　近年来,随着对自动调节阈的理解,临床上得以能够正确地把握高血压急症的降压幅度。尽管血压有显著的可变性,但血压的自动调节功能可维持流向生命器官(脑、心、肾)的血流在很小的范围内波动。例如,当平均动脉压低到 60 mmHg 或高达 120 mmHg,脑血流量可被调节在正常压力范围内。然而,在慢性高血压患者,其自动调节的下限可以上升到平均动脉压的 100～120 mmHg,高限可达 150～160 mmHg,这个范围称为自动调节阈。达到自动调节阈低限时发生低灌注,达到高限则发生高灌注。与慢性高血压类似,老年患者和伴有脑血管疾病的患者自动调节功能也受到损害,其自动调节阈的平均低限比休息时平均动脉血压低 20%～25%。对高血压急症患者最初的治疗可以将平均动脉血压谨慎地下降 20% 的建议就是由此而来。

降压目标不是使血压正常,而是渐进地将血压调控至不太高的水平,最大程度防止或减轻心、脑、肾等靶器官损害。在正常情况下,尽管血压经常波动(平均动脉压 60～150 mmHg),但心、脑、肾的动脉血流能够保持相对恒定。慢性血压升高时,这种自动调节作用仍然存在。但调节范围上移,血压对血流的曲线右移,以便耐受较高水平的血压,维持各脏器的血流。当血压上升超过自动调节阈值之上时,便发生器官损伤。阈值的调节对治疗非常有用。突然的血压下降,会导致器官灌注不足。在高血压危象中,这种突然的血压下降,在病理上会导致脑水肿以及中小动脉的急慢性炎症甚至坏死。患者会出现急性肾衰竭、心肌缺血及脑血管事件,对患者有害无益。对正常血压者和无并发症的高血压患者的脑血流的研究显示,脑血流自动调节的下限比休息时平均动脉压低 20%～25%。因此,初始阶段(几分钟到 2 h 内)平均动脉压的降低幅度不应超过治疗前水平的 20%～25%。平均动脉压在最初 30～60 min 下降到 110～115 mmHg,假如患者能很好耐受,且病情稳定,超过 24 h 后再把血压降至正常。无明显靶器官损害患者应在 24～48 h 内将血压降至目标值。

上述原则不适用于急性缺血性脑卒中的患者。因为这些患者的颅内压增高、小动脉收缩、脑血流量减少,此时机体需要依靠平均动脉压的增高来维持脑的血液灌注。此时若进行降压治疗,特别是降压过度时,可导致脑灌注不足,甚至引起脑梗死。因此一般不主张对急性脑卒中患者采用积极的降压治疗。关于急性出血性脑卒中合并严重高血压的治疗方案目前仍有争论,但一般认为平均动脉压>130 mmHg 时应该使用经静脉降压药物。

3. 处理原则　高血压次急症不伴有严重的靶器官损害,不需要特别的处理,可以口服抗高血压药物而不需要住院治疗。

高血压急症在临床上表现形式不同,治疗的药物和处理方法也有差异。高血压急症伴有心肌缺血、心肌梗死、肺水肿时,如果血压持续升高,可导致左心室壁张力增加,左心室舒张末容积增加,射血分数降低,同时心肌耗氧量增加。此时宜选用硝普钠或硝酸甘油以迅速降低血压,心力衰竭亦常在血压被控制的同时得到控制。此时若加用利尿剂或阿片类药物,可增强其降压效果。也可以两种药物联合应用。此外,开通病变血管也是非常重要的。此类患者,血压的目标值是使其收缩压下降 10% ~15% 。

高血压急症伴有神经系统急症是最难处理的。高血压脑病是排除性诊断。需排除出血性和缺血性脑卒中及蛛网膜下腔出血。以上各种情况的处理是不同的。

高血压急症伴肾脏损害是非常常见的。有的患者尽管血压很低，但伴随着血压的升高，肾脏的损害也存在。尿中出现蛋白、红细胞，血尿素氮和肌酐升高，都具有诊断意义。非诺地平是首选，它没有毒性代谢产物并可改善肾功能。高血压急症伴肾脏损害要在 1 ~12 h 内使平均动脉压下降 20% ~25% ，平均动脉压在第 1 小时下降 10% ，紧接 2 h 下降 10% ~15% 。

高血压急症伴主动脉夹层需特殊处理。高血压是急性主动脉夹层形成的重要易患因素，此症死亡率极高（90%），因而降压治疗必须迅速实施，以防止主动脉夹层的进一步扩展。治疗时，在保证脏器足够灌注的前提下，应使血压维持在尽可能低的水平，其目标血压比其他急症低许多。首先静脉给药 β 受体阻滞剂如艾司洛尔或美托洛尔，它可以减少夹层的发展，同时给予尼卡地平或硝普钠。高血压伴主动脉夹层首期降压目标值将血压降至理想水平，在 30 min 内使收缩压低于 120 mmHg。药物治疗只是暂时的，最终需要外科手术。但也有部分主动脉夹层的患者需长期用药物维持。

儿茶酚胺诱发的高血压危象，此症的特点是 β 肾上腺素张力突然升高。这类患者通常由于突然撤掉抗高血压药物造成。如撤除可乐定后反弹性血压升高；摄入拟交感类药物并发的高血压及嗜铬细胞瘤等。由于儿茶酚胺升高导致的高血压急症，最好用 α 受体阻滞剂，如酚妥拉明，其次要加用 β 受体阻滞剂。

怀孕期间的高血压急症，处理起来要非常谨慎和小心。硫酸镁、尼卡地平及肼屈嗪是比较好的选择。在美国，口服硝苯地平和 β 受体阻滞剂是次要的选择。妊娠高血压综合征伴先兆子痫应使收缩压低于 90 mmHg。

围术期高血压处理的关键是要判断产生血压高的原因并去除诱因，去除诱因后血压仍高者，要降压处理。围术期的高血压，是由于原发性高血压、焦虑和紧张、手术刺激、气管导管拔管、创口的疼痛等造成。手术前，降压药物应维持到手术前 1 d 或手术日晨，长效制剂降压药宜改成短效制剂，以便麻醉管理。对于术前血压高的患者，麻醉前含服硝酸甘油、硝苯地平，也可用艾司洛尔 300 ~ 500 μg/kg 静脉注射，随后 25 ~100 μg/（kg·min）静脉滴注，或者用乌拉地尔首剂 12.5 ~25.0 mg，3 ~5 min，随后 5 ~40 mg/h 静脉滴注。拔管前可用尼卡地平或艾司洛尔，剂量同前。

双侧颈动脉高度狭窄的患者可能不宜降压治疗。近年来的研究表明，对双侧颈动脉至少狭窄 70% 的患者，脑卒中危险随血压下降而增加。阻塞到这种程度的患者通常已损害了脑灌注，此时血液要通过狭窄的颈动脉口可能依赖相对较高的血压。国外有学者通过对 8 000 多名近期脑卒中或短暂性脑缺血发作（TIA）患者的研究，证实颈动脉狭窄的脑卒中或 TIA 患者，脑卒中危险与血压直接相关；对颈动脉疾病发病率低的脑卒中或 TIA 患者，这一线性关系更加明显。单侧颈动脉狭窄没有改变血压和脑卒中危险之间的直接关系，而双侧颈动脉高度狭窄却逆转了这一关系，在颈动脉内膜切除术后这种反向关系消失。这些结果表明对双侧颈动脉高度狭窄的患者，降血压治疗可能不太合适。

因此，尽管逐渐降低血压是脑卒中二级预防的关键，但更应通盘考虑这个问题，如还有脑循环的异常和其他危险因素，而不只是血压。

第三节 急性心肌梗死

急性心肌梗死(AMI)是在冠状动脉病变的基础上,发生冠状动脉血供急剧减少或中断,以致供血区域的心肌产生持久而严重的缺血性损害,心肌组织代谢和血液营养成分及氧的供需不平衡,形成不可逆坏死。临床表现为持久的胸骨后剧烈疼痛、发热、白细胞计数和血清心肌酶增高以及心电图进行性改变,可发生心律失常、休克或心力衰竭,属冠心病的严重类型。

【病因】

冠状动脉粥样硬化造成管腔狭窄和心肌供血不足,而侧支循环尚未建立时,由于下述原因加重心肌缺血即可发生心肌梗死。

1.冠状动脉完全闭塞 病变血管粥样斑块内破溃或内膜下出血,管腔内血栓形成或动脉持久性痉挛,使管腔发生完全的闭塞。

2.心排血量骤降 休克、脱水、出血、严重的心律失常或外科手术等引起心排血量骤降,冠状动脉灌流量严重不足。

3.心肌需氧需血量猛增 重度体力劳动、情绪激动或血压剧升时,左心室负荷剧增,儿茶酚胺分泌增多,心肌需氧、需血量增加。

AMI亦可发生于无冠状动脉粥样硬化的冠状动脉痉挛,也偶有由于冠状动脉栓塞、炎症、先天性畸形所致。

心肌梗死后发生的严重心律失常、休克或心力衰竭,均可使冠状动脉灌流量进一步降低,心肌坏死范围扩大。

【临床表现】

1.梗死先兆 多数患者于发病前数日可有前驱症状,心电图检查,可显示 ST 段一过性抬高或降低,T 波高大或明显倒置,此时应警惕患者近期内有发生心肌梗死的可能。

2.症状

(1)疼痛:为此病最突出的症状。发作多无明显诱因,且常发作于安静时,疼痛部位和性质与心绞痛相同,但疼痛程度较重,持续时间久,有长达数小时甚至数天,用硝酸甘油无效。患者常烦躁不安、出汗、恐惧或有濒死感。少数患者可无疼痛,起病即表现休克或急性肺水肿。

(2)休克:20%患者可伴有休克,多在起病后数小时至 1 周内发生。患者面色苍白、烦躁不安、皮肤湿冷,脉搏细弱,血压下降<80 mmHg,甚至晕厥。若患者只有血压降低而无其他表现者称为低血压状态。休克发生的主要原因有:由于心肌遭受严重损害,左心室排出量急剧降低(心源性休克);其次,剧烈胸痛引起神经反射性周围血管扩张;此外,有因呕吐、大汗、摄入不足所致血容量不足的因素存在。

(3)心律失常:75%～95%的患者伴有心律失常,多见于起病 1～2 周内,而以 24 h 内为最多见,心律失常中以室性心律失常最多,如室性期前收缩,部分患者可出现室性心动过速或心室颤动而猝死。房室传导阻滞、束支传导阻滞也不少见,室上性心律失常较少发生。前壁心肌梗死易发生束支传导阻滞,下壁心肌梗死易发生房室传导阻滞,室上性心律失常多见于心房梗死。

(4)心力衰竭:梗死后心脏收缩力显著减弱且不协调,故在起病最初几天易发生急性左心衰竭,出现呼吸困难、咳嗽、烦躁、不能平卧等症状。严重者发生急性肺水肿,可有发绀及咳大量粉红色泡沫样痰,后期可有右心衰竭,右心室心肌梗死者在开始即可出现右心衰竭。

(5)全身症状:有发热、心动过速、白细胞增高和红细胞沉降率增快等。此主要由于坏死组织吸收所引起,一般在梗死后 1～2 d 出现,体温一般在 38 ℃ 左右,很少超过 39 ℃,持续 1 周左右。

【检查】

1. 心电图

(1)特征性改变:①在面向心肌坏死区的导联上出现宽而深的 Q 波;②在面向坏死区周围心肌损伤区的导联上出现 ST 段抬高呈弓背向上型;③在面向损伤区周围心肌缺血区的导联上出现 T 波倒置。心内膜下心肌梗死一般无病理性 Q 波。

(2)动态性改变:①超急性期。发病数小时内,可出现异常高大两肢不对称的 T 波。②急性期。数小时后,ST 段明显抬高,弓背向上,与直立的 T 波连接,形成单向曲线,1～2 d 内出现病理性 Q 波,同时 R 波降低,病理性 Q 波或 QS 波常持久不退。③亚急性期。ST 段抬高持续数日,于 2 周左右逐渐回到基线水平,T 波变为平坦或倒置。④恢复期。数周至数月后,T 波呈"V"形对称性倒置,此可永久存在,也可在数月至数年后恢复。

(3)判断部位和范围:可根据出现特征性改变的导联来判断心肌梗死的部位。如 V_1、V_2、V_3 和 V_4、V_5、V_6 反映左心室前壁和侧壁,Ⅱ、Ⅲ、aVF 反映下壁,Ⅰ、aVL 反映左心室高侧壁病变。

2. 超声心动图　可发现坏死区域心肌运动异常,了解心脏功能。

3. 血液检查

(1)血常规:起病 24～48 h 后白细胞可增至(10～20)×10^9/L,中性粒细胞增多,嗜酸性粒细胞减少或消失,红细胞沉降率增快,均可持续 1～3 周。

(2)血清酶:血清心肌酶升高。磷酸肌酸激酶(CPK)及同工酶 MB(CK-MB)在 3～6 h 开始升高,24 h 达最高峰,2～3 d 下降至正常。

(3)血清心肌特异蛋白的测定:血清肌钙蛋白 T 和 I 增高。

【诊断与鉴别诊断】

(1)典型症状:持续胸闷胸痛时间超过 30 min。

(2)特征性心电图改变。

(3)心肌坏死标志物水平增高。

老年患者症状可不典型,需动态监测心电图、心肌酶及肌钙蛋白以确诊。并需与以下疾病鉴别:心绞痛,主动脉夹层,急性肺动脉栓塞,急性心包炎,急腹症等。

【治疗】

治疗原则:尽快恢复心肌血液灌注,挽救濒死心肌,改善心肌血液供应,保护和维持心脏功能及处理并发症防止猝死。

1. **监护和一般治疗** ①监护;②急性期卧床休息;③吸氧。

2. **对症处理**

(1)解除疼痛:应尽早解除疼痛,一般可静脉注射吗啡 3～5 mg/次。

(2)控制休克:有条件者应进行血流动力学监测,根据中心静脉压、肺动脉楔压判定休克的原因,给予针对性治疗。

(3)消除心律失常:心律失常是引起病情加重及死亡的重要原因。

(4)治疗心力衰竭:除严格休息、镇痛或吸氧外,可先用利尿剂,常有效而安全。

(5)其他疗法:抗凝疗法、硝酸酯类药物、ACEI 类、β 受体阻滞剂、葡萄糖−胰岛素−钾(极化液)、抗血小板药物、他汀类药物。

3. **心肌再灌注治疗**

(1)溶血栓治疗:应用纤溶酶原激活剂激活血栓中纤溶酶原转变为纤溶酶而溶解血栓。目前临床常用的药物有尿激酶和重组组织型纤溶酶原激活剂(rt−PA)等。

(2)冠状动脉内介入治疗:急诊经皮冠状动脉腔内成形术(PTCA)及支架置入术。

4. **恢复期处理** 可长期口服阿司匹林 100 mg/d,有抗血小板聚集,预防再梗死作用。

广谱血小板聚集抑制剂氯吡格雷有减少血小板的黏附,抑制血小板聚集和释放凝血因子等作用,可预防心肌梗死后复发,剂量:75 mg,每天 1 次,口服。病情稳定并无症状,3～4 个月后,体力恢复,可酌情恢复部分轻工作,应避免过重体力劳动或情绪紧张。

第四节　急性心力衰竭

急性心力衰竭是指由于某种原因使心肌收缩力降低或心室前后负荷突然增加,而导致心排血量急剧下降所致组织器官灌注不足和急性淤血的临床综合征。其中以急性左心衰竭最常见,表现为急性肺水肿,严重者发生心源性休克及心搏骤停等。急性右心衰竭比较少见,多由大块肺栓塞引起,也可见于右心室心肌梗死。

【病因】

1. **急性左心衰竭**

(1)急性弥漫性心肌损害:如急性心肌炎、急性广泛性心肌梗死或心肌缺血等,可致心肌收缩无力。

(2)急性容量负荷过重:如急性瓣膜穿孔、高血压、梗阻性肥厚型心肌病、静脉输液过多、过快等。

(3)急性机械性阻塞:如严重的二尖瓣或主动脉瓣狭窄、左心室流出道梗阻致使心脏压力负荷过重,排血受阻,而导致急性心力衰竭。

2. **急性右心衰竭** 主要见于大面积右心室梗死、急性大块肺栓塞、大量快速输液输血等。右心衰竭时体循环静脉回流受阻,左心室充盈压不足,使左心室排血量下降,导致低血压或休克。

【临床表现】

(一)左心衰竭

左心衰竭以肺淤血及心排血量降低表现为主。

1. 症状

(1)不同程度的呼吸困难

1)劳累性呼吸困难:是左心衰竭最早出现的症状,系因运动使回心血量增加,左房压力升高,加重了肺淤血。

2)夜间阵发性呼吸困难:患者入睡后1~2 h突然出现憋气而惊醒,被迫坐起,呼吸深快。大多数患者端坐休息1 h可自行缓解。其发生机制为:睡眠平卧血流重分配,使水肿液体回吸收增加,肺血流量和回心血量增加,左心室不能容纳增多的血容量致左心室舒张末压升高,加重肺淤血;睡眠时迷走神经张力增加,冠状动脉收缩,心肌供血减少,影响心肌收缩,同时肺小气道收缩影响肺通气;平卧时膈肌抬高,肺活量减少。

3)端坐呼吸:肺淤血达到一定程度时,患者不能平卧,被迫坐位或半卧位,是晚期心力衰竭的主要症状。最严重的患者,必须坐于床边或椅子上,两足下垂,身体前倾,双手紧握床或椅子边缘,以辅助呼吸,减轻症状,为端坐呼吸的典型体位。发生机制:平卧时肺血流量和回心血量增加,一般情况下可增加数百毫升,可多至500 mL;端坐呼吸时肺活量较平卧时增加10%~30%,肥胖患者尤为明显。

4)急性肺水肿:突然出现严重呼吸困难,呼吸频率常达30~40次/min,强迫坐位、面色灰白、发绀、大汗、烦躁,同时频繁咳嗽,咳粉红色泡沫样痰,极重者可因脑缺氧而致神志障碍。发病开始可有一过性血压升高,病情如不缓解,血压可下降甚至休克。听诊时两肺布满湿啰音和哮鸣音,心音减弱,心率快,有第3或第4心音构成奔马律,肺动脉瓣第二心音亢进。

(2)咳嗽、咳痰、咯血:咳嗽、咳痰是肺泡和支气管黏膜淤血所致,白色浆液性泡沫样痰为其特点,急性肺水肿时咳粉红色泡沫样痰,偶见痰中带血丝。长期慢性淤血肺静脉压力升高,导致肺循环和支气管动脉血液循环之间形成侧支,在支气管黏膜下形成扩张的血管,此种血管一旦破裂可引起大咯血。

(3)乏力、疲倦、头晕、心悸:是由于骨骼肌和心脑供血不足所致。

(4)少尿、夜尿增多:多见于早期左心衰竭患者。机制:夜间平卧休息时,心脏负荷减轻,心功能改善,心搏量增加,而四肢的血量减少,肾血流量增加,夜尿增多。

(5)肾功能损害症状:长期慢性的肾血流量的减少可出现血尿素氮、肌酐升高,并出现肾功能不全的相应症状。

2. 体征

(1)肺部湿啰音:由于肺毛细血管压力增高,液体可渗出到肺泡而出现湿啰音。随着病情的由轻到重,肺部啰音可以从局限性肺底发展至全肺。肺部啰音一般两侧对称,但如患者取侧卧位,则下垂的一侧啰音较多。少见患者有胸腔积液,如有,多见于右侧,原因是正常右侧平均肺静脉压力高于左侧,或因长期右侧卧位致右侧平均肺静脉压力高于左侧,所以胸腔积液右侧多于左侧。

(2)发绀:肺淤血时,肺间质甚至肺泡内水肿,影响了肺的通气功能和换气功能,血红蛋白氧合不足,血中还原血红蛋白增高,当超过5%时可出现发绀。

(3)心脏体征:除原基础心脏病的固有体征外,慢性左心衰竭的患者均有左侧心脏扩大(单纯舒张性心力衰竭除外),心音低钝,肺动脉瓣第二心音亢进及舒张期奔马律。

(二)右心衰竭

1. 症状

(1)消化系统症状:胃肠道及肝淤血可引起腹胀、食欲减退、恶心、呕吐等症状。

(2)劳力性呼吸困难:除原发病以外,右心衰竭也有呼吸困难,但较左心衰竭时相对较轻。主要机制为右心衰竭时右房及上腔静脉压力升高,刺激压力感受器,反射性兴奋呼吸中枢,使呼吸加快。

2. 体征

(1)水肿:为体循环压力升高所致,其特点为下垂性、双侧对称性、指凹性。最常见为踝部、阴囊部位水肿,可出现胸、腹腔积液。顽固性腹腔积液伴肝功能损害提示出现了心源性肝硬化,为长期肝淤血所致。

(2)颈静脉征:颈静脉充盈、怒张、搏动增强是右心衰竭的主要体征,肝颈静脉逆流征阳性则更有特征性。

(3)肝大:肝因淤血而肿大,常伴有压痛,肝颈静脉回流征阳性。长期慢性右心衰竭可致心源性肝硬化,晚期出现黄疸、肝功能受损、大量腹腔积液等表现。

(4)发绀:体循环淤血、血流缓慢,组织耗氧量增加,血液中被提取较多的氧,使血中还原血红蛋白增高。

(5)心脏体征:除原基础心脏病的固有体征外,慢性右心衰竭的患者均有右侧心脏扩大,可闻及三尖瓣关闭不全的反流性杂音。

3. 全心衰竭 临床上全心衰竭往往以一种心力衰竭表现为主。如左右心衰并存,可因右心衰竭出现,右心排血量减少,致使左心衰竭的肺淤血症状减轻。

【实验检查】

1. X射线检查 胸部X射线片可出现以下变化。

(1)心脏扩大:心胸比例增加,可发现左心或右心或全心扩大。

(2)肺淤血:主要是肺静脉淤血,为肺静脉回流受阻所致。

(3)肺水肿:可出现间质性肺水肿和肺泡性肺水肿。

(4)其他:慢性心力衰竭时可有上、下腔静脉影增宽及胸腔积液等表现。

2. 超声心动图 此检查不仅可以测定心脏大小、了解心脏结构,还可以评价心功能。对瓣膜病、先天性心脏病、心肌病及心包疾病等有确诊性诊断价值,对心功能判断方面也是一个非常实用而比较准确的方法。常用收缩末及舒张末的容量计算射血分数(EF)代表左心室收缩功能,正常 EF 值大于50%;将心动周期中舒张早期心室充盈速度最大值为 E 峰,舒张晚期心室充盈速度最大值为 A 峰,用 E/A 值来代表左心室舒张功能,正常 E/A 值大于1.2,中青年更大,如果 E/A 值小于2则诊断意义更大。

3. 心电图 有些心电图的变化可以反映心功能状况,如 P 波导联终末电势增大,但更主要的是发现原发病和诱发因素,如冠心病、心律失常等。

4. 有创血流动力学检查　对心功能不全的患者目前多采用漂浮导管在床边进行,经外周静脉穿刺插管通过腔静脉、右心房、右心室至肺小动脉,测定各部位的压力及血氧含量,计算心脏指数(CI)及肺小动脉楔压(PCWP),直接反映左心功能,曾被认为是诊断心力衰竭的金标准。但由于是有创检查且价格昂贵,目前还不能作为常规检查。

5. 核素心室造影及核素心肌灌注显像　前者可准确测定左心室容量、LVEF 及室壁运动。后者可诊断心肌缺血和心肌梗死,并对鉴别扩张型心肌病或缺血性心肌病有一定帮助。

6. 血浆脑钠肽(BNP)测定　有助于心力衰竭诊断和预后判断。充血性心力衰竭(CHF)包括症状性和无症状性左心室功能障碍患者血浆 BNP 水平均升高。血浆 BNP 可用于鉴别心源性和肺源性呼吸困难,BNP 正常的呼吸困难,基本可除外心源性。血浆高水平 BNP 预示严重心血管事件,包括死亡的发生。心力衰竭经治疗,血浆 BNP 水平下降提示预后改善。大多数心力衰竭呼吸困难的患者 BNP 在 400 pg/mL 以上。BNP<100 pg/mL 时不支持心力衰竭的诊断;BNP 为 100～400 pg/mL 还应考虑其他原因,如肺栓塞、慢性阻塞性肺疾病、心力衰竭代偿期等。

NT-proBNP 是 BNP 激素原分裂后没有活性的 N-末端片段,与 BNP 相比,半衰期更长,更稳定,其浓度可反映短暂时间内新合成的而不是贮存的 BNP 释放,因此更能反映 BNP 通路的激活。正常人血浆 BNP 和 NT-proBNP 的浓度相似。在左心室功能障碍时,血浆 NT-proBNP 的水平超过 BNP 水平可达 4 倍。血浆 NT-proBNP 水平与年龄、性别和体重有关,老龄和女性升高,肥胖者降低,肾功能不全时升高。血浆 NT-proBNP 水平也随心力衰竭程度加重而升高,在伴急性冠脉综合征、慢性肺部疾病、肺动脉高压、高血压、心房颤动(AF)时也会升高。BNP 亦有类似改变。50 岁以下的成人血浆 NT-proBNP 浓度 450 pg/mL 诊断急性心力衰竭的敏感性和特异性分别为 93% 和 95%;50 岁以上的人血浆浓度 900 pg/mL 诊断心力衰竭的敏感性和特异性分别为 91% 和 80%。NT-proBNP<300 pg/mL 为正常,可排除心力衰竭,其阴性预测值为 99%。心力衰竭治疗后 NT-proBNP<200 pg/mL 提示预后良好。肾功能不全,肾小球滤过率<60 mL/min 时 NT-proBNP 1 200 pg/mL 诊断心力衰竭的敏感性和特异性分别为 85% 和 88%。

7. 心脏不同步　心力衰竭常并发传导异常,导致房室、室间和(或)室内运动不同步。房室不同步表现为心电图中 P-R 间期延长,使左心室充盈减少;左右心室间不同步表现为左束支传导阻滞,使右心室收缩早于左心室;室内传导阻滞在心电图上表现为 QRS 时限延长(>120 ms)。以上不同步现象均严重影响左心室收缩功能。

【诊断】

急性心力衰竭指由于急性发作的心功能异常而导致的以肺水肿、心源性休克为典型表现的临床综合征。发病前可以有或无基础心脏病史,可以是收缩性或舒张性心力衰竭,起病突然或在原有慢性心力衰竭基础上急性加重。通常危及患者的生命,必须紧急实施抢救和治疗。

1. Forrester 分级　用临床特点和血流动力学特征分级。

2. Killip 分级　用于急性左心衰严重性评价,分为 4 级。

Ⅰ级:无心衰征象,但 PCWP 升高,临床无症状,死亡率 0～5%。

Ⅱ级:轻中度心力衰竭,肺部啰音范围小于肺野 50%,第三心音、肺动脉瓣第二心音亢进。

Ⅲ级:重度心力衰竭,啰音范围大于 50%,急性肺水肿。

Ⅳ级:出现心源性休克及急性肺水肿。

【鉴别诊断】

1. **心源性哮喘(左心衰竭)与支气管哮喘的鉴别** 前者多见于中年以上,有心脏病史及心脏增大等体征,常在夜间发作,肺部可闻及干、湿啰音,对强心药、利尿药有效;后者多见于青少年,无心脏病史及心脏体征,常在春秋季发作,有过敏史,肺内布满哮鸣音,对麻黄素、氨茶碱和肾上腺皮质激素有效。

2. **右心衰竭与心包积液、缩窄性心包炎的鉴别** 三者均可出现肝大、腹腔积液,但右心衰竭多伴有心脏杂音或肺气肿;心包积液时扩大的心浊音界可随体位而变动,心音遥远,无杂音,有奇脉;缩窄性心包炎心界不大或稍大,无杂音,有奇脉。超声心动图可得以明确鉴别。

3. **右心衰竭与肝硬化腹腔积液伴双下肢水肿的鉴别** 除基础心脏病、肝脏病原有体征有助鉴别外,非心源性肝硬化不会出现颈静脉怒张、肝颈静脉回流征阳性等上腔静脉回流受阻的体征。

【治疗】

急性心力衰竭应迅速积极采取有效措施,以免危及患者的生命。

1. **体位** 患者取坐位或半卧位,两腿下垂,使下肢静脉回流减少,减轻心脏前负荷。

2. **吸氧** 为了保证组织的最大供氧,需将SaO_2(动脉血氧饱和度)维持在95%～98%水平,这样可以防止终端脏器功能障碍以及多器官功能衰竭。首先应证实有开放的气道,然后增加FiO_2(吸入氧浓度)。对于SaO_2在正常范围(95%～98%)的无低氧血症患者,呼吸室内空气或鼻导管给氧。对于SaO_2在90%～95%的轻度低氧血症患者,首先必须保证气道通畅,然后给予高流量鼻导管或面罩吸氧维持SaO_2在正常范围。经过上述治疗,SaO_2仍在90%以下的低氧血症患者,及时给予CPAP(持续气道正压通气)和NIPPV(无创正压通气)无创通气。无创通气仍不能纠正低氧血症的患者,可以行气管内插管机械通气。

3. **镇静** 用于严重急性左心衰竭的早期阶段,特别是患者不安和呼吸困难时,静脉注射吗啡3～5 mg,必要时可重复用药,可迅速扩张体静脉,减少静脉回心血量,降低左房压。还能减轻烦躁不安和呼吸困难,降低周围动脉阻力,从而减轻左心室后负荷,增加心排血量。有呼吸抑制者慎用。

4. **利尿** 强效利尿剂(袢利尿剂)是抢救 AHF 时改善急性血流动力学紊乱的基石。静脉给予作用快、作用强的利尿剂,如呋塞米 20～40 mg 或利尿酸 25～50 mg,给药后 15～30 min 尿量开始增多,60 min 达高峰,大量利尿以减少血容量,可进一步使左房压下降。但应注意不要引起低血压,尤其是急性心肌梗死或主动脉狭窄引起的肺水肿应慎用。

5. **血管扩张剂** ①静脉扩张剂:主要是硝酸酯类,常用的有硝酸甘油、硝酸异山梨醇酯(消心痛)、单硝基异山梨醇酯(异舒吉),大剂量时有扩张小动脉的作用。主要不良反应为头痛、低血压及反射性心动过速,减量或停药可缓解。青光眼禁用。②小动脉扩张剂:通过舒张周围小动脉,使外周阻力减小,减轻心脏后负荷。主要不良反应是反射性心动过速、低血压。

6. **重组人 B 型利钠肽** 是一种内源性激素物质,具有扩张血管、利尿利钠、有效降低心脏前后负荷,抑制 RAAS 和交感神经系统等作用,可以有效改善患者的急性血流动力学障碍。通常的剂量为 1～2 μg/kg 负荷量静脉注射,然后 0.01～0.03 μg/(kg·min)持续静脉注射。

7.强心药　如近期未用过洋地黄类制剂者,可静脉注射作用快速的制剂,如西地兰;对二尖瓣狭窄的患者,除伴有心率快的心房颤动者外,禁用强心药,以免因右心室输出量增加而加重肺充血。

8.氨茶碱　静脉注射 0.125~0.250 g,用 5% 葡萄糖稀释后缓慢注入,可解除支气管痉挛,减轻呼吸困难,还可能增强心肌收缩,扩张周围血管,降低肺动脉和左房压。

9.多巴胺　小剂量[<2 μg/(kg·min)]的多巴胺仅作用于外周多巴胺受体,直接或间接降低外周阻力。在此剂量下,对于肾脏低灌注和肾衰竭的患者,能增加肾血流、利尿和增加钠的排泄,并增加对利尿剂的反应,当剂量>5 μg/(kg·min)时,它作用于 α 受体,增加外周阻力,虽然对低血压患者有效,但对急性左心衰竭患者可能有害,因为它增加了左心室后负荷。

10.多巴酚丁胺　主要作用在于通过刺激 $β_1$ 受体和 $β_2$ 受体产生剂量依赖性的正性变时、变力作用,并反射性降低交感张力和血管阻力。用于外周低灌注伴或不伴淤血或肺水肿、使用最佳剂量的利尿剂和扩管剂无效时,起始滴速 2~3 μg/(kg·min),可以增加至 20 μg/(kg·min),无须负荷量。

11.磷酸二酯酶抑制剂　外周低灌注的患者,伴或不伴有充血的症状,尽管合理使用利尿剂和血管扩张剂仍无改善,且血压不低时,可选用磷酸二酯酶抑制剂,如米力农。对已经应用 β 受体阻滞剂的患者,米力农的作用优于多巴酚丁胺。米力农 25 μg/kg 稀释后在 10~20 min 内静脉注射,然后以 0.375~0.75 μg/(kg·min) 的滴速维持。对低充盈压的患者,有可能引起低血压,此时,宜采用直接静脉滴注,不用大剂量静脉注射。

12.左西孟旦　有症状的收缩性心力衰竭伴低心排血量,无严重的低血压,有应用左西孟旦的指征。左西孟旦 12~24 μg/kg 静脉注射后以 0.05~0.1 μg/(kg·min) 静脉滴注维持,血流动力学效应与剂量成正比,最大剂量 0.2 μg/(kg·min)。心动过速或低血压在大剂量时可以发生,收缩压小于 85 mmHg 时,不宜使用。恶性心律失常的发生率低于多巴酚丁胺。

13.机械辅助治疗

(1)主动脉内球囊反搏术:推荐用于心源性休克,严重急性心力衰竭有治愈潜能,例如:严重的心肌缺血,估计冠状动脉血运重建可能有效;急性心力衰竭伴有严重的二尖瓣反流或室间隔穿孔,外科治疗可能挽救生命;急性心力衰竭药物治疗无效,无终末器官不可逆损害等。

(2)心室辅助装置:严重急性心力衰竭,药物治疗、机械通气和主动脉内球囊反搏术均无效,可考虑心室辅助装置,包括急性心力衰竭伴有严重心肌缺血或心肌梗死、心脏手术后休克、心肌炎引起的急性心力衰竭、急性瓣膜功能失常和终末期心力衰竭拟行心脏移植。

(3)体外膜氧合器:是一种临时性的部分心肺辅助系统,可以暂时替代肺的气体交换功能和心脏的泵功能。

(4)心脏移植:严重的急性心力衰竭,各种治疗无效时,尽可能争取心脏移植。

第五节　心律失常

正常心律起源于窦房结,频率 60~100 次/min(成人),比较规则。窦房结冲动经正常房室传导系统顺序激动心房和心室,传导时间恒定(成人 0.12~1.21 s);冲动经束支及其分支以及浦肯野纤维到达心室肌的传导时间也恒定(≤0.10 s)。心律失常指心律起源部位、心搏频率与节律以及冲动传导等任一项异常。"心律失常"或"心律不齐"等词的含义偏重于表示节律的失常,心律失常既包括节律又包括频率的异常。常见的有窦性心律不齐、心动过速、心动过缓、期前收缩、心房颤动、心脏传导阻滞等。

【分类】

心律失常分类方法繁多,较简明的有以下两类。

(一)按病理生理分类

1. 激动起源失常

(1)窦性心律失常:①窦性心动过速;②窦性心动过缓;③窦性心律不齐;④窦性停搏;⑤窦房阻滞。

(2)异位心律失常

1)被动性:①逸搏,房性、结性、室性;②异位心律,房性、结性、室性。

2)主动性:①期前收缩,房性、结性、室性;②异位心律,阵发性心动过速(房性、结性、室性);扑动与颤动(房性、室性)、"非阵发性"心动过速(结性、室性);③并行心律,房性、结性、室性。

2. 激动传导失常

(1)生理性传导阻滞——干扰与脱节:房性、结性、室性。

(2)病理性传导阻滞:①窦房阻滞;②房内传导阻滞;③房室传导阻滞,分为一度房室传导阻滞、二度房室传导阻滞、三度(完全性)房室传导阻滞;④室内传导阻滞,分为完全性室内传导阻滞和不完全性束支传导阻滞,前者又分为完全性左束支和完全性右束支传导阻滞。

3. 传导途径异常 预激综合征。

(二)临床分类

心律失常可按其发作时心率的快慢分为快速性和缓慢性两大类。

1. 快速性心律失常

(1)期前收缩:房性、房室交界性、室性。

(2)心动过速:①窦性心动过速;②室上性,阵发性室上性心动过速、非折返性房性心动过速、非阵发性交界性心动过速;③室性,室性心动过速(阵发性、持续性)、尖端扭转型、加速性心室自主心律。

(3)扑动和颤动:心房扑动、心房颤动、心室扑动、心室颤动。

(4)可引起快速性心律失常的预激综合征。

2. 缓慢性心律失常

(1)窦性心动过缓、窦性停搏、窦房阻滞、病态窦房结综合征。

(2)房室交界性心律。

(3)心室自主心律。

(4)引起缓慢性心律失常的传导阻滞:①房室传导阻滞,分为一度、二度(Ⅰ型、Ⅱ型)、三度;②心室内传导阻滞,分为完全性右束支传导阻滞、完全性左束支传导阻滞、左前分支阻滞、左后分支阻滞、双侧束支阻滞、右束支传导阻滞合并分支传导阻滞、三分支传导阻滞。

【临床表现】

心律失常常见于各种原因的心脏病患者,少数类型也可见于无器质性心脏病的正常人。其临床表现是一种突然发生的规律或不规律的心悸、胸痛、眩晕、心前区不适感、憋闷、气急和手足发凉等。严重时可产生晕厥、心源性休克,甚至心搏骤停而危及生命。有少部分心律失常患者可无症状,仅有心电图改变。

各种类型的心律失常对脑部血液循环的影响并不相同。在房性及室性期前收缩时,脑血流量降低8%～12%,其中室性期前收缩使脑血流量降低的程度较房性期前收缩更大;偶发的期前收缩对脑循环血量影响较小,而频发的期前收缩对脑血液循环影响更大。室上性阵发性心动过速使脑血流量下降约14%;快速心房颤动时,脑血流量降低约23%;室性阵发性心动过速时影响更大,脑血流量下降40%～75%。如果患者平时健康,心律失常所引起的脑血流量减少可使患者出现一过性脑缺血,有的不发生症状。但在老年患者,如果原有脑动脉硬化,本来脑血流量已经减少,当心律失常发生后,脑血流量进一步减少,更加重了脑缺血的症状,患者往往出现晕厥、抽搐、昏迷,甚至出现一过性或永久性脑损害征象,如失语、失明、瘫痪等。

当心律失常发生时,肾血流量发生不同程度的减少。多发性房性或室性期前收缩,肾血流量减少8%～10%;房性阵发性心动过速时肾血流量减少约18%;室性阵发性心动过速时肾血流量减少约60%;快速房颤时,肾血流量减少约20%;如果发生严重的心律失常,肾血流量进一步减少,可能有利于保护其他重要器官。由于肾血流量的减少,患者可出现少尿、蛋白尿、氮质血症,甚至导致肾衰竭。

各种心律失常均可引起心脏冠状动脉血流量的减少。经测定房性期前收缩使冠状动脉血流量减少约5%;室性期前收缩使冠状动脉血流量减少约12%;频发室性期前收缩使冠状动脉血流量减少约25%;房性阵发性心动过速使冠状动脉血流量减少约35%;室性阵发性心动过速使冠状动脉血流量减少达60%。冠状动脉正常的人,可以耐受快速的心律失常所引起的冠状动脉血流量的降低,而不发生心肌缺血。如果冠状动脉原来有硬化、狭窄时,即使轻度的心律失常也会发生心肌缺血,甚至心力衰竭。因此,这类患者常出现心绞痛、气短、肺水肿、心力衰竭的症状。

【诊断】

1. 病史　详细的病史可对诊断提供有用的线索,尤其对病因诊断意义更大。

2. 体检　听心音、测心率,对心脏的体征做细致检查,有助于诊断。

3. 心电图　是最重要的诊查技术。判断心电图的要点:①节律是否规则,速率正常、过快或过慢;②P波的形态和时限是否正常;③QRS波的形态和时限;④PR间期的速率和节律性;⑤ST段正常、下降或抬高;⑥T波向上或向下。

4. 其他辅助检查　动态心电图、运动试验、食管心电图描记、临床电生理检查等。

【治疗】

心律失常的治疗应包括发作时治疗与预防发作。除病因治疗外,尚可分为药物治疗和非药物治疗两方面。

1.病因治疗　包括纠正心脏病理改变、调整异常病理生理功能(如冠状动脉动态狭窄、泵功能不全、自主神经张力改变等),以及去除导致心律失常发作的其他诱因。

2.药物治疗　缓慢性心律失常一般选用增强心肌自律性和(或)加速传导的药物,如拟交感神经药(异丙肾上腺素等)、迷走神经抑制药物(阿托品)或碱化剂(乳酸钠或碳酸氢钠)。治疗快速性心律失常则选用减慢传导和延长不应期的药物,如迷走神经兴奋剂(新斯的明、洋地黄制剂)、拟交感神经药间接兴奋迷走神经(甲氧明、苯福林)或抗心律失常药物。

目前临床应用的抗心律失常药物已有数十种,常按药物对心肌细胞动作电位的作用来分类。Ⅰ类药抑制0相除极,曾被称为膜抑制剂,按抑制程度强弱及对不应期和传导速度的不同影响,再分为Ⅰa、Ⅰb和Ⅰc亚类,分别以奎尼丁、利多卡因和恩卡尼作为代表性药物;Ⅱ类为肾上腺素能β受体阻滞剂;Ⅲ类延长动作电位时限和不应期,以胺碘酮为代表性药物;Ⅳ类为钙内流阻滞剂,以维拉帕米为代表性药物。近年又有 Sicilian Gambie 分类法。抗心律失常药物治疗不破坏致心律失常的病理组织,仅使病变区内心肌细胞电生理性能如传导速度和(或)不应期长短有所改变,长期服用均有不同程度的不良反应,严重的可引起室性心律失常或心脏传导阻滞而致命。因而临床应用时宜严格掌握适应证,并熟悉几种常用抗心律失常药物的作用,包括半衰期、吸收、分解、排泄、活性代谢产物、剂量和不良反应。

3.非药物治疗　包括机械方法兴奋迷走神经、心脏起搏器、电复律、电除颤、体内自动电除颤器、射频消融和冷冻或激光消融以及手术治疗等。反射性兴奋迷走神经的方法有压迫眼球、按摩颈动脉窦、捏鼻用力呼气和屏住气等。心脏起搏器多用于治疗缓慢心律失常,以低能量电流按预定频率有规律地刺激心房或心室,维持心脏活动;亦用于治疗折返性快速心律失常和心室颤动,通过程序控制的单个或连续快速电刺激中止折返形成。直流电复律和电除颤分别用于终止异位性快速心律失常发作和心室颤动,用高压直流电短暂经胸壁作用或直接作用于心脏,使正常和异常起搏点同时除极,恢复窦房结的最高起搏点。为了保证安全,利用患者心电图上的 R 波触发放电,避开易损期除极发生心室颤动的可能,称为同步直流电复律,适用于心房扑动、心房颤动、室性和室上性心动过速的转复。治疗心室扑动和心室颤动时则用非同步直流电除颤。电除颤和电复律疗效迅速、可靠而安全,是快速终止上述快速心律失常的主要治疗方法,但并无预防发作的作用。

第六节　心绞痛

心绞痛是冠状动脉供血不足,心肌急剧的暂时性缺血与缺氧所引起的临床综合征。心绞痛除了由冠状动脉粥样硬化和痉挛引起外,还可由主动脉瓣狭窄或关闭不全、冠状动脉炎、畸形,肥厚型心肌病,梅毒性主动脉炎,甲状腺功能亢进症,严重贫血等疾病引起。本病多见于男性,多数患者在40岁以上,劳累、情绪激动、饱食、受寒、阴雨天气、急性循环衰竭等为常见的诱因。

【临床表现】

1.症状　心绞痛以发作性胸痛为主要临床表现。疼痛的特点如下。

(1)疼痛的部位:主要在胸骨体上段或中段之后可波及心前区,有手掌大小范围,甚至横贯前胸,界限不很清楚。常放射至左肩、左臂内侧达无名指和小指,或至颈、咽或下颌部。

(2)疼痛的性质:胸痛常为压迫、发闷或紧缩性,也可有烧灼感,但不尖锐,不似针刺或刀扎样痛,偶伴濒死的恐惧感觉。发作时,患者往往不自觉地停止原来的活动,直至症状缓解。

(3)疼痛的诱因:发作常由体力劳动或情绪激动(如愤怒、焦急、过度兴奋等)所激发,寒冷、吸烟、心动过速、休克等亦可诱发。疼痛发生于劳力或激动的当时,而不是在一天或一阵劳累之后。典型的心绞痛常在相似的条件下发生,但有时同样的劳力只在早晨而不在下午引起心绞痛,提示与晨间痛阈较低有关。

(4)疼痛的持续时间和发作频度:心绞痛发作一般持续 3~5 min。疼痛发作可一天多次,也可数日、数周一次,两次发作之间患者可有轻度胸闷,也可无任何不适。

(5)疼痛缓解的因素:心绞痛发作一般在停止原来诱发因素后(即休息后)缓解,或者舌下含服硝酸甘油也能在几分钟内疼痛缓解。

2.体征　心绞痛患者平时一般无异常体征,心绞痛发作时常常有心率增快、血压升高、表情焦虑、皮肤冷或出汗,有时出现第四或第三心音奔马律。可有暂时性心尖部收缩期杂音,是乳头肌缺血所致功能失调引起二尖瓣关闭不全所引起,第二心音可有逆分裂或交替脉。

【检查】

1.心脏 X 射线检查　无异常或见心影增大、肺充血等心脏疾病表现。

2.心电图检查

(1)静息时心电图:约半数患者在正常范围,也可能有陈旧性心肌梗死改变或非特异性 ST 段和 T 波异常。

(2)心绞痛发作时心电图:绝大多数患者可出现暂时性心肌缺血引起的 ST 段移位。心内膜下心肌容易缺血,故常见 ST 段压低 0.1 mV(1 mm)以上,发作缓解后恢复。有时出现 T 波倒置,在平时有 T 波持续倒置的患者,发作时可变为直立(所谓"假性正常化"),发作后恢复原倒置状态更具有诊断价值,提示急性心肌缺血,并高度提示可能是严重冠状动脉疾病。T 波改变虽然对心肌缺血的特征性不如 ST 段,但如与平时心电图有明显差别,也有助于诊断。发作时心电图显示胸前导联对称的 T 波深倒置并呈动态改变,多提示左前降支严重狭窄。心肌缺血发作时偶有一过性束支阻滞。变异型心绞痛 ST 段常呈一过性抬高。

3.心电图负荷试验　最常用的是运动负荷试验,运动可增加心脏负担以激发心肌缺血。运动方式主要为分级踏板或蹬车,其运动强度可逐步分期升级,以前者较为常用,受检者迎着转动的平板就地踏步,有极量运动、次极量运动。目前国内常采用次极量运动,心电图改变以 ST 段水平样或下斜型压低≥0.1 mV(从 J 点起),持续 0.08 s 为阳性标准。心肌梗死急性期、明显心力衰竭、严重主动脉狭窄、高血压、心律失常或急性疾病者禁做运动试验。

4.放射性核素检查　根据病史、心电图检查不能排除心绞痛时可做此项检查。核素心肌显像可以显示缺血区、明确缺血的部位和范围大小。结合运动试验再显像,则可提高检出率。放射性核素心室造影:可测定心室射血分数及显示室壁局部运动障碍。

5.冠状动脉造影　是目前冠心病诊断的"金标准",可以明确冠状动脉有无狭窄、狭窄的部位、程度、范围等,管腔直径缩小 70%~75%以上会严重影响血供,50%~70%者也有一定意义。冠状动脉造影不仅为临床诊断也为治疗方法的选择、预后判断提供了极其重要的资料。同时,进行左心室造影,可以对心功能进行评价。冠状动脉造影的主要指征为:①对内科治疗下心绞痛仍较重者,明确动脉病变情况以考虑旁路移植手术;②胸痛似心绞痛而不能确诊者。

6.多排螺旋 X 射线断层显像(冠状 CT)　能建立冠状动脉三维成像以显示其主要分支,显示很好的发展应用前景。

7.其他检查　血管内超声显像和血管镜检查已用于冠状动脉病变的诊断。血管内超声可以明确冠状动脉内的管壁形态及狭窄程度,是一项很有发展前景的新技术。

【诊断】

根据典型的发作特点和体征,含硝酸甘油后缓解,结合年龄和存在冠心病易患因素,除外其他原因所致的心绞痛,一般即可建立诊断。发作时心电图检查可见以 R 波为主的导联中,ST 段压低,T 波平坦或倒置(变异型心绞痛者则有关导联 ST 段抬高),发作过后数分钟内逐渐恢复。心电图无改变的患者可考虑做心电图负荷试验。发作不典型者,诊断要依靠观察硝酸甘油的疗效和发作时心电图的改变;如仍不能确诊,可多次复查心电图或心电图负荷试验,或做 24 h 的动态心电图连续监测,如心电图出现阳性变化或负荷试验诱致心绞痛发作时亦可确诊。诊断有困难者可考虑行冠状动脉 CT 检查或放射性核素检查和选择性冠状动脉造影。考虑外科手术治疗者则需行选择性冠状动脉造影。

【鉴别诊断】

1.心脏神经官能症　本病患者常诉胸痛,但为短暂(几秒)的刺痛或持久(几小时)的隐痛,患者常习惯行深吸一大口气或做叹息性呼吸。胸痛部位多在左胸乳房下心尖部附近或经常变动。症状多在疲劳之后出现,而不在疲劳的当时,轻度体力活动反而感觉舒适,有时可耐受较重的体力活动而不发生胸痛或胸闷。含用硝酸甘油无效或在 10 多分钟后才"见效",常伴有心悸、疲乏及其他神经衰弱的症状。

2.急性心肌梗死　本病疼痛部位与心绞痛相仿,但性质更剧烈,持续时间可达数小时,常伴有休克、心律失常及心力衰竭,含用硝酸甘油多不能使之缓解。心电图中面向梗死部位的导联 ST 段抬高,并有异常 Q 波。实验室检查示白细胞计数及血清酶(肌酸磷酸激酶、谷草转氨酶和乳酸脱氢酶等)增高,心肌肌钙蛋白阳性,红细胞沉降率增快。

3.其他疾病引起的心绞痛　包括严重的主动脉瓣狭窄或关闭不全、风湿性冠状动脉炎、梅毒性主动脉炎引起冠状动脉口狭窄或闭塞、肥厚型心肌病、特纳综合征等病,均可引起心绞痛,要根据其他临床表现来进行鉴别。其中特纳综合征多见于女性,心电图负荷试验常阳性,但冠状动脉造影则阴性且无冠状动脉痉挛,预后良好,被认为是冠脉系统毛细血管功能不良所致。

4.肋间神经痛　本病疼痛常累及 1~2 个肋间,但并不一定局限在前胸,为刺痛或灼痛,多为持续性而非发作性,咳嗽、用力呼吸和身体转动可使疼痛加剧,沿神经行径处有压痛,手臂上举活动时局部有牵拉疼痛,故与心绞痛不同。

5.不典型疼痛　还需与食管病变、膈疝、消化性溃疡病、肠道疾病、颈椎病等相鉴别。

【治疗】

1. 一般治疗

(1)积极控制冠心病的易患因素,如高血压、高脂血症、糖尿病、肥胖、吸烟等。

(2)减轻精神负担:要耐心地向患者解释疾病的性质、预后及治疗方案,避免患者因过于害怕而产生焦虑、恐惧心理,甚至对预后产生悲观情绪,这不仅可使病情加重,而且会严重地影响治疗效果。

(3)调整生活方式:注意劳逸结合,避免过度的脑力和体力活动,生活起居要有规律,饮食节制要合理。坚持适当、经常的体育锻炼,避免久坐和久卧。

(4)治疗其他并发疾病,如溃疡病、胆囊炎等,以免诱发心绞痛发作。

2. 药物治疗

(1)抗血小板药物:小剂量阿司匹林可减少稳定型心绞痛患者发生心肌梗死的可能性。所有急性和慢性缺血性心脏病患者,无论有无症状,只要没有禁忌证,都要常规使用阿司匹林治疗。推荐剂量:75 ~ 100 mg,每天 1 次口服。氯吡格雷在减少心肌梗死、血管性死亡或缺血性卒中联合风险方面似乎优于阿司匹林,但尚无进一步研究证实氯吡格雷对稳定型心绞痛患者的疗效。氯吡格雷用于不能服用阿司匹林的患者。

(2)β受体阻滞剂:用于梗死后患者的二级预防时可减少心脏事件,用于高血压患者时也可降低死亡率和并发症率。基于对降低死亡率和患病率的潜在益处,应将β受体阻滞剂作为慢性稳定型心绞痛患者的初始治疗药物。目前常用的制剂有:美托洛尔,12.5 ~ 50.0 mg,每天 2 次,或缓释型 100 ~ 200 mg,每天 1 次口服;阿替洛尔,12.5 ~ 25.0 mg,每天 2 次口服;比索洛尔,2.5 ~ 5.0 mg,每天 1 次口服,和兼有α受体阻滞作用的卡维地洛,5 ~ 10 mg,每天 2 次口服。

(3)调节血脂药物:他汀类降脂药对冠心病患者及对冠心病的一、二级预防均有肯定疗效,通过降胆固醇可明显降低心血管死亡和不良缺血事件的风险,特别是心肌梗死的发生。确诊冠心病者,包括慢性稳定型心绞痛患者,即使 LDL-C 水平轻度增高,也建议使用他汀类药物进行降脂治疗。

(4)血管紧张素转换酶抑制剂(ACEI):在具有血管疾病危险及无心力衰竭的血管疾病患者中,ACEI 可减少死亡、心肌梗死和卒中。对于冠心病患者即使在充分应用β受体阻滞剂、他汀类药物治疗基础上仍可通过 ACEI 治疗获益。目前常用的制剂有:卡托普利,12.5 ~ 25.0 mg,每天 2 次口服;苯那普利,5 ~ 10 mg,每天 1 次口服;培哚普利,2 ~ 4 mg,每天 1 次口服。

(5)硝酸酯类:可减轻心绞痛症状,改善缺血,提高生活质量,但硝酸酯类不能降低死亡率。

心绞痛发作频繁者,口服短效药物疗效好于缓释剂型和长效药。长期反复应用可由于产生耐药性而效力降低,但一般停药 1 ~ 2 d 或每天用药有 10 ~ 12 h 的间隔,可恢复疗效。常见的不良反应有头痛、面部发红、心悸、低血压等,但一般均可耐受。

(6)钙拮抗剂:速效或短效二氢吡啶钙通道阻滞剂增加心脏不良事件,但是,长效或缓释二氢吡啶或非二氢吡啶可能缓解慢性稳定型心绞痛患者的症状,而不增加心脏不良事件危险。

(7)抗凝治疗:静脉肝素治疗一般用于中危和高危险组的患者,常采用先静脉注射 5 000 U 肝素,然后以每小时 1 000 U 维持静脉滴注,调整肝素剂量使激活的部分凝血活酶时间(APTT)延长至对照的 1.5 ~ 2.0 倍。静脉肝素治疗 2 ~ 5 d 为宜,后可改为肝素 7 500 U 皮下注射,每 12 h 1 次,再治疗 1~2 d。目前已有证据表明,低分子量肝素在预防血栓形成的疗效优于普通肝素静脉滴注,无须血凝监测,停药无反跳,使用方便,故目前临床上采用低分子量肝素替代普通肝素,低分子肝素钠 4 000 U,或低分子肝素钙 4 100 U 皮下注射,每 12 h 1 次,连用 5~7 d。

3.外科手术治疗　主要是施行主动脉-冠状动脉旁路移植术(CABG)治疗。取患者自身的大隐静脉或胸廓内动脉作为旁路移植材料。前者一端吻合在主动脉,另一端吻合在有病变的冠状动脉的远端;后者游离其远端与病变冠状动脉远端吻合,引主动脉的血流以改善病变冠状动脉所供血心肌的血流供应。术前进行选择性冠状动脉造影术,了解冠状动脉病变的程度和范围、侧支循环及其病变远端血管是否畅通等。

第七节　心搏骤停

心搏骤停是指有效的心排血量突然意外中断,造成全身器官组织血液停止供应,这是一种非常严重的紧急情况,如不及时进行正确而有效的抢救,即可导致死亡。其主要表现为意识突然丧失、脉搏与心音消失、测不到血压、抽搐、昏迷,接着停止呼吸,此时,必须分秒必争地进行抢救。

【临床表现】

心搏骤停是以缺乏适当的脑血流而致突然意识丧失为其特征,其症状和体征依次出现如下。

(1)心音消失。

(2)大动脉搏动消失、血压测不出。

(3)意识突然丧失或伴有短阵抽搐。

(4)呼吸断续,呈叹息样,以后即停止。

(5)深昏迷。

(6)瞳孔散大。

【诊断】

(1)突然发生的意识丧失。

(2)大动脉脉搏消失。

(3)呼吸停止。

(4)心电图表现为心室颤动(VF)、无脉性室性心动过速(VT)或严重心动过缓或呈等电位线(心搏骤停)。

诊断原发性心搏骤停的主要依据是原有冠心病史的此次骤然死亡。对于过去未被诊断为冠心病,则诊断原发性心搏骤停属臆测性的,应做尸检才能最终诊断。

【鉴别诊断】

1.心肌梗死型冠心病　已确诊为急性心肌梗死,死者若迅速死于严重的心律失常、心力衰竭、休克及心脏破裂,应诊断为心肌梗死型冠心病,而不宜诊断为猝死型冠心病。未住院而迅速死亡的急性心肌梗死不少见,因死亡时缺乏目击者,无法提供发病前的症状,也缺乏心电图及酶学资料,鉴别诊断十分困难,只能依靠尸检来判断。

2. 其他心性猝死 需了解患者原来所患心脏病的病因。与中青年相比老年人猝死由肥厚型心肌病所致者较少见,而由主动脉瘤破裂、主动脉夹层动脉瘤所致者较多见。

3. 非心脏猝死 神经系统(脑出血、蛛网膜下腔出血、脑炎、脑膜炎)、呼吸系统(肺炎、窒息、睡眠-呼吸暂停综合征、哮喘持续状态)、消化系统(急性胰腺炎、急性腹膜炎、上消化道大出血)及内分泌等疾病均可引起猝死,需与之区别。老年人非心性猝死较中青年人多见。肺炎和急性胰腺炎不一定引起青年人猝死,但可以是老年人猝死的原因,致使在老年人猝死中多见,老年人猝死的临床诊断正确率相对低,需尸检证实确切死因。

【心搏骤停的处理】

1. 当确认心搏骤停发生后,在不延误实施心肺复苏的同时,应设法(打电话或呼救他人)通知急救医疗系统。

2. 基础生命支持(BLS) 建立人工有效循环,包括开通气道(airway)、人工呼吸(breathing)和人工胸外按压(circulation)。

(1)开通气道:保持呼吸道通畅是成功复苏的重要一步,可采用仰头抬颏法开放气道。方法是:术者将一手置于患者前额用力加压,使头后仰,另一手的示、中两指抬起下颏,使下颌尖、耳垂的连线与地面呈垂直状态,以通畅气道。应清除患者口中的异物和呕吐物,患者义齿松动应取下。

(2)人工呼吸:开放气道后,先将耳朵贴近患者的口鼻附近,感觉有无气息,再观察胸部有无起伏动作,最后仔细听有无气流呼出的声音。若无上述体征可确定无呼吸,应立即实施人工通气,判断及评价时间不应超过10 s。首先进行两次人工呼吸,每次持续吹气时间1 s以上,保证足够的潮气量使胸廓起伏。无论是否有胸廓起伏,两次人工通气后应该立即胸外按压。

气管内插管是建立人工通气的最好方法。当时间或条件不允许时,可以采用口对口、口对鼻或口对通气防护装置呼吸。口对口呼吸是一种快捷有效的通气方法,施救者呼出气体中的氧气足以满足患者需求,但首先要确保气道通畅。术者用置于患者前额的手拇指与示指捏住患者鼻孔,吸一口气,用口唇把患者的口唇全罩住,然后缓慢吹气,每次吹气应持续1 s以上,确保呼吸时有胸廓起伏。施救者实施人工呼吸前,正常吸气即可,不需深吸气。无论是单人还是双人进行心肺复苏时,按压和通气的比例为30∶2,交替进行。上述通气方式只是临时性抢救措施,应争取马上气管内插管,以人工气囊挤压或人工呼吸机进行辅助呼吸与输氧,纠正低氧血症。

(3)胸外心脏按压:是建立人工循环的主要方法,胸外按压时,血流产生的原理比较复杂,主要是基于胸泵机制和心泵机制。通过胸外按压可以使胸内压力升高和直接按压心脏而维持一定的血液流动,配合人工呼吸可为心脏和脑等重要器官提供一定含氧的血流,为进一步复苏创造条件。

人工胸外按压时,患者应仰卧平躺于硬质平面,救助者跪在其旁。若胸外按压在床上进行,应在患者背部垫以硬板。胸外按压的部位是胸骨下半部,双乳头之间。用一只手掌根部放在胸部正中双乳头之间的胸骨上,另一手平行重叠压在手背上,保证手掌根部横轴与胸骨长轴方向一致,保证手掌用力在胸骨上,避免发生肋骨骨折,不要按压剑突。按压时肘关节伸直,依靠肩部和背部的力量垂直向下按压,按压胸骨的幅度为3~5 cm,按压后使胸廓恢复原来位置,按压和放松的时间大致相等。放松时双手不要离开胸壁,按压频率为 100 次/min。在胸外按压中应努力减少中断,尽量不超过 10 s,除外一些特殊操作,如建立人工气道或者进行除颤。

胸外按压的并发症主要包括:肋骨骨折、心包积血或心脏压塞、气胸、血胸、肺挫伤、肝脾撕裂伤和脂肪栓塞。应遵循正确的操作方法,尽量避免并发症发生。

不推荐进行胸前叩击,有可能使心律恶化,如使 VT 加快,VT 转为 VF,或转为完全性心脏阻滞,或引起心搏骤停。

(4)除颤:心脏体外电除颤是利用除颤器在瞬间释放高压电流经胸壁到心脏,使得心肌细胞在瞬间同时除极,终止导致心律失常的异常折返或异位兴奋灶,从而恢复窦性心律。由于室颤是非创伤心搏骤停患者中最常见的心律失常,可以在 EMS 到达之前,进行一段时间 CPR(例如 5 个循环或者大约 2 min)后。如果具备自动电除颤器(AED),应该联合应用 CPR 和 AED。由于 AED 便于携带、容易操作,能自动识别心电图并提示进行除颤,非专业人员也可以操作。

3. 高级生命支持(ALS) 是基础生命支持的延续,主要措施包括高级气道(即气管插管、食管-气管导管、喉罩气道)建立通气,电生理治疗除颤转复心律成为血流动力学稳定的心律,建立静脉通路应用药物维持已恢复的循环。

(1)通气与氧供:如果患者自主呼吸没有恢复应尽早行气管插管,充分通气的目的是纠正低氧血症,予吸入氧浓度 100%。院外患者通常用面罩、简易球囊维持通气,医院内的患者常用呼吸机,潮气量为 6~7 mL/kg 或 500~600 mL,然后根据血气分析结果进行调整。

(2)电除颤治疗:早期除颤对于救活心搏骤停患者至关重要,其原因如下。①心搏骤停最常见和最初发生的心律失常是心室颤动(VF)。②电除颤是终止 VF 最有效的方法;及时的胸外按压和人工呼吸虽可部分维持心脑功能,但极少能将心室颤动转为正常心律,而迅速恢复有效的心律是复苏成功至关重要的一步。③随着时间的推移,成功除颤的机会迅速下降;时间是治疗室颤的关键,每延迟除颤 1 min,复苏成功率下降 7%~10%。④短时间 VF 即可恶化并导致心搏骤停。

除颤电极的位置:放在患者裸胸的胸骨外缘前外侧部。右侧电极板放在患者右锁骨下方,左电极板放在与左乳头齐平的左胸下外侧部。其他位置还有左右外侧旁线处的下胸壁,或者左电极放在标准位置,其他电极放在左右背部上方。如采用双向波电除颤可以选择 150~200 J,如使用单向波电除颤应选择 360 J。一次电击无效应继续胸外按压和人工通气,5 个周期的 CRP 后(约 2 min)再次分析心律,必要时再次除颤。

对心搏停止患者不推荐使用起搏治疗,而对有症状心动过缓患者则考虑起搏治疗。如果患者出现严重症状,尤其是当高度房室传导阻滞发生在希氏束以下时,则应该立即施行起搏治疗。如果患者对经皮起搏没有反应,则需要进行经静脉起搏治疗。

(3)药物治疗:心搏骤停患者在进行心肺复苏时应尽早开通静脉通道。周围静脉通常选用肘前静脉或颈外静脉,手部或下肢静脉效果较差尽量不用。中心静脉可选用颈内静脉、锁骨下静脉和股静脉。如果静脉穿刺无法完成,某些复苏药物可经气管给予。

肾上腺素是 CPR 的首选药物。可用于电击无效的心室颤动及无脉室速、心搏骤停或无脉性电生理活动。常规给药方法是静脉注射 1 mg,每 3~5 min 重复 1 次,可逐渐增加剂量至 5 mg。血管升压素与肾上腺素作用相同,也可以作为 线药物,只推荐使用一次 40 U 静脉注射。严重低血压可以给予去甲肾上腺素、多巴胺、多巴酚丁胺。

复苏过程中产生的代谢性酸中毒通过改善通气常可得到改善,不应过分积极补充碳酸氢盐纠正。心搏骤停或复苏时间过长者,或早已存在代谢性酸中毒、高钾血症患者可适当补充碳酸氢钠,初始剂量 1 mmol/kg,在持续心肺复苏过程中每 15 min 重复 1/2 量,最好根据动脉血气分析结果调整补给量,防止产生碱中毒。

给予 2～3 次除颤加 CPR 及肾上腺素之后仍然是室颤/无脉室速,考虑给予抗心律失常药。常用药物为胺碘酮,可考虑用利多卡因。利多卡因,给予 1.0～1.5 mg/kg 静脉注射,如无效可每 3～5 min 重复一次,如果总剂量达到 3 mg/kg 仍不能成功除颤,下一步可给予胺碘酮或溴苄胺治疗。胺碘酮首次 150 mg 缓慢静脉注射(大于 10 min),如无效,可重复给药总量达 500 mg,或者先按 1 mg/min 持续静脉滴注 6 h,然后可 0.5 mg/min 持续静脉滴注,每天总量可达 2 g,根据需要可维持数天。

对于一些难治性多形性室速、尖端扭转型室速、快速单形性室速或室扑(频率>260 次/min)及难治性心室颤动,可试用静脉 β 受体阻滞剂。美托洛尔每隔 5 min,每次 5 mg 静脉注射,直至总剂量 15 mg;艾司洛尔 0.5 mg/kg 静脉注射(1 min),继以 50～300 μg/min 静脉维持。由急性高钾血症触发的难治性室颤的患者可给予 10% 的葡萄糖酸钙 5～20 mL,注射速率为 2～4 mL/min。异丙肾上腺素或心室起搏可能有效终止心动过缓和药物诱导的 TDP。当 VF/无脉 VT 心搏骤停与长 Q-T 间期的尖端扭转型室速(TDP)相关时,可以 1～2 g 硫酸镁,稀释静脉注射 5～20 min。

缓慢性心律失常、心室停顿的处理不同于室颤。给予基础生命支持后,应尽力设法稳定自主心律,或设法起搏心脏。常用药物为肾上腺素每隔 3～5 min 静脉注射 1 mg 及阿托品 1～2 mg 静脉注射。在未建立静脉通道时,可选择气管内给药,肾上腺素 2 mg 溶于 10 mL 生理盐水中。心搏骤停或慢性无脉性电活动患者,考虑阿托品,用量为 1 mg 静脉注射,可每 3～5 min 重复使用(最大总量为 3 次或 3 mg)。若有条件,缓慢性心律失常施行临时性人工心脏起搏,例如体外心脏起搏或床旁经静脉心内膜起搏等。上述治疗的同时应积极寻找可能存在的可逆性病因,如低血容量、低氧血症、心脏压塞、张力性气胸、药物过量、低体温及高钾血症等,并给予相应治疗。

经过心肺复苏使心脏节律恢复后,应着重维持稳定的心电与血流动力学状态。儿茶酚胺不仅能较好地稳定心脏电活动,而且具有良好的正性肌力和外周血管作用。其中肾上腺素为首选药,升压时最初剂最 1 μg/min,根据血流动力学调整,剂量范围为 1～10 μg/min。去甲肾上腺素明显减少肾和肠系膜血流,现已较少应用。当不需要肾上腺素的变时效应时,可考虑使用多巴胺或多巴酚丁胺,多巴胺建议剂量范围 5～20 μg/(kg·min),剂量大于 10 μg/(kg·min)时可出现体循环及腹腔脏器血管收缩;多巴酚丁胺是一较强的增强心肌收缩力的药物,无明显血管收缩作用,剂量范围 5～20 μg/(kg·min)。

心搏骤停时应用纤维蛋白溶解药治疗的作用不确定,但怀疑肺栓塞的患者可考虑使用。开始标准 CPR 无效的心搏骤停患者用纤维蛋白溶解药已有成功报道。

(4)根据 2005 国际复苏指南,对心搏骤停治疗不推荐的措施有以下几种。①心搏骤停后起搏。②去甲肾上腺素:早期复苏,对心搏骤停患者,去甲肾上腺素产生的效应与肾上腺素相当。前瞻性人体研究,对比标准剂量肾上腺素、高剂量肾上腺素和高剂量去甲肾上腺素,去甲肾上腺素没有益处,且有更差的神经预后。③VF 或无脉 VT 胸前叩击:叩击后使心律恶化,如使 VT 加快,VT 转为 VF,或转为完全性心脏阻滞,或引起心搏骤停。

【心脏搏动恢复后的处理】

心肺复苏后的处理原则和措施包括维持有效的循环和呼吸功能,特别是脑灌注,预防再次心搏骤停,维持水、电解质和酸碱平衡,防治脑水肿、急性肾衰竭和继发感染等,其中重点是脑复苏,开始有关提高长期生存和神经功能恢复的治疗。

1.维持有效循环 应进行全面的心血管系统及相关因素的评价,仔细寻找引起心搏骤停的原因,尤其是否有急性心肌梗死发生及电解质紊乱存在,并做及时处理。如果患者血流动力学状态不稳定,则需要评估全身循环血容量状况和心室功能。对危重患者常需放置肺动脉漂浮导管进行有创血流动力学监测。为保证血压、心脏指数和全身灌注,输液,并使用血管活性药(如去甲肾上腺素)、正性肌力药(多巴酚丁胺)和增强心肌收缩力(米力农)等。

2.维持呼吸 自主循环恢复后,患者可有不同程度的呼吸系统功能障碍。一些患者可能仍然需要机械通气和吸氧治疗。呼气末正压通气(PEEP)对肺功能不全合并左心衰竭的患者可能很有帮助,但需注意此时血流动力学是否稳定。临床上可以依据动脉血气结果和(或)无创监测来调节吸氧浓度、PEEP值和每分通气量。持续性低碳酸血症(低 PCO_2)可加重脑缺血,因此应避免常规使用高频通气治疗。

3.防治脑缺氧和脑水肿 亦称脑复苏。脑复苏是心肺复苏成功的关键。在缺氧状态下,脑血流的自主调节功能丧失,脑血流的维持主要依赖脑灌注压,任何导致颅内压升高或体循环平均动脉压降低的因素均可降低脑灌注压,从而进一步减少脑血流。对昏迷患者应维持正常的或轻微增高的平均动脉压,降低增高的颅内压,以保证良好的脑灌注。

主要措施包括以下几种。①降温:复苏后的高代谢状态或其他原因引起的体温增高可导致脑组织氧供需关系的明显失衡,从而加重脑损伤。所以心搏骤停复苏后,应密切观察体温变化,积极采取降温退热措施。体温以 33～34 ℃为宜。②脱水:应用渗透性利尿剂配合降温处理,以减轻脑组织水肿和降低颅压,有助于大脑功能恢复。通常选用20%甘露醇(1～2 g)、25%山梨醇(1～2 g)或30%尿素(0.5～1.0 g)快速静脉滴注(2～4次/d)。联合使用呋塞米(首次20～40 mg,必要时增加至100～200 mg 静脉注射)、25%白蛋白(20～40 mL 静脉滴注)或地塞米松(5～10 mg,每6～12 h静脉注射)有助于避免或减轻渗透性利尿导致的"反跳现象"。在脱水治疗时,应注意防止过度脱水,以免造成血容量不足,难以维持血压的稳定。③防治抽搐:通过应用冬眠药物控制缺氧性脑损害引起的四肢抽搐以及降温过程的寒战反应。但无须预防性应用抗惊厥药物。可选用二氢麦角碱0.6 mg,异丙嗪 50 mg 稀释于5%葡萄糖100 mL 内静脉滴注;亦可应用地西泮 10 mg 静脉注射。④高压氧治疗:通过增加血氧含量及弥散,提高脑组织氧分压,改善脑缺氧,降低颅内压。有条件者应早期应用。⑤促进早期脑血流灌注:抗凝以疏通微循环,用钙拮抗剂解除脑血管痉挛。

4.防治急性肾衰竭 如果心搏骤停时间较长或复苏后持续低血压,则易发生急性肾衰竭。原有肾脏病变的老年患者尤为多见。心肺复苏早期出现的肾衰竭多为急性肾缺血所致,其恢复时间较肾毒性者长。由于通常已使用大剂量脱水剂和利尿剂,临床可表现为尿量正常甚至增多,但血肌酐升高(非少尿型急性肾衰竭)。防治急性肾衰竭时应注意维持有效的心脏和循环功能,避免使用对肾脏有损害的药物。若注射呋塞米后仍然无尿或少尿,则提示急性肾衰竭。此时应按急性肾衰竭处理。

5. 其他　及时发现和纠正水、电解质紊乱和酸碱失衡,防治继发感染。对于肠鸣音消失和机械通气伴有意识障碍患者,应该留置胃管,并尽早地应用胃肠道营养。

第八节　感染性心内膜炎

感染性心内膜炎是指微生物感染而引起的心脏内膜炎症,可侵害心脏瓣膜、心内移植物及相邻大血管,根据病程长短分为急性、亚急性和慢性感染性心内膜炎。病原微生物包括细菌、病毒、立克次体、原虫或真菌。

【分型】

临床上,感染性心内膜炎可分为急性感染性心内膜炎和亚急性感染性心内膜炎两种,有关特点见诊断标准。

【临床表现】

感染性心内膜炎的临床表现是全身中毒和心脏局部损伤的综合表现。

1. 全身感染　发热是最常见的症状。间歇发热,持续时间不等,个别病例长达数年之久。热型不规则,多见弛张热,有时仅为低热。患者主诉全身酸痛、乏力,伴有体重下降、面色苍白、贫血。病程长者可出现脾大、杵状指和血尿,全身皮肤、黏膜可见出血点,并可出现脏器脓肿。随着抗生素的应用发展,典型感染性心内膜炎病例已减少。心内直视手术后应用抗生素 1 周体温持续不退,或体温正常后再发高热,应高度怀疑感染性心内膜炎。

2. 心脏表现　多数患者出现心脏杂音,或在原有心脏杂音基础上出现新的杂音,或是原有心脏杂音性质改变。心脏杂音变化是感染性心内膜炎的特征性表现。部分患者也可能无心脏杂音。伴随心脏杂音的出现,血流动力学发生变化,患者出现心悸和气短,严重者表现为进行性心力衰竭。杂音和血流动力学发生变化往往由主瓣膜关闭不全所致,也可能由于心内结构破坏造成的心腔内分流所致。有些病例出现心律失常,以传导阻滞较为常见,往往提示感染损伤至心脏传导系统。

3. 栓塞　体循环、肺循环均可发生,但以体循环栓塞多见,可发生于疾病的任何阶段。栓塞可导致多个器官损害,因受累的器官不同,临床表现各异。

(1) 皮肤栓塞:最常见,表现为皮肤出血点,多分布于躯干部,可能由于毛细血管脆性增加,破裂出血或微小栓塞所引起。

(2) 脑栓塞:表现为偏瘫、失语。

(3) 肾栓塞:出现腰痛、血尿等症状;脾栓塞可出现左上腹剧痛。

(4) 冠状动脉栓塞:可引起急性心肌梗死,出现心绞痛。

(5) 肠系膜动脉栓塞:表现为急性腹痛,有肠梗阻的表现。

(6) 四肢动脉栓塞:表现为肢体疼痛、发冷、动脉搏动减弱或消失。

4. 免疫损伤　免疫复合物形成,沉积于肾小球基底膜,可引起肾小球肾炎,患者表现为血尿、蛋白尿及肾功能异常。另外,免疫复合物沉积于手掌或足底皮肤,可形成 Osler 结节或 Janeway 结节,还有 Roth 斑。

【检查】

有上述表现,临床怀疑为本病的患者,需进行下列检查。

1.心电图 呈原基础心脏疾病引起的异常,多无特异性表现。冠状动脉栓塞时出现急性心肌缺血或梗死表现。新出现的传导障碍表明感染累及传导束或主动脉根部脓肿形成。

2.胸部 X 射线平片 亦非特异性检查。但对心功能不全的患者,通过系列胸部 X 射线片检查,根据心脏大小、肺淤血的程度以及对肺部感染的诊断和评价,可评估患者心功能及对抗心力衰竭治疗的反应,对选择手术时机有帮助。

3.超声心动图 是明确诊断和鉴别诊断的重要检查,二维超声和食管超声对心内膜炎的诊断率可达 80% ~90%,并可发现赘生物(检出率 90% ~100%)、瓣膜损伤程度、有无心肌脓肿形成、心内膜炎引起的血流动力学改变以及发现基础病变,对预后判断和外科手术指征及手术时机选择均有指导意义。由于感染性心内膜炎的药物治疗一般需持续 4~6 周,且病情变化快,故应多次反复检查。

4.实验室检查

(1)血培养:同时做需氧细菌培养及厌氧细菌培养。培养阳性者,做药敏试验,以指导治疗。因赘生物中微生物不断释放入血,感染性心内膜炎患者可有持续或间歇性菌血症。又因抗生素的广泛应用,细菌培养阳性率不高。为提高阳性结果检出率,对可疑病例,每种培养采血 10 mL,应在 24 h 内至少培养 3 次,连续 3 d;采血应取不同部位,应在高热或寒战时增加采血标本,最好在应用抗生素前。对已应用者,如病情允许,可停药 24~48 h 再做血培养。通常采静脉血,必要时抽取动脉血培养或骨髓培养。

对于多次血培养阴性,且长期应用大量广谱抗生素者,应高度警惕真菌感染,做真菌培养。真菌血培养阳性率更低,可多次做尿涂片检查寻找菌丝。

血培养是感染性心内膜炎诊疗中最重要的实验室检查,血培养阳性不但可以确立诊断,还能指导有效应用抗生素,因而在治疗过程中应重视血培养检查。临床上,血培养阳性率为 36.7% ~89.2%,细菌以链球菌、葡萄球菌和肠球菌为常见。继发于心脏手术后的感染性心内膜炎多由真菌所致,可能与患者术后恢复不力、机体抵抗力差和抗生素应用不当有关。

(2)血常规:患者多有贫血,白细胞计数可增多,多伴有中性粒细胞增多。对于中青年患者,血常规可用于评定病情发展或作为治疗后病情好转的指标;对于老年患者或极度衰弱者,机体反应低下,血常规不能用于评定病情发展。

(3)尿常规和肾功能检查:患者肾小球免疫复合物沉积,导致弥漫性肾小球肾炎,可有蛋白尿或血尿,同时伴有肾功能异常。

【诊断】

对心脏病患者不明原因发热 1 周以上,或心内直视手术后应用抗生素 1 周体温不退,或体温正常后再发高热,白细胞总数增加,应高度怀疑感染性心内膜炎的可能,出现心脏杂音或原有的杂音性质改变,或心力衰竭突然加重,或伴有栓塞表现,则基本上可临床确诊。

超声心动图检查发现赘生物或新的心脏结构损坏可确诊,但未发现也不能排除感染性心内膜炎的诊断。血培养阳性具有确诊价值,并为选用适当的抗生素提供依据;但血培养阴性并不能排除诊断。

【鉴别诊断】

本病需与其他引起发热的疾病鉴别,包括其他感染性疾病、风湿热和疟疾。

1. 感染性疾病　可发热,局部感染病变,白细胞计数可增多,甚至细菌培养阳性,但是超声心动图检查无赘生物及心脏结构损害,鉴别可能困难,需在抗感染治疗的同时反复做超声心动图检查。

2. 风湿热　可发热及心脏杂音,超声心动图检查可有赘生物,但是赘生物小,有游走性大关节疼痛及红肿。

3. 疟疾　可长时期间歇性发热、贫血,有疫区生活史,超声心动图检查无赘生物,血常规检查可无白细胞计数增多。

【治疗】

1. 手术适应证　感染性心内膜炎在感染控制 4～6 周后,应择期手术。下列情况出现时,应积极手术治疗。

(1)超声心动图检查发现赘生物,有导致严重栓塞的危险或已有体循环或肺循环栓塞。

(2)瓣膜损坏造成中度以上关闭不全或心脏结构破坏造成心内分流,导致内科药物难以控制的心力衰竭。

(3)心内脓肿形成伴发房室传导阻滞。

(4)主动脉受累,出现假性动脉瘤或主动脉瘤、主动脉根部脓肿等。

(5)瓣膜置换术后心内膜炎,感染严重,药物不易控制,引起人工瓣功能障碍或瓣周漏、瓣周脓肿等。

(6)耐药细菌或真菌引起的瓣膜炎症。

(7)各种先天性心脏病手术后心内膜炎,如药物不能控制造成切口感染、缝线撕脱,或心内出现赘生物、心腔间出现异常交通、心功能不全,应积极手术治疗。

2. 术前准备

(1)控制感染,体温正常 4 周以上可减少心内膜炎复发。

(2)控制心力衰竭,用强心、利尿剂和血管扩张剂,改善循环功能。

(3)改善体质,矫正水、电解质紊乱,改善营养状态,维护重要器官功能。

(4)纠正贫血;血小板低时,血库应准备血小板。

(5)注意肝功能。肝、脾增大时,应做腹部超声检查。

(6)术中需准备食管超声检查。

(7)术中需准备做血和赘生物等组织的细菌培养,以便选用合适的抗生素。

3. 手术方法　彻底清除所有赘生物、坏死组织和脓肿,尽量清除感染组织;修复或替换受损的瓣膜,同时矫正心脏的其他病变和修补组织缺损。

根据瓣膜损坏程度决定行瓣膜成形术或替换术。部分瓣膜损坏,应该尽量行瓣膜成形术。瓣膜损坏无法修复时,则行瓣膜替换。

主动脉瓣、二尖瓣和三尖瓣置换采用机械瓣或生物瓣,肺动脉瓣替换采用同种带瓣肺动脉。主动脉根部脓肿,感染可累及主动脉瓣叶、瓣环和升主动脉,甚至心脏支架结构,采用同种带瓣主动脉或人工带瓣管道行主动脉根部替换,前者有利于避免感染复发。

瓣膜成形术或替换术后心内膜炎,应尽早再行瓣膜置换术。

4. 手术并发症　①感染性心内膜炎复发。②缝合撕脱导致瓣膜反流、瓣周漏或心内分流。③人工瓣功能障碍。④溶血。⑤抗凝不当所致出血或栓塞。

5. 术后注意事项

(1)呼吸机辅助呼吸,维持血压、循环平稳,水、电解质平衡,强心利尿治疗。

(2)特别要监测体温、血常规及全身感染征象,以了解感染是否控制。

(3)根据手术中标本培养和药敏试验结果选择合适的抗生素,如果术后培养物阳性或感染延及瓣环,应持续用药至6周;如为慢性炎症或感染已经愈合,则无须长期应用。

(4)间断输新鲜血、丙种球蛋白或白蛋白等,以增强机体抵抗力和加快术后恢复。

(5)治疗期间应预防皮肤及其他感染性疾病。

第九节　急性心包炎

心包炎是最常见的心包病变,可由多种致病因素引起,常是全身疾病的一部分,或由邻近组织病变蔓延而来。心包炎可与心脏的其他结构如心肌或心内膜等的炎症同时存在,亦可单独存在。心包炎可分为急性和慢性两种,前者常伴有心包渗液,后者常引起心包缩窄。急性心包炎是心包膜的脏层和壁层的急性炎症,可以同时合并心肌炎和心内膜炎,也可以作为唯一的心脏病损而出现。

【临床表现】

(一)症状

1. 胸痛　主要发生在心前区,见于炎症变化的纤维蛋白渗出阶段。心包的脏层和壁层内表面无痛觉神经,在第5或第6肋间水平以下的壁层外表面有膈神经的痛觉纤维分布,因此当病变蔓延到这部分心包或附近的胸膜、纵隔或膈时,才出现疼痛。心前区疼痛常于体位改变、深呼吸、咳嗽、吞咽、卧位,尤其当抬腿或左侧卧位时加剧,坐位或前倾位时减轻。疼痛通常局限于胸骨下或心前区,常放射到左肩、背部、颈部或上腹部,偶向下颌、左前臂和手放射。有的心包炎疼痛较明显,如急性非特异性心包炎;有的则轻微或完全无痛,如结核性和尿毒症性心包炎。

2. 心脏压塞　表现为呼吸困难、呼吸浅表、急促、面色苍白、烦躁不安、发绀、乏力、上腹部疼痛。

3. 心包积液　对邻近器官压迫症状肺、气管、支气管和大血管受压迫引起肺淤血,肺活量减少,通气受限制,加重呼吸困难,使呼吸浅而速。患者常自动采取前卧坐位,使心包渗液向下及向前移位,以减轻压迫症状。气管受压可产生咳嗽和声音嘶哑。食管受压可出现咽下困难症状。

4. 全身症状　心包炎本身亦可引起发冷、发热、心悸、出汗、乏力等症状,与原发疾病的症状常难以区分。

(二)体征

1.心包摩擦音　是急性纤维蛋白性心包炎的典型体征。炎症性粗糙的壁层与脏层心包在心脏活动时相互摩擦产生的声音,呈抓刮样粗糙的高频声音;往往掩盖心音且有较心音更贴近耳朵的感觉。典型的摩擦音可听到与心房收缩、心室收缩和心室舒张相一致的3个成分。大多为与心室收缩和舒张有关的两个成分,呈来回样。在此音开始出现的阶段和消失之前,可能只在心室收缩期听到。它在心前区均可听到,但在胸骨左缘第3、4肋间、胸骨下部和剑突附近最清楚。其强度常受呼吸和体位的影响,深吸气、身体前倾或让患者取俯卧位,并将听诊器的胸件紧压胸壁时摩擦音增强。常仅出现数小时或持续数天、数星期不等。当渗液出现两层心包完全分开时,心包摩擦音消失;如两层心包有部分粘连,虽有大量心包积液,有时仍可闻及摩擦音。在心前区听得心包摩擦音,就可做出心包炎的诊断。

2.心包积液　积液量在200～300 mL以上或渗液迅速积聚时产生以下体征。

(1)心脏体征:心尖搏动减弱、消失或出现于心浊音界左缘内侧处。心浊音界向两侧扩大、相对浊音区消失,患者由坐位转变为卧位时第2、3肋间的心浊音界增宽。心音轻而远,心率快。少数患者在胸骨左缘第3、4肋间可听得舒张早期额外者(心包叩击音),此音在第二心音后0.1 s左右,声音较响,呈拍击样,是由于心室舒张时受心包积液的限制,血流突然中止,形成旋涡和冲击心室壁产生震动所致。

(2)左肺受压迫的征象:有大量心包渗液时,心脏向后移位,压迫左侧肺部,可引起左肺下叶不张。左肩胛肩下常有浊音区,语颤增强,并可听到支气管呼吸音(Ewart征)。

(3)心脏压塞的征象:形成的心包积液,即使仅100 mL,可引起急性心脏压塞,出现Beck三联征(急性心脏压塞征),即血压突然下降、颈静脉怒张、心音低弱。

【辅助检查】

1.心电图检查

(1)急性心包炎的心电图演变:典型演变可分4期。①ST段呈弓背向下抬高,T波增高。一般急性心包炎为弥漫性病变,故出现于除aVR和V_1外所有导联,持续2 d至2周左右;②几天后ST段回复到基线,T波降低、变平;③T波呈对称型倒置并达最大深度,无对应导联相反的改变(除aVR和V_1直立外),可持续数周、数月或长期存在;④T波恢复直立,一般在3个月内。病变较轻或局限时可有不典型的演变,出现部分导联的ST段、T波的改变和仅有ST段或T波改变。

(2)QRS波低电压:推测为心包渗液的电短路作用。如抽去心包渗液仍有低电压,应考虑与心包炎症纤维素的绝缘作用和周围组织水肿有关。

(3)电压交替:P、QRS、T波全部电压交替为大量心包渗液的特征性心电图表现。

(4)心律失常:窦性心动过速多见,部分发生房性心律失常,如房性期前收缩、房性心动过速、心房扑动或心房颤动。在风湿性心包炎中可出现不同程度的房室传导阻滞。

2.X射线检查　当心包渗液超过250 mL以上时,可出现心影增大,右侧心隔角变锐,心缘的正常轮廓消失,呈水滴状或烧瓶状,心影随体位改变而移动。透视或X射线记波摄影可显示心脏搏动减弱或消失。X射线摄片显著增大的心影伴以清晰的肺野,或短期内几次X射线片出现心影迅速扩大,常为诊断心包渗液的早期和可靠的线索。

3. 超声心动图检查 正常心包腔内可有 15~30 mL 起润滑作用的液体,超声心动图常难以发现,如在整个心动周期均有心脏后液性暗区,则心包腔内至少有 50 mL 液体,可确定为心包积液。舒张末期右房塌陷和舒张期右心室游离壁塌陷是诊断心脏压塞的最敏感而特异的征象。它可在床边进行检查,是一种简便、安全、灵敏和正确的无损性诊断心包积液的方法。

4. 心包穿刺 有心包积液时,可进行心包穿刺,将渗液做涂片、培养和找病理细胞,有助于确定病原。心包液测定腺苷脱氨基酶(ADA)活性 ≥30 U/L,对诊断结核性心包炎具高度特异性。抽液后再注入空气(100~150 mL)进行 X 射线摄片,可了解心包的厚度、心包面是否规则(肿瘤可引起局限性隆起)、心脏大小和形态等。

【诊断】

在心前区听得心包摩擦音,则心包炎的诊断即可确立。在可能并发心包炎的疾病过程中,如出现胸痛、呼吸困难、心动过速和原因不明的体循环静脉淤血或心影扩大,应考虑为心包炎伴有渗液的可能。渗液性心包炎与其他原因引起的心脏扩大的鉴别常发生困难。进一步做超声心动图检查可明确诊断。

病情危重指标:急性心包炎严重后果为急性心脏压塞,其危重指标为收缩压<100 mmHg,脉压<20 mmHg,吸气时收缩压下降幅度达呼气时血压的 50% 以上,静脉压>20 cmH$_2$O,特别是出现严重心律失常、心功能不全或休克均提示病情危重,应立即行心包穿刺引流术。

【治疗】

急性心包炎的治疗包括:①对原发疾病的病因治疗;②解除心脏压塞;③对症治疗。

患者宜卧床休息,胸痛时给予镇痛治疗,必要时使用吗啡类药物。如出现心脏压塞症状,应立即进行心包穿刺放液;可先做超声心动图检查确定穿刺的部位和方向。并将穿刺针与绝缘可靠的心电图机的胸导联电极相连接进行监护。穿刺的常用部位有两处:①胸骨剑突与左肋缘相交的尖角处,针尖向上略向后,紧贴胸骨后面推进,穿刺时患者采取半卧位。此穿刺点对少量渗液者易成功,不易损伤冠状血管,引流通畅,且不经过胸膜腔,故特别适用于化脓性心包炎以免遭污染。②左侧第 5 或第 6 肋间心浊音界内侧 1~2 cm,针尖向后向内推进,指向脊柱,穿刺时患者应取坐位。操作应注意无菌技术,针头推进应缓慢,如觉有心脏搏动,应将针头稍向后退,抽液不宜过快。

针对不同的病因给予不同治疗。

(刘成良)

第一节　急性呼吸窘迫综合征

急性肺损伤/急性呼吸窘迫综合征(ALI/ARDS)是指患者原心肺功能正常,由各种肺内外致病因导致的急性进行性缺氧性呼吸衰竭。ALI/ARDS 具有性质相同的病理生理改变。严重的 ALI 定义为 ARDS。病理基础是由多种炎症细胞(吞噬细胞、中性粒细胞和淋巴细胞等)介导的肺局部炎症反应和炎症反应失控所致肺毛细血管损伤。其主要病理特征为由肺微血管通透性增加而导致的肺泡渗出液中富含蛋白质的肺水肿及透明膜形成,可伴有肺间质纤维化。病理生理改变以肺顺应性降低、肺内分流增加及通气血流比例失衡为主。临床表现为呼吸频数和呼吸窘迫,顽固性低氧血症,胸部 X 射线示双肺弥漫性浸润影,常并发多器官功能不全。

多种危险因素可诱发 ALI/ARDS,主要包括:①直接肺损伤因素,严重肺部感染、胃内容物吸入、肺挫伤、吸入有毒气体、淹溺、氧中毒等;②间接肺损伤因素,严重感染、严重的非胸部创伤、急性重症胰腺炎、大量输血、体外循环、弥散性血管内凝血等。

【临床表现】

肺受损的最初数小时内,患者仅有原发病表现而无呼吸系统症状,随后突感气促、呼吸频数并呈进行性加快,呼吸频率大于 30 次/min,危重者 60 次/min,缺氧症状明显,患者烦躁不安、心率增快、口唇指甲发绀。明显低氧血症,引起过度通气,导致呼吸性碱中毒。缺氧症状用一般氧疗难以改善,亦不能用其他原发心肺疾病解释。伴有肺部感染时,可出现畏寒发热、胸膜反应及少量胸腔积液。早期可无肺部体征,后期可闻及哮鸣音、水泡音或管状呼吸音。病情继续恶化、呼吸肌疲劳导致通气不足、二氧化碳潴留,产生混合性酸中毒,患者出现极度呼吸困难和严重发绀,伴有神经-精神症状,如嗜睡、谵妄、昏迷等。最终发生循环障碍、肾功能不全、心搏骤停。

【辅助检查】

1. 血气分析　①PaO_2 呈进行性下降,当吸入氧浓度达 60% 时,$PaO_2 < 8.0$ kPa(60 mmHg)。②P(A-a)O_2 增大,其正常参考值:P(A-a)$O_2 < 2$ kPa(15 mmHg)、年长者<4 kPa(30 mmHg)、吸入氧浓度为 30% 时 P(A-a)$O_2 < 9.3$ kPa(70 mmHg)、吸纯氧<13.3 kPa(100 mmHg)。③PaO_2/FiO_2(二氧化碳分压/吸入氧浓度)<26.7 kPa(200 mmHg)。④发病早期 $PaCO_2$ 常减低,晚期 $PaCO_2$ 升高。

2.胸部 X 射线检查　肺部的 X 射线征象较临床症状出现晚。已有明显的呼吸急促和发绀时,胸部 X 射线片仍常无异常发现,发病 12～24 h 后,双肺可见斑片状阴影、边缘模糊。随着病情进展,融合为大片状实变影像,其中可见支气管充气征。疾病后期,X 射线表现为双肺弥漫性阴影,呈白肺改变或有小脓肿影,有时伴气胸或纵隔气肿。应用高分辨 CT 检查,可早期发现淡的肺野浓度增加、点状影、不规则血管影等。病情的严重程度与肺部 X 射线所见不平行为其重要特征之一。

3.肺功能检查　动态测定肺容量和肺活量、残气、功能残气,随病情加重均减少,肺顺应性降低。

4.血流动力学监测　通过置入四腔漂浮导管,测定并计算出平均肺动脉压增高 >2.67 kPa(20 mmHg),肺动脉压与肺毛细血管楔压差(PAP-PCWP)增加 >0.67 kPa(5 mmHg)。

【诊断】

(1)具有引起 ARDS 原发疾病,如创伤、休克、肺内肺外严重感染、误吸、栓塞、大量输入库存血、DIC、肺挫伤和急性重症胰腺炎等。呈急性起病。

(2)呼吸急促或呼吸窘迫,呼吸次数 >28 次/min。

(3)氧合指数(PO_2/FiO_2) ≤200 mmHg(无论吸气末正压 PEEP 水平)。

(4)正位胸部 X 射线片显示双肺均有斑片状阴影。

(5)肺动脉楔压(PAWP) ≤18 mmHg,或无左心房压力增高的证据。

若氧合指数(PO_2/FiO_2) ≤300 mmHg,且满足其他标准,则诊断为 ALI。

【鉴别诊断】

ARDS 主要的临床表现是呼吸困难、肺水肿及呼吸衰竭,故需与下述疾病鉴别。

1.心源性肺水肿　该病发病较急、发绀较轻、不能平卧、咳粉红色泡沫样痰,严重时咳稀血水样痰,两肺广泛哮鸣音及湿啰音,呈混合性呼吸困难,而 ARDS 发病进程相对缓慢、发绀明显、缺氧严重,但较安静,可以平卧,呈急性进行性吸气型呼吸困难,咳血痰及稀血水样痰,可有管状呼吸音,湿啰音相对较少;心源性肺水肿经强心、利尿、扩血管、吸氧治疗后可明显迅速改善症状,而 ARDS 治疗即刻疗效不明显;心源性肺水肿 X 射线表现为肺小叶间隔水肿增宽,形成小叶间隔线,即 Kerlery B 线和 A 线,而 ARDS 患者胸部 X 射线早期无改变,中晚期呈斑片状阴影并融合,晚期呈"白肺"改变,可见支气管充气征;ARDS 呈进行性低氧血症,难以纠正,而心源性肺水肿者低氧血症较轻,一般氧疗后即可纠正。心源性肺水肿患者 PAWP ≥2.6 kPa(20 mmHg),与 ARDS 可资鉴别。

2.其他非心源性肺水肿　大量快速输液或胸腔抽液速度过快均可引起肺水肿,但均有相应的病史及体征,血气分析一般无进行性低氧血症,一般氧疗症状可明显改善。

3.气胸　主要的临床表现为呼吸困难,尤其是张力性气胸更为突出,但及时行胸部 X 射线检查,即可做出诊断。若为严重的创伤所致气胸,要注意血气变化,警惕 ARDS 的发生。

4.特发性肺纤维化　晚期特发性肺纤维化患者心功能衰竭时应与 ARDS 鉴别。特发性肺纤维化为原因未明的肺间质性疾病,起病隐匿,呼吸困难进行性加重、干咳,肺底可闻见吸气期 Velcro 啰音,出现杵状指等临床表现。胸部 X 射线检查有肺间质病变影,以限制性通气功能障碍为主的肺功能改变可供鉴别。

【治疗】

1. 去除病因　全身性感染、创伤、休克、烧伤、急性重症胰腺炎等是导致 ALI/ARDS 的常见病因。严重感染患者有 25%～50% 发生 ALI/ARDS,且在感染、创伤等导致的多器官功能障碍(MODS)中,肺往往也是最早发生衰竭的器官。目前认为,感染、创伤后的全身炎症反应是导致 ARDS 的根本原因。控制原发病,遏制其诱导的全身失控性炎症反应,是预防和治疗 ALI/ARDS 的必要措施。

2. 呼吸支持治疗

(1)氧疗:ALI/ARDS 患者吸氧治疗的目的是改善低氧血症,使 PaO_2 达到 60～80 mmHg。可根据低氧血症改善的程度和治疗反应调整氧疗方式,首先使用鼻导管,当需要较高的吸氧浓度时,可采用可调节吸氧浓度的文丘里面罩或带贮氧袋的非重吸式氧气面罩。ARDS 患者往往低氧血症严重,大多数患者一旦确诊。常规氧疗常难以奏效,机械通气仍是最主要的呼吸支持手段。

(2)无创机械通气(NIV):可避免气管插管和气管切开引起的并发症,迄今为止,尚无足够的资料显示,NIV 可以作为 ALI/ARDS 导致的急性低氧性呼吸衰竭的常规治疗方法。仅在下列情况下可考虑应用:预计病情能够在短期内缓解的早期 ALI/ARDS 患者;合并免疫功能低下的 ALI/ARDS 患者,早期可首先试用。应用 NIV 治疗 ALI/ARDS 应严密监测患者的生命体征及治疗反应。神志不清、血流动力学不稳定、气道分泌物明显增加且气道自洁能力障碍的 ALI/ARDS 患者不宜用 NIV。

(3)有创机械通气:①机械通气的时机选择。ARDS 患者经高浓度吸氧仍不能改善低氧血症时,应气管插管行有创机械通气。一般认为,气管插管和有创机械通气能更有效地改善低氧血症,降低呼吸功,缓解呼吸窘迫,并能更有效地改善全身缺氧,防止肺外器官功能损害。②肺保护性通气。由于患者大量肺泡塌陷,肺容积明显减少,常规或大潮气量通气易导致肺泡过度膨胀及气道平台压过高,加重肺及肺外器官的损伤。采用小潮气量策略,4～7 mL/kg,使气道平台压不超过 30～35 cmH_2O。由于 ARDS 时肺容积明显减少,为限制气道平台压,有时不得不降低潮气量,允许 $PaCO_2$ 高于正常,即所谓的允许性高碳酸血症。③机械通气模式选择。ARDS 主要病理生理改变是肺顺应性下降,气道阻力可以完全正常,使用定压型呼吸模式只要压力合适,容量基本可以得到保证。可选择的模式是双水平正压通气,其次是 SIMV、IPPV+PEEP 等。④PEEP 选择:应使用能防止肺泡塌陷的最低 PEEP。有条件的情况下,应依据静态 P-V 曲线低位转折点压力+2 cmH_2O 来确定 PEEP。往往需要较大 PEEP,有时在 15 cmH_2O 以上,甚至到 25 cmH_2O。⑤肺复张。充分复张 ARDS 时塌陷的肺泡是纠正低氧血症和保证 PEEP 效应的重要手段。为限制气道平台压而被迫采取的小潮气量通气往往不利于 ARDS 时塌陷肺泡的膨胀,而 PEEP 维持肺复张的效应依赖于吸气期肺泡的膨胀程度。⑥自主呼吸。ARDS 患者在行机械通气时尽量保留自主呼吸。⑦半卧位。若无禁忌证,行机械通气的 ARDS 患者应采用 30°～45° 半卧位。⑧俯卧位通气。常规机械通气治疗无效的重度 ARDS 患者,若无禁忌证,可考虑采用俯卧位通气。⑨镇静、镇痛与肌肉松弛。机械通气患者应考虑使用镇静、镇痛剂,以缓解焦虑、躁动、疼痛,减少过度的氧耗。

(4)液体通气:是通过全氟碳化合物为肺脏提供氧气以完成呼吸功能。它可以避免气体通气时肺泡和气道的气压伤、气胸、气通气血流比例失调,以及由此导致的氧合作用障碍、二氧化碳潴留、酸碱失衡等不良反应,在治疗早产儿、新生儿肺泡表面活性物质减少、胎粪吸入等引起的呼吸窘迫和严重呼衰、ARDS、急性肺损伤时,可以明显减少肺泡病变和炎性浸润,改善肺功能和气体交换,对全身各系统无明显的不良反应,是一种优于传统气体通气的新技术。

(5)体外膜肺(ECMO)及血管内氧合器(IVOX):ARDS 经人工气道机械通气氧疗效果差,呼吸功能在短期内又无法纠正的情况下,可用 ECMO 维持生命,采用静脉→膜肺→静脉的模式,经双侧大隐静脉根部用扩张管扩张后分别插入导管深达下腔静脉,连接 ECMO。IVOX 为具有氧合器和二氧化碳排除的中空纤维膜,通过股静脉插至腔静脉,用一负压吸引使氧通过 IVOX,有的可提高 50%以上气体交换量,以降低机械通气治疗的一些参数,如降低气道峰压和平均压,提高 PaO_2/FiO_2,降低 $PaCO_2$,以利防止或降低吸入高浓度氧和高气道压对肺的损伤。

(6)一氧化氮(NO)吸入:近年来,采用吸入$(10 \sim 20) \times 10^6$ NO 治疗 ARDS 已有报道。由于 NO 进入通气较好的肺组织,扩张该区的肺血管,使通气与血流比例低的血液流向扩张的肺血管,改善通气与血流之比,降低肺内右至左的分流,增加动脉血含量,以利降低吸氧浓度。另外 NO 能降低肺动脉压和肺血管阻力,并不影响体循环血管扩张和心排血量,具有抑制血小板的黏附与聚集作用。

3. ALI/ARDS 的药物治疗

(1)液体管理,在保证组织器官灌注的前提下,实施限制性液体管理,有助于改善 ALI/ARDS 患者的氧合和肺损伤。存在低蛋白血症的 ARDS 患者,可通过补充白蛋白等胶体溶液和应用利尿剂,有助于实现液体负平衡,并改善氧合。

(2)肾上腺皮质激素:不推荐常规应用激素预防和治疗 ARDS。有 3 项多中心 RCT 研究观察了大剂量激素对 ARDS 的预防和早期治疗作用,结果显示,激素既不能预防 ARDS 的发生,对早期 ARDS 亦无治疗作用。但对过敏源因所致的 ARDS 患者,早期应用激素经验性治疗可能有效。此外感染性休克并发 ARDS 的患者。如合并有肾上腺皮质功能不全,可考虑应用替代剂量的激素。目前认为,ARDS 晚期应用激素会明显增加病死率,对于 ARDS 晚期不常规应用激素。

(3)肺泡表面活性物质(PS):外源性 PS 治疗新生儿呼吸窘迫综合征已取得较好疗效,用于成人 ARDS 疗效不一,有一定不良反应,鉴于 PS 价格昂贵,目前临床广泛应用有一定困难。

(4)前列腺素 $E(PGE_1)$:不仅是血管活性药物,还具有免疫调节的作用。可抑制巨噬细胞和中性粒细胞的活性,发挥抗炎作用。但 PGE_1 无组织特异性,静脉注射 PGE_1 会引起全身血管舒张,导致低血压。静脉注射 PGE_1 用于治疗 ALI/ARDS。目前已完成了多个 RCT 研究,但无论是持续静脉注射 PGE_1,还是间断静脉注射脂质体 PGE_1,与安慰剂组比较,PGE_1 组在 28 d 病死率、机械通气时间和氧合等方面并无益处。有研究报道,吸入型 PGE_1 可改善氧合,但需进一步 RCT 研究证实。故只有在 ALI/ARDS 患者低氧血症难以纠正时,可考虑吸入 PGE_1 治疗。

(5)乙酰半胱氨酸(NAC)和丙半胱氨酸:目前尚无足够证据支持 NAC 等抗氧化剂用于治疗ARDS。

4. 其他支持治疗　ARDS 患者处于高代谢状态,应注意予以强有力的营养支持治疗。

第二节　慢性阻塞性肺疾病

慢性阻塞性肺疾病(COPD)由于其患病人数多,死亡率高,社会经济负担重,已成为一个重要的公共卫生问题。在我国 COPD 是严重危害人民群体健康的重要慢性呼吸系统疾病,近来对我国北部及中部地区农村 102 230 名成年人群调查,COPD 约占 15 岁以上人口的 3%,患病率之高是十分惊人的。

2004 年 5 月欧洲呼吸协会(ERS)正式颁布了新的《慢性阻塞性肺疾病诊断和治疗指南》。新指南更新了 COPD 的定义,COPD 是一种可以预防、可以治疗的疾病,以不完全可逆的气流受限为特点。气流受限常呈进行性加重,且多与肺部对有害颗粒或气体,主要是吸烟的异常炎症反应有关。

【发病机制】

目前普遍认为 COPD 以气道、肺实质和肺血管的慢性炎症为特征,在肺的不同部位有肺泡巨噬细胞、T 淋巴细胞和中性粒细胞增加,激活的炎症细胞释放多种介质,这些介质能破坏肺的结构和促进中性粒细胞炎症反应。除炎症外,肺部的蛋白酶和抗蛋白酶失衡及氧化与抗氧化失衡也在 COPD 的发病中起重要作用。

【临床表现】

1. 病史

(1)吸烟史:多有长期大量吸烟史。

(2)职业性或环境有害物质接触史。

(3)家族史:COPD 有家族聚集倾向。

(4)发病年龄及好发季节:多于中年以后发病,症状好发于秋冬寒冷季节,常有反复呼吸道感染及急性加重史。随病情进展,急性加重逐渐频繁。

(5)慢性肺源性心脏病史:COPD 后期出现低氧血症和(或)高碳酸血症,可并发慢性肺源性心脏病和右心衰竭。

2. 症状

(1)慢性咳嗽:通常为首发症状,初起咳嗽呈间歇性,早晨较重,以后早晚或整日均有咳嗽,但夜间咳嗽并不显著,也有少数病例虽有明显气流受限但无咳嗽症状。

(2)咳痰:咳嗽后通常咳少量黏液性痰,部分患者在清晨较多,合并感染时痰量增多,常有脓性痰。

(3)气短或呼吸困难:这是 COPD 的标志性症状,是使患者焦虑不安的主要原因,早期仅于劳力时出现,后逐渐加重,以致日常活动甚至休息时也感气短。

(4)喘息和胸闷:不是 COPD 的特异性症状。部分患者特别是重度患者有喘息;胸部紧闷感通常于劳力后发生,与呼吸费力、肋间肌等容性收缩有关。

(5)其他症状:晚期患者常有体重下降、食欲缺乏、精神抑郁或焦虑等,合并感染时可咯血。

3. 体征　体格检查对 COPD 的诊断价值低,因为气流受限的体征只有在患者肺功能显著损害时才出现,而且检出的敏感性和特异性较低。

(1)视诊和触诊:胸廓形态异常,包括胸部过度膨胀、前后径增大、剑突下胸骨下角(腹上角)增宽及腹部膨凸等;常见呼吸变浅,频率增快,辅助呼吸肌如斜角肌及胸锁乳突肌参与呼吸运动,重症可见胸腹矛盾运动;患者不时采用缩唇呼吸以增加呼出气量;呼吸困难加重时常采取前倾坐位;低氧血症者可出现黏膜及皮肤发绀,伴右心衰可见下肢水肿、肝大。

（2）叩诊：由于肺过度充气使心浊音界缩小，肺肝界降低，肺部可呈过清音。

（3）听诊：两肺呼吸音可减弱，呼气延长，可闻及干啰音，两肺底或其他肺野可闻及湿啰音；心音遥远，剑突部心音较清晰响亮。

【辅助检查】

1. 肺功能检查　存在不完全气流受限是诊断 COPD 的必备条件，肺功能检查是诊断 COPD 的金标准，是判断气流受限增高且重复性好的客观指标，对 COPD 的诊断、严重度评价、疾病进展、预后及治疗反应等均有重要意义。

气流受限是以 FEV_1 和 FEV_1/FVC 降低来确定。FEV_1/FVC 是 COPD 的一项敏感指标，可检出轻度气流受限。FEV_1 占预计值的百分比是中、重度气流受限的良好指标，它变异小，易于操作，应作为 COPD 肺功能检查的基本项目。吸入支气管舒张剂后，FEV_1<80% 预计值及 FEV_1/FVC<70% 可确定为不完全可逆气流受限。

2. 胸部 X 射线检查　COPD 早期胸部 X 射线片可无明显变化，以后出现肺纹理增多、紊乱等非特征性改变。主要 X 射线征为肺过度充气：肺容积增大，胸腔前后径增长，肋骨走行变平，肺野透亮度增高，横膈位置低平，心脏悬垂狭长，肺门血管纹理呈残根状，肺野外周血管纹理纤细稀少等，有时可见肺大疱形成。并发肺动脉高压和肺源性心脏病时，除右心增大的 X 射线征外，还可有肺动脉圆锥膨隆、肺门血管影扩大及右下肺动脉增宽等。

3. 胸部 CT 检查　CT 不作为常规检查，但当诊断有疑问时，高分辨率 CT（HRCT）有助于鉴别诊断。此外，HRCT 对辨别小叶中央型或全小叶型肺气肿及确定肺大疱的大小和数量，有很高的敏感性和特异性。

4. 血气检查　对晚期患者十分重要，FEV_1<40% 预计值者及具有呼吸衰竭或右心衰竭临床征象者，均应做血气检查。血气异常首先表现为轻、中度低氧血症，随着疾病进展，低氧血症逐渐加重，并出现高碳酸血症。

【诊断】

1. 全面采集病史进行评估　诊断 COPD 时，首先应全面采集病史，包括症状、既往史和系统回顾、接触史。症状包括慢性咳嗽、咳痰、气短。既往史和系统回顾应注意：出生时低体重、童年时期有无哮喘、变态反应性疾病、感染及其他呼吸道疾病史如结核病史；COPD 和呼吸系统疾病家族史；COPD 急性加重和住院治疗病史；有相同危险因素（吸烟）的其他疾病，如心脏、外周血管和神经系统疾病；不能解释的体重下降；其他非特异性症状，喘息、胸闷、胸痛和晨起头痛；要注意吸烟史（以包/年计算）及职业、环境有害物质接触史等。

2. 诊断　COPD 的诊断应根据临床表现、危险因素接触史、体征及实验室检查等资料综合分析确定。考虑 COPD 的主要症状为慢性咳嗽、咳痰和（或）呼吸困难及危险因素接触史；存在不完全可逆性气流受限是诊断 COPD 的必备条件。肺功能测定指标是诊断 COPD 的金标准。用支气管舒张剂后 FEV_1/FVC<70% 可确定为不完全可逆性气流受限。凡具有吸烟史和（或）环境职业污染接触史及/或咳嗽、咳痰或呼吸困难史者均应进行肺功能检查。COPD 早期轻度气流受限时可有或无临床症状。胸部 X 射线检查有助于确定肺过度充气的程度及与其他肺部疾病鉴别。

3. 鉴别诊断 COPD 应与支气管哮喘、支气管扩张症、充血性心力衰竭、肺结核等鉴别。与支气管哮喘的鉴别有时存在一定困难。COPD 多于中年后起病,哮喘则多在儿童或青少年期起病;COPD 症状缓慢进展,逐渐加重,哮喘则症状起伏大;COPD 多有长期吸烟史和(或)有害气体、颗粒接触史,哮喘则常伴过敏体质、过敏性鼻炎和(或)湿疹等,部分患者有哮喘家族史;COPD 时气流受限基本为不可逆性,哮喘时则多为可逆性。然而,部分病程长的哮喘患者已发生气道重塑,气流受限不能完全逆转;而少数 COPD 患者伴有气道高反应性,气流受限部分可逆。此时应根据临床及实验室所见全面分析,必要时做支气管舒张试验和(或)PEF 昼夜变异率来进行鉴别。在少部分患者中这两种疾病可以重叠存在。

(1)严重程度分级:COPD 严重程度评估需根据患者的症状、肺功能异常、是否存在合并症(呼吸衰竭、心力衰竭)等确定,其中反映气流受限程度的 FEV_1 下降有重要参考意义。

Ⅰ级(轻度 COPD):其特征为轻度气流受限($FEV_1/FVC<70\%$ 但 $FEV_1 \geq 80\%$ 预计值),通常可伴有或不伴有咳嗽、咳痰。此时患者本人可能还没认识到自己的肺功能是异常的。

Ⅱ级(中度 COPD):其特征为气流受限进一步恶化($50\% \leq FEV_1 <80\%$ 预计值)并有症状进展和气短,运动后气短更为明显。此时,由于呼吸困难或疾病的加重,患者常去医院就诊。

Ⅲ级(重度 COPD):其特征为气流受限进一步恶化($30\% \leq FEV_1 <50\%$ 预计值),气短加剧,并且反复出现急性加重,影响患者的生活质量。

Ⅳ级(极重度 COPD):为严重的气流受限($FEV_1 <30\%$ 预计值)或者合并有慢性呼吸衰竭。此时,患者的生活质量明显下降,如果出现急性加重则可能有生命危险。

虽然 $FEV_1\%$ 预计值对反映 COPD 严重程度、健康状况及病死率有用,但 FEV_1 并不能完全反映 COPD 复杂的严重情况,除 FEV_1 以外,已证明体重指数(BMI)和呼吸困难分级在预测 COPD 生存率等方面有意义。

BMI 等于体重(kg)除以身高(m)的平方,BMI<21 kg/m² 的 COPD 患者死亡率增加。

(2)功能性呼吸困难分级:可用呼吸困难量表来评价。

0 级:除非剧烈活动,无明显呼吸困难。

1 级:当快走或上缓坡时有气短。

2 级:由于呼吸困难比同龄人步行得慢,或者以自己的速度在平地上行走时需要停下来呼吸。

3 级:在平地上步行 100 m 或数分钟后需要停下来呼吸。

4 级:明显的呼吸困难而不能离开房屋或者当穿脱衣服时气短。

如果将 FEV_1 作为反映气流阻塞(obstruction)的指标,呼吸困难(dyspnea)分级作为症状的指标,BMI 作为反映营养状况的指标,再加上 6 min 步行距离作为运动耐力(exercise)的指标,将这 4 方面综合起来建立一个多因素分级系统(BODE),被认为可比 FEV_1 更好地反映 COPD 的预后。

生活质量评估:广泛应用于评价 COPD 患者的病情严重程度、药物治疗的疗效、非药物治疗的疗效(如肺康复治疗、手术)和急性发作的影响等。生活质量评估还可用于预测死亡风险,而与年龄、FEV_1 及体重指数无关。常用的生活质量评估方法有圣乔治呼吸问卷(SGRQ)和治疗结果研究(SF-36)等。

此外,COPD 急性加重次数也可作为 COPD 严重程度的一项监测指标。

(3)COPD 病程可分为急性加重期与稳定期。COPD 急性加重期是指患者出现超越日常状况的持续恶化,并需改变基础 COPD 的常规用药者,通常在疾病过程中,患者短期内咳嗽、咳痰、气短和(或)喘息加重,痰量增多,呈脓性或黏脓性,可伴发热等炎症明显加重的表现;稳定期则指患者咳嗽、咳痰、气短等症状稳定或症状轻微。

【并发症】

1. 慢性呼吸衰竭　常在 COPD 急性加重时发生,其症状明显加重,发生低氧血症和(或)高碳酸血症,可具有缺氧和二氧化碳潴留的临床表现。

2. 自发性气胸　如有突然加重的呼吸困难,伴明显的发绀,患侧肺部叩鼓音,听诊呼吸音减弱或消失,应考虑并发自发性气胸,X 射线检查可以确诊。

3. 慢性肺源性心脏病　由于 COPD 肺病变引起肺血管床减少及缺氧致肺动脉痉挛、血管重塑,导致肺动脉高压、右心室肥厚扩大,最终发生右心功能不全。

【治疗】

(一)治疗目的

(1)减轻症状,阻止病情发展。

(2)缓解或阻止肺功能下降。

(3)改善活动能力,提高生活质量。

(4)降低死亡率。

(二)药物治疗

1. 支气管扩张剂

(1)β_2 受体激动剂:通常分为长效 β_2 受体激动剂和短效 β_2 受体激动剂两种。吸入短效 β_2 受体激动剂 5 min 内产生支气管扩张效应,并且一般在 30 min 内达到最大效应。由于起效快,因此常常作为"急救药"使用。但由于需要频繁给药,短效 β_2 受体激动剂的使用是不方便的,此外,短效 β_2 受体激动剂规则使用超过 3 个月疗效会有所降低。长效 β_2 受体激动剂的支气管扩张效应可通过在给药后 30 min 出现,2 h 效应高峰,给药 12 h 后,支气管扩张效应仍然存在。使用长效 β_2 受体激动剂,为患者在白天和夜晚提供平稳的支气管扩张状态成为可能。

(2)抗胆碱能药物:有研究认为,抗胆碱能药物是治疗 COPD 的支气管扩张剂中最有效的一类药物,因为迷走神经张力过高是 COPD 气流阻塞唯一可逆的因素。新的抗胆碱能药物噻托溴铵,它可以与 M_2 受体快速分离,而与 ML 受体和 M_3 受体缓慢分离,因此可以长时间阻断乙酰胆碱对人体气道平滑肌细胞的收缩作用,而促进乙酰胆碱释放作用是短期的。

(3)茶碱类药物:在 COPD 治疗中较为常用。该类药物具有支气管舒张作用,并能通过改善肺过度充气而减轻症状。茶碱类还可以减轻呼吸肌疲劳,刺激呼吸中枢,改善黏膜纤毛清除能力。此外,它既可舒张冠状动脉,又可舒张血管,因此可以降低肺动脉高压。茶碱类对 COPD 患者有抗炎作用,近来发现低剂量的茶碱类药物可以减少诱导痰中的炎性标志物。另外,茶碱类药物还有改善心搏血量、扩张全身和肺血管、增加水盐排出、兴奋中枢神经系统、改善呼吸肌功能等。

2. 激素　对 COPD 患者有两个可能的好处:首先,可以轻度改善气流,最大幅度可以改善 50～100 mL,这个结果实际上不低于支气管扩张剂的效果;其次,在加用长效 β_2 受体激动剂时同样可以显示明确的疗效,使用最大剂量支气管扩张剂的 COPD 患者使用激素有可能进一步改善肺功能。激素对急性期有确切的治疗作用,因此,现行的指南推荐激素在发作频繁的急性患者使用。全身性使用激素在 COPD 稳定期应尽量避免使用,在 COPD 的急性期可以使用,但是一般而言使用超过 14 d 是不必要的,而且没有好处。

3. 呼吸兴奋剂 当呼吸中枢兴奋性降低或抑制时,呼吸幅度变小、频率减慢,或有明显的 CO_2 潴留时,可给予呼吸兴奋剂。COPD 呼吸衰竭时,因支气管-肺病变、中枢反应性低下或呼吸肌疲劳而引起低通气者,此时应用呼吸兴奋剂的利弊应按上述 3 种因素的主次而定:对神经传导与呼吸肌病变、肺炎、肺水肿和肺广泛间质纤维化所致的换气功能障碍者,则呼吸兴奋剂有弊无利,不宜使用。应用呼吸兴奋剂的前提是保持气道通畅和已解除气道痉挛,在氧疗的同时使用。常用尼可刹米,可先静脉注射 0.375 ~ 0.750 mg,然后以 3.00 ~ 3.75 g 加入 500 mL 液体中,按 25 ~ 30 滴/min 静脉滴注,并根据意识、呼吸频率、幅度、节律及动脉血气分析调节剂量。当Ⅱ型呼吸衰竭 PaO_2 接近正常或 pH 值基本代偿时,应停止使用,以防止碱中毒。如经治疗病情未见好转,应中断使用呼吸兴奋剂,并说服患者和家属采用机械通气。

4. 抗生素 已有的研究资料表明,引起 COPD 急性发作的原因中感染占 2/3,包括细菌、病毒、非典型病原体。常见细菌包括流感嗜血杆菌、副流感嗜血杆菌、肺炎链球菌、卡他莫拉菌,占 30% ~ 50%;其他细菌包括铜绿假单胞菌、肠杆菌、其他革兰氏阴性菌、金黄色葡萄球菌、其他革兰氏阳性菌,占 10% ~ 15%。非典型病原体包括肺炎衣原体和肺炎支原体,占 5% ~ 15%,未发现有嗜肺军团菌的报道。呼吸道病毒包括流感病毒、副流感病毒、鼻病毒、冠状病毒、腺病毒、呼吸道合胞病毒,占 30%。Brunton 指出抗生素治疗指征为:患者至少存在 1 个主要症状(呼吸困难加重、痰量增加、脓痰)和 1 个危险因素(年龄≥65 岁,$FEV_1\%$ <50%,1 年≥4 次慢性支气管炎急性加重,合并 1 种或多种基础疾病)。

(三)控制性氧疗

氧疗的目的是提高 PaO_2,减轻缺氧造成的重要器官功能损害,并减少呼吸肌做功。氧疗是急性期患者住院的基础治疗。无严重并发症的急性期患者氧疗后较容易达到满意的氧合水平(PaO_2 >60 mmHg 或 SaO_2 >90%),但有可能发生潜在的 CO_2 潴留。

Ⅰ型呼吸衰竭因无 CO_2 潴留,可按需给氧,氧浓度可提高到 40% ~ 50%,氧流量 4 ~ 5 L/min,当 PaO_2 达 70 mmHg,应降低吸氧浓度。

Ⅱ型呼吸衰竭因呼吸中枢对 CO_2 刺激不敏感,主要靠缺氧刺激来维持呼吸,应以控制性氧疗为原则,采用低流量(1 ~ 2 L/min)、低浓度(25% ~ 30%)持续给氧。$PaCO_2$ 很高的患者,采用鼻塞法吸氧,氧浓度从 25% 开始,缓慢增加,使 PaO_2 接近 60 mmHg、$PaCO_2$ 升高幅度<12 mmHg、pH 值无变化,吸氧浓度不变,但需密切监测 $PaCO_2$。若氧浓度达 30% 时,PaO_2 仍<55 mmHg、$PaCO_2$>80 mmHg、pH 值<7.25 时,应考虑机械通气。

(四)机械通气

1. 使用机械通气的指征 一般原则:COPD 合并严重呼吸功能不全,在经积极的抗感染、排痰、扩张支气管、控制性氧疗、酌情加用呼吸兴奋剂等治疗后(特别是已处理达 24 h 以上),一般情况及呼吸功能无改善或进一步恶化者,应考虑使用呼吸机,在选择机械通气前亦需对纠正呼衰后脱离呼吸机的可能性做出估计。

具体参考以下指标来判断是否存在需使用机械通气的严重呼吸功能不全。

(1)患者的一般状况:①有无肺性脑病表现,是否出现精神、神志障碍;②自主排痰能力。

(2)通气动力学变化:①呼吸频率(RR)>40 次/min 或<6 次/min,同时注意呼吸节律变化;②潮气量(TV)<200 mL/min。

(3)气体交换指标(主要为动脉血气指标):①在合理的氧疗条件下动脉血氧分压(PaO_2)<35 mmHg;②动脉血二氧化碳分压($PaCO_2$)>80 mmHg(需参考缓解期水平),若呈进行性升高更有意义;③发生严重失代偿性呼吸性酸中毒,动脉血 pH 值<7.20。

2.施行机械通气的方法

(1)人工气道的建立

1)经鼻气管插管:由于易于为清醒患者所接受,长期带管的耐受性好,患者可以进食,便于口腔护理,容易固定等优点,使其在对 COPD 患者施行较长期机械通气的治疗中更为方便实用,其应用曾经普遍。

2)经口气管插管:主要用于急救,尤其是心肺复苏或将要出现呼吸、心搏停止而需迅速建立人工气道的病例。对以后需较长期机械通气的患者可改为经鼻气管插管。多数医生认为经口气管插管亦可行较长期机械通气。

3)气管切开:在 COPD 患者需尽量避免。一般仅用于气管内分泌物过于黏稠,经气管插管难于满意吸出或因上气道病变使气管插管无法进行的病例。

4)气管插管的长期留置:近 10 年来气管插管的制作材料由橡胶改为聚氯乙烯等塑料,后又有以硅胶为材料的气管插管出现,使气管插管的组织相容性明显提高,对所经气道内腔的刺激性已不成为影响其长期留置的因素;除材料的改进外,目前所广泛采用的圆柱形高容低压气囊使气囊封闭管周腔的有效封闭压低于 25 mmHg(气管黏膜毛细血管的灌注压水平),对气囊周围黏膜产生压迫致缺血坏死的危险性大大降低。另一种靠海绵膨胀来充溢气囊的 Kamen Wilkinson 气囊对气管内腔的压力几近大气压,仅在气道内有正压时压力传入气囊内,使囊内压相应升高,降低了气囊压迫所可能引起的并发症和护理工作量,以上改进使长期留置气管插管进行机械通气成为可能。

(2)呼吸机调节

1)由于 COPD 患者气道阻力增加和无效腔气量加大(Vd/Vt,升高),采用大潮气量、慢频率的呼吸可以减少呼吸功耗和提高肺泡通气量,在设置吸呼时比时宜使患者有较充分的呼气时间,以利二氧化碳的排出并可降低气道平均压,减少对血流动力学的影响。通常吸呼时比应在 1:2 以上。

2)鉴于 COPD 患者多已存在长期的二氧化碳潴留,机体已逐渐适应高碳酸血症状态并通过肾脏等的调节,增加碱储备来代偿二氧化碳的升高以维持正常 pH 值。若使用机械通气后通气量过大,二氧化碳迅速排出,则会形成碱中毒状态,对机体造成严重影响。掌握适当的每分通气量,勿使出现呼吸性碱中毒(或为相对性呼吸性碱中毒)合并代碱的情况至关重要。

3)机械通气中需控制吸入氧浓度(FiO_2),使患者的 PaO_2 达到 60~80 mmHg 的范围即可。通常使 COPD 患者达到上述 PaO_2 范围的 FiO_2 为 30%~40%。过高的 FiO_2 和 PaO_2 可致氧中毒和撤机困难。

4)COPD 在缓解期与发作期均存在内源性 PEEPi,其范围大致在 1.9~14.0 cmH_2O,需行机械通气的发作期病例的平均水平为 7 cmH_2O 左右。一般认为,对 COPD 患者选用 2~5 cmH_2O 的 PEEP

可以起到良好的通气和氧合效应,不致引起不良反应;对 8 cmH$_2$O 以上的 PEEP 则需持特别慎重的态度。

(3)撤机

1)在使用机械通气中,特别是撤机前,患者的 PaO$_2$ 和 PaCO$_2$ 均应大致保持在 COPD 急性发作前即缓解期的水平,这对于形成对自主呼吸的有效刺激和避免撤机中的酸碱失衡具有重要意义。

2)慢性 II 型呼吸衰竭患者中经常存在着代谢性碱中毒倾向,故在机械通气的过程中,特别是撤机前应充分地补充钾、氯,务求有效地纠正代碱状态。

3)COPD 合并 II 型呼衰者多合并有肺动脉高压及肺源性心脏病,在撤机前保持循环功能的稳定并使其有一定的功能贮备。

4)营养不良是存在于 COPD 和长期机械通气患者中的重要问题,积极、适量地补充营养可以促进呼吸肌功能。

5)在机械通气的早期即应开始刺激、动员患者的自主通气功能。撤机呼吸模式中以 SIMV+PSV 方式较为合理实用。

6)对于撤离机械通气较为困难的 COPD 患者,在撤机的后期酌情加用呼吸兴奋剂可能对撤机产生一定帮助。

第三节 急性呼吸衰竭

急性呼吸衰竭指由各种原因引起的肺通气和(或)换气功能严重不全,以致不能进行有效的气体交换,导致缺氧和(或)二氧化碳潴留,从而引起一系列生理功能紊乱及代谢不全的临床综合征。

【临床表现】

1.呼吸困难 是呼吸衰竭的早期症状。患者主观感到空气不足,客观表现为呼吸用力,伴有呼吸频率、深度与节律的改变。较早表现为呼吸频率增快,病情加重时出现呼吸困难,辅助呼吸肌活动加强,如三凹征,中枢性疾病或中枢神经抑制性药物所致的呼吸衰竭,表现为呼吸节律改变。

2.发绀 是缺氧的典型表现。当动脉血氧饱和度低于 90% 时,可在口唇、指甲出现发绀。另外,发绀的程度与还原血红蛋白含量有关,所以红细胞增多者发绀明显,贫血者发绀不明显或不出现。严重休克等原因引起末梢循环障碍的患者,即使动脉血氧分压正常,则也可发绀,称作外周性发绀。而真正由于动脉血氧饱和度降低引起的发绀,称作中枢性发绀。发绀还受皮肤色素及性功能的影响。

3.神经精神症状 急性呼吸衰竭的神经精神症状较慢性呼吸衰竭明显。急性严重缺氧可出现谵妄、抽搐、昏迷。慢性者可有注意力不集中、智力或定向力功能障碍。CO$_2$ 潴留出现头痛、扑翼样震颤,以及中枢抑制之前的兴奋症状,如失眠、睡眠习惯改变、烦躁等。

4.循环系统改变 缺氧和 CO$_2$ 潴留均可导致心率增快、血氧升高。严重缺氧可出现各种类型的心律失常,甚至心搏骤停。CO$_2$ 潴留可引起表浅毛细血管和静脉扩张,表现为多汗、球结膜水肿等。长期缺氧引起肺动脉高压、慢性肺源性心脏病、右心衰竭的表现,出现剑突下心尖搏动明显、肺动脉瓣区第二心音亢进、肝颈静脉反流征阳性、肝大并压痛、双下肢水肿。

5.其他脏器的功能障碍　严重的缺氧和 CO_2 潴留可导致肝肾功能障碍。临床上出现黄疸、肝功能异常;血尿素氮、肌酐升高,尿中出现蛋白、管型;也可出现上消化道出血。

【诊断】

呼吸衰竭的病因不同,病史、症状、体征和实验室检查结果多不尽相同,除原发疾病和低氧血症导致的临床表现外,呼吸衰竭的诊断主要依靠动脉血气分析,尤其是 PaO_2 和 $PaCO_2$ 的测定。

呼吸衰竭的诊断标准在海平面、标准大气压、静息状态、呼吸空气条件下,动脉血氧分压(PaO_2)<60 mmHg,伴或不伴二氧化碳分压($PaCO_2$)>50 mmHg,并排除心内解剖分流和原发于心排血量降低等致低氧因素,可诊断为呼吸衰竭。单纯 PaO_2<60 mmHg 为 I 型呼吸衰竭;若伴有 $PaCO_2$>50 mmHg,则称为 II 型呼吸衰竭。pH 值可反映机体的代偿情况,有助于对急性或慢性呼吸衰竭的鉴别。

【鉴别诊断】

呼吸衰竭出现神志系统症状时应与脑血管病、代谢性碱中毒以及感染中毒性脑病进行鉴别。

【治疗】

呼吸衰竭的治疗原则是首先治疗原发的基础疾病,尽快消除诱发因素。即使对呼吸衰竭本身的治疗,也因患者的原发病不同、病情的轻重不同,并发症的多少及严重程度不一而不同。

1.药物治疗

(1)氧疗:无论何种原因导致的急、慢性呼吸衰竭,给氧并将 PaO_2 提高到较安全水平,使 PaO_2>55 mmHg 都相当重要。

(2)呼吸兴奋剂:用于刺激呼吸中枢或外周化学感受器,增加通气量,使用时应注意患者气道通畅,无过量的分泌物潴留。以下药物可试用,但目前由于机械通气治疗的进展,此类药物在临床上已不常应用。①尼可刹米:0.375～0.750 g 入莫菲管,每 1～2 h 1 次,或 3.75 g+5% 葡萄糖或生理盐水 300～500 mL 静脉滴注。②纳洛酮:4～6 mg,每 2～6 h 1 次,入莫菲管。

(3)阿米三嗪:50～150 mg,每天 2～3 次。需注意该药可引起肺动脉高压,并且增加低氧血症而产生的肺血管收缩反应。

(4)安宫黄体酮 20 mg,每天 3 次,有血栓形成倾向者慎用。

2.建立人工气道和辅助通气　氧疗及一般治疗后,血气分析未见好转,且进行性恶化、突发昏迷者应尽快建立人工气道,必要时进行辅助通气(无创通气或常规有创通气)治疗。

建立人工气道可采用面罩、经鼻或口气管内插管和气管切开 3 种方法,选择何种方法,取决于设备、技术条件和患者气道阻塞的部位及病情。呼吸衰竭患者选择何种机械通气模式,应该根据其基础病变、肺功能、血气分析结果及重要脏器的功能来决定。

3.对症治疗

(1)支气管扩张剂:有茶碱类、β_2 受体兴奋剂类,种类较多,其作用是扩张支气管,促进纤毛运动、增加膈肌收缩力,从而改善通气功能。

（2）祛痰药：促进痰液的排出，便于患者咳出或吸出，利于支气管腔通畅。

（3）糖皮质激素：COPD、支气管哮喘等以小气道病变为呼吸衰竭者，支气管平滑肌的痉挛、黏膜水肿是影响通气的病理基础，糖皮质激素的应用对上述变化是针对性治疗。

（4）抗感染治疗：支气管、肺感染是呼吸衰竭最常见的诱发和加重因素，及时有效地控制感染也是治疗呼吸衰竭的根本措施。

（5）清除呼吸道分泌物：有效的呼吸道湿化、体位翻动、拍背、清醒患者鼓励咳嗽，行气管插管的患者，积极吸引均为解除分泌物潴留的有效方法。对于昏迷、无咳嗽反射者，可用纤维支气管镜进行气道管理，可在直视下清除段以上气道内的分泌物、血痂、痰痂，对由于分泌物堵塞所致的肺叶、段不张行抽吸、冲洗治疗，从而解除肺不张。

（6）营养治疗：慢性呼吸衰竭者，多合并营养不良，后者导致非特异性免疫功能低下，易诱发感染，使病情进一步加重。同时由于呼吸肌的营养不良，尤其是膈肌的受累，导致呼吸肌群的衰竭，其本身就是导致呼吸衰竭的一个独立因素。经口、肠道外给予充分的营养，保证热量的供应，避免负氮平衡，糖类的给予量应占热量的 50% 以下，以降低呼吸商，减少 CO_2 的产生，支链氨基酸的给予，有利于呼吸肌疲劳的恢复，谷氨酸酰胺的给予，有利于保证肠黏膜上皮的再生和完整性，注意磷、镁的补充及维生素、纤维素的补充。

（7）肝素的应用：慢性呼吸衰竭者由于缺氧等因素刺激常并发继发性红细胞增高症，血液处于高黏稠状态，易发生静脉血栓，且肺栓塞本身就是 COPD 急性加重或诱发呼吸衰竭的一个重要因素。如无禁忌证，肝素 50 mg，经静脉或肌内给药，每 6～8 h 1 次，有利于换气功能的改善，应用时应监测凝血指标。低分子肝素 0.4～0.6 mL 皮下注射每天 1 次或 12 h 1 次，较普通肝素安全。

（8）纠正酸碱失衡和电解质紊乱。

第四节　气　胸

胸膜腔由胸膜壁层和脏层构成，是不含空气的密闭的潜在性腔隙。正常情况下，胸膜腔内没有气体只有少量液体（3～15 mL）以使胸膜保持滑润，维持正常功能。靠肺内收和胸壁外展，胸膜腔内经常保持负压（−8～−5 cmH_2O），任何原因使胸膜破损，空气进入胸膜腔，称为气胸。此时胸膜腔内压力升高，甚至负压变成正压，使肺压缩，静脉回心血流受阻，产生不同程度的肺、心功能障碍。

通常气胸分为三大类：自发性气胸、创伤性气胸和人工气胸。自发性气胸是由于肺部疾病使肺组织和脏层胸膜破裂，或由于靠近肺表面的微小泡和肺大疱破裂，肺和支气管内空气进入胸膜腔所致。而由外伤、手术、正压通气及针刺治疗引起的气胸称创伤性气胸。为诊治胸内疾病，人为将气体注入胸膜腔，称人工气胸。

本病为常见的内科急症，遍及世界各地，自发性气胸的发病率为 4.47/10 万，近年有增多趋势，男性多于女性，男女比为 5∶1。本病的预后取决于原发病、肺功能情况、气胸的类型及有无并发症。

【病因和发病机制】

1.肺尖胸膜下气肿泡破裂和胸膜发育不全　自发性气胸大多由胸膜下气肿泡破裂引起，胸膜下气肿泡可为先天,也可为继发性。在胸部 X 射线片、CT 片可见单个常多发的气肿泡,它们破裂,气体进入胸腔形成气胸;少数情况下为脏层胸膜的发育不全,使肺泡与胸膜之间存在破裂,产生缓慢的胸腔积气,此种原因引起的自发性气胸多见于瘦高体型的男性青壮年,病变好发于肺尖部,无其他呼吸道疾病史,胸部 X 射线片上不易发现病变,因此称之为特发性气胸。

2.肺气肿性大疱　由于慢性阻塞性肺疾病使肺泡过度充气,肺泡壁破坏,肺泡破裂融合成大疱,如邻近胸膜的大疱内压升高而破裂,引起气胸。此原因多见于大于 40 岁的男性,常有慢性咳嗽、咳痰和长期吸烟史。

3.肺部疾病　继发性气胸继发于肺脏各种疾病,在各种肺部病变的基础上形成肺大疱破裂或直接损伤脏层胸膜所致,主要见于以下疾病。①气道疾病:COPD、支气管哮喘、先天性肺囊肿、囊性纤维化等。②间质性肺疾病:特发性肺间质纤维化(IPF)、继发性肺间质纤维化、嗜酸性细胞肉芽肿、组织细胞增多症、结节病、结缔组织疾病、职业性肺疾病等。③肺部细菌或寄生虫感染。④肺肿瘤。

4.月经性气胸　有时胸膜上具有异位的子宫内膜,在月经期可以破裂而发生气胸。

【临床表现】

气胸的临床表现取决于胸腔内的气体量、发生的速度、肺内病变的程度。

1.症状

(1)起病大多急骤,但也有发病缓慢,甚至无自觉症状,部分患者发病前可有剧烈咳嗽、持重物或剧烈运动等诱因。

(2)典型症状为突然发生胸痛,吸气时加剧,继之出现呼吸困难,并可有刺激性干咳。大量气胸时,患者感胸闷、气短,不能平卧。继发性气胸由于肺部病变广泛,肺功能减退,并发气胸时往往气急显著,伴发绀。在原有严重哮喘或肺气肿基础上并发气胸时,气急、胸闷等症状有时不易觉察,要与原先症状仔细比较。张力性气胸患者呼吸困难显著,发绀严重者可出现休克、昏迷。

2.体征　呼吸增快、发绀,多见于张力性气胸。局限性少量气胸者可无明显体征,气体量多时患侧胸部饱满,呼吸运动减弱,触觉语颤减弱消失,叩诊呈鼓音减弱或消失。大量气胸时气管、心脏向健侧位移。右侧气胸时,肝浊音界下降,左侧气胸或纵隔气肿时在左胸骨缘处听到与心搏一致的咔嗒音或高音调金属音(Hamman 征)。

【检查】

1.X 射线检查　气胸的典型 X 射线表现为肺向肺门萎陷,呈圆球形阴影,气体常聚集于胸腔外侧或肺尖。胸部 X 射线片上大多有明确的气胸线,为萎缩肺组织与胸膜腔内积气体的分界线,呈外凸线条影,气胸线外为无肺纹理的透光区。纵隔、心脏向健侧移位,有时可出现少量胸膜腔积液。

2.胸腔内气体分析测定　胸腔气体 PO_2 和 PCO_2 有助于气胸类型的判断。闭合性气胸时 PO_2 <5.33 kPa,PCO_2 > $PaCO_2$;张力性气胸,PO_2 在 8 kPa 左右,PCO_2 < $PaCO_2$;开放性气胸,PO_2 >13.33 kPa,PCO_2<$PaCO_2$。

3.胸腔镜检查　可明确胸膜裂口的部位及基础病变,同时可进行治疗。目前国内外均以损伤小,便于操作的纤维支气管镜代替胸腔镜。

4.肺功能检查 当气胸肺萎缩早期数小时内,肺泡通气量突然下降,产生通气血流比值下降,血气分析 PaO_2 降低,动脉-肺泡氧分压差增大,随后萎缩的肺血管收缩,血流减少,通气血流比值恢复正常,PaO_2 恢复至正常。肺活量肺容量下降,呈限制性通气障碍和肺顺应性降低。

【诊断】

根据症状、体征和 X 射线检查诊断一般不困难,对老年有肺气肿病史的患者,胸部 X 射线片是诊断小量气胸的主要手段。胸膜腔测压可确定气胸,且有助于判断气胸类型。病因诊断:除详细询问病史、全面检查可得到病因诊断材料外,对无特殊病史且疑为胸膜下肺大疱引起者,胸部 CT 可直接发现肺大疱的存在。病情危急或条件不允许进行影像学检查时,可用针筒做诊断性抽气,如为气胸,则易抽出大量气体,甚至当针头刺入即可将针栓推出。如无气胸,不易抽到气体且随患者吸气针栓将随之被吸回。

【鉴别诊断】

1.急性心肌梗死 有急性胸痛、胸闷、呼吸困难、休克等临床表现,但患者常有冠心病、高血压病史,无气胸体征,心电图或 X 射线检查有助于鉴别。

2.慢性阻塞性肺疾病和支气管哮喘 有气急、呼吸困难,但慢性阻塞性肺疾病呼吸困难是长期缓慢加重的,支气管哮喘患者有多年哮喘反复发作史,当慢性阻塞性肺疾病和支气管哮喘患者呼吸困难突然加重且有胸痛时,应考虑并发气胸的可能,胸部 X 射线检查有助于鉴别。

3.肺栓塞 有剧烈胸痛、呼吸困难及发绀等酷似气胸的临床表现,肺栓塞有栓子来源的基础疾病,无气胸体征,胸部 X 射线检查有助于鉴别。

4.肺大疱 临床特点是起病缓慢,气急不剧烈,胸部 X 射线检查肺大疱为圆形或椭圆形透光区,其内仍有细小条状纹理,为肺小叶及血管残迹,但无发线状气胸线,肺周边部位的肺大疱易误诊为气胸,在胸部 X 射线片上气胸线的凸面常朝向侧胸壁,而肺大疱线是凹面朝向侧胸壁,胸部 CT 有助于鉴别诊断。

5.中央型肺癌 起病缓慢的大量气胸在胸部 X 射线片上可表现为肺门区块状阴影,边缘呈弧形或分叶状,有时被误诊为中央型肺癌,仔细阅读胸部 X 射线片气胸区无肺纹理有助于鉴别。

6.此外,还需与支气管囊肿、膈疝等鉴别。

【治疗】

1.一般处理 卧床休息,可给予镇咳、镇痛、保持大便通畅等对症治疗,对体弱、营养欠佳者给予适当的支持疗法。

2.氧疗 可改善低氧血症,并提高血氧张力,降低血氮张力,促使氮从气胸气体向血中转移,有利于肺复张。

3.排气疗法

(1)闭合性气胸:肺萎缩程度小于20%,如不伴有呼吸困难者可以不排气,气体可在 2～4 周自行吸收;肺萎缩大于20%或症状明显者,可每天或隔日抽气 1 次,每天抽气不超过 1 L,直至肺大部分复张,余气自行吸收。如气胸数日仍未好转或加重,可予胸膜腔闭式水封瓶引流。

（2）交通性气胸：①积气量小且无明显呼吸困难者，经卧床休息及限制活动或胸膜腔闭式水封瓶引流后，胸膜破裂口可自行封闭转为闭合性气胸；②呼吸困难明显或慢性阻塞性肺疾病患者有肺功能不全者，可用闭式引流及负压吸引，在肺复张过程中，破口随之关闭；③破口较大或因胸膜粘连牵拉而持续开启，患者症状明显，单纯排气无效者可经胸腔镜行胸膜修补术，促使破口关闭。

（3）张力性气胸：需紧急排气，无条件时可用一尾部有橡皮指套（末端剪一小裂缝）的粗注射针直接插入胸膜腔，作为临时简易排气，以解除压力。有条件者应立即采用胸膜腔闭式水封瓶引流正压持续排气，如此法引流 2 d 仍不复张，需加用负压 $-1.2 \sim -0.8$ kPa（$-12 \sim -8$ cmH$_2$O）吸引排气。

4. 抗感染　对有肺部感染基础病变或有合并感染证据患者，以及行胸膜闭式引流时间较长者，需酌情使用抗菌药物以防治感染。

5. 肺基础疾病的治疗　如肺结核并发气胸的患者应给予抗结核药物，月经性气胸可给予抑制排卵的药物（如黄体酮），COPD 患者应注意有效控制肺部感染和解除小气道痉挛。

6. 并发症处理

（1）血气胸：气胸出血系胸膜粘连带内的血管被撕断所致，肺复张后出血多能自行停止。如持续出血不止，排气、止血、输血等处理无效，应开胸手术止血。

（2）脓气胸：由结核分枝杆菌、金黄色葡萄球菌、肺炎杆菌、厌氧菌等引起的干酪性肺炎、坏死性肺炎及肺脓肿可并发脓气胸，应紧急抽脓和排气，并选择有效的抗菌药物治疗（全身和局部）。支气管-胸膜瘘持续存在者需手术治疗。

（3）纵隔气肿和皮下气肿：张力性气胸抽气或行闭式引流后，可沿针孔或切口出现胸壁皮下气肿。高压的气体进入肺间质，循血管鞘经肺门进入纵隔，继沿筋膜进入颈部皮下组织及胸腹部皮下。因纵隔内大血管受压，可出现胸骨后疼痛、气急、发绀、血压下降、心浊音界缩小或消失、心音遥远，纵隔区可闻及与心搏一致的破裂音。胸部 X 射线片见皮下和纵隔旁出现透明带。皮下气肿及纵隔气肿多能随胸膜腔内气体排出减压而自行吸收，如纵隔气肿张力过高而影响呼吸和循环时，可做胸骨上窝穿刺或切开排气。

7. 手术治疗　手术指征为：①交通性气胸持续负压引流 1 周仍有漏气。②继发性气胸的基础病变需手术治疗。③血气胸保守治疗无效。④开放性气胸。⑤慢性气胸。⑥月经性气胸。

第五节　重症支气管哮喘

重症哮喘是指患者虽经吸入糖皮质激素（$\leq 1\ 000\ \mu g/d$）和应用长效 β 受体激动剂或茶碱类药物治疗后，哮喘症状仍持续存在或继续恶化；或哮喘呈暴发性发作，从哮喘发作后短时间内即进入危重状态，临床上常常难以处理。这类哮喘患者可能迅速发展至呼吸衰竭并出现一系列的并发症，既往也称为哮喘持续状态。

【病因】

1. 哮喘触发因素持续存在　吸入性变应原或其他刺激因素巳望持续存在，使机体持续产生抗原抗体反应，发生气道炎症、气道高反应性和支气管平滑肌痉挛，导致严重的气道阻塞。

2.呼吸道感染 细菌、病毒、肺炎支原体和衣原体等引起的呼吸道感染,引起黏膜炎症、充血、水肿和黏液的大量分泌,使小气道阻塞,也使气道高反应性加重,导致支气管平滑肌进一步缩窄。

3.糖皮质激素使用不当 长期应用糖皮质激素后突然减量或停用,可造成体内糖皮质激素水平的突然降低,致使哮喘恶化且对支气管扩张剂反应不佳。尤其是长期吸入或口服大剂量的激素(每天使用丙酸倍氯米松超过 800 μg)者,常伴有下丘脑-脑垂体-肾上腺皮质功能抑制,突然停用皮质激素往往相当危险。

4.水、电解质紊乱和酸中毒 哮喘急性发作时,患者有不同程度的脱水,使痰液更为黏稠,形成难以咳出的痰栓,可广泛阻塞中小支气管,加重呼吸困难且难以缓解。此外,由于代谢性酸中毒,气道许多支气管扩张药物的反应性降低,进一步加重病情。

5.精神因素 哮喘患者由于精神过度紧张、不安、恐惧和忧虑等因素均可导致哮喘病情的恶化和发作加剧。精神因素也可通过影响某些神经肽的分泌等途径而加重哮喘。

6.出现严重的并发症 哮喘患者如合并气胸、纵隔气肿或肺不张等,以及伴发其他脏器的功能衰竭时均可导致哮喘症状加剧。

【诊断】

1.临床诊断 多有喘息、咳嗽、呼吸困难,呼吸频率增加>30 次/min。常呈现极度严重的呼吸性呼吸困难、吸气浅呼气延长且费力,强迫端坐呼吸,不能平卧,不能讲话,大汗淋漓,焦虑,表情痛苦而恐惧。病情严重者可出现意识障碍,甚至昏迷。

2.体格检查 典型发作时,患者面色苍白、口唇发绀,可有明显的三凹征。常有辅助呼吸肌参与呼吸运动,胸锁乳突肌痉挛性收缩,胸廓饱满。有时呼吸运动呈现矛盾运动,即吸气时下胸部向前、而上腹部则向侧内运动。呼气时明显延长,呼气期双肺满布哮鸣音。但危重哮喘患者呼吸音或哮鸣音可明显降低甚至消失,表现为所谓"静息胸"。可有血压下降,心率>120 次/min,有时可发现"肺性奇脉"。如果患者出现神志改变、意识模糊、嗜睡、精神淡漠等,则为病情危重的征象。

3.动脉血血气分析 重症哮喘患者均有中等度的低氧血症,甚至是重度低氧血症。动脉血气分析是客观评估哮喘病情严重程度的重要手段,应及时做检查。尤其是临床表现严重或肺通气功能显示 FEV_1<1 L,PEF<120 L/min 或 PEV≤预计值50% 者,更应不失时机进行检查,并进行随访,以确定低氧血症和酸碱失衡状态。

脉搏血氧仪设备简单,可无创测定和连续观察血氧饱和度,避免反复作动脉穿刺抽血,可用作病情演变的随访观察,但其准确性受外周循环变化的影响,而且不能反映血 CO_2 和酸碱值的变化,因此必要时仍作动脉血气分析检查。

4.实验室检查 可有低钾血症,低钾血症与 $β_2$ 受体激动剂及糖皮质激素的临床应用有关。呼吸性酸中毒代偿后也可有低磷血症。重症哮喘时中性粒细胞和嗜酸性粒细胞升高也常见,中性粒细胞升高提示可能存在阻塞性感染。

5.胸部 X 射线检查 常表现为肺过度充气,也可有气胸、纵隔气肿、肺不张或肺炎等。

6.心电图检查 急性重症哮喘患者的心电图表现常见为窦性心动过速、电轴右偏,偶见肺性 P 波。重症哮喘患者在使用大量糖皮质激素(甲泼尼龙)和 $β_2$ 受体激动剂后,可有房性或室性的期前收缩、室上心动过速。

7.肺通气功能检查 仅凭症状和体检往往难以精确判断病情严重程度。床旁肺通气功能检查可较客观反映气道阻塞程度,最好在用药前即进行检查,既可客观判断病情,又可作为判断疗效和病情演变的依据。

在急诊室条件下,亦可采用微型峰流速仪作肺通气功能检查,重危型哮喘患者应用支气管舒张剂后,PEF 仅达预计值或个人最佳值的 60%,PEF 绝对值<100 L/min(成人),疗效维持<2 h。微型峰流速仪设备简单,便于在急诊室配备和检查,其准确性和可重复性虽不如用肺量计作 FVC 和 FEV_1 检查,但可作为初步判断。肺通气功能检查仍有一定局限性,不能准确反映气体交换障碍情况,且病情严重,呼吸窘迫者,无法配合正确进行检查,影响检查结果的可靠性。

【鉴别诊断】

重症哮喘鉴别诊断包括充血性心力衰竭、上气道梗阻和肺栓塞等。

1.气道阻塞性疾病 上气道梗死(声带麻痹、肿瘤、狭窄、异物)、慢性阻塞性肺疾病、支气管扩张、细支气管炎、囊性肺纤维化。

2.心血管疾病 充血性心力衰竭(心源性哮喘)、肺动脉栓塞。

3.严重的呼吸道感染 支气管肺炎、严重的气管支气管炎、寄生虫感染。

4.其他 血管炎(过敏性血管炎和肉芽肿)、类癌综合征、吸入性肺炎、吸入可卡因、气压伤。

【治疗】

1.氧疗患者有低氧血症者,应通过鼻导管或面罩氧疗,且采用较高吸入氧浓度 FiO_2 0.4~0.5 或短期内更高,并随时注意调节,使 PaO_2 恢复到 60~80 mmHg,SaO_2 为 0.9 以上,以纠正威胁生命的低氧血症,改善组织供氧,并缓解因低氧所至肺动脉高压,提高药物治疗的支气管舒张效果。纠正低氧血症,缓解呼吸肌疲劳状态,亦有利于改善体内 CO_2 潴留,减轻并发的高碳酸血症,对气道阻塞严重,常规氧疗无效者,有采用氦、氧(He、O_2)混合气(混合气内氧 25%~40%)作氧疗,因为该混合气体密度低,减轻因气道阻力增加所致呼吸肌做功,有利于减轻呼吸肌疲劳,改善肺泡通气。

2.支气管扩张剂 $β_2$ 受体激动剂可以迅速缓解支气管收缩,而且起效快、不良反应小、易于被患者接受。

常用药物为沙丁胺醇或特布他林雾化吸入液(0.5~2.0 mL)或非诺特罗(0.1~0.4 mL)稀释后作连续雾化吸入。用压缩氧气驱动作雾化吸入治疗,可同时为患者提供氧疗,以减少 $β_2$ 受体激动剂治疗引起通气/灌流失衡所致低氧血症的发生。采用定量型吸入器(MDI)结合储雾器做吸入治疗,可得相仿疗效,且设备较简单,机械通气患者通过呼吸机进气管道侧管雾化吸入治疗,可能在5~10 min 显效,疗效维持 4~6 h,且心悸、震颤等不良反应较轻。联合应用抗胆碱能药异丙托溴铵雾化吸入液(0.025%)2 mL 可能有协同作用,并延长疗效维持时间,亦可配合糖皮质激素或茶碱类药物进行治疗,青光眼,前列腺肥大患者慎用,以后根据症状、肺功能、支气管舒张剂剂量可渐减,直到恢复发作前状态。

哮喘急性危重发作,可能因气道严重阻塞而影响吸入治疗的效果,故有人采用静脉途径给药,如沙丁胺醇 0.5 mg 静脉滴注,借助输液泵以控制注入速度,但不良反应发生率较高,如心动过速、心律失常等,宜极慎重,亦可引起低 K^+,应及时补充。部分哮喘急性发作患者就诊前在家庭已自行反

复使用 β₂ 受体激动剂作吸入治疗,导致细胞表面 β₂ 受体功能下调,故就诊时继续使用 β₂ 受体激动剂即使采用大剂量雾化吸入,疗效亦不明显,β₁ 受体受到进一步激动,引起心动过速、心律失常等不良反应,应予注意避免,注意 EKG 检查,严重高血压,心律失常,近期心绞痛者禁用。就诊前过量使用,心率>120 次/min,不宜用。

3. 糖皮质激素　重症哮喘患者宜及早使用糖皮质激素。

糖皮质激素全身应用指征:①哮喘急性危重发作;②应用速效 β₂ 受体激动剂或茶碱作初始治疗临床表现未见好转,甚至加重;③过去急性发作曾应用糖皮质激素类药物者;④近期曾用口服糖皮质激素者。早期大剂量口服糖皮质激素,如甲泼尼龙 20～40 mg/d,或泼尼松 30～60 mg/d,可防止哮喘进一步加剧。病情危重者更应尽早采用糖皮质激素作静脉滴注或推注,以便及时控制病情,由于糖皮质激素起效较慢,常需用药后 4～6 h 才显效,因此对诊断为哮喘急性危重发作者,原则上应在急性发病后 1 h 内全身应用,而不应在重复使用 β₂ 受体激动剂等支气管舒张剂无效时才考虑应用,从而避免和减少因病情恶化,而需做机械通气抢救治疗。首选甲泼尼龙,常用剂量为每次 40 mg,静脉注射,每 4～6 h 重复用药,或氢化可的松每次 200 mg,静脉滴注,每 4～6 h 重复用药,疗程 3～5 d,部分病情极严重者可能需要更大剂量,但应仔细权衡疗效和可能出现的不良反应,如兴奋、烦躁、血压升高、消化道溃疡和低钾血症等。应根据病情调整剂量,儿童及青少年,以往无长期使用糖皮质激素史,本次急性发作<48 h 者,糖皮质激素静脉滴注可迅速控制急性发作,经 3～5 d 治疗即可撤除静脉滴注,短期应用很少出现 HPA 抑制现象,但年龄较大,曾反复用糖皮质激素,甚至有激素依赖者则恢复较慢,往往需要 10 d 左右时间才能撤除。应在症状控制后,逐步减少每天静脉滴注用量,必要时在减量过程中联合使用丙酸倍氯米松 800～1 200 μg/d 做吸入治疗,或口服泼尼松(甲泼尼龙)作叠加和替代治疗,待病情控制后,可在 1～2 周内撤除口服糖皮质激素,有主张口服泼尼松 0.5～1.0 mg/(kg·d),直到症状、体征、PEF 恢复正常,而吸入糖皮质激素治疗则应根据病情分级,用做长期预防性治疗,避免或减轻哮喘急性发作。

4. 纠正水、酸碱失衡和电解质紊乱

(1)通常每天静脉补液 2 500～3 000 mL 足以纠正脱水。但对无明显脱水的哮喘患者,则应避免过量补液,过多的补液并不能降低呼吸道分泌物的黏稠度,也不可能增加分泌物的清除,反而增加肺水肿的危险性。尤其在哮喘急性发作的情况下,胸腔内的负压急剧增加,更易造成液体渗出的增加。

(2)重症哮喘患者由于抗利尿激素分泌增多,可出现低钾、低钠,如补液量过多可使低钾、低钠加重,故大量补液时更应注意补充钾、钠等电解质,防止电解质紊乱。

(3)重症哮喘患者由于缺氧、呼吸困难、呼吸功能增加等因素使能量消耗明显增加,往往合并代谢性酸中毒。由于严重的气道阻塞造成 CO_2 潴留,又可伴发呼吸性酸中毒,故及时纠正酸中毒尤为重要。临床上通常把 pH 值低于 7.2 作为补碱指征。但补充碳酸氢锅中和氢离子后可生成 CO_2,从而加重 CO_2 潴留。所以,临床上以呼吸性酸中毒为主的酸血症,应以改善通气为主。如 pH 失代偿明显且不能在短时间内迅速改善通气,以排出 CO_2,则可补充少量 5% 碳酸氢钠 40～60 mL,使 pH 值升高到 7.2 以上,以代谢性酸中毒为主的酸血症可适当增加补碱量。

5. 二线治疗药物的应用

(1)茶碱(黄嘌呤)类药物:临床应用方法:①24 h 内未使用过茶碱类药物的患者:氨茶碱的负荷

剂量 5 ~ 6 mg/kg 静脉注射 20 ~ 30 min,继以 0.6 mg/(kg·h)静脉滴注维持。成人每天氨茶碱总量一般不超过 1.0 ~ 1.5 g。②若患者正在使用茶碱类药物,不必急于静脉注射,首先查氨茶碱的血药浓度,氨茶碱适宜的血药浓度为 8 ~ 12 μg/mL,此间为治疗浓度且不良反应小。茶碱类药物的不良反应有恶心、焦虑、手颤、心悸、心动过速。充血性心力衰竭、肝衰竭、甲氧咪胍、喹诺酮类抗菌药物、大环内酯类抗生素、奎尼丁可通过肝细胞色素 P450 提高茶碱类药物的血药浓度。

(2)抗胆碱药:急性重症哮喘对标准治疗反应差时,联用溴化异丙托品和沙丁胺醇雾化吸入 3 h,可能会取得良好的效果。溴化异丙托品可定量吸入(18 μg/喷)或雾化吸入(0.5 mg 溶于生理盐水)。

6.抗生素 一般不宜使用抗生素。但目前有报道大环内酯类抗生素除具有抗感染作用外,对支气管哮喘也有治疗作用,还可升高茶碱的血浓度和刺激肾上腺皮质增生的效应。

第六节 肺脓肿

肺脓肿是由于多种病原菌引起的肺部化脓性感染,早期为肺组织的感染性炎症,继而坏死、液化,外周有肉芽组织包围形成脓肿。临床上以高热、咳嗽、咳大量脓臭痰为其特征。根据发病原因有经气管感染型、血源性感染型和继发脓肿及肺癌等堵塞所致的 3 种。肺脓肿也可以根据相关的病原进行归类,如葡萄球菌性、厌氧菌性或曲霉菌性肺脓肿。X 射线显示含气液平的空腔。广泛应用抗生素后,肺脓肿大部分(约 90%)可在急性期治愈。只有治疗不及时、不彻底,转为慢性期的,才需要外科处理。手术例数已明显减少。

【临床表现】

1.症状 肺脓肿大多急性、亚急性起病,开始畏寒、高热、咳嗽、咳黏液痰或黏液脓痰。如炎症波及胸膜,有胸痛。病变范围广的,中毒症状重,呈全身衰弱,有气短、心率快、出汗、食欲减退。1 ~ 2 周后脓肿破入支气管,突然咳出大量脓痰,1 d 可多达数百毫升,因有厌氧菌感染,痰有臭味,静置后分为 3 层,由上而下为泡沫、黏液及脓渣。脓排出后,全身症状好转,体温下降,如能及时应用有效抗生素,则病变可在数周内渐好转,体温趋于正常,痰量减少,一般情况恢复正常。如治疗不及时、不彻底,用药不合适、不充分,身体抵抗力低,病变可渐转为慢性。有的破向胸腔形成脓气胸或支气管-胸膜瘘。此时症状时轻时重,主要是咳嗽、咳脓痰,不少有咯血,从痰带血至大咯血、间断发热及胸痛等。因长期慢性中毒及消耗,不少患者出现消瘦、贫血,个别有脑、肝、肾转移脓肿。慢性脓肿常有不规则治疗史,病变稳定时情况稍好转。

2.体征 早期病变范围小的无特殊体征;可发现肺实变体征(如呼吸音减弱、叩诊浊音、支气管呼吸音、吸气捻发音)以及胸膜摩擦音、胸腔积液、肺水肿、脓气胸体征(叩诊浊音、纵隔对侧移位、积液处呼吸音减弱),瓮状呼吸音罕见。病程较长的多有杵状指,胸廓也有塌陷畸形,活动差。有脓气胸、支气管-胸膜瘘者检查可见有相应的体征。

【检查】

1.实验室检查 急性肺脓肿血白细胞总数达(20 ~ 30)×10⁹/L,中性粒细胞为 80% ~ 90%,核明显左移,常有毒性颗粒。慢性患者的血白细胞可稍升高或正常,红细胞和血红蛋白减少。

2.痰细菌学检查 病原学检查对肺脓肿诊断、鉴别诊断及指导治疗均十分重要。经口咳出的痰很易被口腔常存菌污染,咳出的痰液应及时做培养,不然则污染菌在室温下大量繁殖难以发现致病菌,且接触空气后厌氧菌消亡,均会影响细菌培养的可靠性。所以急性肺脓肿的脓痰直接涂片染色可见很多细菌,如α-溶血链球菌、奈瑟球菌等口腔常存的不致病菌;即使发现肺炎球菌、金黄色葡萄球菌、肠源革兰氏染色阴性杆菌、铜绿假单胞菌等,不一定就是肺脓肿的致病菌。较理想的方法是避开上呼吸道直接至肺脓肿部位或引流支气管内采样。如环甲膜穿刺以细导管在较深处吸取痰液或采用经纤维支气管镜双套管防污染毛刷,采取病灶痰液,做涂片染色检查和需氧、厌氧菌培养。但这些方法多为侵入性,各有特点,应根据情况选用。痰液检查应争取在采用抗生素前进行。细菌的药敏试验有助于选择有效抗生素。并发脓胸时,胸脓液的需氧和厌氧培养较痰液更可靠。急性原发性肺脓肿不常伴菌血症,所以血培养对诊断帮助不大,而对血源性肺脓肿患者的血培养可发现致病菌。

3.胸部影像学检查

(1)X射线检查:吸入性肺脓肿早期为化脓性炎症阶段,X射线呈大片浓密模糊浸润阴影,边缘不清,或为团片状浓密阴影,分布在一个或整个肺段,与细菌性肺炎相似。脓肿形成后,脓液经支气管排出,脓腔出现圆形透亮区及液平面,其四周被浓密炎症浸润所环绕。吸收恢复期,经脓液引流和抗生素治疗后,肺脓肿周围炎症先吸收,逐渐缩小至脓腔消失,最后仅残留纤维条索阴影。

慢性肺脓肿脓腔壁增厚,内壁不规则,周围有纤维组织增生及邻近胸膜增厚,肺叶收缩,纵隔可向患侧移位,其他健肺发生代偿性肺气肿。血源性肺脓肿在一肺或两肺边缘部,有多发的、散在的小片状炎症阴影或边缘较整齐的球形病灶,其中可见脓腔及平面或液化灶。炎症吸收后可呈现局灶性纤维化或小气囊。并发脓胸时,患侧胸部呈大片浓密阴影;若伴发气胸则可见到液平面。侧位X检查可明确肺脓肿的部位及范围大小,有助于做体位引流和外科手术治疗。

(2)胸部CT检查:可更好地了解病变范围、部位、空腔情况。多有浓密球形病灶,其中有液化或呈类圆形的厚壁脓腔,脓腔内可有液平面出现,脓腔内壁常表现为不规则状,周围有模糊炎性影。伴脓胸者尚有患侧胸腔积液改变。

4.纤维支气管镜检查 最好在患者情况较稳定时进行,尽量不在高热及呼吸道炎症严重时检查。检查目的:①除外支气管内的异物及肿瘤,如有异物即可取出,疑有肿瘤,行活检及刷片;②了解支气管内情况,一般可见支气管充血、水肿、炎性或瘢痕狭窄,便于进一步决定治疗方式,已有瘢痕狭窄的,远端肺可能有支扩或不张,多需要手术;③了解脓来源,明确病变部位,同时吸脓,注入支气管扩张剂及抗生素等。这种治疗性的检查每周可以进行1次,也可经支气管活检孔放入细导管至脓腔内吸脓及注药,效果更好;④细菌学诊断不清或结核不能除外的,可以从支气管深部取分泌物查结核分枝杆菌及一般菌培养和药敏试验。

5.支气管造影 肺脓肿的支气管改变是相当明显的,支气管造影可了解病变部位及范围,发现平片未见到或断层上也不明确的病变,对确定治疗原则及手术方式有帮助。造影能见到扩张的支气管,充盈的脓腔,支气管的扭曲变形、狭窄及支气管-胸膜瘘。肺脓肿的特点"三多"在造影中可以见到,即:①多房的脓腔,由不规则的窦道相通;②多支引流,即一脓腔有1支以上的支气管引流;③多叶侵犯。造影最好在不咯血、痰少时做,必要时通过纤支镜把痰吸干净后再注造影剂,充盈较好,摄片后还可以把造影剂吸出。由于造影有一定的痛苦及危险(如导致大咯血),如准备行全肺切除的,可以不做。

【诊断】

对有口腔手术、昏迷、呕吐或异物吸入后,突发畏寒、高热、咳嗽和咳大量脓臭痰等病史的患者,其血白细胞总数及中性粒细胞显著增高,X 射线示浓密的炎性阴影中有空腔、液平,做出急性肺脓肿的诊断并不困难。有皮肤创伤感染,疖、痈等化脓性病灶,伴发热不退、咳嗽、咳痰等症状,胸部 X 射线片示两肺多发性小脓肿,可诊断为血源性肺脓肿。痰、血培养,包括厌氧菌以及药敏试验,对确定病因诊断、指导抗菌药物的选用有重要价值。

1.急性肺脓肿

(1)可有口腔手术、全身麻醉、昏迷、异物吸入、齿槽溢脓、扁桃体炎、龋齿、肺炎或其他部位化脓性病灶的病史。

(2)可分以下几种。①急性吸入性肺脓肿:起病急骤、寒战、高热,多呈弛张热、胸痛、咳嗽、咳大量脓痰或脓血样痰,常有恶臭,少数患者可有咯血。②血源性肺脓肿:多先有原发病灶,继有畏寒、高热、咳嗽、咳痰量不多,少有脓血。

(3)病变范围小,且局限于深部可无体征,病变范围较大时,局部叩诊呈浊音、语言震颤增强,呼吸音减低或增强,可闻及支气管性呼吸音或湿啰音。

(4)急性期白细胞总数及中性粒细胞增高。

(5)胸部 X 射线检查:肺部可见大片浓密炎症阴影,其中有透亮区及液平。血源性肺脓肿则一肺或两肺见多个小片状阴影或球形阴影,其中可见小空洞及液面。

(6)痰培养及厌氧菌培养可培养出致病菌。

(7)需与细菌性肺炎、支气管扩张、空洞型肺结核、支气管癌继发感染等鉴别。

2.慢性肺脓肿

(1)急性肺脓肿引流不畅或治疗不充分,病情迁延 3 个月以上而脓肿不吸收者。

(2)有不规则发热、贫血和消瘦,主要是咳脓痰和常有不等量咯血。

(3)部分患者出现杵状指(趾)。

(4)周围血白细胞一般无明显变化或略增高。

(5)胸部 X 射线片显示厚壁空洞,空洞周围有纤维组织增生,可有多房性透光区。有时在病变部位合并胸膜增厚,掩盖肺内的病变,只有加滤光板摄片或体层摄片才能显示脓肿。

【鉴别诊断】

肺脓肿应考虑与下列疾病相鉴别。

1.细菌性肺炎 早期肺脓肿与细菌性肺炎在症状和胸部 X 射线片表现很相似,但常见的肺炎链球菌肺炎多伴有口唇疱疹、铁锈色痰,不会有大量脓臭痰;胸部 X 射线片示肺叶或段性实变,或呈片状淡薄炎症病变,边缘模糊不清,没有空腔形成。

2.空洞性肺结核 继发感染空洞性肺结核为慢性病,常有呼吸道和全身症状,而无严重急性毒性症状和咳大量脓臭痰,痰中找到结核分枝杆菌可确诊。但在并发化脓性细菌感染时,可出现急性感染症状和咳较多脓痰,由于化脓性细菌大量繁殖痰中难以检出结核分枝杆菌。如患者过去无典型的慢性结核病史和临床表现,易将结核性空洞继发感染误诊为肺脓肿,所以要细心地询问病史和辨认胸部 X 射线片有无慢性结核病的病理性变化,对诊断结核性空洞有帮助。如一时不能鉴别,可按急性肺脓肿治疗控制急性感染后,胸部 X 射线片可显示纤维空洞及周围多形性的结核病变。痰结核分枝杆菌可阳转。

3. 支气管肺癌 其阻塞支气管常引起远端肺化脓性感染,但形成肺脓肿的病程相对较长,因有一个逐渐阻塞的过程,毒性症状多不明显,脓痰量亦较少。阻塞性感染由于支气管引流不畅,抗生素不易控制炎症和发热,因此在 40 岁以上出现肺局部反复感染且抗生素疗效差的患者,要考虑有支气管肺癌所致阻塞性肺炎可能,应常规做纤支镜检查,以明确诊断。支气管鳞癌病变可发生坏死液化,形成空洞,但一般无毒性或急性感染症状。胸部 X 射线片示空洞壁较厚,多呈偏心空洞,残留的肿瘤组织使内壁凹凸不平,空洞周围亦少炎症浸润,肺门淋巴结可能肿大,故不难与肺脓肿区分。经纤支镜肺组织活检,或痰液中找到癌细胞,肺癌的诊断得以确立。

4. 肺囊肿 继发感染囊肿继发感染时,其周围肺组织有炎症浸润,囊肿内可见液平,但炎症反应相对轻,无明显中毒症状和咳较多的脓痰。当感染控制,炎症吸收,应呈现光洁整齐的囊肿壁。如有以往的 X 射线片作对照,诊断更容易。

【治疗】

1. 抗生素治疗 应根据病原体予以相应治疗。细菌性肺脓肿的标准治疗方案是克林霉素 600 mg 静脉滴注,8 h 1 次,也可根据情况选用静脉青霉素 G(240 万～1 000 万 U/d)、第 2 代或第 3 代头孢菌素或其他敏感抗生素,如一种 β-内酰胺/β-内酰胺酶抑制剂,并应加上灭滴灵或林可霉素(如疑有厌氧菌感染时)。目前推荐抗生素应用到胸部 X 射线片显示肺脓肿吸收或仅存在小的稳定病灶,建议抗生素疗程为 4～6 周。

2. 体位引流。

3. 外科治疗 急性肺脓肿药物治疗效果不佳者可经皮穿刺引流。一般不手术,开胸手术的适应证:急性肺脓肿内科治疗 3 个月以上、脓肿较大超过 6 cm、严重咯血、脓胸、支气管梗阻、临床考虑肺癌或突然破裂造成脓气胸。

第七节 大咯血

咯血是指声门以下的呼吸道和肺组织出血,经咳嗽动作从口腔排出。根据患者咯血量的多少可分为:少量咯血,每天咯血量在 100 mL 以内;中量咯血,每天咯血量在 100～300 mL;大量咯血,一次咯血量在 200 mL 以上,或 24 h 内咯血量 400 mL 以上。但无论咯血量多少,均可引起窒息,窒息是大咯血的主要致死原因之一。

【病因和发病机制】

引起咯血的病因较多,其中以呼吸系统疾病为主,肺结核、支气管扩张、支气管肺癌居前列。主要可分为以下几类：

1.支气管疾病　常见的有支气管扩张、慢性支气管炎、支气管内膜结核、支气管癌等，较少见的有良性支气管瘤、支气管内结石、支气管非特异性溃疡及支气管异物等。出血主要由于炎症导致支气管黏膜及病灶毛细血管渗透性增高或黏膜下血管破裂引起。

2.肺部疾病　常见的有肺结核、肺炎、肺脓肿、肺癌等，较少见的有肺瘀血、肺梗死、恶性肿瘤肺转移、先天性肺囊肿、肺真菌病、肺吸虫病、肺曲菌病、肺尘埃沉着病、肺大疱以及肺部异物、肺泡蛋白沉着症等。肺结核是最常见的咯血原因之一，结核性病变使毛细血管渗透性增高，血液渗出，以致出现痰中带血丝或小血块；如侵蚀小血管，管壁破溃时，则引起中等量咯血；如空洞壁肺动脉分支形成的动脉瘤破裂或硬结钙化病变对大血管造成机械性损伤时，则可引起大量出血。

3.心肺血管疾病　如风心病二尖瓣狭窄、急性左心衰竭、肺梗死、肺动脉高压、肺动静脉瘘、主动脉瘤以及结节性动脉周围炎等，较常见的是二尖瓣狭窄所致的咯血。由肺淤血所致者常表现为小量咯血，由支气管黏膜下层静脉曲张破裂所致者出血量较大。因肺静脉与支气管静脉之间侧支循环的存在，肺静脉压升高，可使支气管黏膜下层的小静脉血压升高，导致这些静脉曲张与破裂出血。某些先天性心脏病如房间隔缺损、动脉导管未闭等引起肺动脉高压时，也可发生咯血。

4.血液病　如血小板减少性紫癜、白血病、再生障碍性贫血、血友病、遗传性出血性毛细血管扩张症以及弥散性血管内凝血等，由于血小板数量或质的异常、凝血因子缺乏、抗凝物质增多、血管壁异常等原因引起出血，可表现为咯血。

5.急性传染病　肺出血型钩端螺旋体病，主要病变是肺部毛细血管麻痹性扩张和充血，管壁肿胀、疏松或坏死崩解，大量红细胞渗出引起咯血。流行性出血热由于免疫反应引起全身性、广泛性小血管损害，导致血管壁通透性增加、脆性加强及小血管麻痹性扩张，加之血小板减少及功能变化、尿毒症、DIC等因素均可引起咯血。甲型N1H1流感性肺炎亦可出现咯血或痰中带血。

6.外伤　胸部刺伤、枪弹伤、肋骨骨折、器械性损伤（支气管镜检、气管插管）、肺组织活检、肺爆震伤以及负重过量等。

7.其他　白塞病、系统性红斑狼疮、结节性多动脉炎、子宫内膜异位症、肺-肾综合征、特发性肺含铁血黄素沉着症、Wegener肉芽肿等，均可引起咯血。

【辅助检查】

1.血液学检查　炎症时白细胞总数常增加，并有核左移，如发现有幼稚型白细胞则应考虑白血病可能。红细胞及血红蛋白测定，可判断出血的程度，但应注意大咯血后血容量减少所引起的红细胞与血红蛋白相对增高的假象。嗜酸性粒细胞增多常提示有寄生虫病的可能。疑有出血性疾病时，应测定出凝血时间、凝血酶原时间及血小板计数等，必要时做骨髓片检查。

2.痰液检查　通过痰涂片、培养及聚合酶链反应（PCR）检查，检测一般致病菌、结核分枝杆菌、真菌、肿瘤细胞、弹力纤维、寄生虫卵等，有益于咯血的病因诊断。

3.X射线检查　由于肺含有大量空气，X射线片上可以形成鲜明对比。对肺部疾病如肺结核、肺炎、肺癌、肺脓肿、肺尘埃沉着病肺、肺囊肿合并感染及肺部异物等，有较好的诊断价值；通过病灶体层摄影，可显示肺内有无空洞和肺球形病灶的详细结构，以及鉴别球形病灶的性质；支气管体层摄影能显示支气管管腔的通畅情况、支气管腔内有无新生物及管壁外肿块和淋巴结肿大，对支气管肺癌诊断有重要意义。支气管造影检查可了解支气管有无扩张、狭窄、阻塞、聚拢等,可确定病变范围。借助支气管动脉造影可发现出血部位,诊断肺血管先天性畸形、肺动脉栓塞等,病变部位诊断明确后,采取选择性的支气管动脉堵塞,是治疗顽固性血痰或大咯血的有效方法之一。

4.胸部 CT 检查　可用于判断肺部或胸膜、胸壁的病变,对被肺门或大血管掩盖的病变以及胸腔积液或肺切除术后胸膜纤维化、常规 X 射线检查难以发现的隐藏恶性病变者,CT 具有较高的诊断价值。对肺部浸润性病变,CT 可帮助寻找空洞,从而确定其为脓肿或炎症,传统的 X 射线检查不能区分肿块的良恶性质,CT 可帮助寻找中心钙化灶为鉴别诊断提供依据,还可确定肿块的性质为实性、囊性、炎性、血管性或脂肪性。

5.纤维支气管镜检查　可以直接观察上气道和支气管以及叶、段、亚段,甚至亚亚段支气管的解剖结构,并可通过细胞刷、活检钳进行支气管-肺组织的病理学检查。选择性支气管造影可通过纤维支气管镜所在的叶、段部位注入造影剂,能较好地显示支气管畸形、扩张的范围和程度;通过纤维支气管镜检查,还可以明确原因不明的血痰、咯血的原因及部位;利用纤维支气管镜进行支气管肺泡灌洗术,有助于石棉肺、肺囊虫病、肺泡蛋白沉着症的诊断,并进行肺感染性疾病的病原体检查。

6.病理组织检查　对穿刺或切除的表浅肿大淋巴结、纤维支气管镜检查的取出物、壁层胸膜钩出物以及肺穿刺物做组织病理学检查,常有助于确定诊断。

7.其他　肺放射性核素检查有助于肺梗死的诊断及肺癌的鉴别。血清学检查对肺感染性疾病如军团菌肺炎、肺结核、流行性出血热、钩端螺旋体病等有一定的实用价值。超声心动图、SPECT、左心导管检查及心血管造影有助于心脏疾病的诊断。

【诊断和鉴别诊断】

患者在咯血前常有喉部作痒、咳嗽、胸闷等症状,咯鲜红色血,混有气泡及痰液,血呈弱碱性。大咯血时可似泉涌,由口鼻喷出。在诊断时首先应查清是咯血还是呕血,这与诊断、治疗,尤其是抢救成功与否关系重大。

咯血有时也必须与口腔出血或鼻出血相鉴别,一般仔细检查口腔及鼻咽部或行鼻咽镜、喉镜检查,即可找到出血区。为尽早进行有效的急救处理,应从病史、体检并结合各项辅助检查,及时做出正确诊断。

1.详询病史　若患者既往有肺结核病史,有午后低热、消瘦、乏力、盗汗等,首先要考虑肺部的结核病变所致咯血。患者平时呈慢性咳嗽、大量脓痰、痰味恶臭、反复咯血则考虑支气管扩张或肺脓肿;患者突发大量咯血,既往有结石咳出史,应考虑到支气管结石症;如有长期吸烟史,并有刺激性干咳、痰中带血,应高度怀疑肺癌可能;如有疫水接触史、寒战、高热、肌肉关节酸痛、眼结膜充血,应考虑为出血型钩端螺旋体病;如有突发胸痛、胸闷窒息感,应考虑肺栓塞可能;如有心悸、呼吸困难等心脏病史,提示可能为心瓣膜病;如有鼻出血、齿龈出血、皮肤瘀斑,提示为血液病。

咯血患者突然躁动、神情紧张、挣扎坐起、胸闷气急、发绀等,提示可能有血块阻塞大气道引起窒息。咯血患者面色苍白、出冷汗、四肢厥冷、表情淡漠、脉细数,则可能为失血性休克。

2.仔细体检　锁骨上下、肩胛间区咳嗽后闻及湿啰音,对诊断肺结核病有参考意义;两肺下部局限性持续存在的湿啰音可考虑支气管扩张症的诊断;原发性支气管肺癌,可伴有消瘦、恶病质、局限性喘鸣音,由上腔静脉阻塞而导致的头面部、颈部和上肢水肿及前胸部淤血、静脉曲张、霍纳综合征等表现;二尖瓣听诊区闻及舒张期雷鸣样杂音,提示风湿性心脏病二尖瓣狭窄所致咯血;皮肤黏膜出血,必须注意钩端螺旋体病、流行性出血热、血液病、结缔组织病等;咯血伴黄疸,必须注意钩端螺旋体病、肺炎、肺梗死等。

咯血开始时一侧肺呼吸音减弱、粗糙或出现湿啰音,对侧肺部呼吸音正常,提示出血部位在阳性体征的一侧。

【急诊治疗】

(一)小量咯血时的处理

1.一般处理 首先做好解释工作,消除患者的紧张和恐惧心理,鼓励患者咳出滞留在呼吸道的陈旧血块,避免呼吸道阻塞;已知病灶的情况下,应指导患者取患侧卧位,以保健侧肺组织的功能和血块的排出,卧床休息,避免吸入性肺炎或肺不张;出血部位不明时,取平卧位;进食易消化食物,保持大便通畅,避免用力屏气排便。

2.镇静 患者往往因咯血而精神紧张、恐惧,可用小剂量镇静剂,如肌内注射 0.1 g 苯巴比妥钠或 10 mg 地西泮;或口服 10% 水合氯醛 15 mL。

3.镇咳 对频发或剧烈咳嗽可能诱发再次咯血者,可予以镇咳药物,如口服可待因 0.03 g,必要时服用,或咳必清 25 mg,3 次/d;对年老体弱者,慎用镇咳药;对肺功能不全者,禁用吗啡、哌替啶,以免抑制咳嗽反射和呼吸中枢,使血块不能咯出而发生窒息。

(二)大咯血的急救治疗

大咯血抢救的重点为迅速有效止血,保持呼吸道通畅,防止窒息,对症处理,控制病因及防治并发症。

1.卧床休息 大咯血患者应绝对卧床休息,身体与床呈 40°~90°角,避免因搬动颠簸而加重出血,引起窒息。

2.加强护理 定期监测患者的血压、脉搏、呼吸、体温,患侧胸部加用冰袋,观察患者表情及心理变化,避免大便秘结。

3.高流量吸氧 3~6 mL/min。

4.止血、凝血治疗

(1)垂体后叶素:本药可直接作用于血管平滑肌,使毛细血管、小动脉、小静脉收缩,由于肺小动脉收缩,肺内血流量锐减,降低肺静脉压;也可使心肌收缩力减弱,心排血量减少,使肺循环压力降低,促进肺血管破裂处血凝块形成,从而达到止血目的。可给予垂体后叶素 5~10 U 加入 50% 葡萄糖注射液 40 mL 中,缓慢静脉推注(10 min 以上),亦可将其 10 U 加入 5% 葡萄糖液 500 mL 中做静脉滴注,必要时 6~8 h 重复 1 次。大咯血控制后仍可继续用药 1~2 d,以巩固止血效果。因该药具有引起冠状动脉、子宫、肠管平滑肌收缩作用,故对患有高血压、冠状动脉粥样硬化性心脏病、心力衰竭、肺源性心脏病、肠结核的患者及孕妇应忌用。注射过快,可引起恶心、便意、心悸、面色苍白、出汗、腹痛等不良反应。

(2)普鲁卡因:本药具有扩张血管、降低肺循环压力及中枢安定作用。一般剂量为 0.25% 普鲁卡因 20 mL 缓慢静脉注入,再以其 0.25% 100 mL 加入 5% 葡萄糖注射液 300 mL 中静脉点滴维持,用前应做过敏试验。

（3）立止血：每次 1~2 kU，2 次/d 或 3 次/d，肌内注射、静脉注射或经纤维支气管镜出血部位喷洒。

（4）氯丙嗪：小剂量的氯丙嗪（10 mg）肌内注射，每 4~6 h 1 次，既能扩张静脉，也能扩张周围小动脉，可降低心脏前后负荷，使肺循环、左心室和支气管动脉压下降，从而达到止血效果。注射时应监测血压，防止血压下降不良反应。

（5）阿托品、山莨菪碱：具有阻断神经节后末梢释放乙酰胆碱作用，可解除平滑肌痉挛，使四肢血管扩张，淤滞于肺的血液转流到四肢及其他部位，使肺血管压力下降而止血，尤其适应夜间咳嗽、咯血的患者。可予阿托品 1 mg 或山莨菪碱 10 mg 肌内注射、皮下注射或加入 5% 葡萄糖液 300 mL 中静脉滴注。

（6）肾上腺皮质激素：当垂体后叶素等药物治疗无效时，可以考虑使用。皮质激素具有抗炎、抗休克、抗过敏及抗毒素效能，能减轻局部炎症，降低毛细血管通透性，同时，可使血中含有大量组胺和肝素的肥大细胞失去颗粒，从而使血中肝素水平下降，凝血时间缩短，达到止血目的。激素对浸润型肺结核咯血患者效果较好，应用时必须同时进行较强的抗结核药物治疗。激素用量一般每天 10~20 mg 地塞米松或 100~300 mg 氢化可的松加入静脉滴注。

（7）其他止血药物：6-氨基己酸、止血环酸能抑制纤维蛋白溶酶原的激活因子，使纤维蛋白溶酶原不能激活为纤维蛋白溶酶，从而抑制纤维蛋白的溶解，达到止血目的。用法：6-氨基己酸 4~6 g 加入 5% 葡萄糖液 300 mL 中静脉滴注；止血环酸 100~250 mg 加 20 mL 生理盐水静脉注射 1 次/d 或 2 次/d 或将其 800 mg 加入 5% 葡萄糖液中静脉滴注；维生素 K_3 4 mg 肌内注射 2 次/d，可促使肝内合成凝血酶原；鱼精蛋白可与体内肝素结合，使肝素迅速丧失抗凝能力，并使组织中的凝血活酶形成凝血酶，加速血液凝结。用其 50 mg 肌内注射 2 次/d 或 100 mg 加入 10% 葡萄糖液 40 mL 缓慢静脉注射，1 次/d 或 2 次/d。凝血酶粉剂有促进纤维蛋白原转化为纤维蛋白，加速血液凝固的作用，可将其水溶液行环甲膜穿刺插管滴入或经纤维支气管镜插管局部喷洒。

5. 输血　少量多次输新鲜血或新鲜冰冻血浆，可以补充凝血因子，有一定止血效果，对有严重贫血的咯血患者更为适合。

6. 纤维支气管镜直视下药物注入局部止血　可用 5 mL 冰盐水、0.1% 肾上腺素 1 mL，去甲肾上腺素 0.3~0.5 mL，凝血酶粉剂 500 U 水溶液直接滴注于出血病灶处止血。

7. 人工气腹　对空洞型肺结核患者，经上述药物治疗若咯血不止，而两侧肋膈角无明显粘连、肺动脉尚佳者，可试行人工气腹止血治疗。初次注气量 1 000~1 500 mL，必要时隔 1~2 d 重复注气。人工气腹的不利作用在于影响支气管的通畅引流，限制肺气体交换面积。

8. 支气管内气囊填塞止血　是一种暂时止血和作为过渡性术前准备措施。经纤维支气管镜插入 Fogarty 气囊导管，送至相应肺段或亚段支气管后，再注入气体使气囊膨胀，既可防止血液流入其他部位，保护肺功能，又可起到止血效果。24 h 后抽气，放气数小时不再出血便可拔除导管。

9. 手术治疗　反复大咯血危及生命，内科治疗无效时，在明确出血部位后，可考虑行全肺切除术。手术适应证：①24 h 咯血量大于 1 500 mL 或在 24 h 内 1 次咯血量达 500 mL，内科治疗无效；②反复大咯血，有引起窒息先兆；③一叶肺或一侧肺有慢性不可逆病变，如纤维空洞、肺不张、毁损肺、支气管扩张、慢性肺化脓症、对侧肺病变已稳定。手术宜选择在咯血的间隙期为好。

手术禁忌证:①晚期肺癌出血;②二尖瓣狭窄出血;③全身有出血倾向者;④体质极差伴有肺功能不全;⑤出血部位难以确定者。对药物治疗不能控制的结核性大咯血,病灶范围比较散在、全身情况差、无法施行肺切除术而又需紧急止血的患者,可施行较为简单的肺动脉结扎术。

10. 介入治疗　支气管大咯血的病变血管最常见于支气管动脉,而肺动脉和肺静脉性咯血较少,即使有咯血,其量也不大,通过内科治疗容易控制。借助支气管动脉造影发现咯血者的出血部位,采用经皮穿刺支气管动脉栓塞(PBAE)可作为一种急诊的替代外科手术的治疗手段。主要适用于内科治疗不能控制的大咯血、反复咯血,病情暂不允许行肺切除术的大咯血患者、支气管动脉瘤或蔓状血管瘤、肺切除术后再咯血者。

11. 放射治疗　有文献报道,对不适合手术及支气管动脉栓塞的晚期肺癌及部分肺部曲菌感染引起大咯血患者,局限性放射治疗可能有效。推测放疗引起照射局部的血管外组织水肿、血管肿胀和坏死,造成血管栓塞和闭锁起到止血效果。

12. 激光冷冻止血　若出血部位确切,位于主气管,第1、2级支气管,纤维支气管镜可达到的部位,且出血灶局限,可用低功率 YAG 激光烧灼止血,该方法疗效肯定,但使用受限,冷冻治疗肺癌咯血效果较好。

(三)大咯血并发症的处理

1. 窒息　若患者咯血骤然减少或中止,同时出现胸闷、极度烦躁不安、恐惧、喉部作响、大汗淋漓,随即呼吸浅速或停止,一侧或双侧呼吸音消失、神志不清、大小便失禁,此时宜考虑咯血窒息,应争分夺秒、立即抢救。①体位引流,清除积血:使患者身体与床呈45°~90°,头低脚高位,迅速清除口腔及呼吸道积血,可轻托患者头向背部屈曲,拍击其背部,倒出血块;或用开口器撬开紧闭的牙关,棉棒清拭积血,或经鼻插管深插入气管内吸引积血;②高流量吸氧及应用呼吸兴奋剂;③有急性心力衰竭者给予强心苷;④必要时硬质支气管镜插入气管,吸出气道血凝块,畅通气道;⑤即刻给予机械通气,保证氧气的供给;⑥应用纤维支气管镜进行止血,清除积血。

2. 失血性休克　咯血患者较为少见,对反复大量咯血者,亦应严密观察患者血压等生命指标、意识、表情、肢端温度、尿量、中心静脉压等,及时补足血容量,予以生理盐水、右旋糖酐-40、全血输入,选用血管活性药物,给予多巴胺 40 mg,阿拉明 20 mg 等加入静脉滴注,使动脉压最低维持在80~90 mmHg,选用皮质激素,纠正酸中毒和防治肾衰竭。

3. 肺不张及肺炎　大咯血血块堵塞支气管或因镇静、镇咳剂抑制咳嗽反射,妨碍支气管内分泌物或血液排出,阻塞支气管可引致阻塞性肺不张。如血液分泌物吸入或因支气管阻塞引流不畅,分泌物不能排出,将发生肺部炎症。对此应注意观察患者体温、血常规及肺部体征变化,定期床旁胸部 X 射线片检查。对阻塞性肺不张及肺炎,应予引流排痰、翻身拍背、停用镇静、镇咳药物,适当予以祛痰剂,支气管解痉剂超声雾化吸入,必要时纤维支气管镜下吸取血块,及时应用足量有效的抗生素,结核患者予以正规抗结核治疗。

(康庆鑫)

第九章　消化系统急危重症

第一节　消化道出血

消化道出血是急诊经常遇到的诊治问题。消化道是指从食管到肛门的管道,包括胃、十二指肠、空肠、回肠、盲肠、结肠及直肠。消化道出血可因消化道本身的炎症、机械性损伤、血管病变、肿瘤等因素引起,也可因邻近器官的病变和全身性疾病累及消化道所致。

上、下消化道的区分是根据其在 Treitz 韧带的位置不同而分的。位于此韧带以上的消化管道称为上消化道,Treitz 韧带以下的消化管道称为下消化道。Treitz 韧带,又称十二指肠悬韧带,是从膈肌右角有一束肌纤维索带向下与十二指肠空肠曲相连,将十二指肠空肠固定在腹后壁。Treitz 韧带为确认空肠起点的重要标志。

上消化道出血部位指 Treitz 韧带以上的食管、胃、十二指肠、上段空肠以及膜管和胆管的出血。Treitz 韧带以下的肠道出血称为下消化道出血。

【病因】

(一)上消化道出血的病因

1.食管疾病　食管炎(反流性食管炎、食管憩室炎)、食管癌、食管溃疡、食管贲门黏膜撕裂症、器械检查或异物引起损伤、放射性损伤、强酸和强碱引起的化学性损伤等。

2.胃、十二指肠疾病　消化性溃疡、急慢性胃炎(包括药物性胃炎)、胃黏膜脱垂、胃癌、急性胃扩张、十二指肠炎、残胃炎、残胃溃疡或癌、淋巴瘤、平滑肌瘤、息肉、肉瘤、血管瘤、神经纤维瘤、膈疝、胃扭转、憩室炎、钩虫病等。

3.上消化道邻近器官或组织的疾病

(1)胆道出血:胆管或胆囊结石、胆道蛔虫病、胆囊或胆管病、肝癌、肝脓肿或肝血管病变破裂。

(2)胰腺疾病累及十二指肠:胰腺脓肿、胰腺炎、胰腺癌等。

(3)胸或腹主动脉瘤破入消化道。

(4)纵隔肿瘤或脓肿破入食管。

4.全身性疾病在胃肠道表现出血

(1)血液病:白血病、再生障碍性贫血、血友病等。

(2)尿毒症。

（3）结缔组织病：血管炎。

（4）应激性溃疡：严重感染、手术、创伤、休克、肾上腺糖皮质激素治疗，及某些疾病引起的应激状态，如脑血管意外、肺源性心脏病、重症心力衰竭等。

（5）急性感染性疾病：流行性出血热、钩端螺旋体病。

5.其他　胃肠吻合术后的空肠溃疡和吻合口溃疡。门静脉高压伴食管-胃底静脉曲张破裂出血、门脉高压性胃病、肝硬化门静脉炎或血栓形成的门静脉阻塞、肝静脉阻塞（Budd-Chiari 综合征）。

（二）下消化道出血病因

1.肛管疾病　痔、肛裂、肛瘘。

2.直肠疾病　直肠的损伤、非特异性直肠炎、结核性直肠炎、直肠肿瘤、直肠类癌、邻近恶性肿瘤或脓肿侵入直肠。

3.结肠疾病　细菌性痢疾、阿米巴痢疾、慢性非特异性溃疡性结肠炎、憩室、息肉、癌肿和血管畸形。

4.小肠疾病　急性出血性坏死性肠炎、肠结核、克罗恩病、空肠憩室炎或溃疡、肠套叠、小肠肿瘤、胃肠息肉病、小肠血管瘤及血管畸形。

【诊断】

1.出血量的诊断

（1）分类：许多国家的教科书里把出血量超过 1 000～1 500 mL/d 时称为大出血。在我国多数学者主张把出血量在 500 mL/d 称为少量出血，把 500～1 000 mL/d 称为中等量出血，超过 1 000～1 500 mL/d 时则称为大出血。

（2）出血量：实际上在临床工作中并不能精确地测定出血量。因为所谓呕血量，其中也会包含一部分胃液，而"黑便"仅能估计排出体外的血量，留滞肠道的积血还是个未知数。所以，一般估计失血量是用间接方法估算。即恢复血红蛋白至正常所需要的输血量就是出血量。

（3）部位：一般急速出血且部位较高时，可引起呕血；少量出血或部位较低时，多发生黑便。如食管静脉曲张、胃溃疡等出血时常有呕血，而十二指肠胃溃疡出血多表现为黑便。

（4）速度：黑便不总是柏油样的，大便颜色与出血的程度和在胃肠道滞留的时间有关。非常急速的出血时大便可呈暗红色。缓慢出血即使部位较低也可以呈黑便。

（5）血尿素氮：判定出血是在十二指肠还是在结肠有困难时，检查血尿素氮有鉴别意义。如果血尿素氮正常，出血部位在结肠。而如果血尿素氮升高，为十二指肠出血。因为大量血液经过整段小肠时，会引起蛋白质大量吸收，从而导致血尿素氮升高。

2.体格检查

（1）急性消化道出血查体的重点，首先是仔细观察皮肤颜色、脉搏、血压和周围循环状况，目的是判断血液循环的变化情况。

（2）发现有肝掌和蜘蛛痣等体征，说明有肝硬化的可能。

（3）黄疸、腹壁静脉曲张、腹腔积液、脾功能亢进等提示有肝功能失代偿及门脉高压存在。

（4）胃癌进展期常能在上腹部触及包块，但不是大出血的常见原因。

（5）皮下瘀血或出血点等则是罕见的遗传性毛细血管扩张症的表现。

3. 实验室检查

（1）主要项目：包括血常规、血小板、凝血功能、胆红素、肝脏酶学、血浆清蛋白等，这是为了初步鉴别溃疡出血、肝硬化出血和血液系统疾病出血。同时对肝硬化食管静脉曲张破裂出血的预后有参考意义。

（2）上消化道钡餐检查：虽然不伴有休克时，于出血24 h之内做上消化道钡餐检查并没有严重的危险性，但是由于阳性率低，所以在临床实际工作中已经很少做这种检查。

（3）急诊胃镜：紧急内镜检查的阳性率较高，大多报告在90%以上。它不仅能找到出血的原因和部位，而且同时可以做止血治疗，但是在操作上具有一定的危险性。

（4）其他：有时十二指肠溃疡以及由于变形而狭窄时，还有术后胃的复发溃疡，上消化道钡餐较急诊胃镜更准确和容易。

【治疗】

以经内镜治疗活动性出血，以药物提高胃内pH值、促进止血反应防止再出血是上消化道出血基本治疗原则，因此所有上消化道出血的处理均应遵循3个原则：正确的内镜诊断，内镜下及时止血治疗和静脉内使用质子泵抑制剂奥美拉唑等使胃内pH值升至6.0以上。

1. 病情观察 严密监测病情变化，患者应卧位休息，保持安静，保持呼吸道通畅，避免呕血时血液阻塞呼吸道而引起窒息。

2. 抗休克 积极抗休克，尽快补充血容量是最主要的措施。应立即配血，有输血指征时：即脉搏>110 次/min，红细胞<3×10^{12}/L，血红蛋白<70 g/L，收缩压<90 mmHg（12 kPa）可以输血。在输血之前可先输入生理盐水、林格液、右旋糖酐或其他血浆代替。

3. 胃内降温 通过胃管吸净胃内容物后，注入4 ℃的冰生理盐水灌洗而使胃降温。从而可使其血管收缩、血流减少，并可使胃分泌和消化受到抑制，出血部位纤维蛋白溶解酶活力减弱，从而达到止血目的。

4. 口服止血剂 消化性溃疡的出血是黏膜病变出血，采用血管收缩剂如去甲肾上腺素8 mg加于冰盐水150 mL分次口服，可使出血的小动脉强烈收缩而止血。此法不主张在老年人使用。

5. 抑制胃酸分泌和保护胃黏膜

（1）常用的药物：组胺、H_2受体拮抗剂，如雷尼替丁、法莫替丁、西咪替丁；作用更强的H^+，K^+-ATP酶抑制剂：奥美拉唑、潘妥洛克。

（2）pH值与止血：止血过程为高度pH值敏感的生理反应，近中性的环境最有利于止血，而胃内酸性环境则阻碍止血发生，还能使已经形成的血栓溶解，导致再出血。血小板凝聚在pH值为7时最为理想，低pH值会使血凝块溶解。当pH值为5.8时血小板无法凝集。血液凝集过程的最适pH值为7.0，低pH值易使整个凝血过程受破坏。但从消化过程来讲，低pH值是非常有利的。

（3）质子泵抑制剂：抗酸药、抗胆碱药、H_2受体拮抗剂等药物制酸环节单一，不能充分有效地阻止胃酸分泌，或者迅速产生耐受性，可造成胃内酸度反跳增高，难以形成理想的胃内pH值环境。目前能使人体胃内pH值达到6.0以上的静脉内使用药物是奥美拉唑，其最佳剂量为80 mg首剂静脉注射后，以8 mg/h的速度连续静脉滴注，这个剂量可使胃内pH值迅速达到6.0以上。静脉注射负荷量再继以静脉输注维持,可在 20 min 内达到治疗所要求的胃内 pH 值保持平稳。

6. 内镜直视下止血　局部喷洒 5% Monsell 液(碱式硫酸铁溶液),其止血机制在于可使局部胃壁痉挛,出血周围血管发生收缩,并有促使血液凝固的作用,从而达到止血目的。内镜直视下高频电灼血管止血适用于持续性出血者。由于电凝止血不易精确凝固出血点,对出血面直接接触可引起暂时性出血。内镜下激光治疗,可使组织蛋白凝固,小血管收缩闭合,起到机械性血管闭塞或血管内血栓形成的作用。

7. 食管静脉曲张出血的非外科手术治疗

(1)三腔双囊管压迫止血:是一种有效的,但仅是暂时控制出血的,非手术治疗食管静脉曲张大出血的方法,近期止血率90%。三腔双囊管压迫止血的并发症有以下几种。①呼吸道阻塞和窒息;②食管壁缺血、坏死、破裂;③吸入性肺炎。最近对气囊进行了改良,在管腔中央的孔道内,可以通过一根细径的纤维内镜,这样就可以直接观察静脉曲张出血及压迫止血的情况。

(2)降低门脉压力的药物治疗:使出血部位血流量减少,为凝血过程提供了条件,从而达到止血。不仅对静脉曲张破裂出血有效,而且对溃疡、糜烂,结膜撕裂也同样有效。可选用的药物有血管收缩剂和血管扩张剂两种。①血管加压素及其衍生物:以垂体后叶素应用最普遍,剂量为 0.4 U/min 连续静脉滴注,止血后每 12 h 减 0.1 U/min。可降低门脉压力8.5%,止血成功率50%~70%,但复发出血率高,药物本身可致严重并发症,如门静脉系统血管内血栓形成,冠状动脉血管收缩等,常与硝酸甘油联合使用。②生长抑素及其衍生物:能减少门脉主干血流量25%~35%,降低门脉压力达12.5%~16.7%,又可同时使内脏血管收缩及抑制胃泌素及胃酸的分泌,适用于肝硬化食管静脉曲张的出血,其止血成功率70%~87%。对消化性溃疡出血的止血效率87%~100%。静脉缓慢推注 100 μg,继而每小时静脉滴注量为 25 μg。③血管扩张剂:不主张在大量出血时用,而认为与血管收缩剂合用或止血后预防再出时用较好。常用药物如硝酸甘油等,有降低门脉压力的作用。

(3)食管静脉曲张套扎术:是内镜介入下将橡皮圈直接结扎食管曲张静脉,使其绞窄坏死,静脉闭塞,局部形成纤维瘢痕,从而根除静脉曲张,达到止血和预防食管静脉曲张破裂出血的目的,具有创伤小,对机体干扰少的特点,不减少门脉向肝血流,不加重肝功能损害,几乎所有患者都能接受本法治疗,且术后恢复快。

8. 手术治疗

(1)消化性溃疡出血:严重出血经内科积极治疗24 h仍不止血,或止血后短期内又再次大出血,血压难以维持正常;年龄50岁以上,伴动脉硬化,经治疗24 h出血不止;以往有多次大量出血,短期内又再出血;合并幽门梗阻、穿孔或怀疑有恶变。

(2)食管-胃底静脉曲张破裂出血:应尽量避免手术,仅在各种非手术疗法不能止血时,才考虑行简单的止血手术。

第二节　急性肝衰竭

肝衰竭是由多种因素引起肝细胞严重损害,导致其合成、解毒和生物转化等功能发生严重障碍,出现以黄疸、凝血功能障碍、肝性脑病和腹腔积液等为主要表现的一种临床综合征。其中以急性起病,2 周以内出现肝衰竭临床表现患者,称为急性肝衰竭。

【病因】

引起肝衰竭的病因有多种。在我国,肝衰竭的主要原因是病毒性肝炎(以乙型肝炎为主),其次是药物及有毒物质(包括药物、酒精及化学品等)。在欧美国家,药物是引起急性、亚急性肝衰竭的常见原因;酒精性肝损害是引起慢性肝衰竭的主要原因。在儿童患者,遗传代谢性肝损害是引起肝衰竭的主要病因。

【临床表现】

1. 急性肝衰竭急性起病,在两周内出现以下表现。

(1)极度乏力,并有明显厌食、腹胀,频繁恶心、呕吐等严重消化道症状和(或)腹腔积液。

(2)短期内黄疸进行性加深(血清总胆红素>171 μmol/L 或每天上升>17 μmol/L)。

(3)出血倾向明显,PTA<40%,且排除其他原因。

(4)有不同程度的肝性脑病。

(5)肝进行性缩小。

2. 亚急性肝衰竭　急性起病,在 15 d 至 24 周出现以上急性肝衰竭的主要临床表现。

3. 慢性肝衰竭　是指在慢性肝病、肝硬化基础上,肝功能进行性减退。

【辅助检查】

(1)总胆红素升高。

(2)清蛋白或前清蛋白明显下降。

(3)AST/ALT 比值>1。

(4)血清胆碱酯酶活力显著降低。

(5)PTA<40%。

(6)支链氨基酸/芳香氨基酸比值(BCAA/AAA)显著下降。

(7)血氨水平明显升高。

(8)血内毒素水平升高。

(9)影像学检查提示肝脏体积进行性缩小。

(10)血胆固醇水平明显降低。

【诊断】

肝衰竭的临床诊断需要依据病史、临床症状和辅助检查等综合分析而确定。

【急救治疗】

目前,针对急性肝衰竭的内科治疗尚缺乏特效的药物和手段,应强调早期诊断、早期治疗,针对不同病因采取相应的综合治疗措施,并积极防治各种并发症。

(一)一般支持治疗

(1)绝对卧床休息,减少体力消耗,减轻肝负担。

(2)加强病情监护。

(3)高糖、低脂、适当蛋白饮食,进食不足者,每天静脉补给足够的液体和维生素,保证每天 6 276 kJ 以上总热量。

(4)适当补充清蛋白或新鲜血浆,纠正低蛋白血症,并补充凝血因子。

(5)注意纠正水、电解质及酸碱平衡紊乱,特别要注意纠正低钠、低氯、低钾血症和碱中毒。

(6)注意消毒隔离,预防医院感染发生。

(二)针对病因和发病机制的治疗

1.病因治疗　针对不同病因采取不同措施,例如药物性肝衰竭应停用致肝损害药物;对 HBV DNA 阳性的肝衰竭患者,可早期酌情使用拉米夫定 100 mg/d。

2.免疫调节治疗

(1)肾上腺糖皮质激素:目前对于肾上腺糖皮质激素在肝衰竭治疗中的应用尚存在争议。对于急性肝衰竭早期,病情发展迅速的患者,可酌情使用肾上腺糖皮质激素治疗。

(2)胸腺素制剂:为调节肝衰竭患者机体的免疫功能,可使用胸腺素 α_1 等免疫调节剂。

3.控制肝细胞坏死,促进肝细胞再生　可选用促肝细胞生长素和前列腺素 E_1 等药物。

4.其他治疗　应用肠道微生态调节剂,使用乳果糖或拉克替醇,酌情选用改善微循环药物,抗氧化剂如还原型谷胱甘肽和 N-乙酰半胱氨酸(NAC)等治疗。

(三)并发症的防治

1.肝性脑病

(1)去除诱因,如严重感染、出血及电解质紊乱等。

(2)限制饮食中的蛋白摄入。

(3)应用乳果糖或拉克替醇,口服或高位灌肠,可酸化肠道,促进氨的排出,同时抑制肠道蛋白分解菌群,减少肠源性毒素吸收。

(4)视患者的血电解质和酸碱情况酌情选择精氨酸、鸟氨酸-天冬氨酸等降氨药物。

(5)酌情使用支链氨基酸或支链氨基酸+精氨酸混合制剂等纠正氨基酸失衡。

(6)人工肝支持治疗。

2.脑水肿

(1)高渗性脱水剂,如 20% 甘露醇或甘油果糖,肝肾综合征患者慎用。

(2)袢利尿剂,一般选用呋塞米,可与渗透性脱水剂交替使用。

3.肝肾综合征

(1)大剂量袢利尿剂冲击,可用呋塞米持续泵入。

(2)限制液体入量,控制在尿量 500~700 mL/24 h 以上。

(3)肾灌注压不足者可应用清蛋白扩容加特利加压素等药物。

(4)液体负荷试验:对于疑有肾前性少尿的患者,应行快速补液试验,即在 30 min 内输入 500~1 000 mL 晶体液或 300~500 mL 胶体,同时根据患者反应性(血压升高和尿量增加)和耐受性(血管内容量负荷过多)来决定是否再次给予快速补液试验。

4.感染

(1)肝衰竭患者容易合并感染的常见原因是机体免疫功能低下和肠道微生态失衡等。

(2)肝衰竭患者常见感染包括原发性腹膜炎、肺部感染和败血症等。

(3)感染的常见病原体为大肠埃希菌、其他革兰氏阴性杆菌、葡萄球菌、肺炎球菌、厌氧菌等细菌以及白念珠菌等真菌。

(4)一旦出现感染,应首先根据经验用药,选用强效抗生素或联合用药,同时加服微生态调节剂,及时进行病原体检测及药敏试验,并根据药敏试验结果调整用药。

5.出血

(1)门脉高压性出血:①降低门脉压力,首选生长抑素类药物,也可使用垂体后叶素,或联合应用硝酸酯类药物;②用三腔双囊管压迫止血;③可行内镜硬化剂或套扎治疗止血;④内科保守治疗无效时采用急诊外科手术。

(2)弥散性血管内凝血:①给予新鲜血浆、凝血酶原复合物、纤维蛋白原等补充凝血因子,血小板显著减少者可输血小板;②可选用低分子肝素或普通肝素;③可应用氨甲环酸等抗纤溶药物。

第三节　重症胰腺炎

重症胰腺炎是指急性胰腺炎伴脏器功能障碍,或出现坏死、脓肿或假性囊肿等局部并发症,或两者兼有。腹部体征包括明显的压痛、反跳痛、腹肌紧张、腹胀、肠鸣音减弱或消失。可以有腹部包块,偶见腰肋部瘀斑症(Grey-Turner 症)和皮下瘀斑症(Cullen 症)。可以并发一个或多个脏器功能障碍,也可以伴有严重的代谢功能紊乱,包括低钙血症,即血钙低于 1.87 mmol/L(7.5 mg/dL)。增强 CT 扫描为诊断胰腺坏死的最有效的方法。B 超及腹腔穿刺对诊断有一定的帮助。重症急性胰腺炎的 APACHE Ⅱ评分在 8 分或 8 分以上。Balthazar CT 分级系统在 Ⅱ级或 Ⅱ级以上。

【实验室检查】

第一步生化检查:①淀粉酶,脂肪酶,肝功能试验,血脂测定,血钙测定;②腹部 B 超;③CT 扫描。第二步应检查:①ERCP/MRCP;②胆汁检查有无胆盐结晶;③超声内镜检查;④Oddi 括约肌测压。有条件者进行:①病毒监测;②α_1-抗胰蛋白酶活性测定;③自身免疫标志物监测;④胰腺、胆管细胞学检测;⑤胰泌素刺激试验检测胰腺功能排除慢性胰腺炎。动态增强 CT 扫描是目前急性重症胰腺炎诊断、分期、严重度分级及并发症诊断准确的影像学方法。其总的敏感性为 87%,对胰腺坏死的发现率为 90%。其主要作用有:①诊断;②炎症反应分期;③发现发症。

【严重度分级】

重症急性胰腺炎无脏器功能障碍者为 Ⅰ级,伴有脏器功能障碍者为 Ⅱ级。

【病程分期】

病程可以分 3 期,但不是每个患者都经过 3 期。

1. 急性反应期　自发病至 2 周左右,常可有休克、呼吸衰竭、肾衰竭、脑病等主要并发症。

2. 全身感染期　两周至 2 个月左右,以全身细菌感染、深部感染为主或双重感染为临床表现。

3. 残余感染期　2～3 个月以后,主要临床表现为全身营养不良,存在后腹膜或腹腔内残腔,常常引流不畅,窦道经久不愈,伴有消化道瘘。

【局部并发症】

1. 急性液体积聚　发生于胰腺炎病程的早期,位于胰腺内或胰周,无囊壁包裹的液体积聚。通常靠影像学检查发现。影像学上为无明显囊壁包裹的急性液体积聚。急性液体积聚多会自行吸收,少数可发展为急性假性囊肿或胰腺脓肿。

2. 胰腺及胰周组织坏死　指胰腺实质的弥漫性或局灶性坏死,伴有胰周脂肪坏死。胰腺坏死根据感染与否又分为感染性胰腺坏死和无菌性胰腺坏死。增强 CT 是目前诊断胰腺坏死的最佳方法。急性胰腺假性囊肿:指急性胰腺炎后形成的有纤维组织或肉芽囊壁包裹的胰液积聚。急性胰腺炎患者的假性囊肿少数可通过触诊发现,多数通过影像学检查确定诊断。常呈圆形或椭圆形,囊壁清晰。

3. 胰腺脓肿　发生于急性胰腺炎胰腺周围的包裹性积脓,含少量或不含胰腺坏死组织。感染征象是其最常见的临床表现。它发生于重症胰腺炎的后期,常在发病后 4 周或 4 周以后。有胰液存在,细菌或真菌培养阳性,极少或不含胰腺坏死组织,这是区别于感染性坏死的特点。胰腺脓肿多数情况下是由局灶性坏死液化继发感染而形成的。

【全身并发症】

(1)全身炎症反应综合征:具备以下两条或以上标准可以诊断。①脉搏>90 次/min;②呼吸频率>20 次/min 或 PCO_2<32 mmHg;③直肠体温<36 ℃或>38 ℃;④白细胞计数<4×10^9/L 或>12×10^9/L。

(2)器官衰竭:指休克、肺功能不全、肾衰竭或胃肠道出血。①休克:收缩压<90 mmHg;②PO_2<60 mmHg;③Cr<20 mg/L(补液后);④消化道出血>500 mL/24 h。

(3)弥散性血管内凝血或严重的代谢紊乱。

(4)胰性脑病。

【严重度评估】

推荐以下严重度评估方法:

1. 即刻评估　①临床评估:主要观察呼吸、心血管和肾脏功能状态。②体重指数:>30 kg/m^2有一定危险性,>4 kg/m^2危险性更高。③胸部:有无胸腔积液。④增强 CT:是否有 30%胰腺组织出现血液灌注不良。⑤APACHE Ⅱ评分:是否≥8 分。⑥是否存在器官衰竭。

2. 24 h 评估　①临床评估;②Glasgow 评分;③CRP>150 mL/L;④有否器官衰竭。

3. 48 h 评估　①临床评估;②Glasgow 评分;③CRP;④有否器官衰竭。

【治疗】

重症急性胰腺炎的病因不同,病期不同,治疗方法亦不完全相同。

(一)对胆源性胰腺炎的治疗原则

首先要鉴别有无胆道梗阻病变,凡伴有胆道梗阻者,应该急诊手术或早期手术,目的为解除胆道梗阻。凡无胆道梗阻者先行非手术治疗,待病情缓解后,于出院前为患者做胆石症手术。发现或怀疑有胆总管内结石者,应探查胆总管,以免出院后复发。胆源性急性胰腺炎以胰腺病变为主的治疗原则与非胆源性重症急性胰腺炎相同。

(二)非胆源性重症急性胰腺炎治疗原则

根据病程的不同期别,采取不同的治疗措施。

1. 先行非手术治疗 本期的治疗重点是加强监护治疗,纠正血流动力学异常、营养支持、防治休克、肺水肿、呼吸窘迫综合征(ARDS)、急性肾功能障碍及脑病等严重并发症。

2. 非手术治疗

(1)抗休克治疗,维持水、电解质平衡。

(2)胰腺休息疗法:如禁食、胃肠减压、H_2受体拮抗剂和生长抑素。①H_2受体拮抗剂(雷尼替丁等)和质子泵抑制剂(奥美拉唑等),可控制胃液分泌,从而减少胰液分泌及防止应激性溃疡伴出血;②生长抑素及其类似物,可明显抑制胰酶分泌,保护胰腺细胞,抑制溶酶体酶和炎症介质释放,防止全身炎性反应综合征(SIRS)的发生;③抑制胰酶活性,乌司他丁属于一种广谱酶抑制剂,有稳定溶酶体膜、改善微循环状态,可清除氧自由基及抑制炎症介质的释放。

(3)预防性抗生素应用:并发感染仍然是重症急性胰腺炎死亡的重要原因。因此,有胰腺坏死存在就应考虑预防感染。重症急性胰腺炎抗生素的选择应考虑其抗菌谱与感染病原菌的配对并能有效穿透至胰腺实质中。胰腺感染的主要病原菌为革兰氏阴性杆菌。喹诺酮类的环丙沙星、氧氟沙星,部分三代头孢以及对厌氧菌有良效的替硝唑或甲硝唑等。氧氟沙星能透入胰腺坏死组织,甲硝唑分子小,通透性高,只透入坏死液体,因此以前两者合用更宜。预防性使用广谱抗生素要注意病原菌的改变。真菌感染,死亡率很高,如果证实感染,则应通过外科手术或经皮方法对坏死灶进行清创引流。

(4)镇静、解痉、镇痛处理。

(5)中药生大黄 15 g,胃管内灌注或直肠内滴注,每天 2 次。

(6)真菌预防,可采用氟康唑。

(7)营养支持:重症急性胰腺炎患者应给予全胃肠外营养或肠内营养。目前,对此类患者更趋向给予早期肠内营养。病程的第 3 天或第 4 天,经内镜或在 X 射线引导下给患者置入鼻空肠管,并给予半量要素饮食。浓度大致为 4.184 J/mL,如能耐受,逐渐增量至全能营养配方。

(8)血液净化技术:包括血液透析、血浆置换和血液滤过。

3. 对治疗中出现感染者应转手术 在非手术治疗过程中,若怀疑有感染时,则要作 CT 及 CT 导引下细针穿刺术,判别胰腺坏死及膜外侵犯是否已有感染。对临床上体温 ≥38 ℃,白细胞 ≥20× 10^9/L 和腹膜刺激征范围 ≥2 个象限者,或 CT 上出现气泡征,或细针穿刺抽吸物涂片找到细菌者,均可判为坏死感染。凡证实有感染者,且做正规的非手术治疗,已超过 24 h 病情仍无好转,则应立即转手术治疗。

4. 手术扩创　一些学者认为如出现下列情况则手术治疗。①暴发型 AP，经积极的非手术治疗 48 h 无好转，严重出血、坏死、大量渗出，病势凶猛者；②坏死伴感染，高热不退及中毒症状明显，抗生素不能控制者；③胆源性胰腺炎有胆石嵌顿于胆总管下端，伴胆道感染者经 ERCP 或 EST 失败者；④并发了多个重要器官的功能衰竭，主要是急性呼吸窘迫综合征（ARDS）；⑤局部并发症（如消化道瘘、出血、脓肿或假性胰腺囊肿者）。因此，及时的手术治疗是减少坏死组织感染引起 MODS 的关键。

【并发症的治疗】

1. 全身并发症的治疗

（1）急性呼吸窘迫综合征（ARDS）：可用机械通气（有创和无创），推荐行 PEEP 治疗；支气管肺泡灌洗治疗，灌洗液中加地塞米松。皮质激素抑制炎症细胞因子及炎症介质，灌洗液洗出已释放的细胞因子及炎症介质，使肺功能显著改善。

（2）急性胰腺炎：低血压、低血容量致肾脏血流灌注减少或肾小管坏死，诱发急性肾衰竭。治疗上主要是支持治疗，保持血流动力学指标的稳定，必要时透析治疗或血液滤过。

（3）弥散性血管内凝血（DIC）：早期小剂量应用肝素。

（4）胰性脑病：由于胰酶破坏中枢神经系统的髓鞘所致，但是 SAP 并发低蛋白血症，补充大量体液所致间质性脑水肿、低钠、低磷、碱中毒、中毒性脑病、Wernicke 脑病等，均可以表现为脑功能障碍。应着重预防，密切观察明确原因，采用针对性治疗，多数脑功能障碍还是可逆的，一旦进入深昏迷则难存活。

2. 局部并发症的治疗

（1）急性液体积聚的治疗多会自吸收，不必穿刺，可使用中药皮硝外敷。

（2）胰腺坏死的处理分以下两种。①无菌性胰腺坏死：多不主张手术治疗，应严密观察，不要急于穿刺或手术。②感染性胰腺坏死：传统的干预方式包括有计划地清除坏死组织；坏死组织清除后可以是开放式的，也可以是封闭式的；坏死组织清除及持续的灌洗。非传统的干预方式包括：单纯的抗生素治疗；经皮穿刺引流加抗生素治疗；抗生素治疗加外科引流，但不清创，而清除坏死样组织；抗生素治疗加微创外科治疗。

（3）假性囊肿的治疗常发生于起病 4 周之后。在恢复期囊肿直径小于 6 cm 且无症状者随访观察；囊肿直径大于 6 cm，经 B 超、CT、MRI 检查证实确实无感染坏死组织块者，可做经反穿刺引流术，若继发感染则行外引流术；囊肿已过 3 个月仍不吸收者行内引流术。

（4）胰腺脓肿的治疗发生于起病后 4～6 周，常先有全身性炎症反应，多为肠源性感染。先在 CT 引导下行胰腺穿刺以进行细菌涂片与培养及药敏试验。如抗生素能控制感染，则手术可望避免；如不能控制，则应及时剖腹手术扩创，清除坏死感染灶。

（5）肠外瘘的治疗对十二指肠或空肠瘘可采用持续双腔管负压引流，有自愈的可能。结肠瘘者宜行近端造口以减轻胰部病灶的感染，后期行结肠造口还纳术。

第四节 急性胆囊炎

急性胆囊炎是胆囊发生的急性化学性和（或）细菌性炎症，女性多于男性，多数合并有胆囊结石，称急性结石性胆囊炎，5%的患者未合并胆囊结石，称急性非结石性胆囊炎。

【临床表现】

1. 症状

（1）腹痛：突发性右上腹阵发性绞痛，可向右肩背部放射。大多数病例开始为发作性胆绞痛，常于夜间突然发生。剧痛时患者辗转不安，常放射至同侧肩背部；腹痛因呼吸或活动而加重。

（2）发热：常轻度发热，体温升高至 38 ℃ 左右，当病变发展到化脓性或坏疽性胆囊炎时，坏疽胆囊常发生穿孔，穿孔多发生在胆囊底部及颈部，临床一旦出现高热、寒战、腹痛呈持续性剧痛，且无间歇性缓解期，常预示胆囊坏疽、穿孔。

（3）其他：多数患者伴有恶心、呕吐等消化道症状，有 10% ～25% 患者有轻度黄疸，一般黄疸不严重，当发现明显的黄疸时，需警惕继发胆总管结石可能。

2. 体征　患者呈急性痛苦病容，80%患者体温升高，右上腹可有程度、范围不同的压痛、反跳痛及肌紧张，Murphy 征阳性。当炎性渗出较多或胆囊穿孔时，全腹可有压痛和反跳痛。肝区或背部有叩击痛。约 1/4 的患者能触及肿大、压痛而有张力的胆囊或其与网膜粘连而形成的炎性包块；当穿孔时可表现为全腹化脓性腹膜炎表现，腹式呼吸运动受限，全腹压痛、反跳痛及腹肌紧张，肠鸣音弱。

【辅助检查】

1. 实验室检查　血白细胞计数升高，中性粒细胞增多，可有血清转氨酶、碱性磷酸酶及血清胆红素升高。

2. 影像学检查

（1）B 超：为首选检查方法，可见胆囊胀大、胆囊壁水肿增厚，可呈现"双边征"，胆汁透声差、密度不均匀，伴有胆囊结石时，可发现随体位改变位置的结石强光团伴声影，胆囊周围可有渗液形成的液性暗区存在。

（2）CT：CT 检查可以显示胆囊的大小，胆囊壁厚度，胆囊周围积液以及胆管、肝、胰腺形态等信息，有助于同继发胆总管结石、胆源性胰腺炎等鉴别诊断，但难于显示胆囊管内嵌顿的微小结石及胆囊管病理变异等。

（3）X 射线检查：少数产气杆菌感染者或胆囊肠道内瘘形成时，在腹部 X 射线平片上可见胆囊腔内有气体存在。

【诊断】

1. 诊断依据

(1)白细胞总数>10×10^9/L,核左移。

(2)腹部 X 射线摄片胆囊区可见阳性结石。

(3)B 超检查示胆囊增大,壁厚>3.5 mm,内有强光团伴声影。

(4)静脉胆道造影胆囊不显影。

(5)CT 或 MRI 显示胆囊结石。

2. 诊断要点

(1)在病史中常有因食油腻食物后诱发史和过去有经常反复发作史。

(2)腹痛:位于右上腹,突然发作,为剧烈绞痛,或持续疼痛阵发性加剧,可放射至右肩背部。同时伴有发热、恶心、呕吐等。

(3)右上腹部胆囊区有程度不同的压痛,叩击痛和肌紧张。有时可扪及肿大的胆囊。可伴有轻度黄疸。

(4)白细胞计数常增高,中性粒细胞也增高。如总数超过 20×10^9/L 时,应考虑胆总管内感染严重或有积脓,甚至胆囊有坏死或穿孔的可能。

(5)若同时出现寒战、高热、黄疸,应考虑胆管炎。急性梗阻性化脓胆管炎,必须早期认识,争取及早手术治疗,因为它可能引起危重的中毒性休克。胆总管完全梗阻时,大便可呈白陶土色。

【鉴别诊断】

1. 十二指肠溃疡合并十二指肠周围炎 年轻患者多见,有长期反复发作病史,消化道症状明显,春秋季节易发作,发病具有典型的周期性,腹痛发作时进食可缓解,可有特征性夜间饥饿痛,予以抑酸治疗有效。

2. 胃十二指肠急性穿孔 起病急,疼痛剧烈,呈刀割样,可由局部快速蔓延至全腹,有典型的腹膜炎体征;腹部平片可见膈下游离气体。

3. 急性胰腺炎 急性结石性胆囊炎时,胆囊结石可进入胆总管诱发胰腺炎,此时常需鉴别。胰腺炎时腹痛呈持续性疼痛,阵发性加重,可向两侧的腰背部放射,腹胀明显,重症急性胰腺炎有程度不同的休克及腹膜刺激征。腹膜炎可局限于上腹部或延及全腹部;有明显的肠胀气,肠鸣音减弱;大多数患者移动性浊音阳性。左侧胸腔反应性渗出。少数病例腰部水肿,皮肤呈片状青紫色改变,称为 Grey-Turner 征;脐周皮肤呈青紫色改变称为 Cullen 征。实验室检查可见淀粉酶变化,影像学检查可资鉴别。

4. 肠梗阻 具有典型的腹痛、腹胀、停止排气、呕吐四联症,腹痛常呈现阵发性,可见腹部肠蠕动波等,查体时可见肠型、胃型,腹部平片可见典型阶梯形气液平面改变。

5. 肝癌自发破裂出血 多有长期肝炎病史,上腹突发疼痛,伴有心悸、面色苍白、脉速、血压下降等失血性休克表现,诊断性腹穿抽出不凝血即可鉴别。

【治疗】

对于 60 岁以上的急性胆囊炎患者,因易于并发胆囊化脓、坏疽、穿孔和急性胆源性胰腺炎,治疗应当积极,经积极保守治疗无效或病情进一步恶化时,应及时行手术治疗,同时年老患者多合并心血管、内分泌疾病,治疗全程应给予足够的重视,警惕心血管意外猝死的可能。

(一)非手术治疗

非手术治疗既是治疗方法,也是术前准备。

(1)禁食,必要时行胃肠减压。

(2)解痉镇痛:胆囊结石嵌顿于胆囊管,胆囊平滑肌可剧烈收缩引发胆绞痛,可给予哌替啶50~100 mg 肌内注射,间隔8 h 可重复注射,同时需给予山莨菪碱(654-2)10 mg 肌内注射,协同发挥镇痛作用,并且抑制 Oddi 括约肌痉挛。

(3)抗生素应用:应选用杀灭或抑制胆道内需氧菌和厌氧菌的抗生素,同时要求在胆汁中浓度较高,常用庆大霉素、氨基糖苷类或头孢菌素,配合使用甲硝唑。

(4)纠正水、电解质紊乱和酸碱失衡。

(5)全身支持治疗。

(二)手术治疗

对于非结石性胆囊炎的手术治疗尚无统一意见。多数学者主张诊断确定即应行胆囊切除术,以免后期发生胆囊坏疽或穿孔等严重并发症。对于急性胆囊炎发生坏疽、穿孔者,一经确诊应尽早手术治疗。

1. 手术指征　急性胆囊炎诊断明确者原则上宜手术治疗。急诊手术指征:①胆囊肿大,张力较高,压痛明显,有坏疽、穿孔可能者。②胆囊已穿孔伴弥漫性腹膜炎者。③既往有反复发作史。④经非手术治疗无效,病情加重或合并急性胆管炎者。

2. 手术方式

(1)胆囊切除术:合并黄疸者行胆总管探查术,不能决断时,最好行术中胆道造影以确定是否行胆总管探查。

(2)胆囊造瘘术:适用于胆囊周围水肿粘连严重、解剖不清或患者全身情况较差,难以耐受胆囊切除术者。3~6个月后行胆囊切除术。

第五节　食管肿瘤

食管癌是发生在食管上皮组织的恶性肿瘤,占所有恶性肿瘤的2%。我国是世界上食管癌的高发地区,且其死亡率位居世界第一。发病年龄多在40岁以上,男性多于女性,但近年来40岁以下发病者有增长趋势。

食管癌的发病与该地区的生存条件、饮食习惯、存在强致癌物、缺乏一些抗癌因素以及有遗传易感性有关。但各地区和各国家食管癌的病因却是多种多样的。

【临床表现】

1. 食管癌早期　癌肿局限在黏膜内或黏膜下,较少发生淋巴结转移,与相邻器官无关,此时手术切除可能性较大。为了早期发现,以达到早期诊断、早期治疗的目的,必须熟悉食管癌的早期症状。

（1）吞咽时胸骨后烧灼感或针刺样轻微疼痛,尤以进食粗糙、过热、刺激性食物时症状为著。这些症状通过治疗可以暂时缓解,但不久又会发生。

（2）食物通过时缓慢或有滞留感,或有异物贴附在食管壁上的感觉。

（3）咽下梗噎感,但较轻,且时轻时重,终可发展为持续性。

（4）胸骨后闷胀感和咽部干燥发紧感,此类症状较少见。

2.食管癌中晚期　食管癌的典型症状是进行性吞咽困难。

（1）随着癌瘤侵犯食管全周,梗噎症状日趋加重,进而半流食和流质饮食都难以下咽。

（2）伴随梗噎症状的是呕吐黏液、发生呼吸道误吸而发生呛咳和肺炎。

（3）进食困难的患者伴有严重脱水和营养不良,出现体重明显下降和恶病质。

（4）食管癌并有溃疡时可出现胸背部持续性隐痛,出现剧烈疼痛时提示出现穿孔或即将穿孔。

（5）癌肿侵及邻近器官并发穿孔时,可以发生食管支气管瘘、纵隔脓肿、肺炎、肺脓肿和主动脉穿孔大出血。

（6）其他:压迫喉返神经产生声音嘶哑,骨转移引起骨痛,肝转移引黄疸。

【检查】

1.食管脱落细胞学检查　此方法简便,受检者受痛苦小,尤在高发区进行大面积普查时适用,阳性检出率在90%左右,假阳性率小于1%,假阴性率约10%。此方法在晚期病例中阳性率反而下降,主要是由于狭窄重,网套不能通过肿瘤物所致。高血压、食管静脉曲张、严重心肺部疾病的患者禁用此检查方法。

2.X射线钡餐造影　为了显示早期病变,必须调好钡餐;并令患者分次小口吞咽,且多轴细致观察,X射线钡餐早期阳性率仅为70%左右。

（1）早期征象有:①黏膜皱襞增粗、迂曲或虚线状中断和食管边缘呈毛刺状;②扁平、息肉状小的充盈缺损直径约0.5 cm;③小溃疡龛影直径为0.2~0.4 cm;④局限性管壁发僵,钡剂滞留。

（2）中晚期征象:可见食管病变段管腔狭窄,充盈缺损,管壁蠕动消失,黏膜紊乱,溃疡龛影,软组织影和腔内型的巨大充盈缺损而致管腔变宽的矛盾现象。

3.内镜检查　为了提高早期食管癌的内镜检出率,在检查过程中,可合用食管黏膜染色法,如甲苯胺蓝、Lugol碘液。

镜下早期表现有:局限性糜烂;局部黏膜充血,边界不清;粗糙小颗粒;其他较少见的小肿物、小溃疡、小斑块。

中晚期食管癌镜下表现比较明确,易于辨认,如结节样、菜花样肿物;食管黏膜充血水肿、苍白发僵,触之易出血;溃疡、管腔狭窄等。

4.胸部CT扫描　有意义的CT阳性发现包括以下几点。①气管、支气管可能受侵征象:如气管、支气管受挤移位,后壁受压凸向管腔与食管之间的脂肪层消失不可辨认。②心包、主动脉受侵征象:心包、主动脉与病变段食管间脂肪平面消失,而肿瘤上下端脂肪层尚存在;食管病变段与主动脉周围之交角≥90°。③纵隔、腹腔淋巴结转移,淋巴结直径>1 cm,列为可疑。④肝转移。

CT所见不能鉴别正常体积的淋巴结有无转移;无法肯定肿大的淋巴结是由于炎症或是转移引起;更无法发现直径<1 cm的转移性淋巴结。因此,不能单凭CT的"阳性发现"而放弃手术机会。

5. 食管超声内镜检查 此种检查可以精确测定病变食管壁内浸润的深度;可以测出食管壁外异常肿大的淋巴结;可以区别食管病变位于食管壁内还是壁外。

【诊断】

根据临床表现、辅助检查诊断。

【鉴别诊断】

1. 食管贲门失弛缓症 此症是由于食管神经肌肉功能障碍所致。特征是食管缺乏蠕动,食管下括约肌高压,对吞咽动作的松弛反应减弱,使食物不能正常通过贲门。临床表现为间歇性咽下困难,食物反流,下段胸骨后不适或疼痛,病情无进行性进展。X 射线钡餐造影可见贲门梗阻,呈鸟嘴状或梭形,下端食管明显扩张。

2. 食管良性狭窄 一般有吞食腐蚀性物质、反流性食管炎、长期留置胃管、食管损伤以及食管胃良性手术病史。X 射线钡餐造影可见食管狭窄、黏膜消失、管壁僵硬、狭窄与正常食管段逐渐过渡,边缘整齐。内镜检查可以明确诊断。应警惕在长期炎症基础上有发生癌变的可能。

3. 反流性食管炎和食管裂孔疝 有长期咽下疼痛、反酸、胃灼热感的病史,且反复发作,终致食管黏膜瘢痕形成出现吞咽困难。X 射线钡餐造影显示,食管管腔轻度狭窄,边缘光滑;有裂孔疝存在时可见粗乱的胃黏膜经裂孔疝入胸腔。内镜检查可见食管黏膜糜烂、溃疡形成,无癌肿证据。

4. 食管外压性改变 肺癌纵隔淋巴结转移、纵隔肿瘤、纵隔淋巴结炎症等可压迫食管而致食管狭窄,产生吞咽困难的症状。

5. 食管静脉曲张 有相应肝病病史,可伴有轻度吞咽困难。X 射线钡餐造影可见食管下段黏膜皱襞增粗、迂曲,呈串珠状充盈缺损。内镜检查可见黏膜下迂曲的血管。

6. 食管平滑肌瘤 有轻微的吞咽困难症状。X 射线钡餐造影可见凸向管腔的光滑圆形附壁样充盈缺损,表面黏膜展平呈"涂抹征",无溃疡,局部管腔扩张正常。内镜检查可见正常黏膜下的圆形肿物,在食管蠕动时可见黏膜下"滑动"现象。

7. 食管结核 较少见。临床上多有进食梗噎史。X 射线钡餐造影显示病变部位稍窄发僵或有较大溃疡,有周围充盈缺损;但黏膜破坏不如食管癌那样明显。食管黏膜病理检查有干酪样坏死物,平均发病年龄小于食管癌,存在感染途径。

【治疗】

食管癌早期的治疗应该是应该采用手术、放化疗、中医药治疗相结合的综合治疗方式,中晚期就要采用中医保守治疗。

1. 手术治疗 一般对较早期病变宜采用手术治疗;对较晚期病变,且位于中、上段而年轻较高或有手术禁忌证者,则以放射治疗为佳。食管癌放射治疗包括根治性和姑息性两大类。颈段和上胸段食管癌手术的创伤大,并发症发生率高,而放疗损伤小,疗效优于手术,应以放疗为首选。凡患者全身状况尚可、能进半流质或顺利进流质饮食、胸段食管癌而无锁骨上淋巴结转移及远处转移、无气管侵犯、无食管穿孔和出血征象、病灶长度<7 ~ 8 cm 而无内科禁忌证者,均可做根治性放疗。其他患者则可进行旨在缓解食管梗阻、改善进食困难、减轻疼痛、提高患者生活质量和延长患者生

存期的姑息性放疗。

2. 放射治疗　食管癌放射治疗的适应证较宽,除了食管穿孔形成食管瘘,远处转移,明显恶病质,严重的心、肺、肝等疾病外,均可行放射治疗。

照射剂量及时间:通常照射肿瘤量为$(60 \sim 70)$Gy/$(6 \sim 7)$周。

外照射的反应:①食管反应。照射肿瘤量达$(10 \sim 20)$Gy/$(1 \sim 2)$周时,食管黏膜水肿,可以加重咽下困难,一般可不做处理,照射量达$(30 \sim 40)$Gy/$(3 \sim 4)$周后,可产生咽下痛及胸骨后痛,宜对症处理。②气管反应。咳嗽,多为干咳,痰少。

3. 化学药物治疗　食管癌的细胞增生周期约7 d,较正常食管上皮细胞周期稍长。最常用的药物有博来霉素(BLM)、丝裂霉素 C(MMC)、阿霉素(ADM)、5-氟尿嘧啶(5-Fu)、甲氨蝶呤(MTX)、环己亚硝脲(CCNU)、丙咪腙(MGAG)、长春花碱酰胺(VDS)、鬼臼乙叉苷(VP-16),以及顺氯氨铂(DDP),单一药物化疗的缓解率在$15\% \sim 20\%$,缓解期为$1 \sim 4$个月。联合化疗多数采用以 DDP 和BLM 为主的联合化疗方案,有效率多数超过30%,缓解期6个月左右。联合化疗不仅用于中晚期食管癌,也用于与手术和放疗的综合治疗。目前临床上常用联合化疗方案有 DDP-BLM、BLM-ADM、DDP-VDS-BML 以及 DDP-ADM-5-Fu 等。临床观察,DDP、5-Fu 和 BLM 等化疗药物具有放射增敏作用。

4. 中药治疗　目前多采用主方加辨证施治,扶正与活血去瘀相结合的方法。

第六节　胃　癌

胃癌是源自胃黏膜上皮细胞的恶性肿瘤。占胃恶性肿瘤的95%。胃癌在我国发病率很高,死亡率占恶性肿瘤的第一位,全国胃癌平均死亡率高达 20/10 万。世界胃癌的年发病率为17.6/10 万,日本、丹麦等国发病率高,而美国及澳洲则较低,在我国以山东、浙江、上海、福建等沿海地区为高发区。

【胃癌的 TNM 分期】

统一的 TNM 分期系统:

1. 原发肿瘤(T)　主要取决于癌穿透胃壁的深度。

T_x:确定原发肿瘤的资料不足。

T_0:无原发肿瘤的证据。

T_{is}:原位癌,肿瘤限于黏膜腺体上皮内,未侵犯黏膜固有层。

T_1:肿瘤侵入黏膜层或黏膜下层,不论其范围或部位。

T_2:肿瘤侵入肌层或浆膜下层(包括累及胃结肠韧带或肝胃韧带或大小网膜),未穿透覆盖这些结构的脏腹膜者。

T_3:肿瘤穿透浆膜(脏腹膜),但未侵犯相邻结构。

T_4:肿瘤穿透浆膜,并直接侵犯相邻结构如横结肠或脾。癌由胃壁内蔓延至十二指肠或食管者仍按胃壁浸润最深度分期,更广泛扩散时,可累及肝、横膈、胰、腹壁、肾上腺、肾、后腹膜及小肠。

2.局部淋巴结(N)　决定分期的主要因素是转移淋巴结距原发肿瘤的距离。

Nx:确定局部淋巴结是否受累的资料不足。

N_0:无局部淋巴结转移。

N_1:距原发肿瘤 3 cm 以内的胃周淋巴结转移。

N_2:距原发肿瘤 3 cm 之外的局部淋巴结转移。

注:胃局部淋巴结包括胃小弯和大弯的胃周淋巴结及沿胃左动脉、肝总动脉、脾动脉及腹腔动脉分布的淋巴结。主动脉旁、股后、肝十二指肠韧带、肠系膜淋巴结不属于胃局部淋巴结,累及这些淋巴结列为远处转移(M_1)。

3.远处转移(M)

Mx:确定是否存在远处转移的资料不足。

M_0:无(已知的)远处转移。

M_1:有远处转移,具体说明转移部位。

【临床表现】

1.症状　早期胃癌70%以上可毫无症状。根据发生机制可将晚期胃癌症状分为 4 个方面。

(1)因癌肿增殖而发生的能量消耗与代谢障碍,导致抵抗力低下、营养不良、维生素缺乏等,表现为乏力、食欲减退、恶心、消瘦、贫血、水肿、发热、便秘、皮肤干燥和毛发脱落等。

(2)胃癌溃烂而引起上腹部疼痛、消化道出血、穿孔等。胃癌疼痛常为咬啮性,与进食无明确关系或进食后加重。有的像消化性溃疡的疼痛,进食或抗酸剂可缓解,这种情况可维持较长时间,以后疼痛逐渐加重而持续。癌肿出血时表现为粪便隐血试验阳性、呕血或黑粪,5%患者出现大出血,甚至有因出血或胃癌穿孔等急腹症而首次就医者。

(3)胃癌的机械性作用引起的症状,如由于胃充盈不良而引起的饱胀感、沉重感,以及无味、厌食、疼痛、恶心、呕吐等。胃癌位于贲门附近可侵犯食管,引起呃逆、咽下困难,位于幽门附近可引起幽门梗阻。

(4)癌肿扩散转移引起的症状,如腹腔积液、肝大、黄疸及肺、脑、心、前列腺、卵巢、骨髓等的转移而引起相应症状。

2.体征　早期胃癌可无任何体征,中晚期癌的体征中以上腹压痛最为常见。1/3 患者可扪及上腹部肿块,质坚而不规则,可有压痛。能否发现腹块与癌肿的部位、大小及患者腹壁厚度有关。胃窦部癌可扪及腹块者较多。

其他体征多由胃癌晚期或转移而产生,如肿大、质坚、表面不规则的肝、黄疸、腹腔积液、左锁骨上与左腋下淋巴结肿大。男性患者直肠指诊时于前列腺上部可扪及坚硬肿块,女性患者阴道检查时可扪及肿大的卵巢。其他少见的体征尚有皮肤、腹白线处结节,腹股沟淋巴结肿大,晚期可发热,多呈恶病质。此外,胃癌的癌旁综合征包括血栓性静脉炎、黑棘病和皮肌炎可有相应的体征。

【检查】

1.胃肠 X 射线检查　为胃癌的主要检查方法,包括不同充盈度的投照以显示黏膜纹,如加压投照和双重对比等方法,尤其是钡剂、空气双重对比方法,对于检出胃壁微小病变很有价值。

2. 内镜检查　可直接观察胃内各部位,对胃癌,尤其对早期胃癌的诊断价值很大。用普通胃镜可直接观察胃内形态变化,并能采取病变组织行活检,内镜多块活检可以提高诊断阳性率。目前国内外为提高内镜的诊断和介入治疗技术水平,开展了各种新的内镜技术,介绍如下。

(1)超声内镜:是将微型高频超声探头安置在内镜顶端,既可通过内镜直接观察腔内形态,又可进行实时超声扫描,进一步获得胃壁的层次及周围邻近脏器的超声图像;既能判断病灶部位和范围,又可判断病变的浸润深度、有无邻近脏器的侵犯以及周围有无淋巴结肿大等。因而对胃癌可进行术前分期,为确定治疗或手术方案、评估预后尤其是为 EGC 行内镜下黏膜切除(EMR)提供依据。

(2)色素内镜:通过向胃黏膜喷洒药物观察黏膜颜色改变等染色胃镜方法可提高早期胃癌诊断准确性。口服或将色素喷洒在胃黏膜上,或经血管注射色素后,做胃镜检查,叫色素胃镜,目前已取得较多进展,可明显提高早期胃癌检出率。色素胃镜的优点:良恶性病变染色不同,容易进行鉴别诊断;对癌变区域判断更准确,可提高胃癌的活检阳性率;能观察到胃小区的大小、形状和排列的方式;能显示黏膜表面的细小凹凸改变。早期胃癌普通胃镜检查下不易发现,易漏诊,用染色法能提高其诊断率。

(3)放大内镜:装备了可变焦的镜头,便于内镜医生观察消化道黏膜的微细结构的变化,以判断病变的良恶性、区分组织学类型以及判断病变的深度和范围。色素染色和放大内镜检查相结合,利用某些染料在内镜下对黏膜组织进行染色,可以更为清晰地衬托出病变的本来面目。

(4)荧光内镜:生物组织在光激发下可产生荧光,肿瘤组织与正常组织的荧光光谱存在差异。对早期胃肠道肿瘤和癌前病的检查具有快速、简便、可实时发现病灶和帮助引导活检等优点。

(5)近红外线电子内镜:近红外线能深深地穿透组织,而常规内镜的光线却不能。应用近红外线电子内镜检查有助于正确估测早期胃肠道肿瘤范围,并能了解浸润深度和有无局部淋巴结转移。

3. 胃液检查　约半数胃癌患者胃酸缺乏。基础胃酸中乳酸含量可超过正常($100\ \mu g/mL$),但胃液分析对胃癌的诊断意义不大。

4. 生物学与生物化学检查　包括癌的免疫学反应、特殊化学成分的测定及酶反应等。如血清胃蛋白酶原 I 及胃蛋白酶原 I/II 之比、CEA、CA19-9、CA125 等癌胚抗原及单克隆抗体的检测等,但这些检查假阳性与假阴性均较高,特异性不强。

5. B 超　可了解胃壁有否增厚及胃周围实质性脏器有无转移。

6. CT 检查　了解胃肿瘤侵犯情况与周围脏器的关系,有无切除可能。

【诊断】

1. 症状　早期表现为上腹不适,约为 80% 患者有此表现,将近 50% 胃癌患者有明显食欲缺乏。晚期可出现乏力、腰背痛及梗阻后出现恶心、呕吐、进食困难。肿瘤表面溃疡时出现呕血、黑便。

2. 体征　早期无特殊体征,晚期可见上腹肿块,直肠指诊可及肿块,左锁骨上淋巴结肿大,同时贫血、消瘦、腹腔积液等恶病质表现。

3. 实验室检查　早期可疑胃癌,游离胃酸低度或缺如,如血细胞比容、血红蛋白、红细胞下降,大便隐血(+)。血红蛋白总数低,白/球倒置等。水、电解质紊乱,酸碱平衡失调等化验异常。

4. X 射线检查　气钡双重造影可清楚显示胃轮廓、蠕动情况、黏膜形态、排空时间,有无充盈缺损、龛影等。检查准确率近 80%。

5. 内窥镜检查　是诊断胃癌最直接准确有效的诊断方法。

6. 脱落细胞学检查　有的学者主张临床和 X 射线检查可疑胃癌时行此检查。

7. B 超检查　可了解周围实质性脏器有无转移。

8. CT 检查　了解胃肿瘤侵犯情况与周围脏器的关系,有无切除可能。

9. 免疫学检查　CEA、FSA、GCA、YM 球蛋白等检查。

【鉴别诊断】

1. 胃溃疡　由于胃癌无特异性症状和体征,常易被误诊为胃溃疡或慢性胃炎,特别是青年人易被漏诊,可做胃镜活检可明确诊断。

2. 胃息肉　较小的息肉可无任何症状,较大者可见上腹部饱胀不适,或隐痛、恶心,有时可见黑粪。胃息肉需与隆起型早期胃癌相鉴别。需进一步经胃镜活检予以确诊。

3. 胃平滑肌瘤及肉瘤　胃平滑肌瘤多发于 50 岁以上患者,临床无特征性症状,常见上腹饱胀隐痛等。约有 2% 可恶变成平滑肌肉瘤。胃镜及超声胃镜检查可区别上述两种病变与胃癌。

4. 胃巨大皱襞症　与浸润型胃癌均好发于胃上部大小弯处。良性巨大皱襞 X 射线检查可见胃黏膜呈环状或迂曲改变,胃腔有良好的扩张性,而浸润型胃癌黏膜多为直线形增粗,胃腔常变形狭窄,另外,巨大皱襞症常伴有低蛋白血症,而浸润型胃癌可见恶病质。

5. 肥厚性胃窦炎　本病可引起胃窦狭窄,蠕动消失,但黏膜正常,多有环形皱襞,胃壁仍保持一定伸展性;浸润型胃癌黏膜平坦或呈颗粒变形,尤其是胃壁僵硬,低张造影亦不扩张,两者区别不难。

6. 原发性恶性淋巴瘤　占胃恶性肿瘤的 0.5% ~ 8.0% ,多见于青壮年。临床表现除上腹部饱胀、疼痛、恶心等非特异消化道症状外,还可见贫血、乏力、消瘦等,有 30% ~ 50% 患者可见持续高热或间歇热。胃镜下组织活检将有助于诊断。

【治疗】

胃癌的治疗与其他恶性肿瘤的治疗相同,均应将手术治疗作为首选的方法,同时根据情况合理地配合化疗、放疗、中医中药和免疫治疗等综合治疗。

1. 治疗原则　根据 TNM 分期,当前采用综合治疗方案,大致如下。

Ⅰ期胃癌属于早期胃癌,主要以手术切除为主。对个别Ⅱa+Ⅱc 型侵及黏膜下层,淋巴结出现转移者,应配合一定化疗。

Ⅱ期胃癌属于中期胃癌,主要以手术切除为主。有的辅助化疗或免疫疗法。

Ⅲ期胃癌多侵及周围组织并出现较广泛淋巴结转移,虽以手术切除为主,但应配合化疗、放疗、免疫治疗和中医中药治疗。

Ⅳ期胃癌已属晚期,多采用非手术疗法,有适于手术者尽量切除原发与转移病灶,配合化疗、放疗、免疫、中医中药综合疗法。

2. 手术治疗　分为根治性手术、姑息性手术和短路手术。

(1)根治性手术切除:此概念是相对的,指从主观判断认为肿瘤已被切尽,可以达到治疗的效果,实际上只有一部分能达到治愈。

（2）姑息性切除：指主观上判断肿瘤已不可能完全切除，但主要的瘤块可切除，切除肿瘤可解除症状，延长寿命，为进一步综合治疗创造条件。

（3）短路手术：主要用于已不可能手术切除的伴有幽门梗阻的病例，作胃空肠吻合术可缓解梗阻。

3. 放射治疗

（1）术前放疗：指对某些进展期胃癌，临床上可摸到肿块，为提高切除率而进行的术前局部照射。每次 200 Gy，5 次/周，共 4 周，总量为 4 000 Gy。停止放疗后 10～14 d 行手术。可增加局部切除率，但不能影响淋巴结转移的程度，术前费时 6 周。因此对 5 年生存的影响难以估价。

（2）术中放疗：指肿瘤切除后建立胃肠吻合前，针对以腹腔动脉为中心的术野进行一次大剂量照射，以 3 000～3 500 Gy 为宜。对进展期胃癌可提高 5 年生存率约 10%。术中确保将肠道隔离在照射野外，防止放射性并发症的发生。

（3）术后放疗：多数学者认为无效。

4. 化疗　早期胃癌可不用化疗外，其他进展期胃癌均应适当化疗。

（1）周身化疗：临床上决定化疗方案。首先考虑肿瘤病理类型、部位、病期等因素。胃癌多为腺癌，常选用 5-FM、MMC、ADM、MeCCNU 等药物。术后第 1 年应作 3 个疗程，每疗程约 2 个月，休息 2 个月后作第 2 疗程。第 2～3 年每年作 2 个疗程，第 4～5 年每年作 1 个疗程，5 年后可不必化疗。

（2）腹腔化疗：可术后腹腔置管或腹腔埋置化疗泵及插管化疗，增加局部浓度。

5. 免疫疗法　与化疗并用，可延长患者生命。常用干扰素、IL-2、BCG 等药物。

6. 中医中药治疗　以扶正为主。可对抗放疗不良反应，提高白细胞、血小板，调整胃肠功能，提高机体抵抗力。

第七节　大肠癌

大肠癌为结肠癌和直肠癌的总称，是指大肠黏膜上皮在环境或遗传等多种致癌因素作用下发生的恶性病变，是常见的消化道恶性肿瘤。大肠癌可发生于大肠各段，以直肠和乙状结肠尤为多见，多数为单发癌，但也可发生同时性或异时性多发癌。

【临床表现】

1. 症状　早期大肠癌常无症状，随着癌肿的增大与并发症的发生才出现症状。主要症状有：

（1）排便习惯与粪便性状改变：常为最早出现的症状，多表现为排便次数增加、腹泻、便秘或腹泻与便秘交替；有黏液便、血便或脓血便，里急后重，粪便变细等。

（2）腹痛：由于癌肿糜烂、继发感染刺激肠道，表现为定位不确切的持续隐痛或仅为腹部不适或腹胀感。

（3）腹部肿块：大肠癌腹部肿块以右腹多见，肿块质硬，条索状或结节状。

（4）肠梗阻症状：一般为大肠癌晚期症状，多表现为低位不完全性肠梗阻，可出现腹胀、腹痛和便秘。完全梗阻时，症状加剧。

（5）全身症状：由于慢性失血、癌肿溃烂、感染、毒素吸收等，患者可出现贫血、消瘦、乏力、低热等。

（6）肿瘤转移的症状：肿瘤扩散出肠壁在盆腔广泛浸润时，可引起腰部酸痛、坠胀感，当浸润腰骶神经丛时常有腰骶尾部持续性疼痛。肿瘤通过血道、淋巴道及种植转移时，可出现肝、肺、骨转移症状，左锁骨上、腹股沟淋巴结肿大及直肠前凹结节，癌性腹腔积液等。晚期可出现黄疸、水肿以及恶病质等。

2. 癌肿部位不同，临床表现亦有所不同，据国内资料，大肠癌患者的首诊主诉症状以便血最多，尤其直肠癌患者；其次为腹痛，尤以结肠患者为多。

（1）右侧结肠癌：右侧结肠腔径较大，以吸收功能为主，肠腔内粪汁稀薄。故右侧结肠癌时，可有腹泻、便秘，腹泻与便秘交替、腹胀、腹痛、腹部压痛、腹块、低热及进行性贫血。晚期可有肠穿孔、局限性脓肿等并发症。

（2）左侧结肠癌：由于左侧结肠腔不如右侧结肠宽大，乙状结肠腔狭小并与直肠形成锐角，且粪便在左侧结肠已形成，因此，左侧结肠癌时容易发生慢性进行性肠梗阻。患者大多有顽固性便秘，也可见排便次数增多。由于肠梗阻大多在乙状结肠下段，故呕吐较轻或缺如，而腹胀、腹痛、肠鸣及肠型明显。癌肿破溃时可使粪块外面染有鲜血或黏液，甚至排出脓液。梗阻近端肠管可因持久的显著膨胀、缺血和缺氧而形成溃疡，甚至引起穿孔。此外，尚可发生肠道大量出血及腹腔内脓肿形成。

（3）直肠癌：主要表现为大便次数增多，粪便变细，带黏液和血，伴有里急后重或排便不净感。当癌肿蔓延至直肠周围而侵犯骶丛神经，可出现剧痛。如癌肿累及前列腺或膀胱，则可出现尿频、尿急、尿痛、排尿不畅和血尿等症状，并可形成通向膀胱或子宫的瘘管。

（4）肛管癌：主要表现为便血及疼痛，疼痛于排便时加剧。当癌侵犯肛门括约肌时，可有大便失禁。肛管癌可转移至腹股沟淋巴结。

【检查】

大肠癌除早期可无症状之外，绝大部分均有不同程度的症状存在。详细询问病史、认真体格检查辅以实验室、内镜和 X 射线检查，确诊一般并无困难。大肠癌检查手段包括：

1. 直肠指诊　我国下段直肠癌远比国外多见，75% 以上的直肠癌可在直肠指诊时触及，是早期发现直肠癌的重要检查方法，但常被忽视。直肠指诊可查出癌肿的部位、距肛缘的距离及癌肿的大小、范围、固定程度与周围脏器的关系等。

2. 内镜检查　包括直肠镜、乙状结肠镜和结肠镜检查。门诊常规检查时可用直肠镜或乙状结肠镜，操作简便，无须肠道准备，但在明确直肠、乙状结肠癌诊断后需手术治疗前应行结肠镜检查，以排除多部位原发大肠癌及同时存在的息肉。结肠镜可观察全部结肠，直达回盲部，可直视下钳取可疑病变做病理学检查，也可收集冲洗液或擦刷下来的脱落细胞进行细胞学检查，有利于早期及微小大肠癌的发现。

3. 钡灌肠 X 射线检查　是检查结肠癌常规方法之一，但对直肠癌的诊断意义不大，且普通钡灌肠 X 射线检查对较小的大肠癌易漏诊。应用气钡双重造影技术，可清楚显示黏膜破坏、肠壁僵硬、结肠充盈缺损、肠腔狭窄等病变，提高诊断正确率。

4. 腔内超声、CT、MRI 检查　结、直肠腔内超声扫描可清晰显示肿块范围大小、深度及周围组织情况,可分辨肠壁各层的微细结构。腔内超声检查方法简单,可迅速提供图像,对选择手术方式,术后随访有否复发有一定帮助。CT 及 MRI 检查对了解肿瘤肠管外浸润程度以及有无淋巴结或肝转移有重要意义,对大肠癌复发的诊断较为准确。

5. 大便隐血检查　作为大规模普查时或对一定年龄组高危人群检查大肠癌的初筛手段。阳性者再做进一步检查。无症状阳性者的癌肿发现率在 1% 以上。

6. 血清癌胚抗原(CEA)及肠癌相关抗原(CCA)测定　国外学者对 CEA 理化特性、分子结构进行了大量研究,CEA 虽非结肠癌所特有,但多次检查观察其动态变化,对大肠癌的预后估计及监测术后复发有一定的意义。近年国内外已采用抗人结肠癌单克隆抗体和多克隆抗体,检测大肠癌中 SW620 细胞系中的 55 kD 糖蛋白,即肠癌相关抗原(CA)。1995 年国内报道一组食管、胃、肠、肝恶性肿瘤 500 例中,CCA 总阳性率为 36.6%,其中结肠癌 CCA 阳性性率 40.0%,直肠癌 28.3%。近年亦有测定血中表皮生长因子(如明显增高,有助于结肠癌的诊断与监测)。

【诊断】

(1)40 岁以上成年人多见,青年人也有发生。

(2)早期多无症状,随着癌肿增大及并发症的发生,可有腹痛、腹泻、黏液便、脓血便、大便形态变细、便秘、腹泻便秘交替、腹部肿块等临床表现,同时伴有贫血、消瘦、发热、腹腔积液、不全性肠梗阻等全身症状。

(3)粪便隐血试验:大肠癌普查可发现,早期大肠癌直肠指诊可扪及肠腔环形狭窄或肠腔内菜花样肿块,或边缘隆起中心凹陷的溃疡,指套常染有黏液或脓血。

(4)钡灌肠 X 射线检查:气钡双重造影可显示黏膜破坏、肠壁僵硬、充盈缺损、肠腔狭窄等病变。

(5)纤维结肠镜检查:可发现呈结节状、息肉状、菜花样隆起或边缘不整,被覆污厚苔的溃疡。肿瘤向肠壁各层弥漫浸润,肠壁增厚、环形狭窄,结肠镜常不能通过。

(6)活组织病理检查:可发现癌细胞。

(7)血清癌胚抗原(CEA)、肠癌相关抗原(CCA)、表皮生长因子(EGF)、p53 等检测有助于大肠癌的诊断与监测。

【鉴别诊断】

1. 溃疡性结肠炎　中青年多见,腹痛、腹泻、黏液或脓血便,里急后重,腹部压痛,有时可扪及肠壁增厚的肠管。约 10% 的患者有肠外表现,如结节性红斑、多形红斑、口疮样溃疡、坏疽样脓皮病、结膜炎、虹膜炎、眼色素层炎、一过性游走性关节痛、肝肾损害、贫血等。钡灌肠 X 射线检查结肠黏膜紊乱、结肠袋消失,呈水管状管腔狭窄等。纤维结肠镜检查:结肠黏膜呈细颗粒状,弥漫充血、水肿,脆而易出血,大小不一、深浅不同的溃疡。活组织检查为非特异性炎性病变。

2. 克罗恩病　可发生于自食管到肛门的任何胃肠道部位,以末端回肠和右半结肠最为多见。持续性腹痛,排便后不缓解,大便常无脓血及黏液。1/3 病例可出现腹块,可有发热,一般为中等度热或低热,可有肠外表现(同溃疡性结肠炎)。X 射线钡餐检查可见裂隙状溃疡、鹅卵石征、假息肉、瘘管形成,病变呈节段性分布,纤维结肠镜见黏膜充血、水肿、溃疡、肠腔狭窄、假息肉形成及卵石征,病变呈跳跃式分布,活组织检查为非干酪样肉芽肿。

3.肠结核　青年人多见,右下腹痛,腹泻或腹泻便秘交替,常无脓血便及便血,伴结核中毒症状,纤维结肠镜或钡灌肠 X 射线检查可发现病变,活组织检查为干酪样肉芽肿。

4.结肠息肉　起病隐匿,多数无任何症状,部分患者可有大便次数增多、黏液或黏液血便或鲜血便、贫血,偶有腹痛、腹胀。X 射线钡剂灌肠检查或纤维结肠镜可发现息肉病变,活组织检查为腺瘤性息肉或增生性息肉。

【治疗】

大肠癌是一种全身性、慢性消耗性疾病,为提高对手术、化疗、放疗的耐受性,使综合治疗能得以顺利完成,加强支持治疗,改善患者的营养状况,增强体质,进而提高免疫功能,是综合治疗的关键。

大肠癌的治疗以手术切除为主的综合治疗方案。多数原发肿瘤可做根治性的切除,原则是切除肿瘤所在肠段,具体根治切除范围及其手术方式依癌肿所在部位而定。如不能施行根治手术,仍可作姑息性切除,使症状得到缓解,改善患者生活质量。术后 5 年生存率与大肠癌病理分期密切相关,早期大肠癌术后 5 年生存率可达80%以上,而中晚期者仅为40%左右。

综合治疗方案包括以 5-氟尿嘧啶为首选的化学治疗及放射治疗、热疗等。5-氟尿嘧啶对大肠癌的有效率接近20%,联合用药有 MF(5-氟尿嘧啶+甲环亚硝脲)和 MOF(丝裂霉素+5-氟尿嘧啶+长春新碱)等方案,有效率可达30%。放射治疗多适用于位置较固定的直肠和下段乙状结肠,对于直径<5 cm 的高分化腺癌效果好。放疗多在术前进行,亦可在术中和术后进行。腔内放疗具有效果好、不良反应少等优点,剂量为 10 000~15 000 Gy 4~6 周。患者接受治疗后局部症状的缓解率可达50%~85%,一般能取得 6~8 个月的缓解。热疗可作为大肠癌的辅助治疗。电凝治疗、冷冻治疗、微波治疗、光敏治疗、生物免疫治疗等亦收到一定效果。

(一)结肠癌的外科治疗

外科治疗原则:①切除全部恶性组织;②全部切除或大部切除患癌的器官;③消除淋巴扩散的主要途径;④为了预防手术中触摸肿瘤时肿瘤细胞形成栓子,应及早地控制静脉血流。

(二)直肠癌的外科治疗

根治的原则是将直肠和直肠以上的一段血管,连同直肠周围组织和有转移可能的淋巴引流区一并切除。根治的方法分为两类:一类是将直肠肛管完全切除再行人工肛门;一类是将直肠部分切除保留肛门括约肌,选择手术的因素包括以下几点。

1.肿瘤位置　肿瘤位于直肠上 1/3,即直肠上段、中段、经充分游离直肠后其下缘距肛门 10 cm以上者,可行保留肛门的前切除术;下 1/3 即直肠下段癌、肛管癌、癌灶下缘距肛门缘 6 cm 以下者,宜行迈尔氏术,并根据情况做腹壁造瘘或会阴肛门重建术,中 1/3 即肿瘤下缘距肛门缘 6~10 cm,对术式选择争议较大,应根据肿块大小、分化程度及周围浸润情况决定。

2.病理类型　原位癌可切除癌下缘 1 cm 直肠;溃疡型、菜花型、环形癌下缘切除 4~5 cm 直肠;浸润型癌下缘应切除 7 cm 以上直肠。

3.性别、体型及年龄　女性骨盆宽,分离切除吻合比较容易,宜尽量保肛,男性骨盆窄小,吻合困难,保留肛门要谨慎;瘦高型患者宜做保肛手术,而矮胖型患者则不宜;青年人直肠癌易早期出现转移,恶性程度一般较高。尽量选择迈尔氏术式,60 岁以上的患者由于全身情况差,宜选择姑息性治疗。

4.分化及固定程度 低分化癌局部复发率高,需切除较多边缘及进行彻底淋巴结扫除,中高分化恶性程度相对好,肿瘤边缘切除可以少一些;如癌与周围组织器官固定应一并切除,然后根据切除器官进行重建或改道。

5.其他 晚期直肠癌出现远处转移不宜做根治术,考虑行姑息切除或癌肿上段造瘘解除梗阻。

(三)大肠癌放射治疗

单纯手术后的局部复发率较高,因为多数患者手术时已非早期,Dukes'B 期术后的局部复发率为 25% ~ 30% ,Dukes'C 期术后局部复发率为 50% 左右,大多数局部复发发生在盆腔内,因此肿瘤侵入直肠周围软组织是手术无法彻底切除的。因此盆腔放疗是清除这些癌细胞沉积的唯一可供选用的有效方法。然而结肠癌患者对术前及术后放疗均无显效。放射治疗仅适用于结肠癌患者的术中放疗。

1.大肠癌的放疗方案

(1)根治性放疗:通过放疗彻底杀灭肿瘤细胞,仅适用于少数早期患者及细胞类型特殊敏感的患者。

(2)对症性放疗:以减轻症状为目的。适用于镇痛、止血、减少分泌物、缩小肿瘤、控制肿瘤等姑息性治疗。

(3)放疗、手术综合治疗,有计划的综合应用手术与放疗两种治疗手段。

2.大肠癌放疗的方式

(1)术前放疗:术前放疗具有下列优点。①癌细胞的活性减弱,使手术时播散或残留的癌细胞不易存活;②对巨大而固定,估计切除有困难的癌肿,术前放疗可使瘤体缩小,从而提高切除率;③放射生物学的研究表明,在血供或供氧减少时,术前癌细胞对放射线的敏感性较术后高。

术前放疗应严格掌握剂量,以中等剂量(3 500 ~ 4 500 Gy)为宜,既不增加手术并发症,又能提高手术疗效。

(2)术后放疗:具有下列优点。①根据手术发现,在切除原发肿瘤后,对可能残留肿瘤的部位进行标记、定位,从而使照射部位可能更精确,照射具有选择性,效果更佳;②原发肿瘤切除后,肿瘤负荷显著减少,有利于提高残留癌对放射线的效应。

(3)术中放疗:术中对疑有残留癌处和不能彻底切除处,用 β 射线进行一次大剂量照射。

3.大肠癌的放疗禁忌证

(1)严重消瘦、贫血者。

(2)经治疗不能缓解的严重心、肾功能不全者。

(3)严重感染或脓毒血症者。

(4)局部已不能忍受再次放疗者。

(5)白细胞数低于 3×10^9/L,血小板低于 80×10^9/L,血红蛋白低于 80 g/L,一般暂停放疗。

4.放疗的并发症

(1)术前放疗患者的会阴部切口愈合稍延缓。

(2)腹痛、恶心、呕吐、腹泻等症状。

（3）单纯性肛门炎（1%～2%），局部会阴瘢痕，愈合不良或硬化伴疼痛（2%），小肠不完全梗阻（1%）。

（4）小便失禁（0.5%～1.0%），小膀胱症和血尿（1.5%）等。

（5）全血细胞减少。

5. 放疗的辅助治疗

（1）对恶心、呕吐者，酌予胃复安等药物治疗，顽固性呕吐者给枢复宁治疗。

（2）对白细胞数下降者，给提高白细胞药物。如维生素 B_4、利可君片、盐酸小檗胺片等。

（3）对皮肤反应者，一度反应时会阴部用滑石粉涂扑，二度反应时用龙胆紫液外涂或肤轻松软膏外涂。

（四）大肠癌的化疗

化学治疗是结直肠癌的重要辅助治疗手段之一，也是结直肠癌综合治疗中不可缺少的一个重要组成部分。治疗的目的是防止和减少复发与转移，从而提高手术治疗的远期疗效。

1. 辅助化疗的原则

（1）循环中可有隐匿的存活瘤细胞和局部、远处或两者均有显微镜下癌细胞灶。

（2）当肿块微小和细胞动力学适宜时治疗最有效，即在瘤负荷减少或生长指数比率较大时，化疗效果较易发挥。

（3）具备已证明对该肿瘤有效的制剂。

（4）细胞毒治疗显示一个剂量-反应关系，因此必须给予最大的耐受剂量，并且疗程必须是以杀灭所有肿瘤细胞为限。

2. 化疗的主要适应证

（1）适用于 Dukes' B、Dukes' C 期患者术后化疗。

（2）局部化疗。

（3）晚期患者姑息化疗。

3. 化疗的禁忌证

（1）恶病质状态患者。

（2）严重心血管疾病患者或肾功能障碍者。

（3）血象不适用化疗者。

4. 化疗的方式

（1）全身静脉用药化疗。

（2）肝动脉插管化疗：结直肠癌肝转移可引起进行性肝破坏，最后导致患者死亡。未得到治疗的结直肠癌肝转移患者，中位生存期为 2.5～6.0 个月。有许多药物如 5-Fu 与 5-Fu-DR（氟尿嘧啶脱氧核苷）在肝脏内代谢成为低毒产物，因而经肝动脉灌注这类药物浓度增加，全身毒性则降低，且肝动脉插管化疗的有效率50%以上，大大高于 5-Fu 静脉给药的疗效（约20%）。这是通过肝动脉应用化疗药物治疗肝转移癌的机制。

（3）门静脉置管化疗：术中经小肠系膜静脉或横结肠静脉或相距幽门 5 cm 的胃网膜静脉插入导管，门静脉灌注的时间多安排在完成肠吻合术后 6 h，5-Fu 600 mg/m² +肝素钠 5 000 U 溶于5%葡萄糖液中，门静脉连续灌注 24 h，滴速为 40 mL/h，连续灌注 7 d。

（4）术中辅助性肠腔化疗：肠腔内灌注化疗药物，减少吻合口复发的措施之一，为肛肠肿瘤手术无瘤技术的重要组成部分。其方法为：手术时先将准备切除肠段的两端各距瘤缘 8～10 cm 处用布带环扎肠管。如直肠癌则闭锁肛门，然后向肿块的肠腔内注入 5-Fu 30 mg/kg（溶于盐水 500 mL 中），30 min 后再结扎，切断供应该切除肠段的动静脉，按常规步骤完成手术。

（5）腹腔化疗：通过腹腔内直接给药使腹腔内药物浓度增高，效价维持时间长。同时，这种腹腔内给药所形成的药物浓度为静脉给药的数百倍，且药物经门静脉系统吸收，对门静脉系统和肝脏内的癌细胞具有较好的治疗效果。常用的化疗药物为 5-Fu、MMC（丝裂霉素）、ADM（阿霉素）、DDP（顺氯氨铂）、MTX（甲氨蝶呤）等。5-Fu 和 MMC 两药合用有协同作用，能直接杀伤癌细胞，是临床上常用的方案。具体方法为：化疗药物以 1.5～2.0 L 液体稀释，加温至 37 ℃，一次腹腔灌注后夹管 4 h，使药物在腹腔内均匀分布，接触所有部位并维持一定作用时间，然后采用负压尽量将化疗液吸出，以减少药物的积累。一般每天 1 次，连用 5 d 为一疗程。

（6）动脉插管化疗：晚期直肠癌无法行根治术或在姑息性肿瘤切除后短期内出现复发转移，经动脉插管化疗可为其治疗提供一条较好的途径。同时，采用动脉插管化疗药物毒性反应轻，减少了全身毒性反应，缩短了治疗时间，如在术前应用还可提高手术切除率。

第八节　原发性肝癌

原发性肝癌（HCC）是当今世界上尤其是我国主要的一种恶性肿瘤。在消化道肿瘤中，发病率仅次于胃癌；每年全世界有 25 万人死于 HCC，我国则约占其中 40%。在地理分布上 HCC 常见于非洲撒哈拉沙漠南部和远东的许多地区，每年发病率大于 20/10 万。我国东部或沿海地区的发病率相当于内陆地区的 9 倍。在大多数人群中，HCC 有男性高发的现象，可以用男性的易感性高、遗传或后天获得性的因素，或更多的接触与 HCC 发病的环境因素等来解释。

【临床表现】

1. 症状　有以下 7 个方面。

（1）腹痛：是最常见和最初的主诉。疼痛多位于右季肋区或上腹部。其性质常为持续性钝痛，与肝包膜的不断扩展有关，可因叩击、体位改变或运动而加剧。在疾病晚期，疼痛加重。侵犯胆道导致运动障碍时，类似胆绞痛；肝破裂出血时，可出现类似急腹症剧痛；腹膜有癌瘤种植时，可出现腹膜刺激征。慢性肝病患者肝区疼痛不能为一般治疗所缓解且逐渐加剧时，应高度怀疑为 HCC。

（2）乏力与消瘦：此亦为常见首发症状，呈进行性加重。

（3）消化道症状：有食欲减退、恶心、呕吐、腹胀、腹泻或便秘，尤以食欲减退与腹胀更常见。由于缺乏特异性，不易为人所注意。消化道症状与腹痛、乏力三者常同时或重叠出现，约 60% 的患者因出现这些非特异性的症状而就诊。

（4）上腹部包块：有些肝癌患者直至肝大达一定程度时，自觉或自行触及有上腹包块始来就诊。

（5）黄疸：是 HCC 晚期的表现。癌瘤转移至肝内外胆管或肝门淋巴结压迫胆管或肿瘤广泛浸润累及主要胆管，引起阻塞性黄疸。此外，癌瘤广泛浸润及弥散性分布，破坏残存的肝细胞，引起肝细胞性黄疸。HCC 一旦出现黄疸,并进行性加深,提示近期预后不良。

(6)发热:约 10% 的 HCC 患者以发热为首发症状。发热可由于癌细胞释放致热源物质或肿瘤组织坏死并发感染引起,表现为持续性低或中度发热。

(7)转移:侵犯门静脉并形成癌栓,若门脉主干阻塞便可引起门脉高压和难治性腹腔积液,远处可转移至肺、骨、肾、脑、腹腔及肾上腺等。肺转移尤其是多发性转移可有胸痛、咳嗽、咯血和呼吸困难;骨转移可累及椎骨、肋骨和四肢长骨等,椎骨转移尤为严重,局部有明显疼痛,压迫脊神经时可引起截瘫;颅内转移者出现定位症状或颅内高压,重者可发生昏迷而误诊为肝性脑病。

2.体征

(1)肝大:进行性肝大是 HCC 最常见的体征。肝脏表面或边缘往往不规则或呈结节状,质地坚硬,典型者呈石块样。若肿瘤坏死或出血则局部可变软,伴或不伴压痛。肝右叶膈面癌肿可使膈肌明显抬高。

(2)门脉高压:常见于晚期 HCC,尤其继发于肝硬化的患者更为突出,常有脾大、腹腔积液及腹壁静脉曲张。脾大既是失代偿期肝硬化门脉高压的表现,亦可见于癌肿侵犯门静脉或脾静脉形成癌栓所致;腹腔积液呈草黄色或血性,后者可由于肝表面癌肿破溃或癌肿种植于腹膜引起,肝硬化患者出现血性腹腔积液时,强烈提示 HCC 存在。

(3)肝动脉杂音:约 20% 的患者在肝上方可听到动脉杂音。HCC 在没有特殊的体征时,肝动脉杂音有一定的诊断意义。

(4)慢性肝病体征:在晚期肝硬化 HCC 患者中十分突出,表现有慢性肝病面容、蜘蛛痣、肝掌、男性乳房发育和睾丸萎缩等。

(5)Budd-Chiari 综合征:HCC 好侵犯肝内静脉分支,门静脉小分支最常受累。肝静脉肿瘤阻塞表现为 Budd-Chiari 综合征张力性腹腔积液、肝弥漫性肿大和触痛。在肝静脉受累患者中,约 2/3 患者癌栓侵入下腔静脉,部分或完全阻塞下腔静脉,造成下肢凹陷性水肿。癌栓亦可沿下腔静脉侵入右心房,引起心力衰竭或心律失常。

3.伴癌综合征 为肿瘤产生的一些物质进入血流并作用于远处组织所致。临床上主要表现为发作性腹泻、晕厥和腹部肿块。临床意义是它可先于 HCC 局部症状出现,促使医生注意 HCC 的存在,如异位激素综合征红细胞增多、高钙血症、性激素的改变、低血糖、高胆固醇血症,肥大性骨关节病、甲状腺功能亢进症则较罕见。

【检查】

1.实验室检查

(1)甲胎蛋白(AFP):胚胎期 AFP 合成部位主要在肝和卵黄囊。免疫定量检测的正常值为<20 ng/mL。国内学者认为,AFP>500 ng/mL 且持续 4 周者,或 AFP 在 200～300 ng/mL,持续 8 周并不断升高者,在排除其他引起 AFP 增高的因素后,结合定位检查,即可做出诊断。

活动性肝病时,血清 AFP 亦可升高,AFP 的产生为肝细胞修复所致。通过动态观察血清 AFP 与 ALT 有助于与 HCC 的鉴别。持续 2 个月检测血清 AFP 3 次以上,含量在 50～200 ng/mL,称 AFP 低浓度持续阳性(低持阳)。这些人多有慢性肝炎和肝硬化。AFP 低持阳的患者中有一部分是亚临床 HCC。因此,对 HCC 高危人群每隔数月测 1 次 AFP,当其有持续升高趋势时,即使是轻微的增高,也需进一步做影像学检查。血清 AFP 值常随着 HCC 的生长而增高,但有例外,即使是小肝癌也产生高浓度 AFP,这种现象主要是由于 HCC 产生 AFP 的能力不同。肿瘤切除或经有效治疗后,血清 AFP 值下降或消失。因此,可用 AFP 来评估疗效和 HCC 复发。

(2)γ-谷氨酰转肽酶(γ-GT)及其同工酶:癌前阶段还是 HCC 已经形成期肝细胞中 γ-GT 值显著增高。AFP 高浓度的 HCC 患者中,γ-GT 及同工酶的检出率更高。即使在 AFP 低浓度 HCC 中,γ-GT 也有较高的检出率。

(3)醛缩酶同工酶:有 A、B、C 3 种形式。AFP 阴性或低浓度阳性的 HCC 患者有一定的诊断价值。诊断阳性率,对小肝癌的早期诊断也有一定的价值。

(4)碱性磷酸酶同工酶:尽管该酶检出率较低,但与 AFP 浓度及 γ-GTE 的存在无关。

(5)异常凝血酶原(AP):在 AFP 阴性或低浓度的 HCC 中分别为 68.8% 和 65.5%,与 AFP 联合检测时 HCC 和小肝癌的检出率分别达 84.17% 和 84.2%。

(6)转铁蛋白:肝癌时明显降低。小肝癌、早期肝癌时仅轻度降低,但可作为预后判断的一项指标。

2. B 型超声诊断　B 型超声能够识别门静脉主要分支内的癌栓,且检出率比 CT 和血管造影高。HCC 最主要应与转移性肝癌和肝血管瘤鉴别。约 85% 的转移性肝癌为多发结节,形态常不规则,表现周围低回声型或高回声型或混合回声型。肝血管瘤的 B 型超声表现以高回声型最为常见,即密集高回声及与周围肝实质分界清楚为特征。

【诊断】

1. 早期发现　系指发现肿瘤 <3 cm 的小肝癌。小肝癌的检出率,在自然人群中为 10/10 万 ~ 14.6/10 万,在高危人群中为 501/10 万,后者为前者的 34.3 倍。所谓高危人群是指年龄在 40 岁以上有下列情况之一者:①有 5 年以上的肝炎病史或乙肝血清抗原标记阳性者;②有 5 ~ 8 年以上的酗酒史并有慢性肝病临床表现者;③已确诊的肝硬化患者。对高危人群进行 AFP 和(或)B 型超声的定期检查,是早期发现小肝癌的重要途径。

2. 早期诊断　早期发现的 HCC 有时不一定符合早期诊断的标准。早期诊断应综合运用定性的、定位的各种检测方法。

(1)定性诊断:HCC 定性诊断以 AFP 为首选,对 AFP 阴性或低浓度的 HCC,应辅以血清酶学和其他血清标记的检查。①AFP 定量检查:一般而言,AFP 血清浓度与肝癌的大小有一定的相关性。通过高危人群初筛的小肝癌,可能呈低浓度。AFP 异质体的检查,提示了 AFP 对诊断肝癌的特异性,有助于排除慢性活动性肝病的假阳性,还有助于低浓度 AFP 肝癌的诊断,甚至使肝癌在影像学诊断之前,即可做出定性诊断。②其他肝癌标志物:AFP 外,用于肝癌诊断的标志物很多,但具有早期诊断价值者为数并不多,其中较为成熟的是 γ-GTE,AFP 低浓度时也有较高的阳性率,且可在影像学出现异常前呈阳性,与 AFP 同步检查,能提高小肝癌的早期诊断率。其次,异常凝血酶原在 AFP 阴性或低浓度时,其阳性率为 65% ~ 70%,与 AFP 联合检测,可使小肝癌的检出率提高到 84.2%。

(2)定位诊断:①B 型超声对 HCC 的分辨低限约 2 cm,准确性为 85%,是早期发现、早期定位诊断的首选方法。②CT 准确性与 B 超相似,于静脉注射造影剂增强后,正常组织与肿瘤组织的对比更为清晰,故在小肝癌的早期诊断中,也是常选的方法。从我国国情出发,在 B 型超声定位有困难时,可再作 CT 检查。③磁共振(MRI)对鉴别肝肿瘤的良性与恶性有其优点,但早期诊断价值并未超过 CT,且检测费用昂贵,故只宜在特殊情况下选用。④选择性肝动脉造影可显示 1 cm 直径的多血管肿瘤,阳性率达 90%。⑤应用数字减影。血管造影和 CT 合并检查,可使显像更为细微清晰。此法仅在 B 型超声和 CT 不能肯定定位诊断时,或手术前需进一步了解肿瘤的大小、范围、部位以及其在肝内转移时,才考虑采用。

【鉴别诊断】

典型 HCC 的诊断一般并无困难,但不典型时(如 AFP 阴性或低浓度)需与肝内外许多疾病鉴别。

1. 肝良性肿瘤　其中肝海绵状血管瘤与 HCC 常不易区别,即使应用 B 型超声、CT 及肝动脉血管造影等检查,误诊的情况并非罕见,尤其将肝癌误诊为血管瘤,这将造成不可挽回的后果。因此,一个慢性肝病患者,如影像学检查诊断为血管瘤,临床医生应尽可能进行有关肿瘤标志物检查,必要时应进行肝动脉造影和(或)超声引导下细针肝穿刺细胞学检查。放射核素血池扫描可协助鉴别诊断。

2. 肝脓肿　有些肝脓肿无典型的发热,B 型超声不显示液平段,但却有明显的肝大,易误诊为肝癌;与此相反,肝癌患者可有发热,癌组织坏死时 B 型超声可显示液平段,亦易误诊为肝脓肿。临床医生在诊断肝癌时,应提高警惕与肝脓肿鉴别,必要时进行灭滴灵试验治疗或行肝穿刺活检。

3. 慢性肝病　慢性活动性肝炎及肝硬化有时易与肝癌混淆。其原因为慢性活动性肝病有低浓度的 AFP 升高、肝显著增大及影像学检查显示占位性病变(肝硬化的再生结节)。有时需肝穿刺活检确诊。

4. 慢性血吸虫病　慢性血吸虫病有明显的肝大,并可触及粗大结节,影像学检查显示占位性病变,需做肝穿刺活检等检查确诊。

5. 继发性肝癌　原发于消化道、肺、泌尿生殖系、乳腺等处的癌肿,常转移至肝。一般而言,转移性肝癌常呈多个散在的病灶。但有时原发病灶并未显露,而肝可见转移病灶,造成诊断上的困难。少数源于消化道的转移性肝癌,AFP 可阳性,确诊有赖于原发癌诊断的依据。

6. 其他　肝邻近脏器的肿瘤、右半结肠、右肾、肾上腺的肿瘤以及腹膜后的软组织肿瘤,均可以右上腹部肿块的形式出现,造成混淆,宜仔细鉴别。

【治疗】

早期治疗是改善肝癌预后的最主要因素。早期肝癌应尽量采取手术切除,对不能切除的大肝癌亦可采用多模式的综合治疗。

1. 手术治疗　肝癌的治疗仍以手术切除为首选,早期切除是提高生存率的关键,肿瘤越小,5 年生存率越高。手术适应证为:①诊断明确,估计病变局限于一叶或半肝者;②无明显黄疸、腹腔积液或远处转移者;③肝功能代偿尚好,凝血酶时间不低于 50% 者;④心、肝、肾功能耐受者。在肝功能正常者肝切除量不超过 70%;中度肝硬化者不超过 50%,或仅能作左半肝切除;严重肝硬化者不能作肝叶切除。手术和病理证实约 80% 以上肝癌合并肝硬化,公认以局部切除代替规则性肝叶切除无期效果相同,而术后肝功能紊乱减轻,手术死亡率亦降低。由于根治切除仍有相当高的复发率,故术后宜定期复查 AFP 及超声显像以监察复发。

由于根治切除术后随访密切,故常检测到"亚临床期"复发的小肝癌,乃以再手术为首选,第二次手术后 5 年生存率仍可达 38.7%。肝移植术虽不失为治疗肝癌的一种方法,国外报道较多,但在治疗肝癌中的地位长期未得到证实,术后长期免疫抑制剂的应用,患者常死于复发。对发展中国家而言,由于供体来源及费问题近年仍难以推广。

2. 姑息性外科治疗 适于较大肿瘤或散在分布或靠近大血管区,或合并肝硬化限制而无法切除者,方法有肝动脉结扎和(或)肝动脉插管化疗、冷冻、激光治疗、微波治疗,术中肝动脉栓塞治疗或无水酒精瘤内注射等,有时可使肿瘤缩小,血清 AFP 下降,为二步切除提供机会。

3. 化疗与放射介入治疗 化疗即应用化学药物治疗。过去大半个多世纪中,化疗由过去少数几种化疗药物的单一应用发展到多种药物的联合应用。给药方式除原有的静脉全身化疗外,还出现了辅助化疗、新辅助化疗、特殊途径化疗(动脉、体腔内灌注等)等新的方式。由于化疗药物在消灭癌细胞的同时会造成患者机体的损害,目前临床上多不主张对肝癌患者应用全身静脉化疗,而采取损害较小的放射介入治疗法。

放射介入治疗是近年发展起来的化疗新途径。其方法是:通过导管进入到肝癌血液供应的肝动脉内,注入化疗药物,提高局部药物浓度从而提高疗效,同时减少了化疗药物对身体其他部分的毒副反应。

放射介入治疗主要适用于情况不太差的不能手术的肝癌患者。目前,这种方法已成为不能切除肝癌患者非手术疗法中的首选。其缺点是对于继发性肝癌及部分原发性肝癌效果不佳,且会造成肝功能损害。

4. 局部治疗 主要指一些在 B 超引导下肿瘤内穿刺治疗方法,其原理是通过物理、化学或放射性损伤,达到使肿瘤组织坏死,从而控制甚至治愈的目的。目前临床上常用的局部治疗方法包括:超声引导下肿瘤内穿刺注射酒精、醋酸等;经皮穿刺肿瘤内微波固化治疗、激光治疗;射频消融、高温盐水注射等高温疗法;液氮冷冻;氩氦刀;高功率聚焦超声。

5. 生物治疗 不仅起配合手术、化疗、放疗以减轻对免疫的抑制,消灭残余肿瘤细胞的作用。近年来,由于基因重组技术的发展,使获得大量免疫活性因子或细胞因子成为可能。应用重组淋巴因子和细胞因子等生物反应调节因子(BRM)对肿瘤生物治疗已引起医学界普遍关注,已被认为是第四种抗肿瘤治疗,目前临床已普遍应用 α 干扰素(IFN-α)和 γ 干扰素(IFN-γ)进行治疗,天然和重组 IL-2,TNF 业已问世,此外,淋巴因子激活的杀伤细胞-LAK 细胞肿瘤浸润淋巴细胞(TIL)等已开始试用。所用各种生物治疗剂的疗效仍有待更多的实践和总结。基因治疗为肝癌的生物治疗提供了新的前景。

第九节 胰腺癌

胰腺癌是消化系统较少见的恶性肿瘤,因其临床表现无特异性,患者常不能得到早期诊治,其恶性程度高,转移早,治疗效果不理想。大多数病例于诊断 1 年内死亡,术后 5 年生存率仅 2%

左右。

胰腺癌是胰腺恶性肿瘤中最常见的一种,占全身癌的1%~4%,占消化道肿瘤的8%~10%。近年来胰腺癌的发病率明显升高。发病年龄以45~65岁多见,男女之比为(1.5~2.0):1。就胰腺癌的发生部位而言,仍以胰头部位最多见,约占70%,胰体次之,胰尾部更次之,有的头体尾部均有,属于弥漫性病变或多中心性病变。

【临床表现】

1. 症状

(1)腹痛:半数以上的患者可有腹痛,位于上腹部、脐周或右上腹,性质为绞痛、阵发性或持续性、进行性加重的钝痛,大多向腰背部放射,典型的胰腺癌腹痛常在仰卧时加重,夜间更甚,患者常被迫坐起或向前弯腰、屈膝侧卧引膝到胸,甚至四肢支撑躯体向前俯卧以求减轻疼痛,常使患者夜间辗转不眠。

(2)黄疸:是胰腺癌尤其是胰头癌较突出的症状。约15%患者以此为首发症状,在全病程中约80%患者会出现黄疸。黄疸多在消化道症状出现3个月后发生,系因胆总管下段受到肿瘤的压迫或侵袭所致。因此,黄疸多为梗阻性,进行性加重。伴有皮肤瘙痒,尿色如浓茶,粪便成陶土色。

(3)消瘦:在消化道肿瘤中,胰腺癌患者消瘦最为突出,部分患者在病程早期尚无其他症状时便表现为不明原因的进行性消瘦且进展迅速。在胰腺癌晚期常伴有恶病质。

(4)消化道症状:最常见为食欲减退和消化不良。胰腺癌患者75%有脂肪吸收不良,50%有蛋白质吸收不良,患者常有腹泻,甚至脂肪泻。

2. 体征 黄疸出现时,因胆汁淤积使肝大、质硬、表面光滑。当肝有转移灶时表面则不平,可扪及肿块。肝外胆道梗阻时,可触及肿大的胆囊,不伴压痛。腹部压痛是常见体征,也可扪及腹部包块。少数患者可出现腹腔积液、腹部血管杂音、锁骨上淋巴结肿大,直肠指诊可摸到盆腔转移。

【检查】

1. 实验室检查 血胆红素增高、胰腺外分泌功能试验异常,可有血糖升高。

2. 抗原检查 胰腺肿瘤抗原(POA)、糖抗原19-9(CA19-9)、癌胚抗原(CEA)测定有助诊断。

3. 影像学检查(B超、CT、MRI等) 胰腺不规则肿大,胰胆管扩张及胆囊肿大。超声内镜最小可检出5 mm的小胰癌,灵敏度可达100%;还可鉴别胰头癌和胰头局灶性慢性胰腺炎。超声引导下经皮或手术中细针穿刺细胞学检查具有确诊价值。

4. 逆行胰胆管造影(ERCP) 胰腺癌时主要表现为主胰管不规则弯曲,局限性狭窄,突然中断。有时在胰管和胆总管下段同时表现为阻塞中断,呈所谓双管征。胰腺癌诊断率达85%~92%,较B超、CT为高。

5. 在CT或超声引导下的细针抽吸(FNA)细胞学检查 对胰腺癌诊断的准确性可达76%~90%,其特异性几乎可达100%。当没有手术指征或不愿意接受手术时,无论对胰尾、胰体损害或转移病灶,FNA都可能特别有用。

【诊断】

对胰腺癌高危人群用血清胰腺癌标志物进行初筛,结合临床表现,对疑有胰腺癌的患者,先做B

超检查,如胰腺轮廓形态有改变,胰腺内有低密度区,胰管扩大及胆总管增宽、胆囊胀大,则胰腺癌可能性大,此时可用 CT 或 MRI 检查证实,可再继续进行 ERCP 检查或直接剖腹探查。在 B 超或 CT 引导下做针穿刺细胞学检查、基因诊断或加做选择性动脉造影可以明确病变部位、范围和估计手术切除的可能性。

【鉴别诊断】

1.慢性胃部疾病 慢性胃炎、消化性溃疡病、非溃疡性消化不良征等慢性胃部疾病,临床表现为非进行性,可有规律性腹痛,与饮食关系密切,多无体重减轻及食欲减退。胰腺癌以中老年多见,病程短,进行性加重,体重下降迅速。内镜检查是首选的鉴别诊断方法。

2.病毒性肝炎 胰头癌患者常有上腹饱胀、隐痛不适及黄疸,易与病毒性肝炎相混淆。

3.胆囊炎、胆石症 胰腺癌可有发热、腹痛、黄疸等症状,临床上易与胆囊炎、胆石症相混淆。胆石症腹痛常呈阵发性绞痛,黄疸在腹痛发作后 1~2 d 出现,短期内可消退,有上腹可有压痛和反跳痛,这与胰腺癌有明显不同。B 超、CT 和 ERCP 可以确诊。

4.慢性胰腺炎 慢性胰腺炎症状与胰腺癌很相似,但慢性胰腺炎病程长,反复发作,可有脂肪泻,黄疸少见,进展缓慢。X 射线腹部平片、B 超、CT 检查可发现胰腺部位的钙化点。

5.壶腹癌和胆总管癌 胆总管、Vater 壶腹和胰头三者解剖位置邻近,三者发生癌肿时临床表现十分相似,都以梗阻性黄疸为特征表现。三者中胰头癌手术切除率和预后最差。B 超、CT、ERCP 等对鉴别诊断有重要价值。

【治疗】

1.围手术期处理 胰腺癌患者常常全身情况欠佳,而根治性手术尤其是胰十二指肠切除术创伤大、出血多、并发症多、手术死亡率高,因此,正确积极的围手术期处理十分关键。

(1)加强营养、纠正低蛋白血症:宜给高蛋白、高糖、高维生素、低脂肪饮食,辅以胰酶等助消化药物。

(2)维持水、电解质平衡。

(3)补充维生素 K:患者常有不同程度的肝功能损害,重度阻塞性黄疸者由于胆汁不进入肠道,使脂溶性维生素 K 不能正常吸收,导致凝血酶原合成不足。因而应注射维生素 K,直到手术,同时进行保肝治疗。

(4)控制糖尿病:胰腺癌患者糖尿病发生率比普通人群高得多,一旦检查证实,应使用普通胰岛素控制血糖在 7.2~8.9 mol/L,尿糖在+~-范围内。

2.手术切除 胰腺癌的治疗以手术治疗为主,但相当多的患者就诊时属中晚期而无法做根治性切除。胰头癌的手术切除率在 15% 左右,胰体尾部癌的切除率更低,在 5% 以下。胰腺癌手术治疗的常用术式有以下几种。胰头十二指肠切除术、全胰切除术、胰体尾部切除术、保留幽门的胰十二指肠切除术。

3.放射治疗 胰腺癌放射治疗的瘤死量偏高,而胰腺周围如胃、小肠、肝、肾、脊髓等的放射耐受性偏低,给放射治疗带来不利。在 CT 精确定位下放射治疗已成为胰腺癌治疗的主要手段之一。

4.化疗 通过胰腺主要的供血动脉给予高剂量的化疗药物的区域性化疗可以使化疗药物更有

针对性,提高了化疗的效果,同时可明显减少化疗药物的毒副反应。

第十节　胆囊癌

胆囊癌是胆道系统中常见的恶性肿瘤,男女比例为 1:3,60 岁以上多见,与胆囊结石,寄生虫感染关系密切。在胆囊恶性肿瘤中胆囊癌占首位,其他尚有肉瘤、类癌、原发性黑色素瘤、巨细胞腺瘤等。后者均属少见,胆囊癌居胃肠道恶性肿瘤的第 5 位。早期诊断困难,预后差。5 年生存率 2% ~ 5%,1 年内死亡率为 80%。

胆囊癌的病因至今未明,多数人认为是综合因素引起,可能包括结石的机械刺激、炎症、胆固醇代谢异常和胆汁的刺激作用,使黏膜增生、变性继而发生癌变。胆囊癌患者同时有胆囊结石者可达 75% ~ 100%,而在胆囊结石患者中患胆囊癌者占 3% ~ 14%,其发病率较无结石者为高。至于有无某种化学致癌物的影响,尚无足够证据。

【临床表现】

胆囊癌起病隐匿,早期大多无症状,主要临床表现为中上腹或右上腹疼痛,间歇性或持续性钝痛或绞痛,进行性加重。腹痛可放射至右肩背、胸等处,有时很难与胆石病相区别;消瘦、黄疸也较常见,并可有食欲缺乏、软弱、恶心和呕吐等。有时表现为急性或慢性胆囊炎。右上腹扪及块物者约占半数,晚期可出现肝大、发热和腹腔积液。

【检查】

1. 超声检查　简便、无损伤,可反复使用,其诊断准确率达 75% ~ 82.1%,应为首选检查方法,但 B 超(US)易受腹壁肥厚、肠管积气的影响,并且不易判定结石充满型及萎缩型胆囊壁情况。近年来,人们采用 EUS(内镜超声)的方法,较好地解决了 US 的上述问题,EUS 用高频率探头仅隔胃或十二指肠壁对胆囊进行扫描,极大提高了胆囊癌的检出率,并且能进一步判定胆囊壁各层结构受肿瘤浸润的程度,因而人们将 EUS 作为 US 检查后的进一步精确判定方法。不论 US 或 EUS,其早期胆囊癌的超声图像主要表现为隆起型病变与局限性囊壁肥厚,亦有两者混合型。

2. CT 扫描　对胆囊癌的敏感性为 50%,尤其对早期胆囊癌的诊断不如 US 及 EUS。CT 影像改变可分 3 种类型。①壁厚型:胆囊壁局限或弥漫不规则增厚。②结节型:乳头状结节从胆囊壁突入腔内,胆囊腔存在。③实变型:因胆囊壁被肿瘤广泛浸润、增厚,加之腔内癌块充填形成实质性肿块。如果肿瘤侵犯肝脏或肝门胰头淋巴结转移,多能在 CT 影像下显示。

3. 彩色多普勒血流显像　国内文献报道在胆囊肿块和壁内测到异常的高速动脉血流信号是胆囊原发性恶性肿瘤区别于胆囊转移癌或胆囊良性肿块的重要特征。

4. ERCP　有人报道 ERCP 对于能够显示出胆囊的胆囊癌诊断率可达 70% ~ 90%,但 ERCP 检查有半数以上不能显示胆囊。其影像表现可分 3 种情况。①胆囊胆管显影良好:多为早期病变,典型病例可见胆囊充盈缺损或与囊壁相连基底较宽的隆起病变。胆囊壁浸润者可见囊壁僵硬或变形。②胆囊不显影:多属中晚期病例。③胆囊不显影并有肝或肝外胆管狭窄:充盈缺损及梗阻上方肝胆管扩张已是晚期征象。

5. 细胞学检查　有直接取活检或抽取胆汁查找癌细胞两种。直接活检的方法有 B 超引导下胆囊病变穿刺、经皮胆囊镜检查(PTCCS)、经腹腔镜等方法。采取胆汁的方法更多,如 ERCP 下抽取胆汁、B 超引导下胆囊穿刺 PTCD、胆道子母镜等。文献报道的细胞学检查的阳性率虽不高,但结合影像学检查方法,仍可对半数以上胆囊癌患者做出诊断。

6. 肿瘤标志物　在肿瘤标本的 CEA 免疫组化研究的报道中胆囊癌的 CEA 阳性率为 100%。进展期胆囊癌患者血清 CEA 值可达 9.6 ng/mL,但在早期诊断无价值 CA19-9、CA125、CA15-3 等肿瘤糖链抗原仅能作为胆囊癌的辅助检查。

【诊断标准】

美国癌症联合研究会(AJCC)于 2002 年制定的诊断标准内容如下。

1. TNM 的定义

(1)原发肿瘤(T)

T_x:原发肿瘤不能估计。

T_0:无原发肿瘤。

Tis:原位癌。

T_1:肿瘤侵犯黏膜或肌层。

T_1a:肿瘤侵犯黏膜层。

T_1b:肿瘤侵犯肌层。

T_2:肿瘤侵犯肌周围结缔组织,未扩展至肝脏或超出浆膜。

T_3:肿瘤侵犯浆膜(脏腹膜)和(或)直接侵犯肝和(或)一个其他邻近器官或组织,如胃、十二指肠、结肠、胰腺、网膜或肝外胆管。

T_4:肿瘤侵犯门静脉主干或肝动脉或侵犯多个肝外器官或组织。

(2)区域淋巴结(N)

N_x:区域淋巴结无法评估。

N_0:无区域淋巴结转移。

N_1:有区域淋巴结转移。

(3)远处转移(M):

M_x:远处转移无法评估。

M_0:无远处转移。

M_1:有远处转移。

2. 分期　见表 6-1。

表6-1 胆囊癌的分期

分期	T	N	M
0 期	Tis	N_0	M_0
I a 期	T_1	N_0	M_0
I b 期	T_2	N_0	M_0
II a 期	T_3	N_0	M_0
II b 期	T_1	N_1	M_0
	T_2	N_1	M_0
	T_3	N_1	M_0
III 期	T_4	任何 N	M_0
IV 期	任何 T	任何 N	M_1

【鉴别诊断】

1. 肝癌 本症与胆囊癌均有右上腹隐痛和胃肠道症状,并可伴有右上腹包块、消瘦。而本症多有肝炎和肝硬化病史,B 超、CT 检查可发现肝内占位性病变,肝脏组织细胞学检查可发现肝癌细胞。

2. 胆石症 本症与胆囊癌在临床上多为相似症状,本症黄疸多在短期内消退或波动,无明显体重减轻。B 超、CT 检查可见有胆囊结石或伴有急性、慢性胆囊炎的改变。腹腔胆道动脉造影无阳性发现。ERCP 或 PTC 以及 B 超下引导胆囊穿刺造影,可见胆囊结石,胆囊壁组织学检查为炎性病变。

3. 胰腺癌 本症在临床上无特异表现。鉴别诊断主要依靠 X 射线上消化道造影,胰头癌时可显示十二指肠圈扩大,十二指肠降部有压迹、狭窄、充盈缺损或黏膜破坏征象。累及胰体、胰尾的大肿瘤压迫胃部时,胃体后壁可显示受压和移位征象,有时屈氏韧带和横结肠受压向下移位。B 超检查表现为:胰腺的局限性增大,边界回声不整齐,回声光点减弱、增强或不均匀,声像衰减明显等。CT 检查对胰腺癌的敏感性和特异性更高。在 B 超或 CT 下细针活检细胞学检查可明确诊断。ERCP 检查可直接观察胃、十二指肠有无受压,有无转移癌和十二指肠乳头的变化。造影显示胰管或其分支的狭窄、阻塞、变形或断裂的征象。PTC 可显示肿瘤压迫和浸润所引起的胆总管狭窄、阻塞和不规则形态。选择性动脉造影显示胰体癌、胰尾癌比 B 超、CT 更有效。

4. 肝外胆管癌 本症发病情况与胆囊癌相反,男性多于女性,比例为(2～3):1,年龄多在 50～70 岁,贫血较为明显。B 超检查肝内胆管呈现扩张,肝门外有肿瘤回声。PTC 检查可显示肝内胆管扩张,梗阻部位变钝,呈乳头状。CT 检查可显示肝内胆管扩张,很难显示肿瘤,其价值不及 ERCP 和 PTC。细胞学检查有助于诊断。

【治疗】

胆囊癌确诊后,首选手术切除治疗。约 50% 以上有手术条件,但 3 年生存率仅 10% 左右。晚期广泛转移的胆囊癌,目前尚无理想的治疗方案。

1. 胆囊癌的外科治疗原则

（1）由于胆囊癌患者就诊时往往已不是早期，胆囊癌患者中围生存期为3个月。根治术的范围主要包括胆囊切除、肝部分切除和淋巴结清扫。肝一般切除胆囊床周围3 cm左右。淋巴结一般清扫至转移淋巴结的下一站淋巴结。早期胆囊癌只要切除胆囊淋巴结，但大多数可切除的胆囊癌应清扫肝十二指肠韧带的淋巴结，必要时还应清扫胰十二指肠上、胰头后淋巴结。

（2）晚期胆囊癌的姑息性手术：对于无法根治的晚期胆囊癌病例，手术原则为减轻痛苦、提高生活质量。晚期胆囊癌较突出的问题是由于癌肿侵犯胆道系统所导致的阻塞性黄疸。手术应尽量考虑做内引流。

2. 放疗　其作为一种辅助手段应用于手术后或已无法切除的病例；胆囊癌对各种化疗药物均不敏感。

（李　萌　付朝江）

第十章　神经系统急危重症

第一节　癫　痫

癫痫是大脑神经元突发性异常放电,导致短暂的大脑功能障碍的一种慢性疾病。具有突然发生、反复发作的特点,大脑皮质过度放电是各种癫痫发作的病理基础。由于异常放电神经元所涉及的部位不同,可表现为发作的运动、感觉、自主神经、意识及精神障碍。癫痫患者若不进行正规治疗和良好护理,可能频繁出现癫痫发作,甚至导致出现癫痫持续状态,危及生命,因此,急诊护士应熟悉癫痫的抢救和护理要点。

【分型】

癫痫是神经系统常见病,男性略高于女性,患病率4%~6%,但不是一个独立疾病,而是一组疾病或综合征,由于异常放电部位及扩散范围不同而有不同的临床表现,最常见类型是抽搐发作。

1.痫性发作　是指纯感觉性、运动性和精神运动性发作,或者每次发作及每种发作的短暂过程,患者可以同时有一种或几种痫性发作,去除病因后不再发生。正常人由于感冒、发热、电解质紊乱、药物过量、长期饮酒戒断、睡眠不足等也可以有单次发作,但不能诊断为癫痫。

2.癫痫综合征　是指在特定的年龄、不同病因或促发条件下,某些临床表现和体征通常固定地组合在一起所出现的痫性疾病。

3.发作先兆　是指在大发作前数秒内患者出现的幻觉、错觉、自动症或局部肌肉阵挛抽动等症状,而且在大发作后,常能回忆起昏迷前所出现的症状。临床上先兆症状的出现,实质上是发作的首发症状,具有定位意义。另外,当发现有大发作的先兆症状时,即预示着癫痫将很快发作。

4.自动症　是指在癫痫发作的过程中或发作之后,患者的意识尚处于混浊状态时所出现的一些或多或少的不自主、无意义、无目的的刻板样动作,清醒后不能回忆。临床表现形式多样,可能是重复原先正在进行的动作,也可能是新的无意识动作,或者是对幻觉、错觉的反应动作。常见的有饮食性自动症、习惯性自动症、姿态性自动症、神游症、梦游症、言语性自动症、蒙眬状态。

【病因】

引起癫痫的原因繁多,分为原发性和继发性两类。

1.原发性癫痫　又称真性或特发性或隐源性癫痫。其真正的原因不明。

2.继发性癫痫　又称症状性癫痫,指能找到病因的癫痫。常见的原因有:

(1)脑部疾病:先天性疾病、颅脑肿瘤、颅脑外伤、颅内感染、脑血管病。

(2)全身或系统性疾病:缺氧、代谢疾病、内分泌疾病、心血管疾病、中毒性疾病。

【临床表现】

(一)单纯部分性发作

1.运动性发作

(1)局限性运动性发作:局部重复抽搐,多见于一侧口角、眼睑、手指、足趾也可涉及整个半身,可持续数分、数小时,甚至数天、数周,严重长时间发作后可有抽搐部位暂时性麻痹病,称Todd麻痹。

(2)Jackson发作:抽搐发作由某一部位开始,可按大脑皮质运动代表区排列而逐渐移动,如由口角-手指-腕-肘肩部。

(3)旋转性发作:头眼向病灶对侧转动,也可包括躯干,甚至在原地旋转。

2.感觉性发作

(1)体觉性发作:局部麻木、针刺、触电感多见于口角、舌、手指、足趾可持续数秒-数分钟-数小时,也可类似Jackson癫痫按大脑皮质感觉代表区排列移动。

(2)特殊感觉发作:视觉,简单幻视(闪光、亮点、暗点),病灶在枕叶;听觉,简单幻听(噪声),病灶在颞叶外侧;嗅觉,焦臭及难闻气味,病灶在外侧裂钩回附近;味觉,苦、酸等难以形容的怪味,病灶在岛叶附近;眩晕,旋转,晃动下沉感,病灶在第1颞回或顶叶。

3.自主神经性发作　胃气上升,恶心、呕吐、苍白、出汗、潮红等,病灶在岛叶、杏仁核。

(二)复杂性部分性发作

1.精神性发作

(1)记忆障碍性发作:发作时对周围环境感到熟悉或陌生,似曾相识感、生疏感。

(2)认识障碍性发作:环境失真、如入梦境。

(3)情感性发作:无名恐惧、愤怒、抑郁或欣快。

(4)错觉发作:视物变大、变小、声音变强、变弱。自觉自己肢体变化。

(5)复杂幻觉发作:幻视人物、虫兽。幻听复杂人语或音乐。

(6)言语障碍发作:重复一字或一句为多见,也有失语。

2.运动性发作　癫痫自动症,患者瞪视不动,有一系列无意识动作如吸吮、咀嚼、搓手、抚面、解扣、脱衣、摸索动作,甚至有游走、奔跑、乘车动作。也可有自言自语、叫喊、歌唱,发作可持续数分钟、数小时至数天,过后不能回忆起发作时的情况。

3.强直-阵挛发作(大发作)(GTCS)　以意识丧失和全身抽搐为特征,发作可分3期。

(1)强直期:全身肌肉强直性收缩,眼球上窜,发出尖叫,上肢上举后旋,下肢伸直,呼吸暂停,面色青紫,瞳孔扩大,光反射消失,持续10~20 s。

(2)阵挛期:肌肉短暂收缩和松弛,由面部或肢端小而快速抽动开始到全身大幅度阵挛性抽动,舌咬碎,口吐白沫或血沫,尿失禁,心率加快,血压升高,抽动频率逐渐减慢而消失,持续不超过5 min。

(3)发作后期:肌肉松弛,心率、血压、呼吸逐渐平稳,瞳孔恢复正常,对光反射存在,意识逐渐恢复,不少患者又进入昏睡,1~2 h 清醒。个别患者清醒前有精神错乱、狂躁或有自动症、挣扎外出乱跑、清醒后有头痛、全身酸痛、乏力、不能回忆发作过程。

(4)继发性 GTCS 常有先兆如胃气上升、心悸、头晕等不适。

(5)GTCS 在短期内频繁发生,发作间隙期意识持续昏迷称癫痫持续状态,常可伴发高热、脱水、电解质紊乱、感染。

4. 失神发作　以意识障碍为主,通常在儿童期发病,预后较好,多数随年龄增长而停止发作,少数可转为其他类型发作。

(1)典型失神发作(小发作):突然意识丧失、活动中止,两眼凝视,呼之不应持续 5~30 s,发作后继续发作前活动,不能回忆发作情况,脑电图有 3 周/秒棘-慢波组合。也可有不同伴随征象如眼睑、口角、上肢轻微阵挛;无肌张力表现坠头,手中持物跌落,偶有跌倒;肌强直头后仰,背部后弓,局部肌群强直收缩;自主神经症状表现苍白、潮红、流涎;自动症,如吸吮动作等。

(2)不典型失神发作:发作类似典型失神发作,但发生和停止均较缓慢,脑电图为较慢而不规则棘-慢波或尖慢波。

5. 肌阵挛性发作　短暂快速对称性的肌收缩,以颈躯干、上肢为多见也可遍及全身,意识不丧失,持续时间不超过 0.5 s,脑电图有多棘-慢波。

6. 阵挛性发作　全身重复阵挛性肌收缩,持续时间短,儿童多见,脑电图见快活动、慢波,偶有棘-慢波。

7. 强直性发作　全身强直性肌阵挛可有角弓反张,脑电图见低电位 10 周/秒波。

8. 失张力发作　部分或全身肌肉突然肌张力降低,可有垂颈、肢体下垂或跌倒,脑电图见多棘-慢波或快活动。

(三)特殊类型的癫痫综合征

1. West 综合征(婴儿痉挛)　1 岁前发病,围产期异常引起脑损伤或感染,疫苗接种后脑炎等脑部器质性病变所致;发作类似肌阵挛、点头-屈体-举手发作,每次 1~2 s,可频繁发作。患儿精神发育迟滞,预后差。

2. Lennox-Gastaut 综合征　1~7 岁发病,除同上述病因外还可有原虫、巨细胞病毒感染、颅内血肿、结节硬化等,有各种全身发作混合,常有不同表现,如强直性、失张力性、肌阵挛、失神以及GTCS,每次 5~6 min,频繁发作。患儿发育迟滞、智力低下,可有其他弥散性脑病体征,发作难以控制,预后差。

3. 小儿良性中央回癫痫　5~15 岁发病,男孩多见,主要是单纯部分性发作。一侧口角、面部、舌阵挛性抽动也可累及上肢,一般在睡眠时发作,脑电图见中央区周围高幅棘-慢波,患儿智力正常,预后良好,青春期后自行停止。

4. 良性少年肌阵挛癫痫　少年期发病,晨醒后发作为多,肢体肌阵挛性抽动,疲劳时增多,脑电图见全脑阵发性、对称性多棘-慢波,智力正常,预后良好,但有时不能完全控制,可能有复发。

【诊断】

癫痫的诊断正确与否直接关系治疗及预后,并影响患者的生活和工作。确定是否癫痫主要依靠确切的病史。根据发作时的表现及持续时间长短可以区分发作类型,但有些特殊类型需借助脑电图区分。

鉴别特发性及继发性癫痫,可根据首发年龄、有无家族史、发作类型、发作时表现,如有无先兆、过去有关病史、有无神经系统体征进行鉴别。

确定继发性癫痫原因除依靠病史外,必须做详细体格检查并配合辅助检查如脑电图、CT、MRI、DSA、腰椎穿刺、脑脊液检查、B超等。脑电图是诊断癫痫最常用的一种辅助检查方法。40% ~ 50%患者在发作间歇期首次 EEG 检查可见尖波、棘波、尖–慢波或棘–慢波等痫样放电。癫痫发作患者出现局限性痫样放电提示局限性癫痫;普遍性痫样放电提示全身性癫痫。

【治疗】

(一)病因治疗

对继发性癫痫尽量找出病因,治疗去除致病原因可有效控制发作,对顽固性癫痫,CT 或 MRI 揭示有不明性质独立病灶的应考虑手术探查;可能为生长缓慢的良性胶质瘤、蛛网膜囊肿、血管畸形。对癫痫放电灶也可考虑切除。

(二)癫痫持续状态的急救

癫痫持续状态是一严重的紧急情况,需做出及时正确的处理,以减少其致残率和死亡率。

1. 迅速控制抽搐

(1)地西泮:成人首次剂量 10 ~ 20 mg,按 1 ~ 5 mg/min 缓慢静脉注射,有效而复发者,30 min 后可重复应用,或在首次用药后将地西泮 20 ~ 40 mg 加入 10% 葡萄糖注射液 100 ~ 250 mL 中缓慢静脉滴注,10 ~ 20 mg/h,视发作情况控制滴注速度和剂量,24 h 总剂量不超过 120 mg。儿童剂量每次 0.25 ~ 0.50 mg/kg 静脉注射,速度 1 mg/min,婴儿不超过每次 2 mg,幼儿不超过每次 5 mg。5 ~ 10 岁 1 mg/kg,儿童一次用量不超过 10 mg。新生儿及婴儿亦可用地西泮,每次 0.5 ~ 1.0 mg/kg 肛管给药。应同时注意有无抑制呼吸。因其作用时间较短,可同时给鼻饲苯妥英钠或肌内注射苯巴比妥钠。

(2)异戊巴比妥钠:成人用 0.5 g,以注射用水或生理盐水稀释成 10 mL,以 50 mg/min 速度缓慢匀速静脉注射,直到抽搐停止后再追加 50 mg,剩余部分可行肌内注射。注射过程中需密切观察呼吸情况,如有抑制呼吸现象应立即停止注射。

(3)苯妥英钠:按 8 ~ 10 mg/kg 或冲击剂量 14 ~ 20 mg/kg,成人以 50 mg/min、儿童以 1 ~ 3 mg/min 速度缓慢静脉注射。有心律失常、呼吸功能障碍及低血压者慎用。

(4)利多卡因:成人用 1% 的利多卡因时,以 20 mg/min 速度匀速静脉注射。

(5)10% 水合氯醛:成人 20 ~ 30 mL、儿童 0.3 mL/kg 保留灌肠。

2. 减轻脑水肿　可用 20% 甘露醇、呋塞米 20 ~ 40 mg 或 10% 葡萄糖甘油利尿脱水,以减轻脑水肿。

3. 其他　维持呼吸道通畅,注意循环功能,纠正水、电解质及酸碱平衡紊乱,控制高热及感染等。

第二节　急性缺血性脑血管病

急性缺血性脑血管病是脑血管急性血流障碍所导致的突发性局灶性脑功能障碍。目前,对于本组疾病的分类,以美国国立健康中心专门委员会制定的脑血管疾病分类最为通用。其中,局灶性脑功能障碍一项包括短暂性脑缺血发作如脑卒中;在脑卒中项内,列出脑梗死等。脑梗死的临床分类包括:动脉粥样硬化血栓性、心源性、腔隙性、血流动力学性、其他5类。这一分类较好地适应了发病机制和临床表现的诊断,且有利于规划治疗。

【临床表现】

1. 动脉粥样硬化血栓性脑梗死

(1)动脉粥样硬化的危险因素:高血压病、糖尿病、高脂血症、吸烟等。

(2)动脉粥样硬化的并发症:冠心病、心肌梗死、间歇性跛行等。

(3)颅内外动脉粥样硬化病变的血管超声所见。

(4)短暂性脑缺血发作(TIA)发作史:特别是频繁的反复性发作。

(5)睡眠中发病,但可于活动中发病。神经功能缺损多于数小时至数日内呈渐进性或阶梯样进展,其间可有暂时缓解。

(6)脑主干动脉闭塞的神经功能缺损表现。

(7)无或仅有轻度的头痛及意识障碍。

(8)脑CT或MRI显示与脑主要动脉分布区域相一致的梗死灶。

2. 心源性脑栓塞

(1)具有前述可提供栓子来源的心脏病变的病史及体征。

(2)颅内外动脉粥样硬化的血管超声所见缺如或较轻。

(3)活动中突然发病,症状多于数十秒内达高峰,但可在睡眠中发病。

(4)脑主干动脉闭塞的神经功能缺损表现。

(5)可伴头痛、意识障碍或癫痫发作。

(6)脑CT或MRI显示与脑主要动脉分布区域相一致的(常为出血性)梗死灶。

3. 腔隙性脑梗死

(1)高血压病史,可有其他动脉粥样硬化的危险因素和并发症。

(2)急性起病,症状可在数小时至10余小时内逐渐进展。

(3)神经功能缺损符合腔隙综合征。

(4)一般无头痛、呕吐。除病变累及丘脑或脑干外,无意识障碍。

(5)脑CT或MRI为阴性或显示脑动脉深穿支分布区域的梗死灶。

4. 血流动力学性(分水岭)脑梗死

(1)可有高血压及其他动脉粥样硬化的危险因素及并发症。

(2)有迅猛降血压治疗,大汗、腹泻等失水失盐因素及心脏原因导致急性心排血量减少的诱因。

（3）急性起病。

（4）局灶性神经功能缺损的表现。

（5）脑 CT 或 MRI 显示不同动脉流域交界处的梗死。

5. 其他脑梗死病因

（1）血管炎：胶原病（系统性红斑狼疮、结节性多动脉炎等）、细菌（结核）、寄生虫（脑囊虫）感染、钩端螺旋体病等。

（2）外伤：外伤性血管损害、夹层动脉瘤等。

（3）药物：口服避孕药、麦角胺、海洛因、可卡因等。

（4）医源性：放射性损伤、血管造影、心脏手术、血管成形术等。

6. 短暂性脑缺血发作

（1）突发局灶性神经功能缺损症状，24 h 内（一般 2～15 min）完全消失。

（2）颈内动脉系统：一侧偏瘫、偏身感觉障碍、失语、单眼视力丧失等。反复发作时具刻板性。易发生脑梗死。

（3）椎-基底动脉系统（椎基底动脉供血不足）：症状可以为双侧性，出现脑神经症状（眩晕、眼震、复视、口周麻木等），可单纯表现为眩晕或意识障碍。较少发生脑梗死。

【辅助检查】

1. 一般检查　血、尿常规检查，血生化，肌酸磷酸激酶及其 MB 同工酶，有通气障碍者应做血气分析。

2. 心电图　注意高血压心脏改变、心肌缺血、心房颤动等。

3. 神经影像学检查　常见的错误为：将与本次发病无关的陈旧病变影作为"责任病灶"，而影响诊断和治疗决策。责任病灶的影像应与临床综合征的解剖定位相符，且有新鲜病变的影像特征（CT 呈密度稍低、水肿及占位效应、界限模糊；MRI 呈 T_1 加权像正常或稍低信号、T_2 加权像稍高信号）。

（1）脑 CT：大范围梗死在发病后数小时以内，可能显示脑沟减少、灰白质界限模糊、基底节轮廓模糊、脑室受压等"早期征象"。然而，一般在梗死发生 24 h 以后，脑 CT 低密度影才渐趋明显。因此，发病超早期主要用于排除出血。CT 对小脑幕下的梗死病变显示不佳。

（2）脑 MRI：常规 MRI 在发病后 12 h 即可显示缺血病灶；而弥散加权像则早在发病后数分钟之内即可发现病灶。对小脑幕下病变的显像力优于 CT，为小脑及脑干梗死的首选检查方法。

【诊断和鉴别诊断】

（1）依据上述临床表现及影像学所见通常可以做出诊断。脑血管病危险因素的存在和病变的突发过程对诊断至关重要。

（2）注意寻找糖尿病、心房颤动等背景疾病，注意有无急性血糖升高、心肌缺血、上消化道出血（通常为应激性）、吸入性肺炎以及发作时跌伤而致的颅脑损伤等并发症。

（3）应除外脑出血、癫痫发作后状态、低血糖、糖尿病高渗性昏迷、一氧化碳中毒、多发性硬化以及脑肿瘤、脑脓肿、硬脑膜下出血等病变。

【治疗】

1．一般处理

(1)呼吸道管理:保持通畅,注意清除分泌物,防治吸入性肺炎及肺不张。重症患者(意识障碍、抽搐、合并上消化道出血等)应暂禁食以防呕吐物窒息。昏迷、呕吐、痰多、通气不足者应做气管插管辅助呼吸。

(2)心电监护:严重心律失常多见于起病最初 24 h。

(3)补液:入量不足(禁食、吞咽困难)或水盐丢失(发热、呕吐等)时应注意补液。一般以保持轻度脱水为宜,过度脱水可致血液浓缩高黏。低血钠可加重细胞内水肿,需注意防止,可参照血细胞比容(低于45%)和血钠调整液体量及种类。

(4)血糖管理:血糖过高可影响脑梗死的预后,对血糖增高者可使用普通胰岛素控制血糖,宜使其不超过8.3 mmol/L。

2．血压的管理　缺血脑组织的血流自动调节能力丧失,而形成血压依赖性。因此,当收缩压低于220 mmHg,平均动脉压不超过 130 mmHg 时无须降压。分水岭脑梗死以及颈内动脉严重狭窄者应防止过度降压。常用硝基地平(10~20 mg,舌下)、利血平(0.5 mg,肌内注射)等。

3．脑水肿的治疗　应使患者维持轻度脱水,并尽量避免使用低渗液体(5% 葡萄糖注射液)。

(1)氢化可的松:对脑梗死的水肿并无证实的疗效,且增加深静脉血栓和高血糖的发生。

(2)10% 甘油[200 mL,1 次/(4~8)h]的降颅压作用较为缓和而无反跳,但可升高血糖和导致高渗性昏迷,糖尿病患者慎用。20% 甘露醇降颅压作用快速且强大,可用 250 mL,1 次/(6~8)h。两者均可增加循环负荷而诱发急性脑水肿,需注意观察。对心肌缺血、心功能不全者,可配合使用呋塞米。使用上述利尿药物有脱水、降低血钠等不良反应,应注意补充水钠。

(3)人血白蛋白:可减轻水肿,特别适合营养差、低蛋白血症者。

(4)对颅高压危象患者,气管插管及过度通气可快速降低颅内压。

(5)小脑梗死时,水肿可压迫脑干及造成急性阻塞性脑积水,出现意识障碍及呼吸循环衰竭,应采用侧脑室穿刺引流,必要时手术进行后颅窝减压。

4．溶栓疗法　通过激活纤溶酶原的活性,促进纤溶过程,达到溶解血栓,再通血管,拯救半暗区的目的。溶栓疗法的疗效至少在一些脑梗死亚群中已得到证实。其弊端为梗死的出血化,出血转化率约为20%。尽管出血性梗死(灰质的点状出血为主)常不伴临床恶化,且未必与溶栓治疗有关,但溶栓治疗的确伴有梗死灶内出血(血肿)的增多。因此,本疗法有较为严格的适应证。一般应在症状出现后 6 h 内溶栓(最好在 3 h 内),用药前必须经脑 CT 除外出血。脑血管造影可观察血管闭塞与再通,但因操作费时而拖延治疗时间。选择性动脉内溶栓的再通率(60%~70%)优于静脉给药(30%~40%),且可减少药量,但同样耗时较多,其利弊尚待比较研究。溶栓治疗的禁忌证如下。①颅内出血病史,出血倾向(抗凝治疗),活动性内出血。近半年内活动性溃疡,胃肠道、泌尿道出血。②近 3 个月内脑梗死或头部外伤史。③血压:收缩压高于 185 mmHg,舒张压高于 110 mmHg。④血小板计数:<10×10⁹/L。⑤脑 CT:出现早期征(脑沟变浅、灰白质界限模糊、脑室受压变形)。

(1)组织纤溶酶原激活因子(t-PA):基因重组技术制取者称 rt-PA。对固相的纤维蛋白有选择性亲和力,溶解血栓而较少全身性纤溶亢进作用。0.9~1.1 mg/kg,开始可以 1/10 剂量静脉注射,余量于 1 h 内静脉滴注。

（2）尿激酶（UK）：自人尿或人肾组织培养液提取的一种蛋白水解酶，分子量有 31 300 000 和 54 700 000 两种，后者作用较强。有效溶栓剂量一般 ≥100 万 U，加入 100～200 mL 生理盐水中，0.5～2.0 h 静脉滴注。加大剂量至 150 万～200 万 U，疗效并无明显提高，而出血危险则可能加大。

5. 抗凝治疗 肝素对已形成的脑梗死无确定疗效，且出血并发症增多。但对于进行性脑卒中，尤其是发生于椎-基底动脉系统者，仍有人提倡使用。此外，对非瓣膜病性心房颤动所致的心源性脑卒中，使用肝素抗凝（5～7 d）后切换为华法林口服，可减少早期复发。低分子肝素安全性较好，不易诱发血小板减少，其适应证与效果尚未确定。肝素尚可用于深静脉血栓的预防治疗。

6. 血液稀释疗法 通过降低血细胞比容及血黏度，改善缺血周边区域的微循环。迄今未证实其临床有效性。但下列情况可考虑使用：①有血容量不足、失水失盐背景。②血细胞比容高于 45%。③血压偏低。

国内一般采用扩容稀释法，因增加循环负荷，心功能不全者应慎用。可选用以下药物。①右旋糖酐 40：500 mL，静脉滴注，1 次/d。②706 代血浆：500 mL，静脉滴注，1 次/d。③人血白蛋白：具有扩容稀释及减轻脑水肿的双重功效，可酌情酌量使用。

7. 阿司匹林 降低急性期病死率，减少近期及远期复发率，325 mg 剂量下不增加颅内外出血并发症。一般用肠溶片 300 mg/d，小剂量（40～80 mg）用于长期预防较好。

8. 蛇毒类降纤酶 其治疗基础是低纤维蛋白原血症作用。虽然国内近期一项对照研究未能证实其疗效，但最近对 500 名被试者的随机双盲试验证实，蛇毒提取物对发病 3 h 以内的脑梗死有效，并提出首次剂量应按患者血纤维蛋白原含量确定，将纤维蛋白原维持在 0.4～0.7 g/L。用法可参照各制造商提供的说明。

9. 血管扩张药 急性期应避免使用。

10. 神经保护药物 钙离子拮抗剂中，尼莫地平在发病早期使用（12 h 以内）可能改善预后。其他如盐酸纳洛酮、神经节苷脂 GM-1、胞二磷胆碱等目前均在临床应用中，但其疗效尚有待证实。

11. 亚低温疗法 通过麻醉和物理降温，使体温控制在 33 ℃达一定时间，可以缩小实验性大鼠脑梗死的体积。目前此法正在世界一些中心试用于脑梗死患者，但尚未形成成熟的系统。

12. 丁苯酞 具有保护脑细胞线粒体的功能，并能加快缺血组织侧支循环的建立。

13. 并发症的处理

（1）感染：吞咽呛咳、昏迷、呕吐等均有吸入性肺炎可能。留置导尿则为尿路感染的危险因素。一般应选用广谱类，并兼顾革兰氏阴性菌及厌氧菌。

（2）上消化道出血：多为应激性胃黏膜糜烂、点状出血。暂禁食，可用西咪替丁（40 mg，3 次/d）、法莫替丁（20 mg，2 次/d）等静脉注射，对发病急、症状重者可预防用药。

（3）癫痫发作：多见于脑栓塞。发作时可予地西泮 10 mg 缓慢静脉注射，同时观察呼吸；亦可给苯巴比妥钠 100～200 mg 肌内注射。

14. 各类缺血性脑血管病的治疗要点

（1）动脉粥样硬化血栓性脑梗死：超早期溶栓。因进展相对缓慢，时间窗可能适当延长。

（2）心源性脑栓塞：超早期溶栓。早期易复发，可考虑抗凝治疗。

（3）血流动力学性脑梗死：注意维持充分的动脉血压以保证脑灌流。

（4）腔隙性脑梗死：预后良好,不必溶栓抗凝类治疗。

（5）TIA：阿司匹林治疗。频繁的刻板样发作往往为梗死前兆,宜做早期溶栓准备。有人主张做抗凝治疗,但有碍必要时的溶栓治疗,故应慎用。

第三节　脑出血

脑出血(ICH)是指原发性非外伤性脑实质内出血,也称自发性脑出血,占全部脑卒中的20% ~30%。脑出血的病因主要是长期高血压和脑动脉的变性改变。50 岁以上为高发年龄,但也可见于20~40 岁青壮年。其发病率为60~80/(10 万人口·每年),在我国占急性脑血管病的30% 左右。

【临床表现】

1. 一般表现

（1）多于日间情绪激动、剧烈运动或排便等状况下突然发病。神经功能缺损表现多于数十分钟至数小时内达高峰。

（2）常有头痛、呕吐、意识障碍等表现。

（3）过去多有高血压病史。

（4）发病时血压常明显升高,可有脑膜刺激征。

2. 出血部位相对应的神经功能缺损表现

（1）壳核出血：眼球注视病灶侧、对侧偏瘫、偏身感觉障碍、同向偏盲、失语（优势半球病变）,空间失认及病态失认（劣势半球）。

（2）丘脑出血：对侧偏身感觉障碍、偏瘫、垂直凝视麻痹、眼球内下位、霍纳综合征、瞳孔对光反射消失、失语和痴呆（优势半球）。

（3）小脑出血：枕颈部疼痛、呕吐、强迫头位、眩晕、共济失调、眼震；压迫脑干时可见意识障碍、眼球外展麻痹、周围性面瘫、巴宾斯基征等。

（4）脑桥出血：四肢瘫、迅速进入昏迷、针尖样瞳孔、水平眼动障碍、双侧巴宾斯基征阳性、终末期高热。

（5）脑叶（皮质下）出血：头痛、受累脑叶局灶体征、癫痫发作（28%）。

（6）尾状核出血：破入脑室时,可仅有蛛网膜下腔出血表现（头痛、颈项强直等）。

【辅助检查】

1. 头颅CT　是确诊脑出血的首选检查。早期水肿在CT 上表现为圆形或椭圆形的高密度影,边界清楚。CT 可准确显示出血的部位、大小、脑水肿情况及是否破入脑室等,有助于指导治疗和判定预后。

2. 头颅MRI　对幕上脑出血的价值不如CT,对幕下出血的检出率优于CT。

3. 其他　脑血管造影磁共振血管成像技术（MRA）、螺旋CT 血管造影（CTA）和DSA 可显示脑血管的位置、形态及分布等,并易于发现脑动脉瘤、脑血管畸形及 Moyamoya 病等脑出血病因。

【诊断】

40 岁以上中老年患者,有长期高血压病时,活动中或情绪激动时起病,发病突然,血压常明显升高,出现头痛、恶心、呕吐等颅内压升高的表现,有偏瘫、失语等局灶性神经功能受损症状,可伴有意识障碍,应高度怀疑脑出血。头部 CT 检查有助于明确诊断。

【鉴别诊断】

(1)与脑梗死、脑栓塞和蛛网膜下腔出血鉴别。

(2)与外伤性颅内水肿,特别是硬膜下水肿鉴别:此等疾病以颅内压增高的症状为主,但多有头部外伤史,头颅 CT 检查有助于诊断。

(3)与各种引起昏迷的疾病鉴别:对发病突然、迅速昏迷、局灶体征不明显的患者,应与引起昏迷的全身性疾病鉴别,如中毒(CO 中毒、酒精中毒、镇静催眠药中毒等)和某些系统性疾病(低血糖、肝性脑病、肺性脑病、尿毒症等)。应仔细询问病史,并进行相关的实验室检查,头颅 CT 能除外脑出血。

【治疗】

1. 一般处理

(1)呼吸道保护:同缺血性脑血管病。

(2)生命体征监护:心电、血压、呼吸、血氧饱和度、体温等。

(3)补液:适度补液,维持轻度脱水状态,尽量避免用低渗液。

2. 并发症的处理

(1)感染、上消化道出血等:同缺血性脑血管病。

(2)癫痫:可能使血压升高,血肿增大,亦可增高颅内压,需积极控制。地西泮 10 mg 静脉注射可中止发作,亦可肌内注射苯巴比妥钠 200 mg。随后可给丙戊酸钠 400 mg,4 次/d,口服或经胃管注入。

3. 降血压　急性期收缩压超过 200 mmHg,舒张压超过 120 mmHg,或平均动脉血压超过130 mmHg 时,建议进行降压治疗;低于此标准时,可严密观察,一般急性期过后血压往往自行下降至日常水平。急性期过度降压可加重脑缺血性损害。硝普钠、硝酸甘油和肼苯达嗪等药物扩张颅内血管,可能增高颅内压,最好避免使用。

(1)硝苯地平:10 mg,舌下,间隔数小时,用于意识清醒者。

(2)利血平:0.5 mg,肌内注射,10 min ~ 8 h。

(3)盐酸地尔硫卓:5 ~ 15 μg/(kg · min),静脉滴注。

(4)乌拉地尔:用于不易控制的血压显著增高。

4. 降颅内压

(1)10% 甘油:500 ~ 1 500 mL/d,分 1 ~ 3 次,静脉滴注。

(2)20% 甘露醇:250 mL,1 ~ 4 次/d,静脉滴注。出现脑疝征象时,可用 500 mL 快速静脉滴注。

(3)呋塞米:可与甘露醇交替使用;对心脏功能不全者尤为适用。

（4）吸氧：昏迷者应予气管插管，机械通气，使动脉血氧分压不低于 13.3 kPa。机械过度换气（至 $PaCO_2$ 3.33～4.00 kPa）可用于快速降低颅内压（$PaCO_2$ 每降低 0.67～1.73 kPa，颅内压可下降 25%～30%），高颅压得到控制后需逐步恢复正常通气。

（5）降温：发热将升高脑代谢水平及颅内压，应得到积极的控制，包括使用药物、物理降温等。

（6）减轻胸腔内压增高对颅压的影响：吸痰、呼气终末正压（PEEP）等。吸痰前后可以纯氧过度换气。

5. 手术适应证

（1）小血肿或大血肿：血肿<20 mL，意识清醒或多寐，以及血肿>60 mL，昏迷者，手术治疗无益。

（2）中等血肿：出血量 20～60 mL；血肿较大，位于皮质下，意识呈进行性恶化，手术可能改善预后。血肿较小，意识障碍轻，或位于深部，手术可能无益或有害。

（3）出血部位：①脑叶出血 20～60 mL，适宜手术，且有切除动静脉畸形等出血病变的潜在机会；②丘脑出血，不宜手术，可行血肿穿刺抽（碎）吸，有脑积水时可考虑脑室引流；③小脑出血，血肿直径≥3 cm，意识恶化，第Ⅳ脑室受压，四叠体池消失，应行血肿清除术。

6. 微创方法 采用立体定向或内窥镜技术的血肿抽吸术，可用于深部血肿和（或）全身条件不允许手术开颅者。

第四节 蛛网膜下腔出血

蛛网膜下腔出血（SAH）是指脑底部或脑表面的软脑膜血管非外伤性破裂出血，血液直接流入蛛网膜下腔的急性出血性脑血管病。

【临床表现】

本病各年龄组均可发病，由于先天性动脉瘤为主要病因，故以青壮年患者居多，性别差异不大。起病突然，部分患者可有激动、活动、咳嗽、排便等诱因。最常见的症状为突发剧烈难忍的头痛，呈胀痛或炸裂样痛，位于前额、枕部或全头痛，可向项背部放射，常伴有恶心、呕吐。半数患者有短暂意识障碍，少数有局限性或全身性抽搐。也有以头昏或眩晕、呕吐起病。个别患者有烦躁不安、定向障碍、幻觉等精神症状。大多数患者在患病数小时后即可查见脑膜刺激征（颈项强直、Kernig 征阳性）。少数可伴有一侧动眼神经麻痹，提示该侧后交通动脉瘤破裂。眼底检查可发现玻璃体膜下片状出血，虽然仅见于少数患者，但对 SAH 诊断价值极大，10% 患者可见视神经乳头水肿。

若出血停止，通常 2～3 周后头痛和脑膜刺激征也逐渐减轻或消失。但在 SAH 后的不同时期，又可因下列常见的颅内并发症，而使病情复杂并影响预后：①再出血；②脑血管痉挛；③脑积水。

【辅助检查】

1. CT 检查 可与脑沟、脑裂及脑池内具有高密度出血征，有时脑室内亦可见积血。

2. 脑脊液检查 发病 6 h 后腰椎穿刺即可见颅内压增高及均匀血性脑脊液。

3. 数字减影血管造影（DSA） 对确定 SAH 的病因，如动脉瘤、脑血管畸形、Moyamoya 病等诊断,有极为重要的价值;也可提供血管痉挛、供血动脉与引流静脉、侧支循环状况等资料以指导手术治疗。

4.经颅多普勒超声(TCD)　可动态地观察脑血管痉挛的状况,以指导临床治疗。

【诊断】

曾将突发剧烈头痛伴呕吐、脑膜刺激征阳性及血性脑脊液称为诊断 SAH 的三联征。近年的临床研究认为,仅以血性脑脊液为佐证尚不能除外脑局灶定位体征不显著或缺如的脑实质出血后继发性 SAH,尚需及时行头颅 CT 检查,以免误诊。确定为 SAH 后,可进一步行相关检查(如 DSA),以明确其病因。

【鉴别诊断】

1.脑炎、脑膜炎　起病较缓,常有发热,脑 CT 及脑脊液检查可资鉴别。

2.脊髓蛛网膜下腔出血　背痛,血性脑脊液而脑 CT 未见出血,脊髓 MRI 及选择性脊髓动脉造影有助诊断。

3.小脑出血　有眩晕及共济障碍,脑 CT 示小脑血肿。

4.脑出血、脑室出血　有局灶体征,脑 CT 检查可明确诊断。

【治疗】

1.一般处理

(1)保持安静:卧床,安静,避免强光,使用缓泻剂,留置导尿等。

(2)保持呼吸道通畅,吸氧。

(3)补充液体:补充足够液量,不必限制液体入量,脱水可增加迟发性脑缺血的危险,注意水、电解质平衡。

2.降血压　收缩压控制在 130 ~ 160 mmHg。尽可能通过镇静、镇痛以及降低高颅压等措施达到稳定血压的目的,再出血往往与血压控制不良有关。脑血管痉挛期勿用降压药。

3.头痛　一般可用不含阿司匹林的市售解热镇痛类药,如对乙酰醋氨酚制剂(散利痛等)。避免用杜冷丁、吗啡等药物。

4.止血药物　抗纤溶药可预防 2/3 的再出血,但同时增加迟发性脑缺血的发生,并可能诱发阻塞性脑积水,目前一般不提倡使用。常用对羧基苄胺 200 ~ 400 mg,2 次/d,静脉滴注。

5.镇静药物　可酌情用苯巴比妥钠 100 mg,1 ~ 2 次/d,肌内注射;或地西泮 2.5 mg,3 次/d,口服。

6.脑血管痉挛的防治　当出现经颅多普勒超声所示脑血管痉挛表现时,即刻开始治疗。此前,可用钙离子拮抗剂做预防性治疗。

(1)防止血压过低及脱水。

(2)尼莫地平:为首选药物。通过抑制钙通道,阻断钙离子内流,而抑制脑血管平滑肌的收缩。虽不减少脑血管造影上的血管痉挛改变,但确实减少迟发性脑缺血临床表现的发生。可用其片剂 40 ~ 60 mg 口服,6 h 1 次;或以 1 ~ 2 mg/h 静脉滴注。不良反应有低血压、头痛、血栓性静脉炎等。

（3）扩容：发生脑血管痉挛后，在确保动脉瘤不再破裂的前提下，可用人血白蛋白、706 代血浆（250 mL，3～5 次/d）等，并补充足量电解质溶液。

（4）升压药：已发生脑血管痉挛后，在确保动脉瘤不再出血前提下使用。可用多巴胺或杜丁胺每分钟 10～30 μg/kg，提升收缩压至 130～160 mmHg。

7. 手术治疗

（1）动脉瘤的手术：手术夹闭动脉瘤。不适宜手术者（动脉瘤位置、手术禁忌证等）可采用血管内治疗。早期手术（1～3 d）可降低再破裂出血的危险，有利于以后发生脑血管痉挛时的治疗；缺点为手术并发症多，适于轻症（Hunt & Hess 分级 Ⅰ～Ⅲ级）患者。延期手术（发病 10 d 以后）虽有并发症少的优点，但再出血机会增加，且不利于发生脑血管痉挛时的治疗。

（2）脑积水的治疗：50% 的急性期脑积水可自行缓解。无脑室阻塞的轻症脑积水经反复腰椎穿刺放出脑脊液可获缓解。重症者出现意识下降，可能发生脑疝，或有脑室内出血时，需脑室引流乃至永久性脑室液分流手术。

第五节　重症肌无力危象

重症肌无力（MG）是乙酰胆碱受体抗体介导、细胞免疫依赖性、补体参与的神经-肌肉接头处传递障碍的自身免疫性疾病，病变主要累及神经-肌肉接头突触后膜上乙酰胆碱受体（AChR）。当病程中出现呼吸肌麻痹而致严重呼吸困难时，称为重症肌无力危象。

【临床表现】

重症肌无力常隐袭起病，以 10～35 岁多见。骨骼肌受累常从一组肌肉开始，逐渐累及其他，可呈全身性或局限性肌无力。眼外肌最易受累，常为早期症状，依次为咀嚼肌、咽喉肌、面肌、颈项肌、肩带肌、上肢肌、躯干肌和下肢肌。上述症状晨起时较轻，重复活动后加重，休息后又有一定程度的缓解。当病程中因感染等因素使病情突然加重或因治疗不当，引起呼吸肌无力或麻痹导致呼吸困难时，称为重症肌无力危象，临床上可有 3 种类型。

1. 肌无力危象　为新斯的明不足所致，在危象中占 85%。常由感冒、手术、分娩、使用麻醉镇静药物等各种诱因或抗胆碱酯酶药物减量不当所诱发，表现为呼吸微弱、发绀、烦躁、吞咽困难、说话和咳嗽无力，严重时呼吸停止。

2. 胆碱能危象　为新斯的明过量所致，在危象中占 10%。除呼吸困难外尚有乙酰胆碱蓄积过多的表现。

（1）毒蕈碱样症状：腹痛、腹泻、恶心、呕吐、瞳孔缩小、多汗、流涎、心率缓慢、支气管分泌物增多，严重时发生肺水肿。

（2）烟碱样症状：面部、胸腹部及四肢肌肉震颤、痉挛。

（3）中枢神经系统症状：焦虑、失眠，严重者抽搐、意识不清、昏迷。

3. 反拗性危象　又称无反应性危象，在重症肌无力危象中仅占 5%，特征是对胆碱酯酶抑制剂无反应，多在长时期较大剂量应用药物治疗后发生。

【辅助检查】

1. 腾喜龙试验　腾喜龙 10 mg 溶于生理盐水 10 mL 中,先静脉注射 2 mg,如无不适再给予 8 mg,30 s 注完。数分钟之后肌无力先改善、后恶化为肌无力危象;症状加重者为胆碱能危象;无反应者为反拗性危象。

2. 阿托品试验　阿托品 0.5~1 mg 静脉注射,症状恶化为肌无力危象,反之则为胆碱能危象。

3. 肌电图检查　肌无力危象时动作电位明显减少,波幅亦降低;胆碱能危象有大量密集动作电位;反拗性危象注射腾喜龙后肌电无明显变化。

【诊断】

本病的诊断主要依据是:①临床上波动性的骨骼肌无力、疲劳试验(+)及新斯的明试验(+);②神经电生理表现为低频重复神经电刺激(RNS)波幅降低;③60%~80%患者血清 AChR 抗体滴度增高;④部分患者合并胸腺增生或胸腺瘤。

疾病早期具有诊断意义的体征包括眼睑下垂、复视、说话费力、吞咽困难和轻度肢体肌无力等,脑神经支配肌肉持续活动后出现疲劳,如凝视天花板可加重眼睑下垂,凝视或阅读 2~3 min 后出现复视,稍事休息后可恢复。

诊断疑难病例可采用疲劳试验、腾喜龙试验或新斯的明试验、AChR-Ab 测定、神经重复电刺激检查等。

【鉴别诊断】

重症肌无力危象需要与感染性多发性神经根炎、多发性肌炎、周期性麻痹及急性有机磷中毒相鉴别。

【治疗】

1. 一般治疗　避免各种诱因如疲劳、感染等,尤其注意避免灌肠,以防猝死。持续低流量给氧,保持呼吸道通畅,咳痰困难者宜早行气管切开术,定期吸痰。呼吸麻痹者应用呼吸机维持有效呼吸。禁忌使用可能加重病情的药物,如地西泮、氯氮、巴比妥类、氯丙嗪以及各种抗生素(青霉素除外)。

2. 肌无力危象　立即给予甲基硫酸新斯的明 1~2 mg 肌内注射或 0.5~1.0 mg 静脉注射,以后根据病情每 2~3 h 重复 1 次,每天总量为 6 mg。亦可 1~2 mg 加入 5% 葡萄糖液 500 mL 中持续静脉滴注。吞咽功能恢复后将抗胆碱酯酶药物改为口服,如有药物过量可酌情用阿托品 0.5~1.0 mg 肌内注射。

3. 胆碱能危象　立即停用抗胆碱酯酶药物,给予阿托品 0.5~2.0 mg 肌内注射或静脉注射,每 15~30 min 重复 1 次,毒蕈碱样症状减轻后酌情减量,直至恢复。亦可同时给予碘解磷定对抗烟碱样作用,通常 400~500 mg 加入 5% 葡萄糖液或生理盐水之中静脉点滴,直至肌肉松弛、肌力恢复。

4. 反拗性危象　停用抗胆碱酯酶药物,以呼吸机维持呼吸,3 d 后从原给药剂量的半量开始用药,同时加用肾上腺皮质激素。

5.危象解除后的处理

(1)极化液:地塞米松5~15 mg,新斯的明0.5~2.0 mg等静脉滴注,1次/d,10~14 d为一疗程。间歇5~7 d后再重复1个疗程。

(2)对其他疗法无效的病例,可根据免疫功能检查结果酌情加用环磷酰胺或硫唑嘌呤等免疫抑制剂。

(3)药物疗效欠佳且伴有胸腺肿大的患者,危象缓解后年轻者可考虑胸腺切除术,因年老体弱或恶性胸腺瘤不宜手术者可行胸腺放射治疗。

(4)有条件可行血浆置换疗法。

(刘成良　王远征)

第十一章　内分泌代谢系统急危重症

第一节　甲状腺功能亢进

甲状腺危象又称为甲状腺毒症危象是失代偿甲状腺功能亢进症的高危状态。通常发生于弥漫性毒性甲状腺肿(Graves病),偶亦见于结节性甲状腺肿患者中。此症并不罕见。可发生于各年龄段,女性中多见。本病死亡率在20%以上。

【临床表现】

1. 典型表现　患者极度不安、焦虑、颤抖、谵妄、精神异常,甚至呈精神病样表现。体温升高,多在39 ℃,甚至超过41 ℃,心率加快,多在130 次/min以上,亦有超过160 次/min。可有心力衰竭、低血压、心律失常。室上性心动过速、心房颤动、心房扑动较多见。患者腹泻明显,甚至不断排出稀便而不伴脓血。呕吐和急腹症表现不少见。患者体温高但对解热药无反应。自发多汗,常大汗淋漓,可有黄疸。

2. 淡漠型甲状腺功能亢进症患者的危象表现　患者极为衰弱、反应迟钝、木僵,甚至昏迷,可有恶心、呕吐、黄疸,血压降低。体温轻度升高,正常或低于正常。心率不快,可有房室传导阻滞,对肾上腺皮质激素治疗有反应,阻滞可消失。

【诊断】

本症实验室检查无特殊发现,与甲状腺功能亢进症相近,对诊断帮助不大,因此甲状腺危象的诊断目前仍以临床表现为基本依据。

甲状腺功能亢进症患者在前述诱因影响下,出现:①极度不安;②高热达39 ℃以上;③心率异常升高与体温升高不相对应,在160 次/min以上;④大汗淋漓;⑤腹泻等交感神经过度兴奋和代谢旺盛的表现,一般可以肯定诊断为甲状腺危象。

淡漠型甲状腺功能亢进发生甲状腺危象时其诊断困难。本型甲状腺功能亢进症多见于老年人,因其某一系统症状突出而被误诊为该系统疾病。如伴有房颤、心力衰竭、心绞痛等而误诊为心脏病;因食欲减退、腹泻、极度消瘦而误诊为癌症等。此外,此型亦可发生于青少年女性,因此更难于诊断。其危象表现与上述典型甲状腺功能亢进症的甲状腺危象不同,可能仅有部分表现,甚至相反,如体温中度升高甚至低于正常,心率减慢或出现传导阻滞。但此型甲状腺功能亢进症 FT_3(游离

T_3)、FT_4(游离T_4)明显升高,TSH显著下降甚至测不出,有助于诊断。当其出现嗜睡、木僵或昏迷、心脏传导阻滞、心率减慢及极度衰弱时应考虑已发生危象。

临床上常把甲状腺功能亢进症状加重尚未进入危象期者称为危象前期或危象先兆。此时患者心率虽加快,但在160次/min以下,体温升高而不足39℃,较少发生谵妄、昏迷等。因此危象先兆为临床工作提出警告,提示危象可能发生,必须加强治疗,两者之间无严格界定标准。

【鉴别诊断】

本病应注意与精神病、肠炎、感染及心血管疾病鉴别,病史和症状是主要鉴别依据。

【治疗】

甲状腺危象的治疗应包括:①抑制甲状腺激素的分泌和形成;②阻抑交感活动;③糖皮质激素治疗;④支持治疗。

1. 抑制甲状腺激素的分泌和形成

(1)碘化物的应用:大剂量的碘化物可抑制甲状腺激素的释放。已知高浓度碘离子可抑制甲状球蛋白(TG)水解酶的活性,故T_3、T_4从TG经水解而解脱减少。高浓度碘离子可拮抗TSH促进T_4、T_3释放的作用。大剂量碘化物还阻抑酪氨酸的碘化和碘酪氨酸的耦联为T_3和T_4,因此合成甲状腺激素减少。碘化物作用迅速,可有效地阻抑T_3、T_4释放等,为抢救危象患者的首要治疗。

可选用Lugol液(含碘5%,碘化钾10%),口服或经胃管灌入。首剂60滴,然后每6h再给30滴,24h后可逐渐减量,2周后停药;亦可给予碘化钠1g,溶于1000 mL 10%葡萄糖液中,24h静脉滴入;或口服或胃管灌注碘化钾溶液5滴(40 mg/滴),每8h1次。后两者亦需在24h后减量,然后在2周后停药。在用碘制剂前1~2h需先投以丙基硫氧嘧啶(PTU)。

(2)硫脲类药物的应用:硫脲类药物,特别是丙基硫氧嘧啶抑制碘的机化、酪氨酸的碘化及T_1和T_2耦联为T_3和T_4,并且抑制在周围组织T_4转化为具有更大活性的T_3,此外尚有一定的免疫抑制作用。由于抑制碘化物的机化和阻抑T_4向T_3的转化,因此决定了它在甲状腺危象治疗中的重要地位以及先于碘化物投用的原因。首选为丙基硫氧嘧啶,口服400 mg或胃管灌注,每8h1次,国内常用200~300 mg,每6h1次。亦可以同样剂量甲基硫氧嘧啶或甲亢平、他巴唑(甲硫咪唑)20~30 mg,每6h1次投药法代之。

2. 交感阻断

(1)β肾上腺素能受体阻断剂:甲状腺危象发生时,不仅体内β肾上腺素能受体数目增加,而且其对儿茶酚胺的敏感性也增加,所以β受体阻断剂可通过β阻断作用和抑制T_4向T_3转化而可有效地控制心动过速、颤抖、焦虑和畏热等症状。通常可口服普萘洛尔10~40 mg,每4~6h1次,也可缓慢静脉注射0.5~1.0 mg,直至心率减慢。

(2)抗去甲肾上腺素能神经末梢药:利血平可使交感神经末梢去甲肾上腺素合成和储存减少而耗竭,使迷走神经处于优势而减慢心率,同时耗竭脑内儿茶酚胺和5-羟色胺从而有镇静和安定作用。可肌内注射,首次肌内注射2.5~5.0 mg,以后每4h或6h1~2 mg。利血平可抑制中枢神经系统,影响病情观察。胍乙啶作用与之相似,但不能通过血脑屏障,因此没有中枢抑制作用,每天每千克体重1~2 mg,分次给予。两者可致体位性低血压,应予注意。

3. 糖皮质激素的应用　甲状腺危象时,肝内还原酶活性增加,所以糖皮质激素灭活加速,但同时机体需要量增加,因此糖皮质激素相对不足。此外,糖皮质激素可抑制甲状腺激素的释放和外周组织 T_4 向 T_3 的转化,因而在危象发生时应使用糖皮质激素类。可静脉输注氢化可的松 $50\sim100$ mg,每 6 h 1 次,或地塞米松 2 mg,静脉注射,每 6 h 1 次。

4. 对症治疗

(1)抗休克治疗:患者出现低血压或休克则立即给氧,静脉输注晶体、胶体液。由于患者出汗多,腹泻,因此低血容量、血容量分布异常并存,同时心功能不全也可能存在,因此有必要监测血流动力学状况,借以指导扩容治疗。缩血管类血管活性药如多巴胺、新福林、去甲肾上腺素均可应用。

(2)纠正心力衰竭:可以给予毒毛旋花子素 K、毛花苷丙等,前者半衰期短,正性肌力作用强,后者负性变时性效应明显,可以酌情选用。

(3)降低体温:可采用冰毯或使用对乙酰氨基酚(扑热息痛)$0.5\sim1.0$ g 口服以降低体温。但应避免使用水杨酸类退热药,因其可抑制 T_4 与蛋白的结合。有研究报道给予剂治疗量阿司匹林即可使血清总 $T_3(TT_3)$、总 $T_4(TT_4)$、FT_3 及 TSH 升高 26% ~32%。

(4)镇静:可给以氯丙嗪、苯巴比妥钠等,酌情选用。

(5)治疗诱因:迅速查明诱因,并给予治疗,如抗感染等。

应在治疗中密切观察病情,以便调整治疗。一般在抗甲状腺药、碘制剂和糖皮质激素联合治疗后 $24\sim48$ h 则病情趋于平稳。代谢状态恢复正常后可以逐渐减药。

第二节　急性肾上腺皮质功能减退

肾上腺危象是肾上腺皮质功能急性衰竭的综合征,又名急性肾上腺皮质功能减退,临床表现为高热、胃肠功能紊乱、循环衰竭、神志淡漠、精神萎靡或躁动不安、谵妄,甚至昏迷等。病情危险,若不及时抢救,常危及生命。

【临床表现】

肾上腺危象一般来势凶猛,若不及时抢救,常在 $24\sim48$ h 死亡。

1. 肾上腺危象的表现

(1)全身症状,突发高热,可达 40 ℃以上,呼吸困难或体温上升;明显脱水、少尿、无尿及急性肾衰竭;或有淋巴结肿大。

(2)循环系统:皮肤黏膜发绀、湿冷、血压下降,甚至出现顽固性休克,心动过速,心率可 ≥160 次/min,心律失常;原有肾上腺功能减退者,更易出现休克,最早于发病后 4 h 即可发生。

(3)消化系统:无例外的都会出现厌食、恶心、呕吐、腹泻、腹绞痛,早期似急腹症,但腹部检查无肌紧张和反跳痛。

(4)神经系统:极度软弱、烦躁、躁动不安渐转为淡漠、嗜睡,终至昏迷。必须指出,低血糖常为诱发因素之一。

(5)电解质紊乱:可出现低血钠、低血氯、高血钙、高血钾,其中高血钾最为重要,当血钾高于

6.5 mmol/L 时,可出现严重心律失常及呼吸麻痹。

2.各种诱发病因的表现　如感染、创伤、手术、劳累、分娩、胃肠功能紊乱、大汗、中断激素治疗的综合征等。

3.致使肾上腺功能减退的原发病表现　肾上腺手术,难产及由其引起的新生儿肾上腺出血,DIC 所致的出血、低血压、休克、栓塞症状等表现,流行性脑膜炎伴有的高热、头痛、呕吐、脑膜刺激征等,慢性肾上腺皮质功能减退常有的色素沉着、消瘦、低血压、晕厥等,垂体卒中所致颅内压增高的表现等。

由于诱发肾上腺危象的病因不同,引起的皮质醇或醛固酮缺乏的程度也不尽相同,表现较为复杂,若还伴有脑垂体前叶激素的缺乏,则低血糖的症状更为突出。肾上腺危象时,若存在严重的败血症或有昏迷、休克应视为病情凶险的表现。

【诊断】

(1)有发生肾上腺危象的原发病及诱因。

(2)突出的临床表现为高热、乏力、恶心、呕吐、脱水、低血压、休克、意识障碍,这些症状的出现,常不能用感染性疾病解释。

(3)血常规检查:白细胞增高,但抗生素治疗无效,嗜酸性粒细胞明显增多。

(4)电解质、皮质醇、BUN 测定的典型表现"三低两高",即低血糖、低血钠、低皮质醇与高血钾、高尿素氮。血钠与血钾的比值由正常的 30:1 降为 20:1,心电图除有高血钾的特征外,常有低电压、T 波低平或倒置等表现。

(5)精神萎靡、明显乏力,虚脱或衰弱与病情不呈比例,或迅速出现色素加深。

(6)病情稳定后,可探查其肾上腺皮质的功能:直接测定垂体 ACTH 和肾上腺皮质醇、醛固酮的分泌与贮备功能,亦可通过 X 射线摄片、CT 扫描以显示是否有肾上腺的增大、钙化、肿瘤等,磁共振优于 CT,它可判断癌的转移、血管浸润等,精确度明显较高。

【鉴别诊断】

需仔细询问病史和体检,特别注意鉴别的是:

(1)当患者出现恶心、呕吐、脱水、低血压、休克、昏迷时,需与其他病因的昏迷相鉴别,如糖尿病酮症酸中毒昏迷、糖尿病高渗性昏迷、急性中毒及脑血管意外等,这些患者血糖多增高或正常,嗜酸性粒细胞不增加,而肾上腺危象患者的血糖低、嗜酸性粒细胞增加。

(2)急性双侧肾上腺出血和破坏是肾上腺危象的最常见的病因,这些患者时有腹部或胸肋部疼痛。肌紧张并伴有恶心、呕吐、血压低和休克,因此必须和内、外科急腹症相鉴别,如与胃和阑尾穿孔后腹膜炎、急性胆囊炎、出血性坏死性胰腺炎、肠穿孔、肠梗阻等鉴别。若患者电解质、皮质醇与 BUN 的测定呈典型的"三低二高"表现,且嗜伊红细胞计数又增高,无明显的腹部局限性压痛与反跳痛,则揭示可能为肾上腺危象。另外,腹部 X 射线、B 超及 CT、MRI 检查等,均有助于鉴别。

【治疗】

肾上腺危象是因肾上腺皮质激素缺乏,由于各种病因的作用,在水、电解质平衡失调基础上,导致循环、肾、脑、消化等多器官衰竭的综合征,极易因多器官功能衰竭(MOF)而致死,因此,其治疗原则应根据病情,采取相应的积极治疗措施,加强监护与并发症的预防。有力地诊治原发病和消除诱因,待病情基本得到稳定后,再进行有关的详尽检查,以确切明了病情、妥善地进行病因治疗。

1.急性期 立即建立静脉通道,进行以下3个面的治疗。

(1)迅速扩充有效循环量:可大量地静脉输注5%葡萄糖生理盐水,前2 h 1 000 mL,第1天总量可达3 000~4 000 mL,以后视患者的血压和血容量的恢复情况而定。一般不主张用高渗液,因为高渗液可进一步加剧已存在的细胞内脱水而诱发昏迷。所输液体以5%葡萄糖盐水为宜,在输入第1瓶(500 mL)的5% GNS中,可先加100 mg琥珀酸氢化可的松,于30 min内滴完。要求在4~5 h纠正血容量的不足,若患者经输液后血压回升至正常且稳定在3~4 h,全身微循环的灌注明显改善,尿量逐渐增多,则应控制输液量,对有心功能不良的患者,最好参考中心静脉压(CVP)的情况,进行妥善地扩容,严防急性水肿的发生。

(2)糖皮质激素的补充:琥珀酸钠氢化可的松为水溶性,氢化可的松在水中的溶解度较小,但溶于50%酒精溶液(100 mg/20 mL),两者静脉输入后,见效均较快,临床常用。醋酸泼尼松需在肝中转变为氢化可的松才有活性,且肌内注射吸收不完全,故在危急情况下不宜用。

(3)盐类皮质激素的补充:当用糖皮质素后,收缩压不能满意地回升,或仍存在低血钠者,可同时肌内注射醋酸去氧皮质酮(DOCA)2.5~5.0 mg/次,每天1或2次;或口服α-氟氢可的松0.05~0.20 mg/d,一般双肾上腺切除后或严重慢性肾上腺皮质功能减退者,需长期服用。

(4)纠正电解质与酸碱平衡:高血钾一般无须特殊处理,在给予皮质激素和充分的扩容后,血钾可恢复正常,但高血钾≥6.5 mmol/L时,易发生心律失常甚至心搏骤停,此时可给予5%碳酸氢钠100 mL静脉注射,每2~4 h 1次,在心电监护下,直至心律失常及高血钾的ECG(心电图)特征消除,肾上腺危象时,高血钾常见,但总体上仍属缺钾,随着脱水的纠正,血钾时可迅速下降,在治疗中应严密观察,补钾应视血钾的浓度及肾的改善情况而酌情补充。在充分扩容和皮质激素使用后,血压回升仍不稳定,可静脉补输鲜血、血浆或白蛋白,或用少量血管活性药物(如阿拉明等)。

2.恢复期 当病情稳定,患者能进食时,激素改为口服,可用醋酸泼尼松10~20 mg,每6 h 1次,然后视病情减至维持量。

3.积极治疗原发病 消除病因与诱因。

4.监测与治疗并发症主要防治的是 ①大量输液和补充激素后引起的全身水肿和血压高;②缺钾引起的肌肉麻痹和心律失常;③激素引起的精神症状和消化道出血;④继发感染;⑤DIC、肾衰竭、低蛋白血症、继发性贫血等。

渡过肾上腺危象的患者,应在病情完全稳定后,做进一步的肾上腺功能测定,以便针对性地采取病因学治疗。

(齐爱华)

第三节 糖尿病酮症酸中毒

糖尿病酮症酸中毒(DKA)是糖尿病最常见的急性并发症之一,临床以发病急、病情重、变化快为其特点。由于 DKA 所引起的一系列可能威胁患者生命的严重代谢紊乱,如高血糖、高血酮、酸血症和低血钾等,经过积极治疗是可以逆转的,因此其预后除并发严重的心、肾、脑血管等生命脏器的病变外,在很大程度上取决于诊断的及时与治疗。DKA 诱因包括各种感染、胰岛素剂量不足或中断、各种应激状态、饮食失调或胃肠疾病、妊娠分娩等。其中感染是最常见的诱因。

【临床表现】

DKA 多见于 1 型糖尿病患者,绝大多数成人的 DKA 患者均有糖尿病和使用胰岛素的治疗史,大多都有明显诱因,小儿则多以 DKA 为首先症状出现。一般起病急骤,但也有逐渐发病者。早期无明显表现或糖尿病本身症状加重,可常因大量尿糖及酮尿使尿量明显增加,患者时感软弱、乏力、极度口渴、多饮多尿、肌肉酸痛,是为酮症酸中毒的前驱表现。此时可伴有食欲缺乏、恶心、呕吐等消化道症状。

1. 严重脱水　皮肤黏膜干燥、弹性差,舌干而红,口唇樱红色,眼球下陷,心率增快,心音减弱,血压下降,并可出现休克及中枢神经系统功能障碍,如头痛、神志淡漠、恍惚,甚至昏迷。造成精神障碍的原因是综合性的,主要有:①酮体(特别是乙酰乙酸)的利用率显著降低;②酸中毒时脑组织对氧的利用率显著降低;③循环衰竭或休克状态下脑血流量下降;④高渗状态下脑细胞脱水及电解质紊乱对脑功能的影响等。

少数患者尚可在脱水时出现上腹部剧痛,腹肌紧张并压痛,酷似急性胰腺炎或外科急腹症,胰淀粉酶亦可升高,属于非胰源性升高,系与严重脱水和糖代谢紊乱有关,一般在治疗 2～3 d 后可降至正常。

2. 酸中毒　可呈深而快的 Kussmaul 呼吸,呼出气体呈酮味(烂苹果味),少数患者可并发呼吸窘迫综合征。酸中毒可导致心收缩力下降,诱发心力衰竭。

3. 电解质失衡　早期低血钾常因病情发展而进一步加重,可出现胃肠胀气、腱反射消失和四肢发麻,甚至有麻痹性肠梗阻的表现。当同时合并肾功能损害,或因酸中毒致使细胞内大量钾进入细胞外液时,血钾增高。

4. 其他　肾衰竭时少尿或无尿,尿检出现蛋白、管型;部分患者可有发热,病情严重者体温下降,甚至降到 35 ℃ 以下,这可能与酸血症血管扩张和循环衰竭有关;尚有少数患者可因 6-磷酸葡萄糖脱氢酶缺乏而产生溶血性贫血或黄疸。

【辅助检查】

1. 尿　尿糖阳性或强阳性,偶可出现弱阳性;尿酮体呈强阳性。肾功能严重损伤者,而肾糖阈及酮阈升高,可出现尿糖与酮体弱阳性,诊断时必须注意血酮检测,可有管型尿与蛋白尿,尿比重常增高,有时可达 1.045 以上,肾小管功能不全时,尿比重多可以不高。

2. 血

(1)血糖明显升高,多在 33.3 mmol/L 以上,有时可达 55.5 mmol/L 以上。

(2)血酮定性强阳性,正常值 <0.5 mmol/L,多在 4.8 mmol/L 以上,有些危重患者可达 30 mmol/L 以上。

(3)二氧化碳结合力(CO_2CP)降低,碱剩余(BE)负值增大,阴离子间隙常增大。

（4）在代偿期，动脉血 pH 值可在正常范围。

（5）失代偿时 pH 值常低于 7.35，有时可低于 7.0。

（6）血钠多数下降，少数可正常，偶可升高。

（7）血清钾于病程初期正常或偏低，而少尿、失水、酸中毒严重期可升高至 5.5 mmol/L 以上，以致出现高钾血症。

（8）经补液和胰岛素治疗后，又可降至 3 mmol/L 以下，发生低钾血症。

（9）游离脂肪酸（FFA）显著升高，三酰甘油升高，磷脂、胆固醇均可增高，高密度脂蛋白胆固醇（HDL-C）水平常可降至正常范围的下限以下。

（10）尿素氮、肌酐常因脱水而升高，治疗后常可恢复正常。

（11）白细胞常增高，无感染时也可高达 $(15 \sim 30) \times 10^9$/L 以上，以中性粒细胞增高为主，故在本症中不能以白细胞计数来判断感染的存在。

（12）血红蛋白与血细胞比容常可升高，其升高情况与脱水的程度有关。

（13）血淀粉酶升高者应注意是否伴有急性胰腺炎的存在。

【诊断】

典型 DKA 的诊断并不困难，对于有明确的糖尿病病史的患者突然出现脱水、酸中毒、休克、神志淡漠、反应迟钝甚至昏迷，应首先考虑到 DKA 的可能。对于尚未诊断为糖尿病者突然出现脱水、休克、尿量较多，呼气中伴有烂苹果味者，必须提高警惕。对于可疑诊断为 DKA 的患者，应立即检测尿糖、酮体、血糖、二氧化碳结合力及血气分析等。

1. 无论有无糖尿病史，凡有上述临床症状者，根据下列第 1 ~ 4 项实验室检查即可诊断。

（1）尿糖、尿酮体：呈强阳性，可同时有蛋白尿、管型尿。有严重肾损害者尿糖、尿酮体可为弱阳性，甚至因肾糖阈提高而为阴性。

（2）血糖：明显升高>16.7 mmol/L，一般为 16.7 ~ 27.5 mmol/L，重症>27.5 mmol/L 时可伴高渗性昏迷。

（3）血酮体：升高一般>5 mmol/L。血酮体显著增高>8.6 mmol/L 有确诊价值。

（4）血酸度：酸中毒代偿期 pH 值在正常范围内；失代偿期常低于 7.35，血 CO_2CP 低于正常值，但>15.72 mmol/L 者为轻度酸中毒，在 8.98 mmol/L 以下者为重度，介于两者之间为中度。

（5）K^+、Na^+、Cl^-：可正常、降低或升高。酸中毒治疗后，尿量增加时，血 K^+ 逐渐下降。

（6）血尿素氮、肌酐：可升高，酸中毒得到纠正后，血尿素氮、肌酐仍未降至正常应考虑同时合并有肾功能不全。

（7）白细胞：大多>10×10^9/L，合并感染时可达 $(15 \sim 30) \times 10^9$/L，又以中性粒细胞增高较显著。

2. 糖尿病酮症酸中毒诊断标准：动脉血气分析存在代谢性酸中毒时，合并有：

（1）早期表现为烦渴、多饮、多尿及无力，至后期尿量减少或尿闭、消瘦、软弱等。

（2）消化道症状：如食欲减退、恶心、呕吐、腹痛等。

（3）神经系统症状：如头痛、嗜睡，严重者昏迷。

（4）有关诱因的症状。

（5）查体：可以发现以下症状。①神志：轻者清，重者神志模糊、昏迷；②脱水所致皮肤干燥、弹性差、舌干红、眼球下陷、眼压降低;③呼吸加深、加速,即所谓的 Kussmaul 呼吸,有烂苹果气味;④循环系统可见脉速、细、弱,四肢冷,血压低、休克;⑤体温低于正常,有感染者升高;⑥腹部有压痛,可有腹肌紧张;⑦各种反射迟钝或消失、昏迷。

【危重指征】

(1)严重脱水、昏迷。

(2)pH 值<7.11,血糖>33.3 mmol/L。

(3)严重电解质失衡。

(4)同时并发肾衰竭、呼吸衰竭、心力衰竭或脑血管意外。

【鉴别诊断】

1.低血糖昏迷　本症起病急,有饥饿、多汗、震颤等交感神经兴奋等表现,皮肤苍白、湿而多汗,呼吸正常无气促。急查血糖可确诊。

2.乳酸性酸中毒　可见于各种严重感染和休克,或与酮症酸中毒并存。检查血乳酸水平可鉴别。

3.急性心脑血管疾病　中年以上糖尿病患者常有动脉硬化,可并发心脑血管意外,有时还可诱发酮症酸中毒或高渗性昏迷,需详查心电图、心肌酶、神经系统体征等进行鉴别。

【治疗】

治疗原则为尽快纠正胰岛素严重缺乏状态、消除酮症酸中毒及高血糖对机体的影响与纠正失水与电解质失衡,积极防治生命器官的功能衰竭和去除诱因,预防继发感染,加强护理和生命支持。

1.补液　诊断一旦确立,应立即进行补液治疗。首先建立两条静脉通道,一条用于快速静脉补液,另一条用于静脉胰岛素输注。输入液体的量及速度应根据患者脱水程度、年龄及心脏状态而定。一般每天总需量按患者体重的 10% 估算。首剂生理盐水 1～2 h 静脉滴注 10～20 mL/(kg·h),以后每 6～8 h 输 1 000 mL 左右。补液后尿量应在每小时 100 mL 以上,如仍尿量少,表示补液不足或心、肾功能不佳,应加强监护,据情调整。昏迷者在苏醒后,要鼓励口服液体,渐减输液,较为安全。

2.胰岛素的应用　酮症酸中毒治疗的关键是迅速用胰岛素纠正糖和脂肪代谢紊乱。应用时以小剂量正规胰岛素为妥,此法无迟发低血糖和低血钾反应,能减少大剂量胰岛素快速降低血糖带来的脑水肿。实施时可分两个阶段进行。

(1)强化阶段:在使用生理盐水开始静脉补液的同时,加入普通胰岛素,剂量为每小时 5～7 U[0.1 U/(kg·h)]持续静脉点滴,1～2 h 后复查血糖,如血糖下降少于 30% 滴注前水平,可将胰岛素加量;如下降大于 30%,则按原剂量继续滴注,直至血糖下降到<13.9 mmol/L 后计入维持阶段。对血糖很高者,初始可给予负荷量(0.15 U/kg)。当血糖<8.33 mol/L(150 mg/dL)时,应减量使用胰岛素。

(2)维持阶段:当患者血糖下降至<13.9 mmol/L 时,将生理盐水改为 5% 葡萄糖液(或糖盐水),普通胰岛素的用量则按葡萄糖与胰岛素之比为(2～4):1(即每 2～4 g 糖给胰岛素 1 U)继续静脉

滴注,使血糖维持在 11.1 mmol/L 左右,酮体阴性,尿酮阳性时,可逐渐过渡到平日治疗剂量,但在停止静脉滴注胰岛素前 1 h,酌情皮下注射胰岛素 1 次,以防血糖的回跳。儿童剂量按 0.1 U/(kg·h) 计算。有时会出现血糖降到正常水平,但尿酮体转阴时间较长的情况。

3.补钾　酮症酸中毒者从尿中丢失钾,加上呕吐与摄入减少出现低钾血症。但测定的血钾可因细胞内钾转移至细胞外而在正常范围内。因此,除非患者有肾功能障碍或无尿,一般在开始静脉滴注胰岛素 2~4 h 进行补钾。血钾低于 5.5 mmol/L 时尿量适当即可开始补钾,血钾为 4 mmol/L 时,每小时补氯化钾 1 g;血钾为 3 mmol/L 时,每小时补氯化钾 1.5~2.0 g,每小时补钾量最好不超过 20 mmol/L(相当于 10% 氯化钾 10~15 mL),24 h 总量为 6 g 左右。使用时,应随时进行血钾测定和心电图监护。血钾低于 3.3 mmol/L 时应在补液开始时就补钾,待血钾大于 3.3 mmol/L 后再开始胰岛素治疗,以免胰岛素治疗后使血钾进行下降。

4.纠正酸中毒　患者酸中毒系因酮体过多所致,而非 HCO_3^- 缺乏。一般情况下不必用碳酸氢钠治疗,大多可在输注胰岛素及生理盐水后得到纠正。反之,易引起低血钾、肺水肿、反常性脑脊液 pH 值下降和因抑制带氧血红蛋白离解而导致组织缺氧。只有当 pH 值<7.1 或 CO_2CP<8.9 mmol/L, HCO_3^-<10 mmol/L 时需用碱,首剂可用 5% 碳酸氢钠 2.5 mL/kg。

5.消除诱因、积极治疗并发症　并发症是关系到患者预后的重要方面,也是酮症酸中毒病情加重的诱因,如对心力衰竭、心律失常、心搏骤停、脑血管意外,脑水肿、急性肾衰竭、严重感染等,都须积极治疗。此外,对患者应用鼻导管供氧、严密监测神智、血糖、尿糖、尿量、血压、心电图、血气、血浆渗透压、尿素氮、电解质及出入量等,以便及时发现病情变化,及时予以处理。

(张文帅)

第四节　糖尿病非酮症性高渗性昏迷

糖尿病非酮症高渗性昏迷(HNKDC),是以高血糖、高渗性脱水、高血钠、无酮症酸中毒和进行性意识障碍为特征的临床综合征。多发于 50 岁以上的老年人,约 2/3 患者于发病前无明显糖尿病史,或症状轻微、起病隐袭,病症一旦显示,进展迅速,病势凶险。近年来由于提高了对本症的警惕,死亡率有所下降,但仍高达 20%~50%,所以早期诊断和早期治疗尤为重要。

【临床表现】

1.前驱期　起病多隐匿,病情发展较慢,在出现神经系统症状和进入昏迷常有数天到十多天过程,即为前驱期。此时患者表现为糖尿病症状(如口渴、多尿、倦怠、无力)加重。无糖尿史者,上述症状可表现不明显,但由于渗透性脱水过程的不断加重,常表现为表情淡漠、反应迟钝、恶心、呕吐、厌食等。如能对本症提高警惕,及早诊断,疗效较好,但当症状隐匿,无特异性表现时,常常易被其他并发症表现所掩盖,故而早期诊断甚难。

2.典型期　表现主要在两个方面,其一为严重脱水的症状,如唇舌干裂、皮肤失去弹性、眼窝塌陷、血压下降、脉细数、心率加快、呼吸渐慢、四肢厥冷、发绀等,甚至可出现休克和无尿状态;其二为

252

神经、精神方面的表现,这些症状往往是患者来院就诊的主要原因,其提示有脑细胞脱水和循环障碍的加重,主要症状有:一过性偏瘫、偏盲、眼球及肌肉震颤、肌张力增高或癫痫样发作或出现颈项强直及病理反射,意识障碍、模糊、嗜睡直至昏迷,易误诊为脑血管意外。和酮症酸中毒不同的是它并无典型的酸中毒呼吸。如有中枢性换氧过度,则应考虑是否合并有败血症和脑血管意外。这些包括偏瘫在内的神经系统表现,当脱水、高渗状态和脑循环得到改善后,可以完全消失。但若严重脱水、血流缓慢和高凝状态而形成了脑血栓,则难以恢复。在病情得不到控制或治疗不当时,易出现心肾衰竭、心律失常、DIC、脑水肿、低血钾等一系列并发症。

【辅助检查】

(1)血糖极度升高,通常>33.3 mmol/L,甚至可高达33.3～66.6 mmol/L,有的甚至达266.7mmol/L。

(2)血浆渗透压可高达330～460 mOsm/L,多>350 mOsm/L。

按公式计算:血浆渗透压(mOsm/L)=2(钠+钾)mmol/L+血糖(mmol/L)+尿素氮(mmol/L)。

(3)电解质血清钠常增高至>150 mmol/L,但亦有轻度升高或正常者。血清钾可升高、正常或降低。血氯可稍增高。

(4)肾功能尿素氮常中度升高,血肌酐亦可升高。大多属肾前性失水或伴有急性肾功能不全。

(5)血二氧化碳结合力、血 pH 值大多正常或稍下降。

(6)尿常规可出现蛋白尿、血尿及管型尿、尿糖强阳性、尿酮体阴性或弱阳性。

(7)血常规白细胞可明显升高、血细胞比容增大、血红蛋白量可升高,部分患者可有贫血。

(8)血酮体大多正常或轻度升高。

(9)脑脊液检查脑脊液压力与葡萄糖含量均升高,其他无异常。

【诊断】

1.凡有糖尿病史、糖尿病家族史或无糖尿病史患者,如出现意识障碍及昏迷,有定位体征,尤其是老年人应考虑此病。

2.化验:血糖>33.3 mmol/L;血钠>145 mmol/L;血浆渗透压多为350 mOsm/L;尿糖强阳性或尿酮体阴性或弱阳性。

【鉴别诊断】

本病首先应与脑血管意外患者相鉴别,此类患者血糖多不高或有轻度应激性血糖增高,血浆渗透压正常,其次应与糖尿病酮症酸中毒及乳酸酸中毒、低血糖症昏迷相鉴别。

【治疗】

本症治疗的主要目的在于迅速改善高渗、脱水状态,尽快达到电解质平衡和积极防治各种并发症。

1.补液　一般先补充等渗液,此时等渗液对高渗状态来讲,相对为低渗,用之且可防治因渗透压下降过快而引起的脑水肿,也不易发生溶血反应。低渗液(0.45%～0.60% NaCl)仅在用等渗液血压上升后,血浆渗透压仍不下降的情况下予以考虑,或血压正常而血钠>150 mmol/L 时使用,24 h 用量以不超过 1 000 mL 为宜。如患者出现休克或收缩压持续低于 10.7 kPa 时,除输等渗液外,应间断输入血浆。若血浆渗透压<330 mOsm/L 的情况下,均应输入等渗液。

输液量可按患者体重的 10% ~ 12% 计算。如能测得患者的血浆渗透压,患者失水量可按公式计算:

$$患者失水量(L)=[(患者血浆渗透压-300)/300]×体重×0.6$$

输液的速度一般按先快后慢的原则进行,最初 2 h 输 1 000 ~ 2 000 mL,12 h 输总量的 1/2 加上当天的尿量,其余的在 24 h 内输完。若输液后 4 ~ 6 h 仍无尿,可给呋塞米 40 mg。此时应特别注意老年人的心功能,要严密观察静脉充盈情况、肺底部啰音的变化、尿量等,必要时,需做血流动力学监测。患者清醒后,最好将总量的 1/2 进行鼻饲或口服。

2. 胰岛素治疗　本症对胰岛素较敏感,普通胰岛素用量不宜过大,剂量约为酮症酸中毒的 1/2。在使用过程中,每 2 h 需测血糖 1 次,以便及时调整胰岛素的用量。若血糖已降至 16.7 mmol/L (300 mg/dL),改用 5% 葡萄糖液加普通胰岛素 6 ~ 8 U 维持,以免发生低血糖。

3. 及时补钾　高渗性昏迷在未进行治疗前,其血钾可因血液浓缩和细胞内钾外移而设定值为正常或偏高,当大量补液和注射胰岛素后,扩容治疗后的血钾转入细胞内,易出现低钾,时有心律失常、肢体瘫软等症状,故应及时酌情补钾。尿量正常后,仍需每天静脉滴注或口服肠溶性氯化钾 3 ~ 6 g。

4. 血液滤过　药物治疗效果不佳时可考虑此法,该法疗效可靠,但费用和技术条件要求较高。

5. 积极治疗并发症　对重要器官功能衰竭要积极防治。本症半数患者死于严重感染、休克、MOF、血栓栓塞性疾病,对之要高度注意,严密监护。给氧、物理降温及昏迷护理等亦很重要。

(王远征)

第十二章　血液系统急危重症

第一节　严重贫血

贫血是指外周血中单位容积内血红蛋白(Hb)量、红细胞(RBC)计数或血细胞比容(HCT)低于相同年龄、性别或地区的正常参考值。一般以血红蛋白量低于正常参考值95%下限作为贫血的诊断标准。当血红蛋白量少于60 g/L时称为严重贫血。临床常表现为乏力、气短、心悸,部分患者可出现心绞痛、心力衰竭,甚或出现晕厥、精神异常等。急诊室遇到的严重贫血往往是由急性情况造成的,必须尽快诊断,恰当处理。

【病因与发病机制】

明确贫血的病因对治疗十分重要。严重贫血的病因多是综合性的,如淋巴瘤不仅侵犯骨髓造血组织引起骨髓病性贫血,也可同时致自身免疫性溶血性贫血;同一类型的贫血也可有不同的发病机制,如巨幼细胞贫血既有DNA合成障碍致红细胞生成减少,也有红细胞破坏过多和髓内溶血。急诊常见的严重贫血有以下几种。

1.急性失血(失血性贫血)　如外伤失血、消化道出血、妇科病失血、血液病等致使大量血液在短时间内由血管内到血管外或积于体腔、内脏或肌肉,血容量急剧下降,动脉血压降低,失血量若超过2 500 mL(总血容量的50%),则可出现严重的失血性休克,如处理不当可导致死亡。常见疾病有外伤致肝脾破裂、胃溃疡、胃癌、食管-胃底静脉曲张破裂出血、宫外孕、前置胎盘、血友病、血小板减少性紫癜等。

2.红细胞破坏过多(溶血性贫血)　包括红细胞膜异常(遗传性球形红细胞增多症、阵发性睡眠性血红蛋白尿等)、红细胞酶缺陷(G-6-PD缺乏、丙酮酸激酶缺乏等)、血红蛋白病、卟啉代谢异常和各种原因导致的急性溶血,短期内红细胞大量破坏、骨髓造血不足以代偿,严重者除造成组织缺氧外,大量红细胞破坏形成碎片致心、肺、肾等器官功能受损、凝血机制障碍甚至危及生命(急性肾衰竭或DIC)。此外,常见的急性溶血原因还有输血时血型不合及药物所致短期内红细胞大量破坏等。

3.红细胞生成减少(再生障碍性贫血)　包括骨髓疾病影响造血(如白血病、骨髓纤维化、再生障碍性贫血、骨髓增生异常等)和缺乏造血原料(如铁、叶酸和维生素 B_{12} 缺乏)等使骨髓造血能力急剧下降,引起严重急性贫血。常见的病因如下:①药物,如氯霉素、磺胺类、保泰松等;②化学毒物,如苯及其衍生物;③电离辐射,如放射源事故;④病毒感染,如病毒性肝炎相关性再生障碍性贫血;⑤免疫因素,如胸腺瘤、系统性红斑狼疮等;⑥遗传因素等。

【临床表现】

1. 急性大量失血(>1 000 mL) 早期出现心率加快、头晕乏力、肢端湿冷、出汗恶心、面色苍白,接着出现口渴、尿少、脉搏细数、晕厥乃至休克,原有慢性疾病、感染、营养不良、失水或老年患者,即使失血量较上述为少,也可导致休克或死亡。

2. 急性溶血性贫血 多有体温升高、畏寒、寒战、恶心、胸闷气促乃至休克,尿色暗红或呈酱油色,皮肤黄染、关节酸痛、少尿甚至发展为急性肾衰竭。患者有输血、服药、过度劳累精神紧张等病史。

3. 再生障碍性急性贫血 几乎均有出血倾向,可并发严重的身体多部位出血,60% 以上有内脏出血,主要表现为消化道出血、血尿、眼底出血和颅内出血,皮肤、黏膜出血严重且不易控制。多数合并感染,体温可达 39 ℃ 以上。

【体格检查】

应特别注意观察生命体征,严密观察血压、脉搏、呼吸和心率,并注意观察生命体征的变化。注意皮肤有无出血点、黄染,淋巴结、肝、脾是否大及心脏有无杂音。注意检查指甲、舌乳头及神经系统的深感觉。

【辅助检查】

1. 血常规 根据血红蛋白浓度、红细胞计数和血细胞比容计算出红细胞平均体积(MCV)、红细胞平均血红蛋白浓度(MCHC),有助于贫血的诊断及分类。

2. 网织红细胞计数 有鉴别诊断意义。严重贫血者除血红蛋白浓度和红细胞计数不同程度减少外,急性失血性贫血和溶血性贫血者外周血白细胞和血小板计数升高、网织红细胞计数明显升高,而再生障碍性贫血者全血细胞均减少。

3. 外周血涂片 观察红细胞、白细胞及血小板数量及形态的改变及有无疟原虫等。

4. 骨髓不明原因的贫血 都应做骨髓穿刺或骨髓活检。

5. 尿及粪常规 检查了解有无血红蛋白尿、红细胞尿及管型、尿三胆及大便隐血等。

6. 其他检查 如肝肾功能测定、血清维生素 B$_{12}$、叶酸、铁等测定,以及根据患者的不同情况选用有关溶血性贫血、血红蛋白病等方面的特殊检查,如抗人球蛋白试验等。

【诊断依据】

根据头晕乏力、心率增快、面色苍白、尿量减少等临床表现及发热、肝脾大、血尿等检查,结合血常规、网织红细胞计数等做出贫血的诊断。应详细询问病史,重点了解贫血发生的时间、病程及贫血的症状,尤其要询问有无出血史、手术史,营养状况,有无化学毒物、放射线或特殊药物接触史;有无感染、恶性肿瘤和肝肾疾病等病史,尽可能明确贫血的类型。

【鉴别诊断】

以骨髓穿刺作为诊断和鉴别诊断的主要手段。

1.慢性病性贫血　由感染、炎症或肿瘤等引起骨髓铁利用能力下降。特点:骨髓储存铁增加,可染铁阳性,可利用铁减少,血清铁结合力低下,为小细胞低色素性贫血。

2.肾性贫血　与尿毒症有关。红细胞寿命缩短,血中肌酐、尿素氮水平明显升高,铁周转正常而利用减少,骨髓不提示再生低下。

3.白血病性贫血　血常规为全血细胞减少,网织红细胞计数减少,骨髓中原始细胞明显增多。

4.骨髓异常增生综合征　全血细胞减少,网织红细胞计数减少,骨髓增生活跃,出现两种以上的病态造血,如外周出现幼红细胞、粒细胞核分叶过少和胞质内颗粒细胞等。

【治疗】

患者就诊时应首先根据临床表现估计贫血的程度。多数急性贫血由失血引起,血红蛋白浓度、红细胞计数和血细胞比容(HCT)并不一定反映真实的出血量。

因为最初的几小时体液的调整和平衡尚未完成(需 24~48 h),而以上 3 项均用体积单位表示,体内总血容量的改变与之关系不大。故用它们估计失血量不可靠。应注意观察血压、脉搏及全身状况,立即吸氧,大针头建立静脉输液通路,重点询问病史,积极寻找病因,并根据不同的病因做相应的治疗。

1.急性失血性贫血　吸氧、建立静脉通路,采取紧急措施补充血容量,防止休克发生,迅速输入生理盐水、血浆、右旋糖酐、白蛋白等,并立即配血尽早输入全血,有严重贫血者应输红细胞纠正贫血。严密观察恰当决定输液量的多少和输液速度的快慢。同时针对出血的原因立即设法止血,必要时手术止血。应在度过急性期后及早给予高蛋白、富维生素的饮食。

2.溶血性贫血　尽可能明确贫血的病因,停止接触可疑药物或停止输不合血型等,只有去除病因才能根治。并发感染者积极控制感染。静脉滴注琥珀酸氢化可的松适用于免疫性溶血性贫血。输血或输浓缩血小板或冷沉淀物可改善贫血症状。但应注意,输血有可能加重自身免疫性贫血或诱发阵发性睡眠性血红蛋白尿,必须严格掌握指征。必要时脾切除。由于溶血性贫血患者的骨髓造血代偿性加速,对造血原料的需求量增加,注意适当补充造血原料。若少尿或无尿按急性肾衰竭处理。

3.再生障碍性贫血　凡有可能损害骨髓的物质均应设法避免接触。进行输血、抗感染等。雄激素为治疗再生障碍性贫血的重要药物。近年来采用抗胸腺细胞球蛋白(ATC)和抗淋巴细胞球蛋白(ALC)治疗,环孢素及红细胞生成素的治疗。骨髓移植是治疗重型再生障碍性贫血的最佳方法。

第二节　白血病急诊

白血病是血液系统的恶性疾病。儿童和青少年常见。其特点为造血干细胞的克隆性恶性增殖,其克隆中的白血病细胞失去进一步分化成熟的能力而停滞在细胞发育的不同阶段,使正常造血功能衰竭。可浸润至全身各组织和器官。临床表现为贫血、出血、发热、感染和白血病细胞浸润。部分患者因出血、发热、感染和白血病细胞颅内浸润而急诊求治。症状的缓急主要取决于白血病细胞在体内的积蓄增长速度和程度。

【病因与发病机制】

病因与发病机制未明确,可能与化学因素、电离辐射、病毒感染、遗传、基因突变等有关。

【临床表现】

1. 贫血 常为首发症状,半数患者就诊时已有重度贫血。某些急性白血病在发病前数月甚至数年可先出现难治性贫血。

2. 发热和感染 50%以上患者以发热起病。白血病本身可致发热,但较高发热(>38.5 ℃)常提示继发感染。感染是白血病最常见的死亡原因之一。感染以咽峡炎、口腔炎、肺部感染及肛周感染常见。皮肤感染很少化脓,易形成蜂窝织炎。严重时有败血症的表现。

3. 出血 约45%急性白血病以出血为早期表现。出血可发生在全身各部位,以皮肤、黏膜出血为多见,亦可发生眼底出血、颅内出血、弥散性血管内凝血。

4. 白血病细胞浸润 浅表淋巴结大多见;侵犯肝脾可引起肝脾大,并由此引起食欲减退、乏力、腹胀、消瘦等;中枢神经系统白血病以蛛网膜及硬脑膜浸润最常见,可出现头痛、恶心、视物模糊、眼球突出、视神经乳头水肿、失明和眼外肌麻痹,严重的出现典型的脑膜炎表现或出现脑神经麻痹甚至发生偏瘫、截瘫;侵犯口腔可出现牙龈增生、肿胀;侵犯皮肤可见蓝灰色斑丘疹或结节;侵犯骨骼出现骨痛及胸骨下段压痛等。

【辅助检查】

1. 外周血 急性早期白细胞数量可升高、降低或正常,红细胞、血红蛋白和血小板数量下降。贫血呈正常细胞正常色素性,仅有少数红细胞大小不等,半数病例网织红细胞数偏低。血涂片分类原始、幼稚细胞比例明显增高。

2. 骨髓 初诊时骨髓象大多数增生活跃、明显活跃或极度活跃。少数增生低下。骨髓中原始及幼稚细胞≥30%,平均为64.4%,最高占99.2%。白血病细胞具有共同的形态特点:大小不一,多数体积增大,核浆比例增大,细胞核形态不规则,核染质粗糙,分布不均,核仁大且显著,核分裂象多见。细胞分化停滞在原始或幼稚阶段,稍成熟的细胞少见,杆状核及分叶核粒细胞尚有保留,呈现所谓"裂孔"现象。

【诊断依据】

根据贫血、发热、出血及白血病细胞浸润的表现,如肝脾大、淋巴结大、骨痛、神经系统症状等,并结合外周血象白细胞显著增高及血涂片分类原始、幼稚细胞比例明显增高可初步诊断。确诊依赖于骨髓穿刺,必要时进行骨髓活检。

【鉴别诊断】

1. 再生障碍性贫血 为一种化学、物理、生物或原因不明的骨髓造血功能障碍。造血干细胞受损,外周全血细胞减少,网织红细胞减少。骨髓增生低下。

2.骨髓异常增生综合征(MDS) 全血细胞减少,网织红细胞计数减少,骨髓增生活跃,出现两种以上的病态造血,如外周出现幼红细胞、粒细胞核分叶过少和胞质内颗粒细胞等。

3.铁粒幼细胞性贫血 骨髓铁利用障碍,血清铁升高,铁结合力下降。骨髓可染铁阳性,铁粒幼细胞增多,环形铁粒幼细胞>15%。骨髓红系明显增生,以中晚幼红细胞为主,部分有轻度巨幼样变。

【治疗】

1.常见急诊症状的处理

(1)血小板下降或血管壁浸润引起脑出血:有严重出血时可用肾上腺皮质激素和输注血小板或新鲜血,避免搬运,止血、降颅压、预防脑水肿及脑疝。

(2)消化道出血:禁食、输血、止血,口服去甲肾上腺素、凝血酶或云南白药等。

(3)鼻及牙龈出血:冷敷,用涂有肾上腺素或麻黄碱的棉纱条填塞,或吸收性明胶海绵止血。立即耳鼻喉科会诊。

(4)弥散性血管内凝血(DIC):皮肤瘀斑、穿刺部位出血。立即补充血小板及凝血因子,输注新鲜血或浓缩血小板4~6 U,严密观察,谨慎应用肝素。当弥散性血管内凝血并发纤维蛋白溶解症时,可在肝素治疗的同时并用抗纤溶药物(如对氨甲苯酸、氨甲环酸等)。

(5)发热:原因未明者积极寻找感染灶,连续咽拭子培养或血培养。在细菌培养获得阳性结果前立即按经验早期应用广谱高效杀菌药,以后再根据病原学检查及药敏试验结果调整用药。最好静脉内给药,剂量要充分。

(6)贫血:纠正贫血最有效的方法为积极缓解白血病。有显著贫血可酌情输注红细胞或全血,有诱发心力衰竭者考虑输浓缩红细胞,同时治疗心力衰竭。

(7)急性肾衰竭:高尿酸血症血 pH 值<5.5 时,大量补液、输注碳酸氢盐,必要时考虑血液透析或腹膜透析。

2.化疗

(1)诱导期:联合用数种作用于细胞周期不同时相且毒性不同的化疗药物,1~2 个疗程后无效则更换治疗方案。

(2)巩固治疗阶段:继续 2 个疗程的诱导期方案治疗。结束后可行自体或异体骨髓移植。

(3)维持治疗阶段:单种化疗药物序贯治疗,每周更换 2 种,3~4 周为 1 个循环,定期联合化疗。

3.长期治疗 单一化疗药物间歇治疗,辅以干扰素治疗。适时行异体造血干细胞移植。

(李 萌)

第十三章 肿瘤相关急危重症

第一节 肿瘤相关感染

一、中性粒细胞减少的癌症患者的发热

(1)中性粒细胞减少是癌症患者发生细菌性感染最重要的危险因素,定义为中性粒细胞绝对值(ANC)<$0.5×10^9$/L;或 ANC≤$1×10^9$/L,且预计在 48 h 内降至 $0.5×10^9$/L 以下。

(2)中性粒细胞减少期间的发热一直被认为是感染来源的,应进行相应的管理。

(3)随着中性粒细胞减少的发作快慢、程度及持续时间的增加,感染的风险增加。

(4)发热性中性粒细胞减少患者需要立即进行评估并快速开始对铜绿假单胞菌有活性的广谱抗生素治疗。抗生素通常静脉应用,但是基于生物学特征及可获得的护理,当患者被确定为处于严重的发病率和死亡率的低风险时,亦可接受口服抗生素。

(5)在中性粒细胞减少期间,3 种不同的发热综合征具有不同的实际意义。

1)首次发热:在 20% ~25% 的中性粒细胞减少伴发热的患者中被证实有微生物感染(最常见的菌血症)。20% ~30% 的患者仅有感染的临床症状,没有确认微生物(如血培养阴性的盲肠炎);另外 50% 的中性粒细胞减少伴发热患者未发现感染。在这 3 种亚组中,对经验性抗生素管理的响应同样是有利的。分离的革兰氏阳性菌与革兰氏阴性菌的概率大致相似。治疗强调覆盖革兰氏阴性菌,因为这一类感染进展更快且死亡率更高。

2)持续性发热:第一次中性粒细胞减少性发热的平均退热时间为 3 ~4 d。当发热持续 5 d 或更长(4 ~7 d,取决于各研究)时,发生侵袭性真菌感染的概率是足够高的,以至于添加经验性抗真菌治疗是标准的做法。念珠菌及曲霉菌属是中性粒细胞减少患者最常发生的真菌感染类型,并且随着中性粒细胞减少的持续时间的延长而增加。抗真菌药物的选择应根据不同的临床情况和已使用预防性抗真菌药物的情况而变化。在不使用抗真菌药物预防治疗时,最常见的引起持续性发热的真菌病原体是白念珠菌。如果使用抗真菌预防治疗,曲霉菌和其他非白念珠菌可能成为致病菌。

随机对照试验支持两性霉素 B(脱氧胆酸盐或脂质体)、伏立康唑和卡泊芬净的经验性使用。不同抗真菌药的选择取决于之前预防使用的抗真菌药物及风险评估。通过血培养、胸部 CT 和可能的窦道来寻找侵袭性真菌感染是合适的。

3)复发性发热(初次发热缓解后的新的发热):是指针对中性粒细胞减少发热发作期使用广谱

抗生素后,患者无发热48 h以上再次出现发热。在这种情况下,大部分病例都能明确感染性原因(与首次发热不同,首次发热通常找不到原因),并且突发性细菌感染和真菌感染均有可能。处理包括改变抗生素、抗真菌药(或者增加药物,如果抗真菌药不是方案的一部分),以及给予诊断性检查(如上所述的胸部CT检查)。由于耐药菌日益增加,如超广谱β-内酰胺酶(ESBL)的革兰氏阴性杆菌、耐碳青霉烯类的肠杆菌(CRE)、耐万古霉素的肠球菌(VRE),抗生素的选择应当以当地流行情况为指导。在CRE常见的机构中,早期增加黏菌素或替换头孢他啶-阿维巴坦是恰当的。相反,在ESBL高流行的地区,早期更换为亚胺培南或美罗培南可能是治疗复发性发热的最佳抗菌策略。

(6)发热在中性粒细胞减少期间的重要性是指其是感染的一个很好的替代标志,但不是唯一的标志,如出现感染的其他症状或体征(如腹痛、红疹、低血压、低体温)也应该对患者给予经验性抗生素治疗。

二、评估

(1)应行病史和体格检查,特别注意潜在的感染部位,如皮肤、口腔、肛周区域、静脉置管出口部位。

(2)应该行常规全血细胞计数及分类、生化(包括肝酶和肌酐)、尿液分析、血和尿培养。有证据显示,除非出现呼吸系统的症状或体征,胸部X射线检查仅能提供少量信息。但我们常规推荐胸部X射线检查,因为可提供潜在的有用的基线信息。

(3)血培养:对于诊断菌血症,双瓶血培养较单瓶血培养更为敏感。有资料支持,可从中心血管(所有的管腔取样)抽取所有的标本进行培养以对癌症患者进行简单的菌血症诊断。然而,为明确菌血症发作是否与导管相关,建议从静脉导管及外周静脉同时采血进行血培养。2 h或以上的时间差异(即从导管获取的培养的阳性早于外周血)对导管相关性菌血症具有好的预测价值。

(4)任何可接近的可能感染的部位均应采样行革兰氏染色及培养(导管、痰液等)。

(5)理想状态下,在开始使用抗生素之前应获得血培养,虽然不能获取血培养,但不应延迟抗生素的治疗。

三、经验性抗生素治疗

有发热和中性粒细胞减少,以及无局部症状或体征患者的初始治疗。治疗的目标是提供最小毒性的广谱的抗生素覆盖,而不是最初覆盖所有可能的病原体。中性粒细胞减少期间的大多数细菌感染由定植于患者口腔黏膜、肠道和皮肤的微生物引起。在中性粒细胞减少期间,铜绿假单胞菌尤为普遍。因其进展迅速和高致死率的潜能,治疗的重点是覆盖包括铜绿假单胞菌的革兰氏阴性菌。这可能通过单一药物("单药治疗")或几种抗生素联合而实现。

(一)单药治疗

(1)对铜绿假单胞菌有活性的选定的广谱β-内酰胺类单药用于不复杂的发热和中性粒细胞减少患者的经验性治疗,与联合方案(β-内酰胺类和氨基糖苷类)的疗效相当,且毒性较小。以下是2011年美国感染病协会(IDSA)指南推荐的可选择的方案。

1)头孢吡肟2 g,静脉注射,每8 h 1次。

2)亚胺培南-西司他汀500 mg,静脉注射,每6 h 1次。

3)美罗培南 1 g,静脉注射,每 8 h 1 次。

4)哌拉西林-他唑巴坦 4.5 g,静脉注射,每 6 h 1 次。

（2）选择一种药物而不选择另外一种药物,应该主要由机构的药物敏感性来指导,这可能使一种或多种上述药物成为一个很差的选择。一些机构可能发现头孢他啶(不在 IDSA 的名单中)2 g,静脉注射,每 8 h 1 次,完全充分。根据 Meta 分析,所有这些药物的药效相似,但碳青霉烯类更易于发生难辨梭菌性结肠炎。

（二）超革兰氏阴性菌覆盖的联合治疗

（1）某些特定临床情况下,旨在扩大抗革兰氏阴性菌活性的联合用药可能是经验性的,尚无确切的证据支持可以临床获益。联合用药常用于下述情况。①严重的败血症或感染性休克。②多重耐药革兰氏阴性菌的患病率高。

（2）有效的抗生素联合包括前述的一种 β-内酰胺类加一种氨基糖苷类(基于当地耐药而选择)或黏菌素或多黏菌素 B。如果喹诺酮类耐药菌感染率低或患者有氨基糖苷类药物毒性高风险时,可用环丙沙星替代氨基糖苷类抗生素。KPC 和多药耐药鲍曼不动杆菌的感染率增加时,更常使用多黏菌素或多黏菌素 B。

（三）万古霉素及其他覆盖革兰氏阳性菌药物的作用

在以下情况下,覆盖革兰氏阴性菌的万古霉素应该是初始经验性治疗方案的一部分:①严重败血症或感染性休克[以确保覆盖耐甲氧西林金黄色葡萄球菌(MRSA)、耐青霉素的肺炎链球菌和轻型链球菌];②肺炎(认为它是"医疗相关性肺炎");③软组织感染(蜂窝织炎、坏死性筋膜炎);④临床怀疑的导管相关性感染(如由于压痛或导管口脓性液体排出,不仅仅是存在血管内装置);⑤重度黏膜炎或金黄色葡萄球菌感染的其他高危因素(口腔感染,预防性使用氟喹诺酮类或 TMP/SMX、大剂量 Ara-C,应用 H_2 受体拮抗剂);⑥已知的耐甲氧西林金黄色葡萄球菌(MRSA)或耐青霉素肺炎链球菌(PRSP)的种植(这很重要,而且常被遗忘)。

初始治疗中添加万古霉素:

（1）持续性发热不是添加万古霉素的适应证,因为一项随机对照试验显示添加万古霉素组并不优于安慰剂组。

（2）血培养革兰氏阳性菌阳性是添加抗革兰氏阳性菌活性药物的指征。在等待病原体鉴定期间进行万古霉素、利奈唑胺和达托霉素之间的选择,也可根据当地的 VRE 流行情况及革兰氏染色的初步形态学特征进行选择。

1)革兰氏阳性球菌群:通常是葡萄球菌(可能是金黄色葡萄球菌或者凝固酶阴性的葡萄球菌)——万古霉素能提供足够的覆盖。罕见情况下(具有代表性的,已用广谱革兰氏阴性菌抗生素覆盖的急性白血病患者),黏滑罗斯菌(既往是黏滑口腔球菌)可能是菌血症和脑膜炎的危险因素,最好使用万古霉素和美罗培南联合治疗。

2)双链和短链革兰氏阳性球菌:可能是肠球菌或肺炎球菌,临床情况应该支持一种或另一种(住院患者,中性粒细胞缺乏,使用三代头孢菌素:肠球菌;处在荚膜细胞风险下的患有肺炎的院外患者,如多发性骨髓瘤为肺炎链球菌感染)。在高 VRE 流行的机构,此时达托霉素或利奈唑胺用于一线经验性给药是足够的。

3)长链革兰氏阳性球菌:草绿色链球菌可能是黏膜炎相关的轻型链球菌,使用万古霉素是合适的。

（3）没有很好的证据表明，对于已知 VRE 定植的患者是否最初应该给予经验性地使用利奈唑胺或达托霉素。

（4）在经证实的 VRE 感染病例中，利奈唑胺、达托霉素、奎宁司汀-达福司汀、替加环素之间的选择并非基于临床结果数据，而是基于理论考虑及当地耐药模式。

（5）达托霉素可被肺部表面活性物质所灭活，不应用于治疗肺炎。然而，有很好的证据表明，治疗葡萄球菌菌血症，达托霉素与万古霉素或苯唑西林同样有效。

（四）口服治疗

（1）对不处于严重并发症或死亡高风险的中性粒细胞减少患者，经验性口服抗生素治疗是可以接受的。

（2）高风险患者是指那些因长期及严重中性粒细胞减少而接受化疗的患者（如 AML 诱导治疗），以及具有临床不稳定的症状或体征或有明显伴随疾病的患者（如 COPD、心力衰竭）。低风险患者不具备任何高危因素，而且其中性粒细胞减少预计短暂存在（<7 d）。这些患者可考虑接受门诊抗生素治疗。

（3）目前已验证了一种定量风险评估系统，即癌症支持疗法多国协会（MASCC）评分系统。评分分为疾病负荷（无症状或症状轻微 5 分、症状严重 3 分）、无低血压（5 分）、无 COPD（4 分）、实体瘤或无既往真菌感染（4 分）、无脱水表现（3 分）、门诊状态（3 分）及年龄<60 岁（2 分），各评分相加。患者评分≥21 分（最高 26 分）为"低风险"，可考虑采用口服治疗。

（4）推荐以下两种口服方案：①环丙沙星 750 mg，口服，每 12 h 1 次，联合阿莫西林/克拉维酸 875 mg，口服，每 12 h 1 次。②环丙沙星 750 mg，口服，每 12 h 1 次，联合克林霉素 450 mg，口服，每 6 h 1 次。建议患者在住院的基础上开始口服抗生素治疗，然后观察 24 h 且证实血培养仍为阴性后可考虑出院。出院后，患者应每天来院复诊，出现新的症状或症状恶化或发热持续时就诊。约 20% 的患者需要再次收住入院（需住院的相关因素：>70 岁、体能状况差、ANC<100×10^6/L）。

对于无明确感染的中性粒细胞减少的低危患者，对经验性静脉抗生素有效，基于临床判断可以考虑转向口服抗生素直至其中性粒细胞减少恢复。建议这些口服抗生素治疗的患者在出院前留院观察至少 24 h。

（五）初始抗生素方案的调整

（1）在开始经验性抗生素治疗中性粒细胞减少和发热后，必须密切监测病程，监测新的感染症状及体征的出现；应根据临床发现调整抗生素治疗。

（2）30% ~50% 的患者在中性粒细胞减少的病程中需要调整抗生素。

（3）具体的调整取决于特定的临床综合征或分离的微生物。

（4）没有其他临床表现的持续性发热不是调整抗生素方案的指征。

（5）无革兰氏阳性菌感染的证据，如果已开始使用抗革兰氏阳性菌药物，则应在 48 h 后终止。

（6）持续性发热 4 ~7 d 后，开始某些抗真菌药物治疗是公认的做法。

（7）在复发性发热的病例中，应更换抗菌药物及抗真菌药物并行影像学检查。

（六）经验性抗真菌治疗

念珠菌和曲霉菌感染是最常见的，随着中性粒细胞减少持续时间的延长，感染的发生率增加。

在以下情况,中性粒细胞减少患者治疗时应该经验性地增加抗真菌治疗。

(1)严重败血症或感染性休克:可能由念珠菌感染引起;应增加用两性霉素或一种棘球白素。真菌感染很少引起败血性休克。

(2)广谱抗生素治疗4~7 d后的持续性发热。

(3)复发性发热。

(4)念珠菌定植:念珠菌尿、鹅口疮。

治疗选择包括:①两性霉素 B 去氧胆酸盐,0.6~1.0 mg/(kg·d),静脉注射。②一种两性霉素 B 的脂质体制剂,如脂质体两性霉素 B(Ambisome)或两性霉素 B 脂质体复合物(Abelcet),3~5 mg/(kg·d),静脉注射。③伏立康唑6 mg/kg,静脉注射,每12 h 1次,24 h 后改为4 mg/kg,静脉注射,每12 h 1次。血清浓度>2 mg/mL。④卡泊芬净,负荷量70 mg,静脉注射,随后50 mg/d,静脉注射。⑤泊沙康唑,负荷量300 mg,静脉注射,每12 h 2次,随后改为300 mg/d,静脉注射。⑥艾沙康唑,200 mg,静脉注射,每8 h 1次,给予6次剂量,随后改为200 mg/d,静脉注射。

对于持续性发热,作为经验性添加药物,两性霉素、卡泊芬净和(或)是伏立康唑(不是 FDA 批准的此项指征)已得到很好的证实。值得注意的是,应该根据临床情况进行彻底的全面体格检查或 CT 检查以排除活动性侵袭性真菌感染的存在(胸部 CT、可能的窦道 CT,存在腹腔内感染或肝酶异常指征时的腹部和盆腔 CT)。另一种建议,当仅有除了发热之外的真菌感染的辅助证据时即可开始抗真菌药治疗[如阳性血清学检测半乳甘露聚糖和(或)β-D 葡聚糖]。相对于传统的"经验性"抗真菌治疗,这种所谓的"先发制人"的抗真菌治疗在持续性发热中的作用尚不明确。

应注意到泊沙康唑(一种新的广谱抗真菌药 200 mg,口服,每8 h 1次,与食物同服)在预防性抗真菌治疗中显示了良好的活性,但其在假定的真菌感染的急性治疗中无作用,因为在开始治疗5~7 d后没有达到治疗水平。

(七)抗生素使用时间

(1)明确的细菌感染:抗生素应用应该持续至该感染治疗需要的时间标准或直至中性粒细胞减少恢复,以两者中更长的时间为准。

(2)病原菌不明的不复杂的发热和中性粒细胞减少:应用抗生素直至体温正常及 ANC >500/μL,持续24 h 以上。

(3)若无感染证据且患者经抗生素治疗后无发热,但中性粒细胞减少仍存在,推荐完成2周治疗。在这一点上,可停止使用抗生素并观察;或者重新开始氟喹诺酮预防直至骨髓恢复。

(4)有限证据表明,如果未发现无感染,而且患者无发热,发热消失48 h 后,停用抗生素是可能的,但要意识到某些患者有可能再次发热,并且要求重新使用抗生素。

(5)如果没有真菌感染的证据,在中性粒细胞减少恢复时也可以停止抗真菌治疗。

四、非中性粒细胞减少癌症患者的发热

(1)癌症患者发热的非感染性原因包括基础恶性肿瘤、深静脉血栓和肺栓塞、药物、血液制品,以及异基因干细胞移植、移植物抗宿主病。

(2)然而,感染常见于所有分期及所有类型恶性肿瘤患者。除中性粒细胞减少外,还有一些其他因素有助于增加对感染的易感性,当试图去诊断发热及制订治疗计划时,应该考虑:

1）局部因素：屏障破坏（黏膜炎、手术）提供细菌进入的入口；梗阻（胆道、尿道、支气管）有助于局部感染（胆道感染、尿路感染、阻塞性肺炎）。

2）血管内置管、引流管或支架可成为病原菌定植地，导致局部感染、菌血症或真菌血症。

3）脾切除后易增加肺炎链球菌和其他荚膜细菌感染。

4）体液免疫缺陷（多发性骨髓瘤、慢性淋巴细胞白血病）可导致对荚膜微生物，如肺炎球菌及嗜血杆菌感染的敏感性增加。

5）细胞免疫缺陷[淋巴瘤、毛细胞白血病、接受激素或氟达拉滨及其他药物治疗、造血干细胞移植（HSCT）]对军团菌、分枝杆菌、新型隐球菌、肺孢子虫感染、巨细胞病毒（CMV）及水痘带状疱疹病毒（VZV）导致的机会性感染的敏感性增加。

五、特定感染性疾病综合征

如果患者有特定感染的临床体征和症状，伴或不伴中性粒细胞减少，可由临床怀疑而引导检查及治疗。

（一）菌血症/真菌血症

（1）对中性粒细胞减少患者，或伴发热或临床不稳定的非中性粒细胞减少患者，如血培养阳性应立即开始适当的抗生素治疗。

（2）如果分离的是一种常见的病原菌，如金黄色葡萄球菌或革兰氏阴性杆菌，即使患者不发热或临床上稳定也应该开始使用抗生素。

（3）如果分离的病原体为一种常见的污染菌，如凝固酶阴性葡萄球菌，而且患者不发热、临床症状稳定且非中性粒细胞减少，在开始使用抗生素之前，重复培养和观察可能是恰当的。

（4）对每一例菌血症，应获得后续的血培养以验证治疗效果，并且应寻找感染源。

（二）革兰氏阳性菌血症

1.革兰氏阳性球菌

（1）凝固酶阴性葡萄球菌是菌血症的最常见病因。静脉导管常是感染的根源。在中性粒细胞减少或临床症状不稳定的状态下，患者应该给予万古霉素治疗。

（2）若治疗不充分，金黄色葡萄球菌血症与转移性并发症的可能性很高相关。复杂的金黄色葡萄球菌血症（持续的血培养阳性、长期发热、转移性感染和心内膜炎）需要4～6周的治疗。很多学者建议在每一例患者中行经食管超声心动图检查以排除心内膜炎。

（3）治疗对甲氧西林敏感的金黄色葡萄球菌时，苯唑西林和萘夫西林为首选药物。万古霉素应保留给予MRSA或青霉素治疗过敏的患者。只要没有肺侵犯，达托霉素也是可选的药物。

（4）在中性粒细胞减少患者中，草绿色链球菌（轻型链球菌）菌血症可能导致暴发性感染与败血症、急性呼吸窘迫综合征（ARDS）。应该用万古霉素治疗直至明确敏感性检测结果（大多数但并非全部分离的细菌对头孢曲松和碳青霉烯类敏感）。早期生物实验室提供的信息可能是"长链革兰氏阳性球菌"。

（5）轻型链球菌菌血症的危险因素包括严重的黏膜炎（尤其是阿糖胞苷治疗后）、活动性口腔感染、预防用甲氧苄啶/磺胺甲唑（TMP/SMX）或氟喹诺酮和H_2受体拮抗剂。

（6）肠球菌（对各种头孢菌素固有性耐药）常导致长时间住院及应用广谱抗生素的虚弱患者的

菌血症。

（7）VRE 是导致菌血症越来越普遍的一个原因，应给予利奈唑胺治疗（600 mg，每 12 h 1 次，静脉注射）、达托霉素（6 mg/kg，每 12 h 1 次，静脉注射）或奎奴普丁/达福普汀（7.5 mg/kg，每 8 h 1 次，静脉注射）。也可使用替加环素（负荷量 100 mg 静脉注射，随后每 12 h 50 mg 静脉注射 1 次）。VRE 菌血症的治疗总体上成功率仅有 40% 左右。

2. 革兰氏阳性杆菌

（1）在中性粒细胞减少期间，梭状芽孢杆菌与败血症和转移性肌坏死有关。用大剂量青霉素或碳青霉烯治疗。

（2）单核增生李斯特菌可引起伴有或不伴有脑炎/脑膜炎的菌血症细胞免疫缺陷。氨苄西林加庆大霉素是首选治疗。TMP/SMX 可用于青霉素过敏患者。

（3）其他革兰氏阳性杆菌如芽孢杆菌、棒状杆菌、乳酸杆菌是常见的血培养污染菌，但在中性粒细胞减少的情况下，常可引起真正的感染，这种感染常是导管相关性的。丙酸杆菌几乎总是污染菌，但其可引起 Ommaya 囊感染。

（三）革兰氏阴性菌血症

（1）血培养中的革兰氏阴性菌血症从来不应认为是污染物，应立即治疗。

（2）根据微生物学实验室的初步结果（从一个实验室到另一个实验室是有变化的），初步的信息可能不存在或可能足够特异（如"肠样"或"铜绿假单胞样"革兰氏阴性杆菌），可指导抗生素的选择。根据机构模式和初始信息，开始应用 2 种抗生素以确保充分覆盖，直至获得药敏试验结果，这可能更安全。一旦获得敏感性，联合治疗比单药治疗并不能提供令人信服的疗效。

（3）大肠埃希菌和克雷伯杆菌是中性粒细胞减少患者最流行的革兰氏阴性病原菌；然而，环丙沙星或 TMP/SMX 等预防性抗生素的使用可能会增加更具耐药性的肠道病原体的流行，如肠杆菌、枸橼酸杆菌、沙雷菌属。其中一些具有实际意义，因为它们可能携带一种诱导型 β−内酰胺酶（AmpC），该酶可导致三代头孢菌素如头孢他啶的治疗失败。碳青霉烯、氟喹诺酮、哌拉西林−他唑巴坦可用于这种情况。

（4）产 ESBL 的克雷伯杆菌及大肠埃希菌的感染率在增加；碳青霉烯类药物是这些微生物的药物选择。

（5）携带 KPC 碳青霉烯酶的肺炎克雷伯菌和其他 CRE 变得越来越普遍，且已造成高死亡率的机构性暴发。没有可比较的资料，而且治疗常联合或包括替加环素、庆大霉素和多黏菌素等几个药物。体外数据显示添加多尼培南联合可导致协同抗菌活性。一些 CRE 可被头孢他啶−阿维巴坦 2.5 g（头孢他啶 2 g、阿维巴坦 0.5 g），每 8 h 1 次，静脉注射，成功治愈。

（6）铜绿假单胞菌是中性粒细胞减少患者中最致命的革兰氏阴性菌血症的病原菌之一。等待药敏结果期间，应开始联合治疗以扩大抗菌谱，并且确保患者接受至少一种对病原菌敏感的药物。

（7）嗜麦芽窄食单胞菌菌血症可在广谱抗生素（经常是碳青霉烯类）治疗或血管内置管的患者中引起感染；TMP/SMX 是治疗的选择。对该药物过敏的患者，头孢他啶或莫西沙星可能有效。体外，嗜麦芽窄食单胞菌显示对替加环素和多黏菌素敏感，但这些药物的临床疗效并不清楚。

（8）在肿瘤患者中，鲍曼不动杆菌菌血症常与感染的血管内置管有关，并对包括亚胺培南在内的多种抗生素耐药。氨苄西林/舒巴坦、他格适或多黏菌素可能有效，但应该向感染性疾病专家咨询。

(四)真菌血症

(1)肿瘤患者中,大多数真菌血症是由念珠菌引起的。非白念珠菌的发病率逐渐增加,可能是预防性氟康唑普遍应用的后果。

(2)念珠菌血症的治疗可选用棘白霉素或两性霉素 B。

(3)氟康唑对白念珠菌确实有效。非白念珠菌很可能对氟康唑耐药,应给予卡泊芬净、阿尼芬净、美卡芬净、两性霉素 B 或两性霉素 B 脂质体制剂治疗。

(4)所有的念珠菌血症患者都应该采用检眼镜检查进行眼科评估。大多数情况下,应拔除血管内置管。

(5)虽然念珠菌是血培养中发现的最常见的酵母菌,其他具有不同易感性模式的真菌也可能引起真菌血症:在细胞免疫功能缺陷的患者中(如 AIDS、阿仑单抗的使用),应考虑新型隐球菌感染,后者始终对棘白菌素耐药。在中性粒细胞减少的患者中,镰刀菌、足放线病菌和毛孢子菌也可引起真菌血症。对这些相对少见的真菌的治疗应该咨询感染性疾病专家。

(五)血管内导管相关性感染

1.定义

(1)通过在导管出口 2 cm 内红斑、硬结、触痛的存在而诊断为导管出口部位感染。

(2)窦道感染的特点是红斑沿着隧道式导管的皮下通道延伸至出口部位的 2 cm 以外。

(3)导管相关血行感染需要血培养阳性(或导管尖端培养阳性),以及菌血症来源于导管的证据。最易获得的证据是外周血培养阳性和导管血培养阳性的时间相差≥2 h。来自导管的血液细菌生长更快,因为导管血(细菌定植生物膜层)中的细菌接种数量更高。值得注意的是,此定义表明必须从导管采血,以及通过外周刺入直接从静脉采血行血培养来诊断导管相关性菌血症。

2.治疗

(1)若怀疑局部感染,除了血培养之外,导管出口部位流出物应被送去培养。

(2)单纯性导管部位感染(无全身感染症状或菌血症)可仅给予局部处理,以及口服抗生素如双氯西林。

(3)如果患者有发热或围绕导管部位有明显的蜂窝织炎,在等待培养结果期间应经验性地应用万古霉素。

(4)窦道感染需要静脉使用抗生素并拔除导管,经验性治疗应包括万古霉素及覆盖革兰氏阴性杆菌,如头孢他啶、头孢吡肟或环丙沙星。当病原菌明确后可调整治疗。

(5)感染性血栓性静脉炎也需拔除导管,并考虑抗凝治疗。偶尔需要行外科引流。

(6)凝固酶阴性葡萄球菌或革兰氏阴性杆菌引起的导管相关性血液感染应该给予抗生素治疗14 d。导管血培养阴性后,对于稳定的非中性粒细胞减少患者可口服抗生素完成治疗(利奈唑胺或氟喹诺酮)。

3.拔除血管内导管的适应证 感染性临时导管必须拔除。应该一直考虑拔除永久性导管(如隧道线或植入的输液港),在以下情况下应拔除。

(1)窦道(或口袋,在植入输液港的情况下)感染。

(2)无论病原菌如何,48~72 h 恰当的治疗后血培养持续阳性。

（3）感染性血栓性静脉炎。

（4）血培养阳性：金黄色葡萄球菌、芽孢杆菌、分枝杆菌、白念珠菌。

（5）对于其他病原菌,包括杰氏棒状杆菌及革兰氏阴性菌如铜绿假单胞菌属和嗜麦芽窄食单胞菌,偶尔尝试用全身抗生素和抗生素封管行挽救性治疗。仅当认为移去导管的整体风险很高时(难治性血小板减少、缺乏静脉通路)才考虑应用该方法。

（六）皮肤和软组织感染

（1）软组织感染可表示为局部或播散性感染。

（2）评估皮肤和软组织感染时,应尽早考虑行皮肤活检,用于细菌、分枝杆菌、病毒、真菌的染色和培养。

（3）在中性粒细胞减少患者中,坏疽性深脓疱病常表现为颜色发暗、坏死的皮肤破损,但也可表现多样。典型的是,铜绿假单胞菌血症的表现也可由其他革兰氏阴性杆菌的菌血症引起。治疗应选择覆盖假单胞菌的抗生素,而且必需尽早行可能的外科清创。

（4）VZV 和单纯疱疹病毒(HSV)通常表现为水疱性病变,而且可能难以鉴别。水疱底部刮片应送去行直接荧光抗体(DFA)检查以诊断VZV,行 Shell-Vial 法培养或 PCR 检查以诊断 VZV 或 HSV。对于免疫功能受损患者,治疗 VZV 感染采用阿昔洛韦 10 mg/kg,静脉注射,每 8 h 1 次;而对于 HSV 感染采用阿昔洛韦 5 mg/kg,静脉注射,每 8 h 1 次。对于免疫功能低下患者,推荐阿昔洛韦静脉滴注。对于免疫功能正常患者,口服阿昔洛韦、泛昔洛韦、伐昔洛韦治疗均已成功应用。

（5）肿瘤患者发生链球菌中毒性休克及化脓性链球菌引起的严重软组织感染的风险逐渐增加。治疗应采用积极的外科清创,并给予青霉素 G、林可霉素抗生素治疗,休克时也可静脉输注免疫球蛋白(IVIG)。青霉素 G 或氨苄西林添加克林霉素可改善预后,这可能是因为它抑制了蛋白(此处指毒素)合成。

（6）中性粒细胞减少患者可能会发生肛周蜂窝织炎。抗生素治疗应包括覆盖革兰氏阴性杆菌及厌氧菌的抗生素(如亚胺培南西司他丁、美罗培南单药、哌拉西林-他唑巴坦或头孢他啶联合甲硝唑)。应该行 CT 平扫以排除直肠周围脓肿。肛周脓肿或持续性感染时需外科切开和引流,但若有可能,应延迟至中性粒细胞减少恢复后。

（7）皮疹,包括皮肤破裂,是许多新的靶向治疗的常见不良反应。在每次随访时需要对患者进行详细的皮肤检查以评估皮疹的重复感染,必要时向皮肤科咨询。常用药物包括单克隆抗体(mAb)如西妥昔单抗(头颈部癌、CRC)及酪氨酸激酶抑制剂(TKI)如厄洛替尼(肺癌)和索拉非尼(肾癌、肝细胞癌)。

（8）Sweet 综合征可表现为类似蜂窝织炎的发热和皮肤病变,在发热和皮疹的鉴别诊断时应考虑,尤其是对于髓系恶性肿瘤患者。

（七）鼻窦炎

（1）在免疫功能正常的患者中,急性鼻窦炎通常是由肺炎链球菌、流感嗜血杆菌、卡他莫拉菌及金黄色葡萄球菌引起的。治疗采用左氧氟沙星 500 mg,每天 1 次;或阿莫西林/克拉维酸钾 875 mg,每天 2 次。

（2）免疫功能低下患者的鼻窦炎也可由需氧革兰氏阴性杆菌引起,包括假单胞菌属。中性粒细胞减少患者存在发生真菌性鼻窦炎的高风险。

(3)在中性粒细胞减少期间,鼻窦炎应选择广谱抗生素进行治疗,覆盖假单胞菌。同时,应行鼻窦CT检查和耳鼻喉专科诊治。若怀疑有真菌感染(如CT检查发现骨侵蚀性改变、鼻甲坏死焦痂)或者行抗生素治疗

(4)曲霉菌是侵袭性真菌性鼻窦炎最常见的病原菌,但其他真菌如毛霉菌和根霉菌(它们对伏立康唑耐药,其他同曲霉菌的治疗选择)、镰刀菌,以及偶尔类似链格孢菌样暗色霉菌感染也逐渐被认识到。当患者接受伏立康唑预防治疗时,毛霉菌病的相对发病率增加。

(5)如果鼻窦真菌感染被确诊,治疗可采用外科清创及抗真菌治疗,起始治疗应采用最大剂量。

1)两性霉素B 1.0~1.5 mg/(kg·d)。

2)两性霉素B脂质体制剂5.0~7.5 mg/(kg·d)。

3)仅当可以肯定感染不是由接合菌(毛霉菌、根霉菌)引起时,可由其他药物替代伏立康唑,接合菌对伏立康唑不敏感。

(6)泊沙康唑或艾沙康唑,静脉给药,它们有非常广的抗真菌谱,可以覆盖真菌性鼻窦炎的大多数病原体,可作为一种替代品。如果怀疑毛霉菌病,我们考虑将两性霉素作为治疗选择。

(八)肺炎

免疫功能低下的患者肺部浸润可由感染性因素或非感染性因素引起。病因学诊断非常重要。如果不能获得诊断性痰标本,推荐早期应用支气管肺泡灌洗液(BAL)进行检查。

1. 中性粒细胞减少患者的肺部浸润

(1)在中性粒细胞减少期间,大多数肺炎是由革兰氏阴性杆菌引起的,包括铜绿假单胞菌。

(2)治疗应包括处理发热和中性粒细胞减少的标准方案,同时联合抗金黄色葡萄球菌的万古霉素和抗肺炎军团菌的药物,以及治疗社区获得性肺炎的一些药物(新一代的氟喹诺酮类药物如左氧氟沙星或莫西沙星,或大环内酯类如阿奇霉素联合头孢他啶)。

(3)尽早行CT检查和支气管镜BAL检查,尤其是症状没有及时改善时。

(4)当患者接受广谱抗生素治疗时发生肺部浸润,此时,真菌性肺炎的可能性很高。应立即根据经验应用伏立康唑、脂质体两性霉素B、两性霉素B进行抗真菌治疗。棘白菌素不应用于中性粒细胞减少患者肺部浸润的经验性抗真菌治疗中,因其对非曲霉菌属真菌无效,而且它们对曲霉菌的活性是否与伏立康唑或两性霉素B相当,目前还不清楚。

2. 真菌性肺炎

(1)在未出现中性粒细胞减少或未使用糖皮质激素的情况下很少发生真菌性肺炎。

(2)曲霉菌是肿瘤患者最常见的致病真菌。

(3)其特点是缺乏全身毒性。临床表现包括持续性或反复性发热,抗生素治疗时发生肺部浸润、胸痛、咯血、胸膜摩擦音。

(4)在异基因HSCT的情况下,大多数曲霉菌肺炎发生于移植后,当患者不再处于中性粒细胞减少时,最重要的危险因素是移植物抗宿主病、糖皮质激素使用及CMV感染。

(5)活检组织中证明有真菌成分对明确诊断是必需的。当高危患者无法进行组织活检时,呼吸道培养物(痰液或BAL液)阳性高度预测侵袭性疾病。

(6)半乳甘露聚糖(黑曲霉)和β-D-葡聚糖是用于诊断侵袭性真菌感染的血清学方法。BAL中的半乳甘露聚糖对曲霉菌的诊断具有高度敏感性和特异性。

（7）部分真菌（如毛霉菌、根霉菌）不产生半乳甘露聚糖和β-D-葡聚糖，这意味着阴性检查结果不能排除侵袭性真菌感染。

（8）血清半乳甘露聚糖和β-D-葡聚糖阳性（通常定义为每周两次或每隔一天进行检测，连续两次值上升）有助于早期确定真菌感染。

（9）侵袭性曲霉菌病的治疗选择为伏立康唑 6 mg/kg，静脉注射，每 12 h 1 次，24 h 后调整为 4 mg/kg，静脉注射。我们常规添加一种棘球菌素类药物如伏立康唑，直至我们证实达到了伏立康唑的治疗血清水平。

（10）其他治疗选择：艾沙康唑 200 mg，静脉注射，每 8 h 1 次，达到 6 次剂量，随后每天 200 mg，静脉注射。大剂量脂质体两性霉素 B 制剂[5 mg/（kg·d）]、两性霉素 B[1.0～1.5 mg/（kg·d）]、卡泊芬净（负荷剂量 70 mg，随后 50 mg/d，静脉注射）已批准用于治疗侵袭性曲霉菌病患者，这些患者对两性霉素 B 无效或不能耐受。

（11）毛霉菌目（以前称为结合菌）如根霉菌、毛霉菌及小克银汉霉菌是引起中性粒细胞减少患者肺部感染的少见原因。它们对伏立康唑耐药，但对泊沙康唑和艾沙康唑有不同的敏感性。治疗包括大剂量两性霉素 B（脱氧胆酸盐或脂质体制剂）。在可行的情况下，应尽早考虑手术切除。

（12）镰刀菌是引起中性粒细胞减少患者肺部感染更加少见的病原菌。可使用伏立康唑、艾沙康唑及大剂量两性霉素 B。疗效通常取决于中性粒细胞恢复情况。

（13）暗色真菌如足放线菌、链格孢菌、双极霉菌、分枝孢子菌属、万古拉菌属是引起中性粒细胞减少患者肺部感染罕见的病原菌。最佳治疗方法尚未确定，并且强烈建议向传染病学专家进行咨询。

3. 大剂量糖皮质激素治疗或细胞介导免疫其他缺陷患者的肺部浸润

（1）除肺炎常见的病原菌外，细胞介导免疫缺陷患者处于耶氏肺孢子菌、诺卡菌、病毒感染的高风险，也处于军团菌、分枝杆菌及真菌感染的高风险。

（2）应行支气管镜获取 BAL 以协助诊断。

（3）经验性抗生素治疗包括覆盖军团菌的细菌病原体的新一代氟喹诺酮类，以及覆盖肺孢子菌和诺卡菌的 TMP/SMX。根据临床表现也应考虑给予抗真菌及抗病毒治疗。

4. 肺孢子菌肺炎

（1）肺孢子菌肺炎（PCP）患者常表现为快速发作呼吸困难、干咳、缺氧和发热。在 HIV 感染者、干细胞移植受体者及使用依鲁替尼治疗的患者中，肺孢子菌肺炎的临床表现可能更加隐匿。

（2）影像学检查通常表现为弥漫性间质浸润，但可表现为局限浸润。疾病初期，胸部 X 射线片可能是正常的，但 CT 几乎均显示特征性磨玻璃影。胸腔积液不常见。

（3）开始治疗应基于临床怀疑：TMP/SMX 5 mg/kg，静脉注射，每 8 h 1 次（若 PO_2<70 mmHg，或 A-a 梯度>35 mmHg，则可添加泼尼松）。

（4）在 TMP/SMX 过敏或不能耐受的患者中，严重疾病患者替代治疗包括静脉滴注戊双脒，以及中等程度疾病患者可静脉滴注氨苯砜-甲氧苄啶、阿托伐醌或克林霉素-伯胺喹啉。克林霉素-伯胺喹啉联合可能是 TMP/SMX 治疗失败者的治疗选择。

5. 诺卡菌属

（1）诺卡菌肺炎可引起致密的肺叶浸润或多发肺部结节伴或不伴空洞。影像学上，与曲霉菌没有区别。

（2）诊断可由支气管镜取材而做出，或通过病理或培养。培养需要 4 ~ 7 d。

（3）尽管大多数对 TMP/SMX 敏感，但抗生素敏感性因物种而异。亚胺培南-西司他丁或美罗培南和阿米卡星也对大多数分离菌有效。治疗时间通常为 6 个月至 1 年。根据菌种，诺卡菌肺炎常引起涉及中枢神经系统的播散性感染。我们推荐任何诺卡菌病患者都进行增强磁共振成像检查。

6. 病毒性肺炎

（1）在类似干细胞移植受体的细胞介导免疫缺陷的患者中，由呼吸道病毒［呼吸道合胞病毒（RSV）、流感病毒、副流感病毒、腺病毒和偏肺病毒］引起的肺炎更常见。在免疫功能受损的患者中，呼吸道病毒有时与高热有关，而且一旦形成肺炎，有导致呼吸衰竭和死亡的风险。

（2）抗病毒治疗对这些病毒性呼吸道感染结果的影响尚不清楚。在上呼吸道感染进展为肺炎之前开始抗病毒治疗，疗效似乎更好。

（3）流感应给予神经氨酸酶抑制剂治疗（大多数经验是口服奥司他韦 75 mg，每天 2 次）。

（4）RSV 治疗可给予雾化吸入利巴韦林，每天 6 g，浓度为 20 mg/mL，每天 18 h，通过小颗粒气溶胶发生器（SPAG-2）面罩吸入，理想的是在净化的帐篷内以防止环境污染或间歇性治疗（2 g，吸入，每 8 h 1 次）。由于吸入利巴韦林的疗效未经证实及高成本，导致 RSV 感染患者口服利巴韦林的增加使用（600 ~ 800 mg，口服，每天 2 次）。一些专家建议增加静脉注射免疫球蛋白（IVIG）或单克隆抗体帕利珠单抗，虽然没有证据表明任何这些干预措施能有更好的效果。

（5）体外试验显示利巴韦林也可抑制偏肺病毒和副流感病毒，但其证据比 RSV 甚至更少。

（6）腺病毒的许多毒株对西多福韦敏感，一些对利巴韦林敏感。然而，这种感染的控制似乎主要与腺病毒特异性免疫恢复相关。

（7）CMV 肺炎是异基因干细胞移植的一种明显的并发症，通常出现于移植后 40 ~ 100 d，表现为发热、呼吸困难、低氧血症和弥漫性间质浸润。晚期 CMV 肺炎（第 100 天后发生）可能变得更加常见，并且有既往 CMV 感染病史的患者应该考虑。

（8）在 HTLV-I 相关的成人 T 细胞白血病/淋巴瘤患者及阿仑单抗治疗的患者中，CMV 感染和 CMV 疾病通常仅限于异基因干细胞移植受者与 AIDS 患者。

（9）异基因干细胞移植后，通过培养发现在 BAL 中存在 CMV 则足以明确诊断。在其他情况下需要组织检查。值得注意的是，仅通过 PCR 确认 BAL 中有 CMV，但不足以诊断为 CMV 肺炎（这项检测过于敏感，定量 PCR 可能有帮助）。

（10）治疗 CMV 肺炎，可以考虑给予更昔洛韦 5 mg/kg，静脉注射，每 12 h 1 次，同时给予 IVIG 500 mg/kg，每 48 h 1 次，共治疗 3 周，但几乎没有证据表明 IVIG 有帮助。膦甲酸（90 mg/kg，每 12 h 1 次）可以替代更昔洛韦。

（九）胃肠道感染

1. 黏膜炎

（1）化疗可造成舌和口腔黏膜表浅的疼痛性溃疡，可重叠感染 HSV 和念珠菌。

（2）若 HSV 感染严重，治疗 HSV 感染可给予阿昔洛韦 5 mg/kg，静脉注射，每 8 h 1 次，应用 7 d。若感染不是很严重，可给予伐昔洛韦 1 000 mg，口服，每 12 h 1 次；或给予泛昔洛韦 500 mg，口服，每 12 h 1 次。

（3）治疗念珠菌感染可局部给予克霉唑片剂 10 mg，溶于口腔，每天 5 次；制霉菌素"漱口吞咽"或全身给予 1 次氟康唑 200 mg，口服、静脉注射，然后改用 100 mg，每天 1 次。

（4）发热和中性粒细胞减少并伴有鹅口疮的患者，应该经验性给予对念珠菌有效的抗真菌药物。

2.食管炎

（1）咽部疼痛、吞咽疼痛和胸骨后不适可由化疗引起，但也可能是由于疱疹病毒或念珠菌感染。

（2）如有可能，应行内镜下活检。

（3）若内镜和活检不可能，可给予经验性治疗，氟康唑治疗念珠菌感染，阿昔洛韦治疗 HSV。对伴有发热和食管炎临床症状的中性粒细胞减少患者，应添加对上消化道菌群合适的抗菌治疗（如头孢他啶+万古霉素或哌拉西林-他唑巴坦或亚胺培南或美罗培南）。

（4）CMV 也可导致食管炎。

3.腹泻

（1）在肿瘤患者中，难辨梭状芽孢杆菌是导致腹泻最常见的病原菌。

（2）可通过免疫分析（EIA）检测粪便中难辨梭状芽孢杆菌的毒素或 PCR 检测毒素基因而做出诊断。较少使用的方法包括细胞毒性实验和粪便培养。熟练这些诊断性检测是很重要的，因为一些毒素实验方法的敏感性不足以绝对排除感染。相反，一些检测如 PCR 是足够敏感的，以至于重复检测与产量增加不相关。事实上，PCR 不能将携带艰难梭菌及其他原因引起腹泻的患者与真正的艰难梭菌疾病（CDAD）患者进行区分。

（3）对于轻、中症病例的治疗，采用甲硝唑 250 mg，口服，每天 4 次，或 500 mg，口服，每天 3 次。抗寄生虫药物硝唑尼特（500 mg，口服，每天 2 次）也能起到类似的效果。对严重和（或）难治性患者，应选用万古霉素 125～250 mg，口服，每天 4 次。在一项随机临床试验中，非达霉素 200 mg，口服，每天 2 次，疗效与口服万古霉素相当。对于无法耐受口服给药或肠梗阻的患者，可以静脉使用甲硝唑，疗程为 10～14 d。没有必要重新检测粪便中的难辨梭状芽孢杆菌毒素，因为许多患者仍可能为无症状的病原携带者。

（4）经甲硝唑治疗后复发性感染患者，在开始口服万古霉素以前，应该给予较长疗程的甲硝唑。

（5）粪便微生物群移植可以成功治疗难治性 CDAD。

（6）与贾第虫、隐孢子虫等寄生虫和诺洛病毒、轮状病毒等病毒一样，细菌如大肠埃希菌、沙门菌、志贺菌、气单胞菌和空肠弯曲菌是导致肿瘤患者发生腹泻的不常见病因。细胞免疫缺陷增加了这些病原体致病的可能性。粪便应该送去进行细菌培养，进行连续 3 d 的虫卵和寄生虫（O 和 P）检测。进行粪便复合 PCR 检测是可行的，可以检测到 20 种以上不同病原体。

4.中性粒细胞减少性小肠结肠炎（盲肠炎）

（1）在中性粒细胞减少时，盲肠炎通常表现为腹痛、反跳痛、血便和发热。在中性粒细胞减少期间，对每一例发生腹痛的患者都应考虑盲肠炎的可能，但在急性白血病治疗过程中的长期严重的中性粒细胞减少期间，这很常见。

（2）CT 扫描的特征性表现包括充满液体、膨胀的及扩张的盲肠，常伴有弥漫性盲肠壁水肿，以及可能的肠壁气体（肠壁积气）。然而，病变早期 CT 可无明显表现。有报道称 CT 的敏感度仅为 80%。

(3)病原菌通常为混合性革兰氏阴性需氧和厌氧菌感染(包括假单胞菌)和梭状芽孢杆菌。

(4)治疗应选用覆盖铜绿假单胞菌的广谱抗生素(如亚胺培南或美罗培南或联合应用头孢他啶/头孢吡肟+甲硝唑+万古霉素)和厌氧菌。

(5)患者应严密监测需要外科干预的并发症,如肠穿孔、肠坏死和脓肿形成。

5.穿孔/瘘

(1)贝伐珠单抗是作用于血管内皮生长因子的一种单克隆抗体,其胃肠道穿孔/瘘的发生率为1%~5%。

(2)已经发现对结肠癌和卵巢癌患者的风险最大。

(3)其他风险因素包括前腹部/盆腔照射、肿瘤肠累及或无法切除的结肠癌。

(4)正在使用贝伐珠单抗的患者伴有腹痛或新的直肠出血,应该立即行影像学检查评估穿孔/瘘的可能;同时,应该给予覆盖革兰氏阴性菌和厌氧菌的广谱抗生素。

6.肝脾念珠菌病

(1)肝脾念珠菌病典型的表现为中性粒细胞减少期间发热(有时在中性粒细胞减少缓解后),而缺乏局部症状和体征。

(2)当中性粒细胞减少缓解后,患者会持续发热,进而出现右上腹疼痛和肝脾大,并且出现碱性磷酸酶显著升高。

(3)CT、超声或MRI检查会显示肝和脾中的低回声和(或)"牛眼征"的病灶,有时在肾中也会显示。

(4)血培养通常为阴性。由于其他真菌感染、肺结核及淋巴瘤可有类似的表现,建议行肝活检。由于活检培养结果通常为阴性,诊断可通过病理上发现有肉芽肿性炎和酵母菌而确定。

(5)治疗包括延长氟康唑疗程,400~800 mg/d。卡泊芬净也同样有效。

(十)乙型肝炎

(1)正在接受细胞毒性化疗的慢性携带者,可发生乙型肝炎病毒(HBV)的再激活,特别是接受利妥昔单抗治疗的淋巴瘤患者存在最大风险。

(2)风险因素包括乙型肝炎病毒 DNA、HBsAg、HBeAg 阳性及年轻患者。

(3)恩替卡韦(0.5 mg/d)预防被推荐于血清学证据与既往乙型肝炎一致的患者,包括那些无法检测 HBV DNA 的患者,化疗前 1 周开始,直至持续到治疗结束后 7 个月。在随机试验中,恩替卡韦已被证明优于拉米夫定。

(十一)尿路感染

(1)对于存在中性粒细胞减少,甚至缺乏症状的患者,治疗菌尿是合理的。对于非中性粒细胞减少的患者,治疗应该保留给症状发作时。

(2)留置支架的患者可能会出现持续性微生物定植和脓尿。对于伴有脓尿的中性粒细胞减少的患者,甚至既往有慢性无症状的脓尿病史,也应积极治疗。

(3)留置尿管的患者,特别是使用广谱抗生素者,念珠菌尿可能代表念珠菌定植。拔除尿管通常可以充分地清除念珠菌。

(4)对于免疫功能低下的患者,持续性念珠菌尿偶尔会导致感染,如肾盂肾炎或播散性念珠菌病。此外,念珠菌尿可能提示播散性念珠菌病。然而,全身应用抗真菌药治疗无症状性念珠菌尿并

（5）若决定治疗，氟康唑 400 mg/d，连用 1～2 周，为治疗选择。在非白念珠菌尿的情况下，可使用另一种唑类药物或两性霉素 B。卡泊芬净很少出现在尿中，因此这种情况下的临床经验尚不足。

六、预防

（一）预防性抗细菌治疗

中性粒细胞减少患者，氟喹诺酮类药物是最常用的预防细菌感染的抗生素，它能够显著降低革兰氏阴性细菌的感染机会。然而，它有可能增加革兰氏阳性细菌感染，以及导致肠道革兰氏阴性细菌出现耐药。Meta 分析显示，在中性粒细胞减少延长的肿瘤患者中，预防应用氟喹诺酮类药物与总生存期改善相关。目前，这一方法被推荐应用于预期中性粒细胞减少时间长于 7～10 d 的高风险患者。在中性粒细胞减少的第 1 天，开始给予左氧氟沙星 500 mg，口服，继续直至 ANC≥500/μL。

（二）预防性抗病毒治疗

1. HSV 和 VZV

（1）对于血清阳性的患者、既往有疱疹性口腔炎病史的患者，以及行异基因干细胞移植的或者接受高度免疫抑制性化疗的患者，包括使用大剂量激素和阿仑单抗的患者，均应接受预防性的抗 HSV 治疗。接受硼替佐米治疗的患者处于 VZV 再激活的高风险，应考虑预防性治疗。

（2）在异基因移植受体中，化疗开始时给予阿昔洛韦预防性治疗，并持续应用 1 年。这一方法对预防 VZV 有效，尽管相当一部分患者在停止治疗的最初数月内会发生带状疱疹。总的来说，认为没有必要在即将开始的围移植期外进行常规预防性治疗 HSV。

（3）可以选择的药物有伐昔洛韦 500 mg，口服，每天 1 次或 2 次；或阿昔洛韦 250 mg/m^2，静脉注射，每 12 h 1 次，或 800 mg，口服，每天 2 次。

2. CMV

（1）预防性应用更昔洛韦能够减少 CMV 感染的发生，但其应用受到药物骨髓抑制毒性的限制。缬更昔洛韦（更昔洛韦的前药）同样有效，但是如果没有根据体重和肾功能调整剂量，后者似乎骨髓抑制发生率更高。

（2）接受异基因干细胞移植的患者，应该通过每周 1 次的 CMV 抗原血清或 PCR 监测 CMV 复制。

（3）如果阳性，患者应使用更昔洛韦 5 mg/kg，静脉注射，每 12 h 1 次，连用 14 d，然后改为 5 mg/kg，静脉注射，每天 1 次，直至相隔 1 周以上的 CMV 抗原血清或 PCR 检测结果阴性。

（4）替代方案：①膦甲酸钠 60～90 mg/kg，静脉注射，每 12 h 1 次，连用 14 d，然后改为 90 mg/kg，静脉注射，每天 1 次；②缬更昔洛韦 900 mg，静脉注射，每 12 h 1 次，连用 14 d，然后改为 900 mg，静脉注射，每天 1 次；③西多福韦 5 mg/kg，静脉注射，每周 1 次，连用 2 周，然后改为 5 mg/kg，静脉注射，每 2 周 1 次（有关西多福韦对应于该指征的、可用的证据非常有限）。

3. 卡氏肺孢子菌肺炎的预防

（1）干细胞移植后的 6 个月期间或接受阿仑单抗后的患者，一般给予抗肺孢子菌预防。既往有肺孢子菌肺炎（PCP）病史的患者或因脑肿瘤正在使用大剂量激素的患者也应预防用药。

（2）方案选择为每天口服甲氧苄啶 160 mg/磺胺甲唑 800 mg，每天 1 次。

(3)替代治疗:①氨苯砜 100 mg,口服,每天 1 次(应用氨苯砜前需排除 G-6-PDH 缺陷患者并监控高铁红蛋白血症);②吸入喷他脒 300 mg,每 4 周 1 次;③阿托伐醌 1 500 mg,每天 1 次,增加一顿脂肪餐。

(三)抗真菌预防

(1)氟康唑 400 mg,口服/静脉注射,每天 1 次,一直是可选择的治疗方案。值得注意的是,氟康唑对类似于曲霉菌的真菌无活性。

(2)对于长期的中性粒细胞减少患者,泊沙康唑 200 mg,口服,每天 3 次(以前的液体配方),显示较氟康唑/伊曲康唑更有效。接受糖皮质激素治疗移植物抗宿主病的患者,泊沙康唑可能发生更少的曲霉菌病。随着新型的泊沙康唑口服和静脉剂型的出现,当存在明显的真菌感染风险时,选择泊沙康唑是合理的。

(3)预防性治疗应该持续至移植后 100 d,直至停用免疫抑制剂。

(4)应用氟康唑会导致氟康唑耐药性感染的频率增加,如热带念珠菌、近平滑念珠菌和克柔念珠菌。

第二节　肿瘤急症和副肿瘤综合征

虽然统计数据显示近年来新发癌症的数量一直在攀升,但 5 年相对生存率现已上升至 69%。这就意味着可以预防 170 万余癌症患者死亡。这些生存方面的改善反映了更早期阶段的诊断及将新型药物引入标准治疗中。由于肿瘤学方面的这些显著进步及癌症幸存者人口的不断增加,熟悉常见肿瘤急症的诊断和初步治疗是很合适的。癌症患者发生独特并发症的风险增加,这些并发症可能需要紧急评估和治疗,通常需要由初级保健和急诊医务工作者来完成。我们遇到的最常见的紧急情况可分为代谢、血液、心血管、神经、感染和化疗相关的不良反应。

一、上腔静脉综合征

上腔静脉(SVC)综合征是指肿瘤的外部压迫或肿瘤侵入、纤维化或管腔内血栓的内部阻塞,导致流经薄壁血管的血流受阻。随后,这会损害头部、颈部、上肢和胸部的静脉回流。回流到心脏的静脉减少反过来又导致心排血量减少、静脉充血和水肿。

1.病因学　SVC 综合征的病因可分为两大类:恶性(占 90% 以上)和良性。与 SVC 综合征相关的最常见恶性肿瘤包括肺癌(小细胞肺癌和鳞状细胞癌)、淋巴瘤[主要是非霍奇金淋巴瘤,包括弥漫性大细胞淋巴瘤(DLCL)或淋巴母细胞淋巴瘤]和转移性疾病(乳腺癌最常见)。其他纵隔肿瘤,如胸腺瘤和生殖细胞肿瘤,占病例总数<2%。最常见的良性病因是血管内装置(留置中心静脉导管或起搏器),在这些情况下,调查发现主要是单侧的。其他良性原因包括胸骨后甲状腺肿、结节病、结核病、放射后或特发性纤维化。

2.临床症状与体征　症状的严重程度取决于上腔静脉梗阻/闭塞的严重程度。若病情进展缓慢,可在奇静脉系统中发展形成侧支循环,因此临床表现较为良性。然而,突发性上腔静脉闭塞是一种十分紧急的情况,可导致气道受损、颅内压升高和脑水肿。

常见症状包括呼吸困难(63%)和面部肿胀/头胀感(50%)。咳嗽、胸痛和吞咽困难的发生频率较低。特色体检结果包括颈部静脉扩张(66%)、胸壁静脉扩张(54%)、面部水肿(46%)。其他检查结果可能包括发绀、手臂肿胀、面色深和手臂水肿。症状通常因向前弯曲、弯腰或躺下而加重。

3.诊断 尽管SVC综合征是一种临床诊断,但可通过影像学检查进一步证实。在CXR上常见的异常包括上纵隔扩大和胸腔积液。然而,CT扫描加或不加静脉造影仍然是对纵隔成像最有用的影像学检查,通过确定阻塞部位,如有必要,用于指导经皮活检。如果这些患者需要,侵入性的检查如支气管镜、胸廓切开术和纵隔镜是获取组织的替代方法。

4.治疗 上腔静脉压迫综合征的治疗和预后是由根本的病理过程驱动的,多年来,它的管理方式已经从经验放射疗法转向了更具方法和个性化的要求。有研究表明,在获得组织诊断之前进行放疗将影响50%以上病例活检样本的准确解读。然而,这一规则的例外情况可能包括那些即将发生的气道阻塞和(或)颅内压严重升高的患者。

补充氧气、利尿剂、床头抬高卧床休息(>45°),和皮质类固醇有助于初步缓解症状。一旦组织学明确诊断,应相应地调整治疗。单用化疗或联合放疗对SCLC患者有效。在复发性疾病患者中,事实证明,联合化疗±放疗仍有可能使病情进一步缓解。

放疗或化疗也可用于发生上腔静脉压迫综合征的非小细胞肺癌患者;然而,据报道患者缓解比例低于SCLC群体。约20%的患者也发现阻塞复发。因此,对这些患者的建议主要包括放射治疗、血管内支架置入或两种方式的结合。一些研究表明,在非小细胞肺癌患者中,存在SVC综合征预示着中位生存期为6个月,相比之下,不存在SVC综合征为9个月。对于NHL,没有哪一种治疗方式更优(化疗、化疗+XRT、单用XRT)。

然而,在这类患者中复发仍然很常见,中位生存期约为21个月。治疗目标是姑息性的或需要紧急干预时(严重的脑水肿、喉水肿伴喘鸣或严重的血流动力学损害),应考虑通过血管内支架、血管成形术和(或)可能的溶栓直接解除闭塞。SVC完全闭塞并非支架置入的禁忌证。如果在留置静脉导管的患者早期就发现SVC综合征,无须拔出导管即可使用纤溶疗法。否则,这类患者应取出导管并进行抗凝防止栓塞。SVC旁路手术在继发于其他良性病因(如纵隔肉芽肿、纤维性纵隔炎)的SVC综合征患者中的作用一直备受争议。尽管这些患者总体预后良好,使医师远离手术方法,但许多人主张对突发的SVC综合征或观察6~12个月后症状持续存在或进展的患者考虑行手术治疗。

二、颅内压升高

颅骨和硬脑膜的内容物可分为3个主要的部分:脑实质(体积约为1.4 L)、脊髓液(52~160 mL)和血液(150 mL),这3个部分中任一个增加都将挤压剩余的两个。此外,颅内顺应性随压力上升而降低,从而导致脑灌注的进一步受损。据报道,ICP的正常范围为5~15 mmHg。

1.病因 在癌症患者中,脑实质的体积变化可能是原发性或继发性脑肿瘤±肿瘤内出血,血管源性(肿瘤周围)或细胞毒性(在细胞毒性化疗的背景下)水肿,轴外肿块(硬脑膜肿瘤、感染或出血),或间接神经系统并发症的结果。事实上,脑转移是该人群中颅内压升高的最常见原因。

具体而言,肺癌和黑素瘤最常发生中枢神经系统转移。脑脊液产生和再吸收之间的不平衡也可能导致颅内压升高。位于或靠近"瓶颈区"(Monro孔、中脑导水管孔、髓质孔、基底膜下蛛网膜下腔)的肿块可导致梗阻。

一些常发生于这些部位的原发性脑肿瘤包括室管膜下巨细胞星形细胞瘤、淋巴瘤、脉络丛乳头状瘤、室管膜瘤和脑膜瘤。肿瘤和脑膜炎阻碍蛛网膜肉芽处的脑脊液再吸收。蛛网膜肉芽纤维化多见于接受全脑放疗的患者,较少见于部分脑照射的患者。维A酸是一种用于治疗早幼粒细胞白血病的药物,也与减少脑脊液再吸收有关。另外,增加脑脊液产量是导致颅内压升高的罕见原因。这有时可在脉络丛乳头状瘤患者中见到,特别是在这种疾病本质上是多灶性的情况下。

头骨内的第三个也是最后一个部分是血液。脑灌注压通常维持在一个很宽的范围内(50~160 mmHg);然而,当这种自动调节机制失效时,会出现颅内压的被动增加。静脉流出道阻塞可为血栓性或非血栓性。接受L-天冬酰胺酶治疗的患者发生硬脑膜静脉窦血栓的风险增加。非血栓性原因可能包括硬脑膜肿块病变,如脑膜瘤、来自乳腺癌或前列腺癌的转移瘤、非霍奇金淋巴瘤、尤因肉瘤、浆细胞瘤或神经母细胞瘤。胸腔内压力的变化也会反映在颅内压上,可由咳嗽、打喷嚏和用力而明显。虽然这些微小的波动单独看来并不显著,但依从性降低的患者可能会经历短暂的失代偿。

2.临床表现　颅内压升高的表现很大程度上取决于潜在病因的紧急程度,快速进展往往意味着颅内出血。缓慢的渐进性变化可能无明显症状或伴随轻微的症状,而动态变化可能导致临床表现恶化。库欣反应详细地说明了身体对颅内压升高的反应。首先,收缩压升高。相应的,脉压增大,出现心动过缓和呼吸不规则。如果不进行纠正,心率将开始上升,呼吸将变浅,出现呼吸暂停,血压将下降。随着脑疝和脑干活动的最终停止,患者出现心脏和呼吸停止。

在绝大多数癌症患者中,症状的发生时间从数天到数周不等。头痛是最常见的症状。由于仰卧位时静脉引流减少,患者通常主诉早上疼痛最严重。一般的镇痛药很少能缓解症状,然而人们注意到患者呕吐后会立即缓解。眼底镜检查可能会早期发现视神经乳头中心没有静脉搏动,随后发现视神经乳头边缘模糊和(或)伴小出血的乳头水肿。占位引起的颅内压升高可因所在位置不同出现局灶性神经功能缺损。慢性脊髓液再吸收障碍患者可出现认知功能减退、尿失禁和共济失调步态。实验室检查也可发现低钠血症,因为SIADH综合征是伴有颅内压升高的常见的代谢性并发症。

3.诊断　虽然影像学在确定潜在病因方面至关重要,但全面的临床病史和体格检查对诊断颅内压升高十分重要。腰椎穿刺用于直接测量脑脊液压力;CT应在腰椎穿刺前完善,以排除颅后窝肿块和(或)椎间室化,因为这些情况下进行腰椎穿刺会发生脑疝。无增强的CT扫描通常是首选的初步影像学检查,因为它可以确定是否存在脑脊液阻塞、脑疝、出血或肿瘤/感染性肿块病变。钆增强功能MRI可以进一步用来区分肿瘤、感染、炎症和缺血性过程。磁共振静脉造影最能显示硬脑膜静脉窦的阻塞或浸润。

4.治疗　少数患者表现为急症,如梗阻性脑积水,在这些情况下,立即进行神经外科干预是必要的。在非紧急情况下,最初可以采取一些措施来帮助降低颅内压。包括将床头抬高到30°以上,在患者发热时使用解热药,并根据需要用渗透性利尿维持高正常血清渗透压。最常用的高渗剂是20%~25%的甘露醇溶液,用法为初始以0.75~1.00 g/kg体重给予,之后每3~6 h给予0.25~0.50 g/kg体重。虽然中高剂量地塞米松(6~10 mg/6 h,最多100 mg/d)对血管性水肿患者有效,但在组织学确诊前,应避免对怀疑有中枢神经系统淋巴瘤的患者使用。已知类固醇可诱导淋巴细胞凋亡,因此可能干扰诊断。降低颅内压的最快速但短暂的方法是机械通气,目标是PCO_2为25~30 mmHg。

除了这些患者对症处理之外,治疗潜在的疾病过程至关重要,无论是手术切除/减压、全身/鞘内化疗和(或)全脑照射。

三、脊髓压迫

脊髓压迫(SCC)是一种肿瘤急症,由于诊断和治疗延误可导致不可逆的神经功能丧失,严重影响生活质量。所有肿瘤患者中5%～10%出现脊髓功能障碍,在美国,每年约有20 000例新发SCC。大多数病例由脊柱转移并延伸至硬膜外间隙所致。它是继脑转移之后第二最常见的癌症神经并发症。脊髓压迫患者的中位总生存期为3～16个月,大多数死于全身肿瘤进展。

1.病因 虽然所有能血源性播散的癌症都能导致恶性脊髓压迫,但与此并发症相关的最常见的潜在癌症诊断是乳腺癌、前列腺癌、肺癌、多发性骨髓瘤和淋巴瘤。肿瘤血源性播散到椎体是脊柱转移最常见的原因,其次是直接扩散和脑脊液扩散。近66%的脊髓压迫常累及胸椎,20%的累及腰椎。结肠癌和前列腺癌通常扩散腰骶部脊柱,而肺癌和乳腺癌经常影响胸椎。颈部和骶骨脊柱很少受累(每个区域小于10%)。癌症诊断与SCC表现的中间时间间隔为6.0～12.5个月。恶性脊髓压迫很少是恶性肿瘤的主要表现。

2.临床表现 恶性脊髓压迫最常见的症状是背痛。癌症患者主诉背痛,特别是容易发生脊柱转移的恶性肿瘤,应该被认为是转移性的,除非另有证明。所描述的特征性背痛通常在仰卧位最严重,因此在早晨醒来时会产生最明显的疼痛。随着时间的推移,在本质上背痛会变成神经根性的。

恶性SCC的其他症状主要取决于受影响的脊柱区域。颈椎受累及通常表现为头痛,手臂、肩膀、颈部疼痛,呼吸困难,感觉丧失及上肢无力、瘫痪。胸椎和腰骶脊柱受累可伴有背部或胸部疼痛,低于肿瘤水平的感觉丧失,高于肿瘤水平的感觉增加,Babinski征阳性、膀胱潴留、便秘和(或)性功能障碍。应进行全面的身体检查,包括脊柱叩诊,评估的运动和感觉缺陷,后者包括针刺试验、直腿抬高和直肠检查以评估括约肌张力。SCC治疗后恢复非卧床功能的最重要预后因素是治疗前神经系统状态,使体检成为整体预后的重要组成部分。一般来说,神经功能缺损的发展越快,治疗后恢复的机会越小。

3.诊断 虽然诊断检查可行,但症状发作到诊断仍然有一段时间间隔(约3个月)。这种延迟主要是由于医疗保健专业人员延迟获得诊断成像。由于背部疼痛是一种常见的主诉,并且其差异仍然很大,因此高度的临床怀疑是至关重要的。SCC的危险信号应包括胸椎疼痛,尽管采取了保守措施,症状仍然存在,以及仰卧位疼痛加剧。

脊柱增强磁共振成像(MRI)是最敏感的诊断检查。它的优点包括能够准确识别转移性病变的程度,界定骨与软组织,以及将转移性脊髓压迫与其他累及轴向骨骼、硬膜外间隙或硬膜内间隙以及脊髓的病理过程分开。它避免了腰椎或颈部穿刺的需要,后者需要CT脊髓造影,并且大多数患者都能安全地进行穿刺。鞘内注射造影剂后的CT脊髓造影术是磁共振成像前时代的首选研究方法,但现在使用频率要低得多。然而,对于那些磁共振成像有禁忌的患者来说,它仍然是有用的。如果SCC是恶性肿瘤的首发表现,在开始治疗前必须进行活检。

4.治疗 治疗目标包括控制疼痛、保留或改善神经功能及避免因肿瘤生长所致的并发症。当怀疑脊髓压迫时,应立即开始皮质类固醇治疗。开始时,初始剂量为10 mg地塞米松,随后每6 h注射4 mg地塞米松。皮质类固醇有助于疼痛的治疗,但也可以减少脊髓周围的肿胀,并可以防止血液灌注减少对脊髓造成额外的损伤。

诊断后需要立即咨询外科和放射肿瘤学科,然后根据临床图片、组织学诊断的可用性、脊柱稳定性和以前的治疗决定进一步地治疗。脊柱不稳定的患者,即使没有临床症状、体征,也应接受手术,除非另有禁忌。在诊断时,66%的患者接受放射治疗,16%~20%的患者接受手术减压,其余患者接受舒适护理措施。在一项对淋巴瘤以外的转移性肿瘤所致有症状的SCC患者的研究中,减瘤手术后接受放射治疗,导致治疗后行走持续时间延长4倍,非移动患者恢复行走的可能性比单独放射治疗高3倍。综合治疗有助于更好地控制疼痛和控制膀胱功能。这也可以减少类固醇和麻醉剂的使用。

放射治疗是最常用的治疗方式。它通常用于无症状的个体或有症状的外科手术候选患者。放射敏感性肿瘤(乳腺癌、淋巴瘤、骨髓瘤、前列腺癌)患者比放射敏感性较低的肿瘤(非小细胞肺癌、黑色素瘤和肾细胞癌)具有更高的恢复/保留运动功能的机会。标准辐射剂量包括5~10次分割,共3 000~4 000 Gy。它也可以用于姑息性目的,8 Gy的一次分割。立体定向放射治疗正成为脊柱转移的一种更为常见的治疗方式。它能够在不超过脊髓耐受性的情况下提供更高的辐射剂量。作为一种主要治疗方式,全身化疗最适合用于仅由高度化学敏感性肿瘤(如霍奇金淋巴瘤和非霍奇金淋巴瘤、小细胞肺癌、乳腺癌和前列腺癌)引起的SCC患者。它也可以用于那些不适合行放射或手术的患者。

四、肿瘤溶解综合征

肿瘤溶解综合征(TLS)是指当恶性细胞快速经历裂解,并且以远远超过肾清除能力的速率将其细胞内容物排入血流时发生的代谢失衡。核酸产物的大量释放导致高尿酸血症,从而导致肾小管内的结晶和阻塞。在这些患者中也可以看到高钾血症和高磷血症伴继发性低钙血症。如果没有适当的时间敏感治疗,TLS可导致乳酸性酸中毒、急性肾衰竭甚至死亡。

1.病因　虽然TLS最常见于患有高度恶性淋巴瘤(特别是Burkitt淋巴瘤)或急性白血病的患者,但也可以在那些有活动性实体瘤的患者身上看到,并且甚至可以自发发生。增加TLS风险的因素包括高基线尿酸水平、大肿瘤负荷(白细胞计数$>50\times10^9$/L、高低密度脂蛋白、大肿瘤)和对化疗敏感的肿瘤。一般而言,许多发生TLS的患者是最近开始化疗的患者。TLS最常发生在化疗后数小时至3 d内。在其他治疗方式包括电离辐射、栓塞、射频消融术、单克隆抗体治疗、糖皮质激素、干扰素和造血干细胞移植后的发病率虽然较低,但仍有报道。

2.临床表现　TLS患者的临床表现是相当非特异性的,并且取决于存在的电解质异常。虽然症状可能先于化疗开始,但最常在细胞减少治疗开始后12~72 h发现。高钾血症可表现为心律失常、肌肉痉挛、乏力、感觉异常、恶心、呕吐和腹泻。高磷血症和高尿酸血症导致急性肾衰竭,这可通过尿量减少(UOP)和(或)容量超负荷证明这一点。高磷血症也会导致继发性低钙血症。低血钙症状包括肌肉抽搐、抽筋、腕足痉挛、感觉异常、搐搦症、精神状态改变、肾钙化,很少有癫痫发作。

3.诊断　在所有用TLS观察到的代谢异常中,高钾血症是最直接的威胁,通常是疾病的第一征兆。另外,高尿酸血症是这些患者中最常见的实验室检查异常。额外的实验室检查可能会明显地发现高磷、高乳酸脱氢酶和低钙水平。临床和实验室TLS由Cairo和Bishop分类与分级系统定义。当两种或更多种尿酸、钾、磷酸盐或钙的血清值呈现异常或在治疗开始前3 d或开始后7 d内有

25%的变化时,可实验室诊断TLS。当存在实验室TLS并且存在以下一种或多种并发症:肾功能不全、心律失常、猝死和癫痫发作,诊断为临床TLS。实验室TLS可能有症状,也可能没有,而临床TLS基于临床表现的严重程度以0~5的等级分级。

4.治疗 预防是TLS管理的关键。其可以密切监测低风险患者,同时应预防性治疗中度或高风险患者,以降低TLS发生率。对于中度风险患者,推荐的预防性治疗是别嘌醇(100 mg/m²,每8 h 1次),在化疗前2~3 d,并持续3~7 d,直至血清尿酸盐水平正常化。据报道,在具有HLA-B*58:01等位基因遗传的患者中,别嘌醇引起严重的皮肤不良事件;高风险患者(汉族、泰国、韩国人群)建议进行筛查。患者还应进行积极的水化作用[为了保持至少100 mL/(m²·h)的尿量],并给予口服磷酸盐结合剂。治疗开始后,每隔3~4 h应密切监测代谢物。由于别嘌醇的作用机制是通过黄嘌呤氧化酶的抑制作用,尿酸水平一般在治疗48~72 h后才会下降。因此,这种药物只影响尿酸的进一步合成,而不是预先存在的尿酸。拉布立酶可考虑用于中度或高风险的TLS患者和先兆高尿酸血症患者(≥7.5 mg/dL),并应在出现后4 h内给予。相反,这种药物作用于尿酸的降解。成人只有一项别嘌醇比较拉布立酶的Ⅲ期临床试验。虽然,拉布立酶在控制血清尿酸水平方面被证明具有优势,但缺乏证据来确定临床结果是否得到改善。目前,在高危儿童中使用拉布立酶的证据仍然比成人强,然而该药物已被批准在这两种群体中使用,建议剂量为0.2 mg/(kg·d),持续5~7 d。对于中等风险患者,单次剂量0.15 mg/kg可能是足够的,并且可以将成本降至最低。在一项利用美国400多家医院2005—2009年患者数据进行的回顾性研究中,发现与别嘌醇相比,拉布立酶的使用可显著降低尿酸水平、ICU住院时间(LOS)、总LOS和总成本。

在接受单剂量拉布立酶治疗的患者中,建议他们在拉布立酶治疗后接受别嘌醇治疗。G6PD缺乏症是治疗拉布立酶的禁忌证,因为过氧化氢会引起严重的溶血,因此患者在使用前应接受筛查。对于那些不能选择别嘌醇和拉布立酶的患者,非布索坦可以谨慎地作为替代品。在FLORENCE试验中,将非布索坦与别嘌醇进行比较,用非布索坦观察到的平均血清尿酸水平的降低并没有转化为化疗后实验室或临床TLS的改善。此外,还注意到接受非布索坦组肝功能不全、恶心、关节痛和皮疹的发生率较高。

诊断为TLS的患者需要住院进一步监测和治疗。这些患者应进行心电图检查,以评估是否存在严重心律失常和传导异常。高钾血症可以用葡萄糖酸钙、碳酸氢钠、胰岛素和高渗葡萄糖、袢利尿剂和聚苯乙烯磺酸钠的任何联合治疗。根据高钾血症、肾功能不全和血容量的严重程度需要进行血液透析。除了高钾血症治疗外,一般避免使用钙,因为它可以促进转移性钙化。用磷酸盐结合剂治疗高磷血症(即氢氧化铝)或高渗葡萄糖加胰岛素。当低血钙症随着潜在的高磷血症的管理而解决,只有当患者有症状时,才需要葡萄糖酸钙治疗。尿碱化不再是常见的做法,因为缺乏数据来证明其有效性,并它可能造成肾、心脏和其他器官磷酸钙沉积的风险。

五、低钠血症

癌症患者可能由于水和钠平衡失调而出现低钠血症。据报道,发病率为3.7%。

1.病因 低钠血症的病因非常广泛,包括肺部感染、颅内病变、最近的放射治疗、胃肠道(GI)液体丢失、心力衰竭、甲状腺功能减退症、糖尿病及违禁药物。尤其是癌症患者,主要原因仍然是脱水及抗利尿激素分泌不当综合征(SIADH)。SIADH通常以副肿瘤综合征或化疗并发症的形式出现。

抗利尿激素(ADH)的过量产生可能来自下丘脑,也可能是由癌细胞引起的异位激素。异位 ADH 最常见于小细胞肺癌,提示预后不良。其他相关的恶性肿瘤包括头颈癌、血液恶性肿瘤和非小细胞肺癌。可引起 SIADH 的化疗药物包括环磷酰胺、异环磷酰胺、长春新碱、长春碱、长春瑞滨、硼替佐米、卡铂和顺铂。小细胞肺癌(SCLC)患者也有类似于 ADH 的异位生成肽,即心房钠尿肽(ANP)。ANP 从心房肌细胞释放,通过增加肾钠排泄及可能通过抑制醛固酮反应而发挥作用。"假性低钠血症"是多发性骨髓瘤和高蛋白血症患者常见的一种疾病,是机体保持电中性的一种方式。最后,脑恶性肿瘤或转移患者的低钠血症也可能与脑盐消耗综合征(CSW)有关。

2. 临床表现　低钠血症的临床表现在很大程度上取决于血钠降低的严重程度。如果不平衡持续时间过长和(或)低钠血症不明显,患者可能无症状。轻度低钠血症患者报告的最常见症状是恶心和虚弱。其他症状可能包括厌食、便秘、肌痛、多尿和多饮。严重低钠血症时,患者可能会因引起的脑水肿和颅内压升高而出现精神状态改变、癫痫发作甚至昏迷或死亡。体格检查结果如果存在低钠血症,可能值得注意的是视神经乳头水肿和低反应。

3. 诊断　低钠血症定义为血清钠水平低于 130 mmol/L。诊断 SIADH 的基本特征特别包括有效渗透压降低,尿渗透压>100 mOsm/(kg·H_2O),临床正常血容量在正常盐摄入量、甲状腺和肾上腺功能正常的情况下尿钠>40 mmol/L,以及近期没有使用利尿剂。CSW 的主要标准包括在细胞外液体积收缩的患者中出现脑损伤及高尿钠和氯化物排泄。

4. 治疗　治疗低钠血症的最初步骤应该是确定根本原因。应立即停止任何违规药物。治疗的基石包括自由水限制(每天 500~1 000 mL)和使用呋塞米。作为一般规则,血清钠的校正速度由其敏锐度决定,以防止患者发生渗透性脱髓鞘综合征。急性发作的患者可能更容易出现症状,并且可以容忍更加快速的纠正。对于经过数周发生低钠血症的无症状患者,血清钠低于 125 mmol/L,目标应该是将血钠增加 0.5~2.0 mmol/(L·h)。对于有症状的患者或血清钠水平低于 115 mmol/L 的患者,钠应该增加 2 mmol/(L·h),最初使用高渗盐水。如果在 72~96 h 的自由水限制、静脉注射液和呋塞米治疗后,若低钠血症仍没有改善或恶化,应测量 AVP 和 ANP 的血浆水平以评估 SIADH 和 SIANP。SIADH 患者应每天两次服用 300~600 mg 的去甲金霉素,也可考虑使用 ADH 受体拮抗剂,如静脉注射康尼伐普坦或口服托伐普坦。如果 SIANP 患者不增加盐摄入量,尽管有自由水限制,低钠血症仍将继续恶化。脑性盐耗综合征的管理包括积极的液体和电解质置换及用 100~400 mg/d 的氟氢可的松补充盐皮质激素。

六、高钙血症

在所有副肿瘤综合征中,高钙血症是最常见的,10%~30% 的癌症患者在疾病的某个阶段中可出现高钙血症。严重的高钙血症,特别是合并甲状旁腺激素相关蛋白升高,表明预后不良。确诊高钙血症后,生存期通常不到 6 个月。

1. 病因　癌症患者高钙血症的病因可分为两类:第一类是体液性副肿瘤综合征(癌症患者中高钙血症的最常见原因);第二类是骨破坏的结果。体液性高钙血症最常见于乳腺癌、肺癌、肾癌和头颈部恶性肿瘤,而溶骨性转移的高钙血症最常见于多发性骨髓瘤。在后一种情况中,已经发现肿瘤细胞通过成骨细胞相关的破骨细胞激活因子(OAF)上调直接或间接地释放局部因子,如细胞因子和生长因子,其激活破骨细胞。在前种情况中,肿瘤细胞释放炎症因子影响骨吸收和肾水平钙的重吸收。甲状旁腺激素相关蛋白(PTHrP)是最常见的炎症因子,在约80%的高钙血症患者中被发现。PTHrP 通过其与局部因子如 IL-1、IL-6 和 TNF-α 的协同活性进一步加剧高钙血症。作为第三种机制,一些淋巴瘤通过释放 1,25-二羟基维生素 D 引起高钙血症,然后促进肠钙吸收和骨吸收。

2.临床表现   患者通常会出现一些非特异性表现,如恶心、呕吐、便秘、多尿、脱水和(或)意识障碍。这些患者也存在心动过缓、心律失常、Q-T 间期缩短、PR 间期延长和心搏骤停的高风险。

3.诊断   通过测量血清离子钙水平来确定高钙血症的诊断。如果获得总血清钙,则必须根据白蛋白水平进行适当调整。校正钙=测得的总钙+[0.8×(4-血清白蛋白浓度)]。恶性肿瘤患者出现低氯水平应引起对恶性高钙血症的怀疑。

4.治疗   钙水平低于 13 mg/dL 的无症状患者只需进行水化保守治疗。钙水平高于 13 mg/dL 的症状性患者除了需要更积极的治疗外,还需要补充水分。当钙水平超过 18 ~ 20 mg/dL 和(或)患者出现神经症状时,应考虑血液透析。一旦获得充分的水化,小剂量呋塞米可用于促进钙排泄。双膦酸盐仍然是治疗恶性肿瘤相关高钙血症最有效的药物,唑来膦酸盐是目前最好的选择,也可以使用帕米膦酸盐。血清钙水平通常在 4 ~ 10 d 达到正常水平,90%的患者可持续作用 4 ~ 6 周。双膦酸盐具有复杂的作用机制,最终导致骨吸收降低。由于它们对体液介导的钙再吸收没有影响,因此对体液介导的高钙血症患者效果较差。颌骨坏死可能是双膦酸盐使用的潜在破坏性不良反应,骨髓瘤患者的风险更高。根据双膦酸盐使用的临床紧迫性,如果可以,患者应在应用之前先进行牙科评估,因为牙列不齐也会增加患者的风险。

正在开发的新型药物包括骨保护素(OPG),一种抑制骨吸收的诱骗受体起到抑制骨吸收的作用。OPG 所属的细胞因子系统还包括受体 RANK 及其配体 RANKL。当 RANKL 与 RANK 结合时,破骨细胞的形成增加,破骨细胞的凋亡受到抑制。这一过程由 OPG 进行平衡。地舒单抗是一种对 RANK 具有高度亲和力的单克隆抗体,已被批准用于双膦酸盐难治性高钙血症及骨转移的治疗。在 3 项随机的Ⅲ期临床试验中,地舒单抗已被证明在预防晚期疾病骨转移患者的骨骼相关事件方面优于唑来膦酸(中位数为 8.21 个月)。地舒单抗也不需要进行密切监测和肾给药,后者是唑来膦酸所需要的。

难治性的高钙血症可以用硝酸镓、光辉霉素或降钙素治疗。降钙素能迅速降低钙水平,然而这种作用往往是短暂的。光辉霉素和硝酸镓与严重的不良反应有关,因此很少使用。糖皮质激素对继发于维生素 D 水平升高的高钙血症有效,也可用于缓解与转移性疾病相关的其他症状。长期治疗和预防复发最终需要治疗原发病(恶性肿瘤)。对于真正难治的病例,应考虑舒适护理。

七、发热性中性粒细胞减少症

1.病因   虽然发热性中性粒细胞减少症最常见于接受化疗的患者,但也可见于急性白血病、骨髓增生异常综合征或其他白细胞减少症患者。总体来说,患者的中性粒细胞计数往往在最后一次化疗后的 5 ~ 10 d 内处于最低水平,并且在最低点后 5 d 内恢复计数。引起发热性中性粒细胞减少症的常见病原体包括革兰氏阴性细菌(大肠埃希菌、铜绿假单胞菌和肺炎克雷伯杆菌)、革兰氏阳性细菌(葡萄球菌属、链球菌属和肠球菌属)或多微生物感染。然而,在75%~80%的病例中,没有一种生物能够被鉴定出来。

2.临床表现   发热通常是这些患者表现出的唯一症状,其他感染的典型特点在中性粒细胞减少的情况下被掩盖。其他可能出现的症状包括寒战、腹泻、皮疹、恶心、呕吐、咳嗽和呼吸短促。应对这些患者进行全面的体检,包括检查口腔和肛周区域。

3. 诊断　中性粒细胞减少被定义为绝对中性粒细胞计数(ANC)小于 1 500 个/μL,严重的中性粒细胞减少被定义为 NAC 小于 500 个/μL 或 ANC 预计在未来 48 h 内减少到 500 个/μL 以下。严重中性粒细胞减少症患者感染的风险更高,尤其是当中性粒细胞减少症持续时间较长时(>7 d)。发热定义为温度超过 38 ℃,持续时间超过 1 h,或单一温度超过 38.5 ℃。所有在出现后 6 周内接受化疗且符合全身炎症反应综合征(SIRS)标准的患者均假定有中性粒细胞减少性败血症综合征,除非证明其他原因。

4. 治疗　发热性中性粒细胞减少患者最初应根据癌症支持治疗多国协会(MASCC)风险指数评分进行分层,以确定可在门诊治疗的患者。MASC 评分考虑了疾病负担、是否存在低血压、慢性阻塞性肺病(COPD)病史、肿瘤类型(实体和液体)、真菌感染史、体液容量和年龄。总分为 21 分或以上表明患者严重感染的风险较低。这些患者可以在开始使用抗生素后在急诊室至少监测 4 h,并且应在出院前进行所有培养。除阿莫西林/克拉维酸 500 ～ 125 mg/8 h 外,他们还可以作为门诊患者,每天 2 次环丙沙星 750 mg,或者莫西沙星单药替代治疗。已接受预防性氟喹诺酮治疗的患者不应接受氟喹诺酮治疗进行经验性治疗。对于这些患者来说,在门诊基础上静脉注射抗生素是合理的。建议在治疗的前 3 d 由保健提供者进行每天评估。门诊治疗持续 7 d,或直到患者 4 ～ 5 d 没有发热。

MASCC 评分低于 21 分的患者被分为高危人群,应入院接受静脉注射抗生素和密切监测。血液培养,其中一个样本取自静脉周围,另一个样本取自中心血管,如果可行的话,应在临床表现出现时抽取。其余的感染性检查可能包括尿培养、痰培养(如果可行)、粪便检查、脑脊液分析、胸部 X 射线检查±胸部高分辨率 CT。一旦确定了诊断并收集了培养物,就应该开始对患者进行经验性抗生素治疗(理想情况下,在分诊后 1 h 内)。常用的单药治疗包括头孢吡肟、美罗培南、亚胺培南-西司他丁、头孢他啶和哌拉西林钠-三唑巴坦钠注射剂。除哌拉西林、头孢吡肟、头孢他啶或碳青霉烯外,双重治疗药物还包括氨基糖苷类。革兰氏阳性菌血症高风险患者应开始使用一种覆盖范围适当的额外的抗生素,通常是万古霉素。这一组包括革兰氏阳性定植、导管相关感染和严重脓毒症±低血压的患者。尿量应保持在>0.5 mL/(kg·h)。平均而言,在治疗后 2 ～ 5 d 发热预计会延迟。如果患者在使用经验性抗生素后仍发热(>4 d),且血流动力学稳定,则应评估 ANC。如果骨髓恢复迫在眉睫,就不需要改变抗生素。如果骨髓恢复似乎并不迫在眉睫,应考虑获得鼻窦和肺部的 CT 扫描。它也可能有利于增加抗真菌±抗霉菌覆盖。如果证实感染并且患者对靶向抗生素没有反应,考虑重新成像、培养、活检、恶化感染部位引流,以及增加经验性抗真菌治疗。

第三节　肿瘤相关呕吐

一、放疗和化疗相关的呕吐

放疗和化疗引起的呕吐,根据其与致吐性治疗开始的暂时关系,称为急性呕吐或延迟性呕吐。尽管该术语对于描述临床事件和症状处理方法有用,但症状发作和固定时段的持续时间的分配早于引起急性期和延迟期症状的主要神经机制的识别,而且对于同一天内或连续2 d或多天内重复进行的致吐性治疗所发生的生理性事件,该术语仍过于简单。

(一)急性期症状

呕吐症状发生在治疗后24 h内称为急性期症状。急性期症状已被证实与肠嗜铬细胞释放的血清素(5-羟色胺)有关。呕吐信号由局部的5-羟色胺(5-HT3亚型)受体传播,并沿迷走神经传入纤维传递。它们激活延髓中弥散分布的效应神经核(即所谓的呕吐中枢),整合形成传入致吐信号,随后激活并协调运动核,产生呕吐相关的生理变化。

1. 一般情况下,急性期症状最常发生于治疗后2~6 h。

2. 通常在化疗开始后1~3 h发生,值得注意的例外如下。

(1)二氯甲基二乙胺(氮芥),常诱发快速症状发作(≤1 h)。

(2)环磷酰胺(在静脉注入后)和卡铂在急性期发作之前有较长的潜伏期,且治疗12 h后症状持续存在或间断性复发。

(二)延迟期症状

延迟期症状是指那些在治疗24 h后发生的症状,与中枢的神经激肽1(NK1)受体激活相关,P物质是其天然配体。高致吐性药物及中度致吐性药物在某些情况下均可引起延迟期症状。延迟期症状可早在致吐性药物治疗后16~18 h出现,发生率最大的一段时期在治疗后24~96 h。延迟性呕吐可能会发生于无剧烈症状的患者,但对于急性期呕吐得到完全控制的患者,其延迟性呕吐的发生率特征性地下降。虽然,通常在延迟阶段呕吐的严重程度弱于急性期间,但已报道在这两个阶段,恶心的严重性是相似的。

(三)预期性事件

预期性恶心或呕吐描述了反复暴露于致吐性治疗之前所出现的呕吐症状,作为一种令人厌恶的条件反应,这是由于先前治疗期间对呕吐控制不佳导致的恶心比预期性呕吐发生率更高。预期症状发生的风险随着致吐治疗疗程的重复而增加,尤其是在之前接受治疗期间经历未完全控制呕吐的患者。然而,怀孕期间的呕吐症状和晕动病已被确定为有贡献的风险因素。虽然抗焦虑镇静药物有助于预防和延缓预期性症状,但在整个所有抗肿瘤治疗中对呕吐症状的完全控制是针对出现症状的最佳预防策略。若症状出现,行为疗法如放松技术和系统脱敏疗法可能有效。症状出现后,在随后的致吐性治疗期间,对预期性症状的医疗干预仅限于防止条件刺激的强化,而后者可加剧症状。

二、致吐潜力

在用于抗肿瘤化疗和放疗技术的药物治疗中,致吐潜力或风险及症状模式变化很大。

1. 化疗 内在致吐性是一种抗肿瘤药物引起呕吐症状的倾向。药物剂量或用法往往是影响致吐潜力及症状持续时间的第二大最重要的因素。联合用药的数目、给药方案、治疗持续时间及给药途径等也是缓解因素。数小时或数天的持续给药可以减轻或消除药物致吐潜力,而快速给药、重复给予致吐性治疗,以及重复剂量的短时间间隔会增加致吐潜力。当致吐性治疗超过1 d时,与急性期和延迟期症状相关的生理过程可能会出现叠加,在设计有效的止吐预防上,两者均应考虑在内。

延迟性症状的潜力和持续时间依赖于致吐药物给药的顺序及每一个药物的致吐风险。

2. 放疗 电离辐射的致吐潜力直接取决于单次放疗的剂量或分割次数、总剂量及速率。大治疗范围(>400 cm^2);放疗野包括上腹部、上胸部及全身;既往化疗呕吐控制不佳史均是引起严重呕吐的危险因素。当放化疗同时进行时(同步放化疗),呕吐潜力增加。

三、患者的危险因素

呕吐症状风险最大的患者如下。

(1)女性,特别是在妊娠期有持续性和(或)严重呕吐症状病史者。

(2)儿童和年轻人。

(3)既往治疗期间有过急性期和(或)延迟期呕吐症状病史的患者在随后的治疗期间发生呕吐控制不佳的风险很大。

(4)较差的体力状态及易出现晕动的患者。

(5)无饮酒史者较有长期饮酒史者(每天摄入酒精>100 g,持续多年)的风险更大。

(6)合并并发症的患者,如胃肠炎症、胃肠运动受损或梗阻、便秘、脑转移瘤、代谢异常(低血容量、高血钙症、肾上腺功能减退症、尿毒症)、内脏器官肿瘤侵犯,以及同步的药物治疗(阿片类药物、支气管扩张剂、阿司匹林、非甾体抗炎药),在治疗期间可能会导致并加剧呕吐症状,并且使呕吐控制复杂化。

四、初级止吐预防

抗肿瘤治疗产生呕吐症状的所有低风险患者均需进行初级预防,也就是说,在接受类似化疗或放射治疗但未采取止吐预防措施的患者中有10%以上预计会出现呕吐症状。

1. 计划有效的止吐初级预防

(1)评估治疗中每种药物的致吐潜力,包括单个药物引起呕吐症状的严重程度、发生时间、持续时间,以及可能会影响这些因素的药物剂量、给药计划、给药途径。

(2)接受联合化疗的患者应根据治疗中最高致吐成分进行止吐预防。

1)包括对所有低度、中度或高度致吐潜力治疗的急性期症状的初步预防,以及对中度或高度致吐潜力治疗的延迟期预防。

2)对同步接受抗肿瘤化疗和放疗的患者,除非放疗致吐风险更大,预防性止吐药的选择应基于化疗中致吐风险最大的药物成分。

(3)患者接受中度或高度致吐性治疗超过1 d,在每天治疗中应接受针对致吐潜力最大的药物的适当止吐预防。

(4)如果抗肿瘤治疗会引起迟发性症状,应持续止吐预防。

1)高度致吐治疗结束后至少3 d。

2)中度致吐治疗结束后至少2 d。

(5)恰当的止吐预防应先于每次致吐治疗之前,并按照固定的时间计划进行。不应该期望患者识别呕吐前驱症状,以及依赖不定期的(如需要)止吐药物。

(6)应给予最低有效剂量的止吐药。

（7）运用标准评估工具监测和记录患者对预防性止吐及治疗药物的反应。

1）医疗保健提供者既往低估了与放化疗相关呕吐症状的发生率和严重程度，尤其是恶心。

2）患者输入的数据对捕捉信息很关键，有关信息：①医疗保健提供者不能观察到的事件，是因为患者的位置及恶心的主观性；②调节患者呕吐症状的条件和干预；③通过一系列治疗周期或疗程，患者对止吐预防反应发生改变。

3）癌症支持疗法多国学会（MASCC）已开发并制订了一项可在线提供的标准化八项问卷调查，该问卷可用于记录致吐治疗当天急性及 4 d（24～120 h）内呕吐发作的次数，以及恶心发作的次数及严重程度。

A. MASCC 抗呕吐工具（MAT），一种使用该工具的指南，以及患者结果评分表均能有 17 种语言版本供数字格式下载，并能应用于手持设备。

B. 非营利实体可以使用 MAT 而不产生费用。商业公司需要获得 MASCC 的书面批准，并在使用 MAT 前收取象征性费用。

2. 重新评估引发或促进呕吐的原因及可能降低预防性止吐药物作用效果的因素 医师可能会遇到少数对肿瘤学专业组织指南推荐的止吐预防药物的疗效欠佳的患者。而次选预防性止吐药物可能增加患者突发性和难治性呕吐及身体衰弱的发病率，这会对患者的安全、舒适度和生活质量产生不利影响，并使护理复杂化。对于那些初始止吐预防效果欠佳的患者，应重新评估引发或促进呕吐的原因及可能降低预防性止吐药物作用效果的因素，具体如下。

（1）治疗相关的致吐风险：由治疗带来的致吐性挑战的初始呕吐预防的恰当性，以及药物的选择、剂量/剂型、给药途径和使用时间安排。

（2）医务人员使用止吐药物的规范性及患者依从性。

（3）疾病状况。

（4）合并症情况（电解质异常、肾衰竭、脓毒症、便秘、肿瘤浸润或者阻塞消化道、颅内疾病、前庭功能障碍）。

（5）是否同时使用致吐和止吐药物可能会潜在地影响止吐效果：①使用与抗肿瘤治疗无关的具有内在致吐潜力的药物，仍会增加累积的致呕吐负荷；②通过改变致吐药物的药代动力学，导致暴露的强度和持续时间大于其他情况；③通过改变用于止吐预防或治疗的药剂的药代动力学。对于一级预防止吐效果欠佳的患者，经验性二级预防和治疗应遵循合理的方法。一般而言，药物干预通常包括通过与一种或多种神经递质受体反应来介导止吐效应的药物。这些受体涉及加剧或缓解呕吐的作用，或通过目前已使用止吐药物的未知的机制。不幸的是，经验性用药相比较指南推荐一级预防用药而言，通常在有疗效或临床应用剂量、时间（如多巴胺和大麻素受体拮抗剂）等方面安全性更低。不管是作为辅助用药还是作为初始预防的替代用药，二线替代药物都可能会增加治疗成本和过度治疗的风险，并产生不利影响。

五、暴发性症状

肿瘤学专业组织指南推荐：一级止吐预防可完全控制（没有呕吐）80% 以上接受高致吐性治疗患者及更大比例接受中致吐性治疗患者的急性期；然而，尽管急性期获得了良好的控制，超过 50% 接受中度或高度致吐性治疗的患者仍可能出现延迟性或突发性恶心或呕吐。总的来说，呕吐发生后症状控制比预防呕吐发生要困难得多。突发性呕吐症状需要快速干预。所有接受中度或高致吐性治疗的患者,均应从治疗开始就可以使用止吐药物治疗突发性呕吐,无论是入住医疗机构,还是在门诊购买止吐药物(应配备详尽的药物使用和调整说明)。如有需要,一旦使用开始,突发性止吐预防应固定时间间隔给药,且至少持续到治疗结束且呕吐症状减轻为止。一般来说,在急性和延迟症状阶段,呕吐控制总体良好或者较好的患者仍可能发生恶心,且恶心比呕吐更普遍。

(一)次最优控制

用止吐药物预防呕吐症状的次最优控制引起了以下问题。

(1)预防策略是否给予充分的试验(相对于致吐性治疗开始的启动时间和止吐药持续时间)。

(2)处方的止吐药物的选择、剂量和给药时间安排是否适合致吐的挑战。

(3)患者是否理解和遵守止吐药物的使用说明。

(4)增加剂量或缩短给药间隔能否提高止吐药物效果而不引起或加剧与利用的止吐药物相关的不良反应。

(二)解救干预

若有必要,从次最优疗效中"解救"患者。

(1)评估出现症状患者的脱水状态及血清/血浆电解质异常结果。根据需要补充液体和电解质。

(2)增加使用与已用止吐剂作用机制不同的止吐药物。可能需要使用多个额外的止吐药来建立止吐控制。

(3)至少在致吐性治疗完成之前,以剂量和适合药物的时间表提供全天候的预定剂量。不依赖所需要的给药来达到或维持呕吐症状的控制。

(4)考虑用药理作用相同的更有效或长效药物替代无效药物。

(5)考虑用给药途径不同的同种或不同的药物来替换需要通过胃肠道摄取和吸收或经皮吸收的止吐药物(适合口服的崩解片剂和可溶性薄膜剂及可注射用制剂)。

1)呕吐症状可影响胃肠道运动及药物自肠道吸收。

2)一些患者由于太虚弱而不能吞咽和保留口服药物。

3)直肠栓剂是不能口服用药患者的一种实用的替代给药途径,但药物吸收效率和程度因药物和患者不同可能会有差异。临床医师应询问并确认患者是否愿意接受直肠给药。

4)持续性和缓释制剂(口服、透皮贴剂及可注射的持续性或缓释制剂)不应用于最初控制正在进行的症状。

(6)替换有不可接受的不良反应的药物,需用一种或多种与其药理学分类相同或不同的而无潜在相同毒性的药物,或者不太可能发生特定不良反应的替换药物。当预防性止吐治疗疗效不佳时,这些策略可在周期性治疗过程中应用或用于干预性治疗。

(三)二级呕吐预防和治疗

当需要针对突破性症状进行止吐治疗时,应重新评估在重复致吐性治疗周期之前未能提供足够的止吐控制的预防方案。在随后的致吐性治疗中考虑替代的止吐预防策略包括以下几种。

(1)可考虑将止吐预防方案升级至能够预防下一次更高水平呕吐风险的方案。

(2)以适当的剂量和给药间隔添加额外预定的止吐药。可考虑先前在控制突发呕吐症状上证明有价值的药物或有相同药理学机制的另一种药物。

(3)对于包含5-HT3拮抗剂的方案,可考虑换用另一种5-HT3拮抗剂。并不是所有的患者都能用每一种5-HT3拮抗剂而达到相同的止吐控制。

(4)考虑在患者的方案中加用一种抗焦虑药物。

(5)如果潜在的药代动力学作用对其他同时服用的药物无不利影响,可考虑呕吐预防时加用NK1受体拮抗剂。

(6)如果对肿瘤患者行替代治疗方案,可考虑能获得相同的疗效,但无更多的不利结果的方案。也许仅当不是以治愈为治疗目的时,可能是值得考虑的。

六、非药物性干预

(1)维持患者的营养状况而减轻呕吐症状的指南意见。①少吃多餐,低脂饮食,尤其是对于有厌食和早饱症状的患者。②选择健康的食物。③食用室温下柔软、温和、易消化的食物。食用干粮,如饼干、烤面包和干麦片。避免食用有致吐作用的食物和饮料。建议患者避免食用不喜欢的食物,以防止对这些食物产生条件性厌恶,特别是在预计会出现呕吐症状的时候。避免食用甜食、高脂、高盐及辛辣的食物,避免食用乳制品及有强烈气味的食物。④对食物味道恶心的患者:让其他人烹饪,远离有烹饪气味的区域。避免能引起恶心的食物和饮料,患者可能会对食物的气味、外观、味道和口感敏感。油腻和油炸的食物及冲泡咖啡可能会引起症状。建议使用低温下可加热的预制食物及不需要烹饪的膳食。

(2)穴位按摩或针灸刺激手腕腹侧正中神经最接近皮肤的地方,称为心包经-6(P-6)或内关穴,这可能对某些患者有益。

七、止吐药物

(一)5-羟色胺(5-HT3亚型)受体拮抗剂

在已获得FDA批准用于商业用途的5-HT3受体拮抗剂中,多拉司琼、格拉司琼和昂丹司琼组成第一代药物,帕洛诺司琼是第二代药物。

1.急性期

(1)治疗急性期症状,5-HT3受体拮抗剂比临床上有效的其他种类的止吐药更为安全、有效。

(2)使用大于最大有效剂量的5-HT3受体拮抗剂基本上不会改善对呕吐的控制。

(3)急性期症状首选单药预防。在施用单一最大有效剂量后,在致吐性治疗后的24 h内,额外剂量的5-HT3受体拮抗剂并不能提高止吐疗效。

(4)多拉司琼、格拉司琼、恩丹司琼和帕洛诺司琼均具有良好的口服生物利用度,并且当以最大有效剂量给药时,无论是口服还是肠道外给药,每种药剂都能提供相同的止吐保护。

2.延迟期

(1)甲氧氯普胺和丙氯拉嗪价格不太高,与多拉司琼、格拉司琼、恩丹司琼比较,止吐效果并无差异。

(2)帕洛诺司琼在目前美国上市的5-HT3受体拮抗剂中具有最长的半衰期,并且具有第一代

5-HT3 受体抑制剂所没有的额外药理学特征。推荐在化疗前给予口服单剂量帕洛诺司琼 0.5 mg，或静脉注射 0.25 mg，不过采用其他药物剂量和用药方案同样是安全的。

3. 潜在的不良反应　　所有的 5-HT3 受体拮抗剂常见的不良反应包括头痛、便秘、腹泻、氨基转移酶浓度的短暂增高。短暂的心脏电生理学影响、心率下降和心血管系统的不良反应。5-羟色胺综合征通常与同时使用影响 5-羟色胺神经传递和（或）再摄取的药物有关。

4. 5-HT3 受体拮抗剂和药物基因组学

（1）药物基因组学评估可能有助于识别对 5-HT3 受体拮抗剂有次优和不良反应风险的患者，5-HT3 受体拮抗剂是细胞色素 P450（CYP）酶分解代谢的底物。

（2）CYP2D6 在人群中多态表达

1）具有 >2 个功能性（野生型）CYP2D6 等位基因的人可能具有增加的代谢能力（标志为超快速代谢者），这与接受 CYP2D6 代谢占优势的 5-HT3 受体拮抗剂的患者的呕吐控制不佳有关。

2）缺乏一个或两个 CYP2D6 等位基因或表达一个或多个功能降低的变异等位基因的患者，通常具有改变的 CYP2D6 底物（低和中等代谢者）的功能能力，并且可以具有高浓度和减少消除 CYP2D6 代谢占优势的 5-HT3 受体拮抗剂底物。

（3）表达 5-HT3 受体或 ABCB1（P 糖蛋白、MDR1）转运蛋白遗传多态性的患者可能会获得 5-HT3 受体拮抗剂的次优止吐反应。

（二）多拉司琼

（1）多拉司琼口服片剂被批准用于年龄 ≥2 岁、接受初始及重复周期的中度致吐性化疗患者的止吐预防。

（2）多拉司琼相关的不良反应的发生率和强度与其活性代谢产物氢化多拉司琼的血清浓度有关。

（3）2010 年 12 月 17 日，FDA 宣布移去了甲磺酸多拉司琼注射剂用于预防初始及重复性周期致吐性化疗相关的恶心和呕吐的适应证，并且在产品标签上增加了儿童和成人患者禁用的标识。FDA 解释甲磺酸多拉司琼能够导致剂量依赖性的心脏 Q-T、PR 及 QRS 间期延长，这可能会增加发生致死性扭转型室性心动过速的风险。

（4）严重异常心律失常的危险因素

1）基础结构性心脏疾病及原有的传导系统异常，如先天性长 Q-T 间期综合征，完全性心脏传导阻滞，或存在完全性心脏传导阻滞的风险的患者。

2）老年人。

3）病窦综合征、心房颤动伴慢心室反应、心肌缺血，接受已知的能延长 P-R 间期（如维拉帕米）和 QRS 间期（如氟卡尼-奎尼丁）的药物者。

4）低钾血症或低镁血症：①血清钾和镁浓度应该评估，而且如果异常，应在多拉司琼使用前纠正；②按临床适应证给予多拉司琼后应检测钾及镁浓度；③存在发生低钾血症或低镁血症风险的患者在接受多拉司琼治疗时应监测心电图。

（5）FDA 同样也推荐用于有充血性心力衰竭、心动过缓、潜在心脏疾病的患者，老年患者及肾功能损害的患者接受多拉司琼治疗时应监测心电图。

（6）甲磺酸多拉司琼片剂仍可用于致吐性化疗的呕吐预防，因为多拉司琼口服制剂发生异常心脏传导的风险被认为较注射剂低。

（7）甲磺酸多拉司琼注射剂也保留了 FDA 批准的用于≥2 岁的患者的术后恶心和呕吐症状的预防与治疗，因为用于此适应证的剂量（静脉注射，单剂量 0.35 mg/kg，最高达到每剂 12.5 mg）较用于化疗呕吐预防的剂量（每次剂量 1.8 mg/kg，最高达到每剂 100 mg）小，因此不太可能对心脏电生理产生不利影响。

（三）格拉司琼

（1）适用于在致吐性癌症治疗（包括高剂量顺铂和放疗）的初始及重复疗程中进行止吐预防。

1）格拉司琼注射剂获得 FDA 的批准用于 2 岁或 2 岁以上的患者。注射剂可能含有苯甲醇，后者与严重的不良反应相关，包括新生儿死亡。目前市场上销售不含防腐剂的可注射制剂。

2）口服制剂（片剂和口服液）未被 FDA 批准用于儿童患者。格拉司琼片剂和口服液的商品标签包含了对 2～16 岁患者使用的描述，但与注射制剂的标签相比，规定儿科患者的安全性和有效性尚未确定。

（2）格拉司琼透皮贴剂是一种胶粘贴剂（52 cm²），含 34.3 mg 格拉司琼，平均每天剂量为 3.1 mg，作用可长达 7 d。

1）贴剂用于预防接受中度和（或）高度致吐化疗方案的患者的恶心和呕吐，可持续给药 5 d。对于儿科患者，其安全性和有效性还未得到证实。

2）致吐性化疗前至少 24 h（最长 48 h）将贴膜贴在清洁、干燥、外上臂的完整皮肤上，并至少保持到化疗结束后 24 h。

3）使用持续时间不应超过 7 d。不应将贴片切成碎片。在从使用部位移除贴片后，不应当重新或反复使用。

4）在临床应用中，接受 3.1 mg/d 格拉司琼透皮治疗长达 7 d 的患者，较接受 2 mg/d 格拉司琼口服 1～5 d 的患者，便秘发病率稍微增加（分别为 5.4% 和 3%），但头痛的发病率降低（分别为 0.7% 和 3%）。格拉司琼持续透皮给药可能会增加 5-HT3 受体拮抗剂的效力，可能会掩盖恶性肿瘤或其他病变诱发的渐进性肠梗阻和胃扩张。

5）格拉司琼暴露于自然光或人造光（如太阳灯、日晒床）后易降解，且体外研究的结果表明其具有潜在的光毒性。用药患者必须保持衣物在任何时候都覆盖贴剂，除去贴剂后的皮肤仍应避光 10 d。

6）在加热连续 5 d 期间，每天 4 h 在格拉司琼透皮贴剂上用上加热垫（平均温度 42 ℃），使得加热时格拉司琼的血清浓度增加。加热垫和其他热源不应靠近或者用于格拉司琼透皮贴剂的部位。

7）产品特有的不良反应与给药途径有关，如贴剂应用部位或周围的皮肤反应包括贴片无粘连、红斑、刺激、疼痛、过敏反应（红斑性黄斑或丘疹、瘙痒、荨麻疹），囊泡形成、烧伤。

（3）皮下使用的格拉司琼缓释注射剂。每个预装注射器中有 10 mg 格拉司琼，包含在一剂的延长释放聚合物载体中。

（4）与其他止吐药合用，用于预防中度致吐性癌症疗法，或者含蒽环类+环磷酰胺方案的初始和重复疗程中的急性与延迟性呕吐症状。

（5）为延长持续时间，每次在皮下给予持续剂量的格拉司琼。

1）给药后至多 7 d 均可在检测格拉司琼的血清水平。

2)尚未确定针对<18 岁患者的安全性和有效性。

3)准备和给药:①SUSTOL® 仅被推荐用于医疗保健机构进行的皮下注射给药;②该产品需作为试剂盒储存于冷藏条件(2～8 ℃);③每个试剂盒包含预先装有格拉司琼/聚合物基质的一次性琥珀色玻璃注射器,一个特殊的薄壁给药针,两个用于加热注射器的小袋子和一个针头保护装置。

(6)不得用其他材料或者设备替换套装的成分。需要的使用准备:①至少在给药前60 min 从冷藏中取出试剂盒;②将试剂盒内容物升温至室温;③启动注射器加温袋并将装有药物的注射器置入袋中 5～6 min;④将产品注射器加温至体温后,将药物单次皮下注射到上臂背部或腹部至少 2.5 cm 处的脐部皮肤,避开皮肤灼伤、硬化、发炎、肿胀的部位或更换其他部位;⑤给药前可在注射部位使用局部麻醉剂;⑥药物产品是黏性液体,应通过持续压力缓慢地皮下给药20～30 s。

(7)医护人员强行按压注射器栓并不会加快给药。初始和重复给药受肾功能限制:①肌酐清除率(Ccr)为≥60 mL/min(≥1 mL/s)的患者至少每 7 d 给药 1 次;②Ccr 在 30～59 mL/min(0.5～0.98 mL/s)的患者至少每 14 d 给药 1 次;③避免给 Ccr<30 mL/min(<0.5 mL/s)的患者用药。

(8)药品特有的且与给药途径相关的副作用包括:①注射部位感染;②注射部位出血;③注射部位瘀伤/血肿,中位发病 2 d,15%的患者延迟 5 d 发病;④注射部位的疼痛和压痛,中位持续时间为 5 d,但在 6%的患者中持续>7 d;⑤注射部位的结节形成,可在给药后持续>3 周。

(9)在 FDA 批准的剂量和用药时间使用格拉司琼时,患者罕见心电图异常。

(四)昂丹司琼

(1)用于初始和重复疗程的致吐性癌症治疗的止吐预防。

1)昂丹司琼注射剂获得 FDA 批准,为预防高度致吐性化疗相关的呕吐症状而用于 6 个月或 6 个月以上的患者。

2)口服制剂(片剂、口腔崩解片、薄膜和口服液)被 FDA 批准用于 4 岁或 4 岁以上接受中度致吐性化疗的患者。

3)昂丹司琼口服剂型的安全性和有效性尚未获得 FDA 批准,为预防与高致吐性癌症化疗或放疗相关的呕吐症状而用于儿科患者。

(2)在 FDA 批准的药物剂量和用药时间下,产生不良反应的风险低。与使用相关的心电图异常风险已被证明与所给剂量直接不同。

(3)2012 年 6 月 29 日,FDA 宣布了一项由葛兰素史克公司进行的临床研究的初步结果,显示昂丹司琼能够导致剂量依赖性的心脏 Q-T 间期延长,这可能会使患者发生异常的或者潜在致死的心室心律失常,称为尖端扭转型室速。

1)昂丹司琼导致 Q-T 间期延长的危险因素包括潜在的心脏疾病,如先天性长 Q-T 间期综合征、充血性心力衰竭或心动过缓;低钾血症和低镁血症;同时应用与 Q-T 延长也相关的药物。

2)单次静脉注射昂丹司琼32 mg 和 8 mg 之间进行比较显示,基线校正后,与安慰剂的 Q-TcF 的最大平均差(Fridericia 公式修正的 Q-T 间期测量)分别是 20 ms 和 6 ms。

3)因此,产品标签被修改为昂丹司琼 0.15 mg/kg,静脉注射大于 15 min,每 4 h 1 次,给药 3 次,可以持续用于因化疗导致恶心和呕吐的成人与儿童,但单次静脉用量不超过 16 mg。

A. 昂丹司琼产品标签包括对先天性长 Q-T 间期综合征患者使用该药物的警告,并且推荐伴有未被纠正的电解质紊乱,如低钾血症或低镁血症、充血性心力衰竭、缓慢性心律失常,以及同时使用能延长 Q-T 间期的其他药物的患者进行心电图检测。

B. 如果患者在使用昂丹司琼时心脏有异常心率和节律的症状与体征,建议患者立刻联系医疗专业人士。

4)24 mg 昂丹司琼单药口服剂量用于预防化疗导致的恶心和呕吐的推荐不受影响。

(五)帕洛诺司琼

(1)帕洛诺司琼是第二代 5-HT3 受体拮抗剂,与多拉司琼、格拉司琼或昂丹司琼相比具有显著增加的消除半衰期(约 40 h),以及与第一代 5-HT3 受体拮抗剂相比的其他特征,药理学优势包括:①变构结合在 5-HT3 受体中产生构象变化,受体和帕洛诺司琼之间的结合亲和力增加,这可能是至少一种分子与同一受体结合的结果(表明正协同性)。相反,格拉司琼和昂丹司琼表现出与 5-HT3 受体的单一竞争性结合。②与 5-HT3 受体结合,导致受体内化,并因此持续抑制受体功能。③有证据表明帕洛诺司琼与内化的 NK1 受体结合减弱了 NK1 和 P 物质受体之间的信号传导(串扰)。

(2)帕洛诺司琼目前可作为可注射产品使用,并且在与 NK1 受体拮抗剂奈妥匹坦组合配制的口服给药产品中。

1)帕洛诺司琼注射液获得 FDA 批准用于成人患者的止吐性预防:①在中度致吐化疗的初始和重复疗程中发生的急性和迟发性恶心呕吐;②在高度致吐性化疗的初始及重复疗程中发生的急性恶心呕吐。

2)帕洛诺司琼注射液还获得 FDA 批准用于 1 个月至 17 岁的患者,用于包括高致吐性化疗在内的致吐性化疗的初始和重复疗程的止吐预防。

(3)帕洛诺司琼作为 5-HT3 受体拮抗剂的一种,或者是优先推荐用于止吐预防的唯一药物,具体如下:①国家综合癌症网络适用于接受中度致吐性静脉内化疗的患者,无须同时使用 NK1 受体拮抗剂止吐;②当 NK1 受体拮抗剂不能与地塞米松和 5-HT3 受体拮抗剂联合应用时,MASCC/欧洲医学肿瘤学会(ESMO)指南推荐接受含蒽环类药物联合环磷酰胺("AC"方案)化疗方案的患者。

(4)目前 FDA 批准的在药物剂量和用药时间的不良反应风险很低。

1)已显示与使用帕洛诺司琼相关的心电图异常(包括 Q-Tc 延长)的风险低于与多拉司琼和昂丹司琼相关联的风险。FDA 批准的标签显示,在一项双盲、随机、平行、安慰剂和阳性(莫西沙星)对照的试验中,0.25 mg、0.75 mg 或 2.25 mg 单剂量帕洛诺司琼治疗 221 例健康成年男性和女性,表明其对任何心电图间期无显著影响,包括 Q-Tc 间期持续时间。

2)帕洛诺司琼注射剂的产品标签显示在开始化疗前使用单剂量,但采用其他剂量和用药时间同样是安全的。①10 μg/kg 单次剂量(健康受试者)。②化疗前给予单次剂量 0.75 mg。③化疗前联合地塞米松隔日给药 1 次,每次剂量 0.25 mg,给药 3 次。④0.25 mg/d,连续 3 d(健康受试者)。⑤0.25 mg/d,连续 1 d、2 d 或 3 d(大剂量化疗前)。在接受 1 次、2 次或 3 次剂量的患者中,在 7 d 的评估期中呕吐控制未见差异;接受 1 次剂量的患者仅约 8% 的患者及接受 2 次或 3 次剂量的患者中大约 20% 的患者没有呕吐并且未接受解救药物。⑥帕洛诺司琼首次剂量静脉注射 0.25 mg 后至少 72 h 再次给予 0.25 mg 剂量治疗暴发性症状,在曾经历过恶心或呕吐的患者中 67% 有效。

(六)神经激肽(NK1 亚型)受体拮抗剂

(1)已证实 NK1 受体拮抗剂具有抗急性期呕吐症状的活性,但与目前可获得的其他药物类止吐药相比,对延迟期呕吐更有效。

（2）国际指南建议对接受高度致吐和大剂量化疗方案的患者使用5-HT3受体拮抗剂、地塞米松和NK1受体拮抗剂进行止吐一级预防，并作为中度致吐化疗的选择。

（3）目前,用于口服给药制剂中的3种NK1受体拮抗剂已获得FDA批准用于商业用途,包括阿瑞匹坦、罗拉匹坦和奈妥匹坦。福沙匹坦二甲葡胺是用于静脉内给药的阿瑞匹坦的前药。

（4）谨慎地安全使用NK1受体拮抗剂与其他药物要求医疗工作者认识到在伴随使用的过程中,药物和药物相互作用的可能性。

（七）阿瑞匹坦和福沙匹坦

（1）阿瑞匹坦目前已获FDA批准用于预防与≥6个月（≥6 kg）患者的中度或高度致吐性癌症化疗的初始和重复疗程相关的急性与延迟性恶心及呕吐。

（2）商业上可用的口服产品包括:①阿瑞匹坦胶囊适用于≥12岁的患者;②对于不能吞服胶囊的≥6个月（≥6 kg）患者的阿瑞匹坦液（悬浮液）;③注射用福沙匹坦（冻干粉）在儿科患者中未建立安全性和有效性。

（3）批准是基于在一天内给予致吐化疗的研究。

（4）与阿瑞匹坦和福沙匹坦相互作用的潜在药物。阿瑞匹坦和福沙匹坦与同时服用的药物有潜在的相互作用:①阿瑞匹坦是细胞色素P450（CYP）酶CYP3A4的底物和中度抑制剂,以及CYP3A4和CYP2C9的中度诱导剂。单剂量后可能发生抑制;重复给药后诱导发生。②阿瑞匹坦抑制肠道和肝脏中的CYP3A4。③与许多CYP3A4底物相互作用的可能性尚不清楚。

（5）阿瑞匹坦增加伴随使用的地塞米松和甲强龙的生物利用度。①当地塞米松或甲强龙与阿瑞匹坦125 mg或80 mg剂量联合使用以进行止吐预防时,口服糖皮质激素剂量减少50%,静脉注射糖皮质激素剂量减少25%。②不要改变作为化疗方案组分的类固醇剂量。

（6）抑制或诱导CYP3A4的药物可能对阿瑞匹坦的代谢和消除产生不利影响。阿瑞匹坦与5-HT3受体拮抗剂和高效糖皮质激素联合应用的常见不良反应包括:①腹痛、上腹部不适;②消化不良;③打嗝;④厌食症;⑤头晕;⑥疲劳、虚弱。

（八）奈妥匹坦

（1）奈妥匹坦获得FDA批准用于商业用途,但仅与帕洛诺司琼联合用于口服给药的产品,固定比率为300 mg与0.5 mg帕洛诺司琼（AKYNZEO® 胶囊）。AKYNZEO® 适用于预防与癌症化疗的初始和重复疗程相关的急性与延迟性恶心及呕吐,包括但不限于高致吐性化疗。

（2）推荐AKYNZEO®（与帕洛诺司琼合用的奈妥匹坦）用于≥18岁的患者,在1 d（第1天）给予致吐性化疗的一级止吐预防。

（3）与奈妥匹坦有相互作用的潜在药物:奈妥匹坦是代谢底物及CYP3A4的中度抑制剂。

1）如果可行,避免同时使用CYP3A4底物1周。如果在使用Akynzeo® 后7 d内不可避免要同时使用CYP3A4的底物,可考虑减少CYP3A4底物的剂量。

2）与许多CYP3A4底物相互作用的可能性尚不清楚。

3）奈妥匹坦可增加同时服用的地塞米松的生物利用度。与奈妥匹坦联合用于止吐预防时,应减少地塞米松的剂量。不要改变用作化疗方案组成的类固醇剂量。

（4）与使用奈妥匹坦加帕洛诺司琼固定组合产品相关的不良反应:头痛、虚弱、疲劳、消化不良、便秘。

（九）罗拉匹坦

（1）罗拉匹坦适用于年龄≥18岁的患者，用于预防与癌症化疗的初始和重复疗程相关的急性与延迟性恶心及呕吐，包括但不限于高度致吐化疗。

（2）在致吐性化疗之前1 h口服罗拉匹坦。

（3）使用罗拉匹坦联合地塞米松和5-HT3受体拮抗剂，作为高度或中度致吐性化疗方案的止吐预防，相关的不良反应包括疲劳、便秘、头痛、打嗝、腹痛、头晕、消化不良。

（4）与罗拉匹坦有相互作用的潜在药物

1）罗拉匹坦和地塞米松无药物的相互作用。当与罗拉匹坦同时使用时，不需要调整地塞米松的剂量。

2）单次剂量或罗拉匹坦CYP2D6抑制后持续至少7 d或更长时间。避免同时使用罗拉匹坦和匹莫齐特（CYP2D6底物）。由此导致的血浆中匹莫齐特浓度的增加可造成Q-T/Q-Tc延长。如果不能避免罗拉匹坦与其他具有低或窄治疗指数的CYP2D6底物一起使用，则监测不良反应。罗拉匹坦对昂丹司琼（CYP2D6底物）的药代动力学没有显著影响。

3）罗拉匹坦通过乳腺癌抗性蛋白（BCRP、ABCG2、MXR1）转运抑制底物的细胞内流出转运以进行外排运输。警惕同时使用罗拉匹坦和具有低或窄治疗指数的BCRP底物（如柔红霉素、多柔比星、表柔比星、伊立替康、甲氨蝶呤、米托蒽醌、罗苏伐他汀、拓扑替康）。如果无法避免与罗拉匹坦联用，需监测BCRP底物相关的不良反应。如果与罗拉匹坦合用，需使用最低有效剂量的罗苏伐他汀。

（5）罗拉匹坦抑制P糖蛋白（P-gp、MDR1、ABCB1）底物的细胞内外排转运。如果无法避免与罗拉匹坦联用，需监测与P糖蛋白底物相关的不良反应。

（十）糖皮质激素

（1）高效力糖皮质激素如地塞米松和甲泼尼龙，单用对轻至中度急性期症状有效。

（2）地塞米松和甲泼尼龙对急性期与延迟期症状有效。

1）对于临床有效剂量，静脉给药或口服，地塞米松及甲泼尼龙同样有效。

2）当同时使用时，地塞米松及甲泼尼龙均能增强5-HT3和NK1受体拮抗剂的止吐效果。

（3）预防和治疗均依据经验；缺乏安全性和疗效的比较。

（4）在一天给药的致吐性治疗的止吐预防中，单剂量与多剂量地塞米松和甲泼尼龙给药方案同样有效。最佳剂量和时间尚未确定，不过尚无证据表明地塞米松单剂量超过20 mg的止吐效果会进一步提高。

（5）单剂量用药后出现潜在的不良反应一般很少，局限于胃肠不适及活动的心理影响，如焦虑、失眠和睡觉障碍。

1）推荐同时服用能够减少胃酸产生的药物（组胺H_2受体拮抗剂或质子泵抑制剂）来预防胃肠刺激。

2）在患者醒着时，早期给予类固醇可以减少对睡眠的不良反应。

（6）当短期应用高效糖皮质激素时，肾上腺皮质抑制通常不是一个问题。

（7）糖尿病初期或明显的糖尿病患者的血糖控制可能是一个问题。

(十一)多巴胺(D₂亚型)受体拮抗剂

(1)药物使用的最佳剂量和时间尚未明确。

(2)总体来说,止吐活性直接随着 D_2 受体拮抗作用的变化而变化。

(3)不良反应与药物剂量和使用频率有关,包括镇静、锥体外系反应(肌张力障碍、静坐不能、运动障碍)、抗胆碱能作用、心电图改变(氟哌啶醇、氟哌利多)、快速静脉输注时发生低血压(吩噻嗪)。

(4)目前仅有极少数研究表明 D_2 受体拮抗剂可联合 5-HT3 和(或)类固醇激素治疗急性期症状;用 D_2 受体拮抗剂联合类固醇激素、甲氧氯普胺或劳拉西泮治疗延迟期症状。

(十二)甲氧氯普胺

(1)甲氧氯普胺对与止吐活性相关的几种神经递质受体具有亲和力,但常被认为是 D_2 受体拮抗剂,而且在大剂量时则成为一种迷走和中枢 5-HT3 受体的竞争性拮抗剂。

(2)控制延迟期症状的活性与恩丹司琼的活性相似。

(3)胃肠促动力作用对并发胃肠运动疾病或胃食管反流病的患者可能有益。

(4)长期使用与迟发性运动障碍的发生相关,该障碍可能是不可逆的。

(十三)苯二氮䓬类

(1)因其抗焦虑和顺行性遗忘作用,苯二氮䓬类是重要的辅助止吐药物。

1)不论原因,完成致吐性治疗前、治疗中及治疗后,焦虑可能是呕吐症状发生或加剧的一个因素。

2)临床上用其缓解 D_2 受体拮抗剂引起的相关静坐不能。

(2)可使用的产品

1)劳拉西泮、咪达唑仑和地西泮,有口服和注射剂型。

2)阿普唑仑有口服的固体剂型。

3)劳拉西泮和阿普唑仑片剂舌下给药后吸收迅速。

(3)本药的主要障碍为剂量相关的镇静。

(4)老年患者的药物代谢动力学效应被夸大。

(十四)大麻素类

(1)市场上销售的大麻素类是内源性大麻素(CB1亚型)受体激动剂。

1)屈大麻酚是 Δ9-四氢大麻酚(Δ9-THC)的一种口服制剂,其止吐活性与低剂量的丙氯拉嗪相似。

2)大麻隆是合成的 CB1 受体激动剂的口服制剂。

3)在美国,屈大麻酚和大麻隆均是控制性药物。

(2)本类药物可以获得较好的止吐效果且不产生精神症状。由于最佳剂量和给药计划尚未明确,大麻素为经验性用药。

(3)在产生可比较的止吐效果的剂量和计划上,与屈大麻酚和大麻隆相关的不良反应发生率高于吩噻嗪类。

(4)在临床使用剂量范围内会出现不良反应,其发生率及严重程度随着剂量的变化而变化,与连续剂量的间隔呈负相关。潜在不良反应包括镇静;精神错乱/认知下降;眩晕;短期记忆丧失;欣快感/烦躁不安;共济失调;口干;直立性低血压±心率加快。

(十五)抗胆碱(抗毒蕈碱)药物和组胺(H1)受体拮抗剂

(1)尚未明确可用于预防及治疗呕吐症状。

(2)抗胆碱药物在预防上可能是最有效的;当呕吐症状发生后效果较差。

(3)抗胆碱药物在预防和治疗患者的由运动引起的呕吐症状方面是有用的。

(4)单个个体药物对组胺和胆碱能神经受体有不同的亲和力,而且在某些情况下,在肾上腺素、多巴胺和其他神经受体上有激动和拮抗活性。

(5)药物的不良反应与剂量及给药频率直接有关,包括镇静;口干;视力调节丧失或视物模糊;胃肠动力下降,伴有便秘或腹泻;尿潴留或尿频;瞳孔放大±怕光;心率增加。

(十六)奥氮平

(1)奥氮平是一种非典型的精神抑制药或抗精神病药,是多种神经递质受体的有效拮抗剂,包括毒蕈碱(m1>m2.4)、5-羟色胺(5-HT2A、5-HT2C、5-HT3、5-HT6)、α肾上腺素(α1)、多巴胺(D1、D2、D4)和组胺受体(H1)。

(2)在初治患者顺铂≥70 mg/m²±其他抗肿瘤药物或环磷酰胺600 mg/m²,多柔比星60 mg/m²方案的初始周期后,奥氮平10 mg/d连续4 d口服或安慰剂,与地塞米松、阿瑞匹坦或福沙匹坦及5-HT3受体拮抗剂联合使用在急性期、延迟期和整体期(0~120 h)比对照组显著能更好地控制恶心。

1)奥氮平是由尿苷二磷酸葡萄糖醛酸基转移酶(UGT),如UGT1A4和UGT2B10,催化的直接葡萄糖醛酸化的底物,并且主要由CYP1A2和含黄素的单加氧酶-3催化氧化,并且在较小程度上由CYP2D6和CYP3A4催化。奥氮平的药代动力学行为易受到药物和物质影响,这些药物和物质可以诱导与抑制CYP1A2(如卡马西平、氟伏沙明、烟草)。

2)奥氮平是对P糖蛋白(P-gp、MDR1、ABCB1)具有中等亲和力的底物,并且已显示出在治疗浓度下抑制P-gp。

(3)与奥氮平相关的不良反应包括:镇静、失眠、疲劳;紧张、激动、认知障碍;头痛;头晕和直立性低血压;食欲增加;长期使用体重增加,新发糖尿病、高脂血症和血清谷丙转氨酶升高。

(4)注意:奥氮平的产品标签包含有关其在老年患者中使用的盒装警告。在临床试验中,患有痴呆相关精神病的老年患者(≥65岁)发生死亡和脑血管不良事件(包括脑卒中)的概率增加。奥氮平与其他非典型精神抑制药共同具有抑制hERG基因编码钾通道的潜力,但已证明抑制心室复极的可能性较低,因此导致尖端扭转型室性心动过速;然而,在同时使用CYP1A2竞争性底物或抑制剂期间,以及在过量使用时,可以在奥氮平清除受损时测量到的浓度下观察到与Ⅲ类抗心律失常药物相似的心脏电生理影响。

八、联合止吐的策略

通过靶向两个或更多的起作用的神经通路,止吐治疗中联合用药较单药更有效。

(1)多项研究表明,5-HT3受体拮抗剂联合高效糖皮质激素能显著改善急性期呕吐症状。阿瑞匹坦联合5-HT3受体拮抗剂及一种糖皮质激素能进一步加强对急性期症状的控制。

(2)联合使用高效糖皮质激素和NK1受体拮抗剂能使延迟性症状得到改善。然而,由于其对细胞色素P450代谢酶有影响,NK1受体拮抗剂可能会损害同时给予药物的安全性。在预防延迟期症状有指征,然而合用药物使得 NK1 受体拮抗剂的应用有问题的情况下,糖皮质激素单药或联合甲氧氯普胺或 5-HT3 或 D₂ 受体拮抗剂可改善对症状的控制。

第四节　肿瘤相关营养不良

一、营养不良的发生率和影响

(1)超过 40% 的肿瘤患者在治疗过程中出现营养不良症状。

(2)营养不良患者为他们的治疗要付出更高的费用,也影响了治疗效果,并要承担药物毒性的风险更大,并且与正常营养状态的患者比较,增加了发病率和死亡率。

(3)多达 20% 的肿瘤患者死于营养不良并发症,而不是他们的初始诊断。

(4)当发现、诊断和治疗营养不良时,如果医师使用目前公认的诊断成人营养不良的标准,在医疗文件中包括了营养不良的诊断和程度,就可能偿还患者护理支付增加的费用。

二、癌性恶病质

(1)将近 2/3 的肿瘤患者出现以系统性炎症、厌食、免疫抑制和代谢紊乱为特征的恶病质,这些可导致无意识的体重减轻且不能保持肌肉和脂肪量。

(2)肿瘤类型、肿瘤负荷、侵犯的解剖位置与癌性恶病质之间没有一致的关系。

(3)并非均呈现高代谢状态。

(4)肿瘤诱导宿主促炎性因子产物的变化(TNF、IL-1、IL-6 和 IFN)可导致高代谢及恶病质,归因于 Gherlin、血清素、瘦素产物的变化。肿瘤产生的蛋白水解诱导因子和脂肪动员因子,即使是在充足的营养摄入的情况下,也有助于肌肉和脂肪量的丢失。能量代谢效率低下和胰岛素抵抗可导致瘦体重进一步减少。

(5)由于 40% ~60% 的癌症患者超重或肥胖,脂肪量掩盖了肌肉的损失,因此识别肌肉损失患者变得越来越困难。

(6)过量饮食只会加剧代谢失调,不会导致体重增加。

三、营养风险的筛查和评估

(一)营养风险的筛查

(1)如果患者在每次随诊时进行营养筛查,可将营养恶化降到最低程度,以至于当这些问题产生较大影响时,能够被识别及干预。医疗健康认证联合委员会标准声明在患者入院 1 d 内进行营养风险的筛选。有效的筛查工具如营养主观整体评估(SGA)可能在门诊情况下特别有帮助。评估参数包括体重变化,影响营养的症状,饮食变化,功能状态,新陈代谢变化,肌肉、脂肪和液体状态变化。使用该表格还可以向患者证明营养是医疗团队的优先任务。

(2)儿童主观全球营养评估(SGNA)评定表已被验证且用于儿童。该工具结合了临床判断和客观标准,以确定营养状况的整体性评级,并识别那些营养相关并发症风险较高的人群。参数包括当前身高适合年龄(发育迟缓)、当前体重适合身高(消瘦)、体重的无意识变化、饮食摄入的充分性、胃肠道症状、功能容量和疾病代谢应激、皮下脂肪减少、肌肉萎缩和营养相关水肿。

(二)营养评估

注册营养师(RD 或 RDN)使用人体测量数据、生化指标、以营养为中心的身体评估、饮食和病史来评估患者的营养状况及确定适当的干预。

四、体重组成与蛋白质

(一)体重组成

(1)获得身体成分的基线测量值,并随着时间的推移比较这些测量值,这有助于营养状况的监测。

(2)身体成分是抗癌药物疗效和毒性的重要预测因子。使用体表面积(BSA)给予化疗剂量受到质疑,因为细胞毒性药物主要由肝和肾代谢与排泄,这与 BSA 无关。有文献表明,瘦体重或无脂肪体重可能是肿瘤患者药物剂量标准化的基础,尤其是对于亲水药物。

(3)诊断骨骼肌减少症(肌肉损失)的推荐测量方法是通过 DXA(双能 X 射线吸收法)或 CT 直接测量瘦体重。然而,DXA 并不区分瘦组织和脂肪组织的细小间隔。

(4)第 3 腰椎已被确认为判断身体组成分析(通过 CT)的标准标志,因为在该区域,骨骼肌和脂肪组织的百分比已经被发现可以准确地反映骨骼肌和脂肪在全身的百分比。

(5)尤其是肿瘤患者经常进行常规的 CT 监测,使用第 3 腰椎 CT 片来监测身体成分的变化在未来可能成为常规检查。

(6)肌肉重量的测量包括皮肤卡钳测量中臂围(MAC)和中臂肌围(MAMC)。肱三头肌皮褶厚度测量可以用来估计脂肪储存量。有证据表明,超声波也可能成为监测肌肉质量的有用工具(如可以在床边测量股四头肌)。

(7)体重指数(BMI)与机体脂肪、发病率和致死率有很好的相关性。然而,BMI 会错误地将肌肉发达患者、水肿或腹水的患者归类为脂肪储备过多。BMI 是估计推荐体重的一种合理方法。

(二)蛋白质

(1)如果能量摄入不足,蛋白质分解代谢就会发生,尤其是肿瘤优先代谢蛋白质。限制蛋白质摄入并不能干扰肿瘤生长,并可能导致蛋白质营养不良和免疫功能不全。

(2)癌症患者的蛋白质周转类似于感染或损伤患者的蛋白质周转,而且患者的蛋白质需求量比健康人高 50% 。

(3)转运蛋白(如白蛋白和甲状腺素结合前白蛋白)是负性急性时相蛋白,无论患者的蛋白状态如何都会在炎症发生时减少。早期研究错误地将它们与蛋白质营养状况相关联,没有解释它们作为炎症标志物的作用。膳食史和氮平衡测量是衡量蛋白质充足性更为可靠的测量指标。

(4)重症监护医学协会和美国肠外和肠内营养协会在 2016 年发布了《危重患者营养支持指南》,其中包括建议不要使用内脏蛋白(如前白蛋白和白蛋白)作为营养状况的标志。

五、营养需求与营养干预

(一)营养需求

(1)间接量热法是估计静息能量消耗的首选方法,测量 O_2 消耗量(VO_2)和二氧化碳产生量(VCO_2)确定呼吸商(RQ)。这项检测可以用一个由呼吸治疗师操作的便携式代谢推车或由近来 FDA 批准的手持设备来完成。

(2)有多种推荐的计量方法来估计能量、液体、蛋白质的需求。然而,依赖于压力和活动因素的公式,或压力计算公式如>188.28 kJ,被证明高估了需求。重要的是,癌症患者不要摄食过多,摄食过多会增加感染概率和诱发呼吸窘迫、高血糖和脂肪肝。

(二)营养干预

RD 的营养咨询与生活质量评分和营养参数的改善相关,并与肿瘤患者口服营养干预的成功密切相关。持续的重新评估、药物管理和营养咨询常可以帮助避免选择昂贵的、危险的营养支持。

六、营养支持

尽管肿瘤生长受到多种营养物质的刺激,限制肿瘤首选的营养对患者是有害的。如果患者有中到重度营养不良,并且单靠口服摄入无法满足其营养需要时,专业营养支持如肠外或肠内营养是有指征的。

(一)肠内营养

(1)营养支持做法的综述显示,肠外营养(PN)通常被提起,甚至在更安全、更多生理性肠内营养(EN)支持可以提供的情况下。EN 较 PN 的益处已得到很好的证明,包括更少感染、降低分解代谢激素、改善伤口愈合、更短的住院时间及维护肠道的完整性。换句话说,如果肠道可工作,就应选用肠内营养。

(2)要做得好,应尽快实施肠内营养。外科医师赞成空肠造口后立即或 4 h 内放置胃管(因为不需要听到肠鸣音)给予肠内营养。预防性放置胃肠管可以大大降低在放射治疗中的体重下降,可减少由于脱水、体重减轻或黏膜炎的其他并发症而引起的住院需要。

(3)最近,许多长期接受的用于开始和监测肠内和肠外营养的做法已被推翻。有关最新建议,请参阅 2016 年 SCCM 和 ASPEN 关于重症患者营养支持的指南。

(二)肠外营养

(1)当治疗反应良好时,PN 对癌症患者有益处,但相关营养并发症较高,而且当胃肠道不能支持营养时。围术期 PN 应限制用于那些严重营养不良的患者及手术预期阻止口服进食超过术后 10 d 者。

(2)对于癌症患者的家庭,喂养常常是护理的同义词。然而,鼓励按需吃饭和饮水的终末期患者可能较需要专业营养支持(这可能导致尿失禁、液体失衡和呼吸系统受损)有更好的生活质量。PN 的风险和效益必须单独解决,并根据患者和家庭投入对每个病例进行评估。一般而言,PN 对于预期生存<3 个月的患者是没有适应证的。

七、营养支持的并发症

1.再喂养综合征 饥饿后喂养与血容量增加、心肺损伤,以及在合成代谢过程中由细胞内电解质转运而引起的磷、镁、钾直线下降相关。伴有严重体重减轻、可以忽略不计的摄入>7 d、酗酒史、最近手术、腹泻引起的电解质丢失、高输出瘘,或呕吐的营养不良个体尤其脆弱。最初,推荐不超过50%的估计需求,葡萄糖不超过150 g/d。因为维生素 B_1 是一个碳水化合物代谢的重要辅酶,至少在第1周喂养时添加100 mg的B族维生素是必要的。

2.高三酰甘油血症 对于先前存在高脂血症和肥胖、接受 PN 的人群,或那些服用西罗莫司、环孢素,及其他与三酰甘油(TAG)水平升高有关药物的人群,目标是保持 TAG<400 mg/dL。为避免TAG 假升高,确保在脂质输注后4 h 或脂肪输注之前抽血。若 TG 为300~600 mg/dL,应减少脂质剂量;然而,完全停止脂质输注会加重肝功能障碍。每周500 mL 的20%静脉注射脂肪乳剂(IVFE)输注可防止成年人必需脂肪酸缺乏。

3.肠外营养相关的肝病 肝脂肪堆积在成人中最常见,即使 PN 继续,通常可在2周内消失。通常在 PN 2周内表现为血清转氨酶浓度中等程度升高。肠外营养相关的肝病(PNALD)通常是输注过多的并发症,在过去的10年已不常见,因为通过 PN 所提供的热量已变得更加合适。

4.肠外营养相关的胆汁淤积

(1)肠外营养相关的胆汁淤积(PNAC)主要是 PN 中热量过度的结果。过量食物通过刺激胰岛素释放导致肝脏的脂肪沉积,促进脂肪生成及抑制脂肪酸氧化。PNAC 最常见于儿童。它与血清结合胆红素升高(>2 mg/dL)有关,并且可能发展为肝硬化和肝衰竭。与 PN 无关的因素包括细菌和真菌感染,该因素一直被错误地认为与 PNAC 有关。

(2)无脂肪的 PN 配方也与脂肪肝的发展有关,因为来自碳水化合物高比例的热量会导致脂肪在肝沉积。提供来自葡萄糖和脂肪的热量平衡似乎可降低脂肪肝的发病率,可能是由于降低肝TAG 摄取,促进脂肪氧化。

第五节　肿瘤相关疼痛

姑息治疗是基于症状管理的整体模型。姑息治疗能预防、识别和减轻患者的与身体、社会心理及精神问题相关的痛苦,这关系到面临危及生命的患者或终末期疾病的患者及其家庭的生活质量的改善。同时进行的姑息治疗通过及早控制疾病症状和管理治疗以增强治疗依从性及维持生活质量,并提供疾病缓解治疗,为肿瘤患者带来益处。2010 年发表的一项突破性研究着眼于姑息治疗在转移性非小细胞肺癌患者治疗中的早期整合,研究发现接受早期姑息治疗的患者与仅接受标准治疗的患者相比提高了生存率。疼痛是姑息治疗常见的转诊咨询原因,它通常但并不总是与组织损伤有关。疼痛总是主观的,并可能受到情绪、心理、社会和精神因素及经济问题和对死亡的恐惧的影响。这被称为"整体疼痛",最好用跨学科的方法治疗,以解决患者和家属所有方面的痛苦。急性疼痛是对不利的化学、热或机械刺激的可预测性生理反应,通常与手术、创伤及急性疾病相关。一般是时间限制性的,并且对各种药物和非药物治疗敏感。当急性疼痛持续一段时间后,被归类为慢性疼痛。

一、流行病学与评估

（一）流行病学

（1）大多数癌症患者经历不同程度的疼痛，尤其是在晚期和疾病转移阶段。在晚期癌症中，疼痛发病率约为70%，但因疾病的类型和分期而有所不同。

（2）目前有几种已发布的 WHO 推荐的癌症疼痛管理指南，70%～90% 的患者可得到有效的治疗。

（3）然而，估计有40%的癌症患者因医疗服务人员、患者本人和家庭或文化习俗等方面的原因仍存在治疗不足。治疗不足的最常见原因是对阿片类药物使用的误解。

（二）评估

（1）正确的疼痛评估有助于建立良好的医患关系、指导治疗方案、改善疼痛管理、最大限度地使患者舒适和保持功能，以及提高患者对治疗的满意度。无论应用的镇痛药物和辅助药物的剂量或类型如何，对癌症患者疼痛的不充分评估可能导致不良的疼痛后果。

（2）患者自我报告应该是疼痛评估的主要来源。对婴儿和认知障碍的患者，医师可以利用非语言疼痛评估量表。

（3）每一次治疗后应通过询问疼痛减轻多少来经常对患者重新评估。患者的疼痛自我报告与其功能之间的一致性差异需要进一步评估以确定差异的原因。

（4）在解决整体疼痛时，除了身体上的痛苦之外，重要的是要考虑其他形式的痛苦和合适的治疗方法以保证药物管理，如阿片类药物不会过度使用或未充分用于肿瘤患者。

二、治疗与安全且负责的处方

（一）治疗

（1）应根据疼痛的类型和预期疼痛的持续时间为每位患者量身定制相应的身体上疼痛的治疗方案（躯体、内脏、神经性和急性与慢性）。

（2）使用跨学科团队协助改善患者整体疼痛的管理（即社会工作、牧师、娱乐治疗师、物理治疗师、药剂师），从而有助于限制处方药物用于非物理性疼痛的治疗。

（3）对缓解疼痛的最大治疗剂量尚无限定。即释型阿片类药物（μ 受体激动剂）是短效药物，可能适合急性偶发性疼痛、爆发痛，或用于开始治疗及阿片类药物滴定治疗。长效阿片类药物用于全天的基线疼痛及维持镇痛。

（4）阿片类药物的滴定：从低剂量开始，滴定到可耐受的不良反应的出现。如果疼痛持续，为了达到充分镇痛，滴定剂量增加 30%～50% 是必需的。对于严重未控制的疼痛（极度疼痛），增加100%的剂量，并在峰值效应重新评估。当滴定阿片类药物时，还要根据肾功能进行调整，并在适当的疼痛控制或出现剂量限制性不良反应时停止增加剂量。

（5）阿片类药物常见的不良反应包括便秘、镇静、恶心、呕吐、瘙痒、出汗、口干和虚弱。

（6）除了便秘之外，大多数常见的阿片类药物相关不良反应，患者常能很快耐受。排除禁忌证，在初始阿片类药物治疗时使用肠道给药方案。

（7）阿片类药物罕见的不良反应包括呼吸困难、尿潴留、混乱、幻觉、噩梦、肌阵挛、头晕、烦躁不安及超敏反应。

（二）安全且负责的处方

（1）医师有道德和责任告知患者长期使用阿片类药物的风险及益处，尤其是处于阿片类药物滥用的高风险患者的初始治疗期（应用随机尿液药物检测，转诊至疼痛管理医师及高危患者的疼痛合同书）。

（2）根据疼痛的类型和预期缓解持续时间，阿片类药物治疗因人而异，因为很难预测哪些患者对于给定的阿片类药物将获得充分镇痛效果或出现无法耐受的不良反应。

（3）某些因素，如个人或家庭成员的物质滥用史、偏离阿片类药物治疗的风险或缺乏依从性，需要多学科合作（包括疼痛专家）参与。

（4）长期使用阿片类药物应该始终最大程度地应用镇痛药和辅助用药、心理治疗和合适的随访支持。

（5）美国疾病控制与预防中心发布了慢性疼痛管理指南，以帮助最小化与阿片类药物相关的危害，包括过量使用和阿片类药物使用障碍。这些指南有助于人们聚焦可用于慢性疼痛的有效治疗，如辅助用药和疼痛控制的非药物手段。

（6）主要建议如下：①对于活动性癌症、姑息治疗和临终关怀之外的慢性疼痛，非阿片类药物治疗是优选的；②当使用阿片类药物时，应用尽可能低的有效剂量以降低阿片类药物使用障碍和过量服用的风险；③在开阿片类药物处方时应始终保持谨慎，并密切监测所有患者。

长期使用阿片类药物的风险如下。①成瘾：在癌症患者中极为罕见，但应评估所有患者的风险因素并不断重新评估。②危险因素：药物滥用的个人和家族史；年龄；青春期前性虐待史；某些精神疾病，如注意力缺陷症、强迫症、双相情感障碍、精神分裂症和抑郁症。③生理依赖性：停止或减少剂量时出现戒断综合征。④耐受性：随着时间的推移，一种或多种阿片类药物作用的减弱通常与肿瘤患者的疾病进展相关。⑤假性成瘾：疼痛管理不充分而发生的医源综合征。

阿片类药物治疗的终点：①当不再需要阿片类药物进行疼痛治疗时，适当的逐渐减少用量对减少躯体依赖性戒断综合征风险很重要。推荐方案包括每天减少10% ~20% 的剂量，或者如果出现如焦虑、心动过速、出汗或者其他自主神经症状，则减量速度更慢。②通过口服可乐定 0.1 ~ 0.2 mg，每天 1~3 次，或每 3 d 使用 1 次低剂量透皮贴剂，症状可获得缓解。

（付潮江　李　萌）

第十四章　理化因素急危重症患者的救护

第一节　常见急性中毒

一、有机磷杀虫药中毒

有机磷杀虫药是目前我国广泛使用的一类高效杀虫剂。根据其毒性强弱分为 4 类：剧毒类，如甲拌磷（3911）、对硫磷（1605）、内吸磷（1059）；高毒类，如甲胺磷、氧化乐果、敌敌畏、甲基对硫磷；中度毒类，如乐果、敌百虫、乙硫磷；低毒类，如马拉硫磷等。这些药物在生产中违章或防护不严、生活中误服误用、服毒自杀或投毒等均可引起中毒。

【病因与发病机制】

1.病因　有机磷杀虫药可通过皮肤、胃肠和呼吸道黏膜吸收引起中毒。职业性中毒见于生产、运输或使用过程中操作错误或防护不当；生活性中毒多见于自服、误服或误食被药物污染的蔬菜、水或食物，也可见于接触灭虱、灭虫药液浸湿的衣服、被褥等。急性中毒多见于生活性中毒，慢性中毒多为职业性中毒。

2.毒物代谢　有机磷杀虫药吸收后迅速分布于全身各器官，主要在肝进行氧化和水解，氧化后产物毒性常增强，水解后毒性降低。代谢产物 24 h 内经尿排出，少量通过肺、肠道排出，体内无蓄积。

3.中毒机制　主要是抑制体内胆碱酯酶的活性。正常情况下，胆碱能神经递质乙酰胆碱被胆碱酯酶水解而失活，有机磷酸酶的结构近似乙酰胆碱，进入人体后与胆碱酯酶迅速结合形成磷酸化胆碱酯酶，使其失去分解乙酰胆碱的能力，造成胆碱能神经的化学递质——乙酰胆碱过量蓄积，引起胆碱能神经先兴奋后抑制的一系列毒蕈碱样（M 样）、烟碱样（N 样）和中枢神经系统症状，严重者可昏迷死亡。

【病情评估】

1.毒物接触史　生产性中毒，有明确的接触史；生活性中毒，多为误食、误服或自服，均应详细询问患者或陪伴者：患者近来生活、工作情况、情绪变化、现场有无药瓶或其他可疑物品，注意患者呕吐物、呼出气体有无大蒜臭味。

2. 躯体表现

(1) 毒蕈碱样(M样)表现:系乙酰胆碱蓄积,副交感神经节后纤维兴奋所致。出现腺体分泌亢进、平滑肌痉挛及血管功能受抑制的表现:恶心、呕吐、腹痛、腹泻、多汗、流涎、视力模糊、瞳孔缩小、呼吸困难、呼吸道分泌物增多,心动过缓、血压下降、心律失常,严重者可出现肺水肿。

(2) 烟碱样(N样)表现:系乙酰胆碱在横纹肌神经肌肉接头处蓄积所致,表现为胸部压迫感、全身紧束感、肌纤维颤动(常见于面部、胸部),甚至全身肌肉强直性痉挛。继而发生肌力减退和瘫痪、呼吸肌麻痹。

(3) 中枢神经系统表现:可出现头晕、头痛、疲乏、共济失调、失眠或嗜睡、言语不清,烦躁不安、谵语,严重者抽搐及昏迷。

3. 中毒程度 临床上根据病情可将急性中毒分为轻、中、重3度。

(1) 轻度:毒蕈碱样(M样)表现:头痛、头晕、乏力、视物模糊、多汗、恶心、呕吐、胸闷、麻木、瞳孔缩小。

(2) 中度:典型毒蕈样(M样)和烟碱样(N样)表现,如说话困难、不能行走、流涎、腹痛、腹泻、瞳孔明显缩小、肌束纤颤、轻度呼吸困难、意识清楚。

(3) 重度:除M样和N样表现加重外,出现中枢神经系统表现,如肺水肿、脑水肿、呼吸麻痹、惊厥、昏迷。

4. 中毒的局部症状 敌敌畏、敌百虫、对硫磷、内吸磷接触皮肤后可引起过敏性皮炎,也可出现水疱。有机磷杀虫药接触眼部可引起结膜充血和瞳孔缩小。

5. 迟发症和并发症

(1) 迟发性神经病变:急性中毒病情消失后,经2~3周潜伏期出现症状,通常首先累及感觉神经,逐渐累及运动神经,主要累及四肢末端,下肢较上肢严重,并可发生下肢瘫痪、四肢肌肉萎缩等神经系统表现。

(2) 中间综合征,又称间型综合征(IMS):发生在急性中毒症状缓解后迟发性神经病变发作前,一般在急性中毒后的24~96 h突然出现呼吸困难并进行性加重等呼吸肌麻痹为主的表现,若不及时救治可迅速导致死亡。其发生与胆碱酯酶受到长期抑制,影响神经肌肉接头处突触后功能有关。

(3) 中毒性肺水肿、脑水肿、呼吸衰竭。

(4) 中毒"反跳"乐果和马拉硫磷口服中毒者,易出现中毒后"反跳"现象。表现为经急救症状好转后数日至1周突然再次昏迷,甚至发生肺水肿或突然死亡。可能与在皮肤、毛发和胃肠道残留的有机磷杀虫药重新吸收、解毒药减量过快或停用过早有关。

6. 实验室检查

(1) 全血胆碱酯酶活力测定:正常人全血胆碱酯酶活力为100%,有机磷杀虫药中毒时该值下降至70%以下,是诊断有机磷杀虫药中毒的特异性指标,能反映中毒严重程度、判断疗效、估计预后。是临床上常用的检验诊断项目。

(2) 尿中有机磷杀虫药分解产物测定:对硫磷和甲基对硫磷在体内氧化分解生成对硝基酚,敌百虫在体内生成三氯酒精,均由尿排出。该测定有助诊断。

(四) 救护措施

救护原则为:彻底清除毒物(关键),消除乙酰胆碱蓄积,恢复胆碱酯酶活力,严密监测病情,以防出现"反跳"。

1. 紧急复苏 首先使患者脱离中毒环境,立即清除气道内分泌物,保持气道通畅并给氧。呼吸衰竭者,应用机械通气辅助呼吸。心搏骤停时立即进行体外心脏复苏,如胸外心脏按压、电除颤等。同时立即用大号静脉留置针行静脉穿刺,开放静脉通道以保证抢救成功。脑水肿昏迷时,快速静脉输注甘露醇并给予糖皮质激素等治疗。

2. 立即终止毒物接触 迅速清除未吸收毒物。

(1)皮肤污染中毒者,去除污染的衣服,用清水或肥皂水彻底清洗污染的皮肤、毛发和甲缝等处,避免毒物再吸收。

(2)眼部污染中毒者,用生理盐水反复冲洗后,滴入抗生素眼药水或涂眼膏。

(3)口服中毒者,应尽量于 6 h 内选用清水、生理盐水、2% 碳酸氢钠(敌百虫中毒禁用,因碱性溶液可使其转化为毒物更强的敌敌畏)或 1∶5 000 高锰酸钾(对硫磷中毒时忌用)反复洗胃,直至洗出液清亮为止。并保留胃管 24 h 以上,以便反复洗胃。然后以硫酸钠 20 ~ 40 g 溶于 20 mL 水中口服或由胃管注入以导泻。下列情况需反复洗胃:①首次洗胃不彻底,呕吐物仍有农药味;②有机磷被大量吸收,血中药物重新弥散到胃液中;③胃黏膜皱襞内残留的毒物随胃蠕动而再次排入胃腔。

3. 应用特效解毒药

(1)胆碱酯酶复活药:如碘解磷定(PAM)、氯解磷定(PAM - Cl)、双复磷(DMO)和双解磷(TMB)。该类药物能分解磷酰化胆碱酯酶,恢复胆碱酯酶活力。但中毒 48 ~ 72 h 后,磷酰化胆碱酯酶"老化",胆碱酯酶复活药疗效降低。因此,应早期足量使用,其足量的指征是:肌颤消失和全血胆碱酯酶活力恢复至正常的 50% ~ 60% 。

(2)抗胆碱药:正确应用阿托品,是抢救成功的极为重要的决定性因素。其能阻断乙酰胆碱对副交感神经和中枢神经的 M 受体作用,能缓解毒蕈碱样症状,兴奋呼吸中枢;但不能恢复胆碱酯酶活力,对烟碱样症状及晚期呼吸肌麻痹无效。其应用原则为早期、足量、反复使用直至阿托品化,并维持足够时间。达阿托品化后应逐渐减量,不能突然停药,以防病情反复。阿托品化表现为瞳孔较前扩大不再缩小、心率增快、颜面潮红、口干、皮肤黏膜干燥、肺内湿啰音消失。

特效解毒药应尽早使用,轻度有机磷杀虫药中毒可单独应用胆碱酯酶复活药;中、重度中毒应联合应用阿托品和胆碱酯酶复活药,联用时应减少阿托品用量。

4. 对症治疗 有机磷杀虫药中毒主要死因是肺水肿、呼吸衰竭。对症治疗以维持正常呼吸功能为重点,保持呼吸道通畅,正确给氧及应用呼吸机辅助呼吸。肺水肿用阿托品,脑水肿用脱水剂和糖皮质激素、冬眠降温等,休克用升压药,危重患者可用输血治疗法。同时加强基础护理,尽量减少各种并发症。

5. 病情观察 有机磷杀虫药中毒病情变化快且易反复,常因肺水肿、脑水肿、呼吸衰竭等并发症而死亡。因此应密切观察病情变化。

(1)密切观察生命体征、瞳孔、意识的变化。

(2)密切观察解毒药的疗效及不良反应。如动态监测全血胆碱酯酶活力,观察面色、皮肤、口唇、心率、肺部啰音等。

(3)观察有无"反跳"与猝死的发生。"反跳"与猝死多发生于中毒后 2 ~ 7 d,病死率是急性有机磷中毒者的 7% ~ 8% 。因此,重度中毒者,症状消失停药后,至少应继续观察 3 ~ 7 d,严密观察病情,定期复查全血胆碱酯酶活力,发现异常迅速通知医生,并做相应处理。

(4)观察患者情绪反应,尤其对自杀者,更应仔细观察,耐心疏导,做好心理护理。

二、急性一氧化碳中毒

一氧化碳(CO)是含碳物质燃烧不完全时产生的一种无色、无味、无刺激性、不溶于水的窒息性气体,比重0.967,吸入过量可致CO中毒。

【病因与发病机制】

1.病因　环境通风不良或防护不当可使空气中CO浓度超过允许范围,是发生中毒的先决条件。人体吸入的空气中CO含量超过0.01%时,即有急性中毒的危险,空气中CO浓度达12.5%时,有爆炸的危险。

(1)生活性中毒:家用煤炉产生的气体中CO浓度高达6%～30%,若室内门窗紧闭,火炉无烟囱或烟囱堵塞、漏气、倒风,在通风不良的浴室内使用燃气热水器,在CO浓度较高的失火现场等都可发生CO中毒。

(2)职业性中毒:常为意外事故,多发生集体中毒。工业上,高炉煤气和煤气发生炉中CO浓度达30%～35%,水煤气中可达30%～40%。在炼钢、炼焦、烧窑等工业生产中,煤炉关闭不严,管道泄漏及煤矿瓦斯爆炸等都可产生大量CO于环境中。

2.中毒机制　CO中毒主要引起组织缺氧。经呼吸道吸入肺内的CO,有85%迅速与血红蛋白(Hb)结合形成碳氧血红蛋白(COHb)。CO与Hb的亲和力比氧与Hb的亲和力大240倍。COHb不能携带氧,且不易解离,其解离比氧合血红蛋白慢3600倍。COHb的存在还使血红蛋白氧解离曲线左移,血氧不易释放给组织而造成组织缺氧。CO还可与肌红蛋白结合,影响氧从毛细血管弥散到细胞内,同时CO还与还原型细胞色素氧化酶结合,抑制其活性,影响细胞呼吸和氧化过程,阻碍对氧的利用。脑和心肌对缺氧最敏感,CO中毒时首先出现脑和心肌缺氧表现,脑内小血管迅速麻痹、扩张,进而发生脑水肿、脑血栓形成、脑皮质和基底核局灶性缺血坏死以及广泛的脱髓鞘病变,致使一部分重度急性CO中毒患者在昏迷苏醒后,有2～60 d的假愈期,随后又出现迟发性脑病。心肌缺氧可表现为心肌损害和各类心律失常。

【病情评估】

1.接触史　询问中毒时患者所处环境及停留时间,了解同室人有无中毒。

2.临床表现

(1)轻度中毒:头痛、眩晕、恶心、呕吐、心悸、四肢无力、视物不清、嗜睡,有时可出现短暂的意识模糊或晕厥。脱离中毒环境,吸入新鲜空气,症状很快消失,数小时后可恢复正常。

(2)中度中毒:昏迷,对疼痛刺激可有反应,瞳孔对光反射和角膜反射迟钝,腱反射迟钝,面色潮红,口唇呈樱桃红色,呼吸及循环功能可无明显异常。如能及时脱离中毒环境并得到及时治疗,可较快苏醒,1～2 d后可完全恢复正常。

(3)重度中毒:深昏迷,各种反射消失,可呈现去大脑皮质状态:可睁眼,但无意识,呼之不应,肌张力增强,常并发脑水肿、肺水肿、惊厥、呼吸衰竭、严重心肌损害、心律失常、休克,还可并发上消化道大出血;皮肤受压部分可发生红肿水疱,该部肌肉可因长时间受压导致压迫性肌肉坏死(横纹肌溶解症),坏死肌肉释放肌红蛋白可引起急性肾小管坏死和肾衰竭。眼底检查可发现眼底静脉淤血伴视神经乳头水肿。病死率高,抢救成活者多留有不同程度的后遗症。

3. 迟发症 少数重症患者经抢救复苏后经 2~60 d 的"假愈期",可发生迟发性脑病,出现下列表现之一:①大脑皮质局灶性功能障碍,如失语、失明、不能站立及继发性痴呆;②精神意识障碍,谵妄、痴呆或呈现去大脑皮质状态;③锥体系神经损害,如偏瘫、病理反射阳性或大小便失禁等;④锥体外系障碍,出现帕金森病综合征;⑤周围神经功能障碍、水肿、色素减退等。

4. 实验室检查

(1)血 COHb 测定:COHb 测定是诊断 CO 中毒的特异性指标,正常人血液中 COHb 浓度低于 10%。轻度中毒时超过 10%,中度中毒时超过 30%,重度中毒时超过 50%。因吸入新鲜氧气后,COHb 很快下降,故需早期及时取血测定,对脱离现场时间较长的患者,COHb 对中毒程度的诊断价值不大。

(2)动脉血气分析:PaO_2 和 SaO_2 降低,中毒时间较长者常呈代谢性酸中毒。

(3)脑电图:常出现弥漫性低波幅慢波,但与临床病变程度不一定呈平行关系,其改变常晚于临床症状。

(4)头部 CT:脑水肿时可见病理性密度降低区。

(四)救护措施

救护原则:迅速脱离中毒现场,及时纠正缺氧,积极防治脑水肿。

1. 现场急救 将患者立即移至空气新鲜处,解开衣领、裤带。

2. 及时纠正缺氧 吸氧能加速 COHb 解离和 CO 排出。呼吸新鲜空气时,CO 由 COHb 释放量约需 4 h;吸入纯氧时可缩短至 30~40 min;吸入 3 个大气压纯氧可缩短到 20 min。故最好尽快进行高压氧治疗,一般轻度中毒治疗 5~7 次,中度中毒 10~20 次,重复 20~30 次。无高压氧舱时可用鼻导管或面罩高浓度给氧,流量 8~10 L/min,清醒后改为间歇给氧。对呼吸停止者,应及时行人工呼吸或机械通气。危重患者可采用换血疗法。

3. 积极防治脑水肿 重度中毒后 2~4 h,即可发生脑水肿,24~48 h 达高峰,可持续 1 周左右。应及早采取脱水剂、肾上腺激素及头部降温等措施。脱水常用 20% 甘露醇快速静脉滴注,或呋塞米(速尿)、布美他尼(丁尿胺)等。肾上腺皮质激素能降低机体的应激反应,减少血管通透性,有助于缓解脑水肿,常用地塞米松或氢化可的松静脉滴注。用药过程中注意电解质平衡,适当补钾;对于抽搐频繁者可用地西泮 10~20 mg 静脉注射。脑性高热或昏迷时间长(超过 10~21 h)者,可给予头部降温。

4. 促进脑细胞代谢 常用能量合剂,如三磷腺苷、辅酶 A、细胞色素 C、B 族维生素及大量维生素 C,并可用甲氯芬酯(氯酯醒)、胞磷胆碱、脑活素等。

5. 对症治疗、防治并发症和后发症 对昏迷者注意保持呼吸道通畅,必要时行气管切开,预防肺部和尿路感染,预防压疮。抽搐者可选用安定、苯巴比妥钠、水合氯醛等制止抽搐。有高热者给予物理降温或冬眠降温。注意观察有无神经系统和心脏等并发症。

第二节 中 暑

中暑是指人体处于热环境中,体温调节中枢发生障碍,突然发生高热、皮肤干燥、无汗及意识丧失或惊厥等临床表现的一种急性疾病。

【病因】

在炎热烈日的暴晒下或在高温环境中从事一定时间的劳动,且无足够的防暑措施,常易发生中暑。诱发中暑的因素有:①肥胖;②缺乏体育锻炼;③过度劳累;④睡眠不足;⑤伴有潜在性疾病,如糖尿病、心血管病、下丘脑病变;⑥某些药物的应用,如阿托品、巴比妥等;⑦饱食后立即进行高温环境下作业;⑧酷暑季节,老年人、久病卧床者,产妇终日逗留在通风不良、空气潮湿、温度较高的室内,均易发生中暑。

【病情评估】

(一)病史

询问有否在高热环境下突然发生高热、皮肤干燥无汗伴有中枢神经症状的表现。此项是主要的诊断依据。

(二)临床表现

1.先兆中暑 在高温环境下劳动工作一定时间后,出现过量出汗、口渴、头晕、眼花、耳鸣、四肢无力、胸闷、心悸、恶心、注意力不集中、体温正常或略升高,不超过 38 ℃。

2.轻度中暑 除具有先兆中暑症状外,同时兼有以下情况之一者,可诊断为轻度中暑:①面色潮红、胸闷、心率加快、皮肤灼热;②体温在 38 ℃以上;③有早期周围循环衰竭的表现,如恶心、呕吐、面色苍白、四肢皮肤湿冷、多汗、脉搏细速、血压下降等。

3.重度中暑 可分为以下 4 种类型。

(1)中暑高热:多见于老年人。常发生在持续高温数天后,早期表现为大量出汗、高热、肛温可超过 41 ℃,甚至高达 43 ℃。继而皮肤干燥无汗,呼吸浅快,脉搏细速达 140 次/min,血压正常或降低,患者烦躁不安、神志模糊、谵妄,逐渐转入昏迷伴有抽搐。严重者可发生肺水肿、心功能不全、弥散性血管内凝血(DIC)、肝肾功能损害等严重并发症。

(2)中暑痉挛:多见于健康青壮年人。在强体力劳动大量出汗,饮水量大而未补充钠盐时,因体液被稀释,使血浆中 Na^+ 和 Cl^- 浓度降低而引起短暂、间歇的肌肉痉挛。特点为:四肢无力、肌肉痛性痉挛、疼痛。以腓肠肌多见,也可因腹直肌、肠道平滑肌痉挛引起急性腹痛。阵发性痛性痉挛不超过数分钟,多能自行缓解。

(3)中暑衰竭:此型最多见于老年人或未能适应高温者。患者体内无过量热蓄积。主要因为出汗过多,导致失水、失钠,血液浓缩,饮水中又缺盐,而形成低渗性脱水。继而出现皮肤血管扩张,血管舒缩功能失调,导致周围循环衰竭。患者出现头痛、头晕、恶心、呕吐,继而胸闷、面色苍白、皮肤湿冷、脉搏细速、体位性、晕厥、血压下降、手足抽搐和昏迷。

（4）日射病：在烈日下劳动时间过长，又没有防护措施者易于发生。由于暴晒，脑组织温度可达40～42 ℃，但体温不一定增高。患者出现剧烈头痛、头晕、眼花、耳鸣、呕吐、烦躁不安，严重者可发生惊厥和昏迷。

（三）实验室检查

血白细胞总数增高，以中性粒细胞增高为主。可有不同程度的蛋白尿、血尿、管型尿改变。血尿素氮、血肌酐可升高。血清电解质检查可有高钾、低氯、低钠血症。

（四）诊断与鉴别诊断

1. 诊断　典型中暑病例诊断较易，在高热环境下突然发生高热及中枢神经系统症状时可初步诊断本病。

2. 鉴别诊断　高热型中暑须与中毒性痢疾、脑型疟疾、流行性乙型脑炎、脑血管意外等疾病鉴别。

【急救处理】

救护原则：迅速使患者脱离高热环境。根据现场条件，立即采取降低患者体温的措施。

（一）先兆中暑和轻度中暑的处理

（1）迅速将患者搬离高热环境；安置到通风良好的阴凉处，有条件者保持在20～25 ℃的空调抢救室内；解开或脱去外衣；取平卧位。

（2）反复应用冷水擦面部、四肢或采取全身的物理降温措施，并密切观察体温变化，直到体温降至38 ℃以下。测量体温应使用肛温，因直肠温度稳定而准确。

（3）缓慢饮入含盐的冰水或清凉饮料。

（4）体温持续在38.5 ℃以上者可给予口服解热药；如有头痛、恶心、呕吐者，可适当给予口服镇静剂。

（5）出现早期呼吸、循环衰竭，如恶心、呕吐、面色苍白、四肢皮肤湿冷、多汗、脉搏细速、血压下降等症状者，应该给予5%葡萄糖盐水500 mL快速静脉滴注，必要时可使用呼吸和循环中枢兴奋剂。

（二）重症中暑的处理

救护原则：抓紧时间迅速降温，纠正水、电解质紊乱和酸碱平衡的紊乱，积极防治循环衰竭、休克和并发症。

1. 降温　是抢救重症中暑的关键。高热持续时间越长，组织损害越严重，预后也越差，故需积极、迅速和有效地采取降温措施降温。

（1）物理降温：包括3种措施，可根据高热程度选用。

1）环境降温：①迅速将患者安置在通风的树荫下；②使用电风扇吹风，有条件者可置于室温调节在20～25 ℃的空调室内。

2）体表降温：①冰水酒精敷擦，在头、颈、腋窝、腹股沟等大血管走行处放置冰袋。用加入少量酒精（5%～10%浓度）的冰水或冷水擦拭全身皮肤。冰（冷）水擦拭顺序，上肢擦拭顺序：自侧颈→肩→上臂外侧→手背；自侧胸→腋窝→上臂内侧→肘窝→手心。背部擦拭顺序：自颈下至臀部。下肢擦拭顺序:自髂骨→大腿外侧→足背;自腹股沟→大腿内侧→足内踝;自臀下→大腿后侧→腘窝→足跟。②冰水浸浴:将患者采用半坐卧位,浸入含有碎冰块,水温在 15 ~ 16 ℃的冷水中,水面不超过患者的乳头平面。并随时控制水温,保持在 15 ~ 16 ℃;浸浴每达 10 ~ 15 min 应将患者抬离水面,测肛温 1 次,一般可在 20 min 内体温下降 2 ~ 4 ℃,如肛温下降至 38 ℃时,即停止浸浴;下降的温度若又回升到 39 ℃以上时,可再行浸浴。

3)体内降温:①用 4 ~ 10 ℃的 10% 葡萄糖盐水 1 000 mL 经股动脉向心性注入患者体内;②用 4 ~ 10 ℃的 10% 葡萄糖盐水 1 000 mL 注入患者胃内;③4 ~ 10 ℃的 10% 葡萄糖盐水 1 000 mL 给患者灌肠。

(2)药物降温:必须与物理降温同时使用。药物降温可防止肌肉震颤,减少机体分解代谢,从而减少机体产热,扩张周围血管,以利散热。

1)氯丙嗪:25 ~ 500 mg 稀释在 4 ℃的葡萄糖盐水 500 mL 内,快速静脉滴注,2 h 内滴注完毕。

2)山莨菪碱(654-2):10 ~ 20 mg 稀释在 5% 的葡萄糖盐水 500 mL 内,静脉滴注可改善微循环,防止 DIC 的发生。

2.改善周围循环、预防休克发生 对伴有周围循环衰竭的患者,可酌情输入 5% 的葡萄糖盐水 1 500 ~ 2 000 mL,但速度不宜过快,以防发生心力衰竭。改善周围循环的同时,应防止水、电解质紊乱,注意纠正酸中毒,可酌情静脉滴入 5% 碳酸氢钠 200 ~ 250 mL。

3.急性肾衰竭的防治 中暑高热时由于大量水分自汗液排出,血液浓缩,心排血量降低,可使肾小球滤过率下降,导致肾衰竭。因此,凡疑有急性肾衰竭者,应早期快速给予注射 20% 甘露醇 250 mL 及静脉注射呋塞米(速尿)20 mg,保持尿量在 30 mL/h 以上。

第三节 电击伤

电击伤是一定量的电流通过人体,引起机体损伤或功能障碍,甚至死亡,也称触电。触电的时间越长,电压越高,人体所受的电损伤就越严重。自然界的雷击也是一种触电形式,其电压可高达几千万伏特,造成极强的电流电击,危害极大。

【方式】

触电分为一相触电和二相触电。

1.一相触电 人站在地上,触及一根电线,电流由触电处通过身体(脚)与地面相通,仅身体的局部为导电体。如果脚穿胶鞋或站立在木板等绝缘体上就不会发生触电。日常生活中的触电多属于这一种。

2.二相触电 人体两处部位同时触及两根电线,电流由电位高处向电位低处贯通全身,构成电流环路,使人触电。还有一种跨步电压触电,是指当一根电线落在地上,以电线落地点为圆心,20 m 以内地面有许多同心圆,这些圆周上的电压是各不相同的,离圆心越近电压越高,离远的则低。当人走进圆心 10 m 以内,双脚迈开时(约 0.8 m),势必出现电位差,这就叫跨步电压。电流从电位高的一脚进入,由电压低的一脚流出,通过人体使人触电。

【原因】

1.架设供电线路不合规格　如线路架设过低;电力线与电话线共用一根线杆,刮风下雨时人接电话而触电。

2.用电设备损坏或不合规格　日常照明用的电灯开关、灯头损坏,插座盖子破损,小孩用手乱摸乱动易引起触电。电动机、变压器等电气设备不检修,铁壳上不装接地线,当线圈的绝缘层损坏,铁壳带电,人一接触即触电。

3.电源进线、临时线路、电力设备不装单独的开关和保险丝　因而不能在发生事故后立即切断电源。

4.不遵照安全规程办事　检修安装电灯、电器不拉断开关和闸盒;抢救触电者时,不用绝缘材料去挑开电线,而用手直接拉伤员,从而使救护人员触电。

5.日常生活中的意外事故　如风筝线搅在电线上;电捕鱼;闪电打雷时在山坡上或树下躲雨,易遭受雷击;下雨天发生触电事故更多见,暴风雨将电线刮落刮断,雨中奔走视物不清触及断落的电线。

【触电对人体的伤害】

触电对人体造成的伤害主要是电烧伤和电流击伤两种情况。

1.电烧伤　主要是局部的热、光效应,轻者只造成皮肤烧伤,严重时烧伤面积大并可深达肌肉、骨骼。电流入口处较出口处严重,组织出现黑色炭化。

2.电流击伤　电流对人致命的威胁是造成心脏的心室颤动,很快导致心搏停止。电流对神经中枢的危害可导致呼吸停止。

【影响触电伤害的因素】

有许多因素可以影响触电的危害,如触电的电压、电流、时间、途径等。在相同的条件下,人体接触的电压越高,流经人体的电流就越大,危险性就越大。家庭用电一般为220 V交流电,如触电足以造成人的死亡。潮湿的时候电阻小,通过人体的电流相对大。交流电比直流电危险性大,不同频率的交流电对人体的危害不同,50～60 Hz的交流电对人体危害最大,可造成致命的心室颤动。

【病情评估】

1.受伤史　对触电者必须注意向陪护人员询问触电时间、地点、电源情况,以及救治情况等。

2.临床表现

(1)轻型:常由触电者在瞬间触及低电压、弱电流的电源引起。表现为精神紧张、面色苍白、触电处麻痛、呼吸心率加速、头晕,敏感的人可发生晕厥、意识短暂丧失,倒在地上,但很快可以恢复。体格检查一般无阳性体征,但要注意心脏听诊,常可听到程度不同的心律不齐。心电图可见心律不齐,如期前收缩等。

(2)重型:多发生于接触高电压、强电流电源或长时间接触电源者。触电后即出现心搏呼吸的变化。呼吸初时浅快、心率快、心律失常、肌肉抽搐、昏迷、血压下降。如不及时脱离电源,很快呼吸不规则以至停止,心律紊失常心室颤动,数分钟后心搏骤停而死亡。心电图检查可出现频发或多源性期前收缩、室颤等。

触电的并发症还有失明、耳聋、精神异常、肢体瘫痪、出血、外伤或骨折、继发感染等。

雷击的危害类似触电,只是更快更严重。当雷电直接击中人体时,会立即引起死亡。如果人在雷击点方圆 10 m 以内,有时会受到跨步电压的伤害。

【急救处理】

1. 现场救护 应迅速将患者脱离电源,争分夺秒,进行抢救。

(1)立即切断电源:可以采用关闭电源开关,用干燥木棍挑开电线或拉下电闸。救护人员注意穿上胶底鞋或站在干燥木板上,想方设法使伤员脱离电源。高压线需移开 10 m 方能接近伤员。

(2)脱离电源后立即检查伤员,发现心搏呼吸停止立即进行心肺复苏。

(3)对已恢复心搏的伤员,千万不要随意搬动,以防心室颤动再次发生而导致心搏骤停。应该等医生到达或等伤员完全清醒后再搬动。

2. 院内抢救及护理

(1)支持呼吸功能的护理:给予鼻导管吸氧。在进行人工呼吸同时,准备气管插管用物及人工呼吸机。配合医生行气管插管,接好呼吸机维持正常通气。按医嘱使用呼吸兴奋剂。

(2)支持循环功能的护理:继续行胸外心脏按压,建立静脉通道和心电监护,按医嘱予阿托品、电击除颤,持续心电监护,通过心电监护可了解患者心搏是否能恢复及恢复后情况,了解是否出现因细胞损伤破裂,出现高血钾而引起心律失常,也能间接了解是否因呼吸功能不足,造成机体缺氧而心率增快。血压监测:按时测血压,通过调节输液速度及补液的种类,维持血压在 120/75 mmHg 左右。监测电解质情况:及时抽血送检,密切注意血钾及二氧化碳结合力。尿量观察:留置尿管,准确记录每小时尿量及观察尿液颜色。保证患者尿量>50 mL/h,同时使用甘露醇快速滴入,以使尿量增加,使用碳酸氢钠碱化尿液,及时将游离的肌红蛋白及血红蛋白排出,减轻对肾的刺激,预防急性肾衰竭发生。

(3)神经系统的护理:给予冰枕、冰敷头部;按医嘱使用安定静脉推注,预防脑水肿、保护脑细胞,使用床栏,防止坠床,进行必要的约束。

(4)伤口处理:对烧伤伤口及皮肤擦裂伤处予以清创缝合后以无菌敷料包扎。肌内注射 TAT 1 500 U 预防破伤风。

第四节 淹 溺

淹溺是指人淹没于水或其他液体中,呼吸道被水、杂物堵塞或引起反射性喉痉挛而缺氧、窒息造成呼吸、心搏停止。若心搏未停止者,称为近乎淹溺。

【原因】

(1)意外落水或投水自杀。

（2）在游泳时,因体力耗竭、受冷水刺激发生肢体抽搐、患有不能胜任游泳的疾病等导致淹没于水中。

（3）在浅水区跳水时因头部撞击硬物,导致颅脑外伤或颈椎骨折、脊髓损伤。

（4）潜水意外造成淹溺。

（5）入水前饮酒过量或使用过量的镇静药物。

【发病机制】

人体淹没液体中时,首先发生本能的屏气,后因不能耐受缺氧而深呼吸,导致液体和杂物大量进入呼吸道或伴发喉痉挛,使通气和气体交换受阻,引起严重的缺氧、酸中毒。淹溺可分为干性和湿性两类。

1.干性淹溺　指人体淹没液体中时,因强烈刺激而引起喉头痉挛、呼吸道完全梗阻后窒息死亡或反射性心搏骤停而死亡。此型约占淹溺者的10%。

2.湿性淹溺　指人体淹没液体中时,因缺氧而被迫深呼吸,使大量水分进入呼吸道和肺泡后引起窒息,呼吸道内的液体迅速经肺泡吸收进入血液循环引起一系列的临床症状。此型约占淹溺者的90%。通常分为海水淹溺和淡水淹溺两种类型。

（1）海水淹溺:海水内含有3.5%氯化钠和大量钙盐、镁盐,吸入肺泡后,其高渗压使血管内的液体或血浆大量进入肺泡内,可引起急性肺水肿,最后导致心力衰竭而死亡。出现血浓缩、血容量降低、高钠、高钙和高镁血症。

（2）淡水淹溺:淡水为低渗液,当人体大量吸入淡水后,水分经肺组织渗透迅速进入血液循环,可出现低钠、低氯和低蛋白血症,血容量剧增引起肺水肿和心力衰竭,重者发生溶血,造成高钾血症和血红蛋白血症。血红蛋白堵塞肾小管引起急性肾衰竭,高钾血症可使心搏骤停。如为污染水淹溺,污染水进入肺内,因腐生生物和化学物质的刺激、中毒作用,可发生急性中毒、肺部感染和肺不张,病死率极高。

【病情评估】

（一）淹溺史

病史有水中游泳或落水史。注意向陪护人员询问时间、地点、水源性质,以利急救。注意查寻头部有无硬物碰撞痕迹,以便及时诊治颅脑外伤和颈椎骨折、脊髓损伤。

（二）临床表现

淹溺以夏季发生率最高,患者处于临床死亡状态,一般表现为面部青紫肿胀、眼结膜充血、四肢厥冷、寒战,神志丧失、呼吸停止和大动脉搏动消失,口鼻充满泡沫或淤泥,腹部膨隆,可出现多种心律失常。

（三）实验室检查

（1）血、尿常规检查淡水淹溺有溶血时,可有血液稀释、血红蛋白下降,血和尿中出现游离血红蛋白。

（2）动脉血气分析可有不同程度的低氧血症和呼吸酸中毒及代谢性酸中毒。

(3)血生化检查淡水淹溺时,可出现低钠血症、低氯血症和低蛋白血症,溶血时出现高钾血症。海水淹溺时,出现高钠血症、高氯血症。

(4)胸部 X 射线检查可出现肺水肿征象,伴发肺部感染时有肺炎的表现。

(5)心电图检查出现多种心律失常。

【急救处理】

救护原则:迅速将患者救离出水,立即恢复有效通气,施予心肺复苏术。根据病情对症处理。

1.迅速使淹溺者出水　以改善淹溺者的呼吸功能及尽量减少缺氧时间。

(1)水中救人方法:对神志不清的落水者,救护者可从头部接近;对神志清楚的落水者,救护者应从背后接近,一手从背后抱住落水者的头颈,另一手抓住落水者的手臂,游向岸边。若被落水者紧抱而双双发生危险时,救护者应放手自沉,促使落水者松手后再进行救护。

(2)水中自救方法:不熟悉水性者落水,应保持清醒的头脑,采取仰面位,头顶向后,口向上方,浅呼气、深吸气使身体浮在水面,切忌上举手臂或挣扎。熟悉水性者在水中发生小腿痉挛时,不要紧张,应将身体抱成一团,深吸气后,将面部浸入水中,用手将痉挛小腿的拇趾向上扳,直至剧痛消失。

2.保持呼吸道通畅　立即为淹溺者清除口、鼻中的污泥、杂物,有义齿者取下义齿,以防坠入气道;并将舌头拉出,牙关紧闭者应设法撬开,松解领口和紧裹的内衣、胸罩、腰带,确保呼吸道通畅。

3.倒水处理　可选用下列方法迅速倒出淹溺者呼吸道、胃内积水。①膝顶法:急救者取半蹲位,一腿跪地,另一腿屈膝将淹溺者腹部横置于救护者屈膝的大腿上,使其头部下垂,并用手按压其背部,使呼吸道及消化道内的水倒出。②肩顶法:急救者抱住淹溺者的双腿,将其腹部放在急救者的肩部,使淹溺者头胸下垂,急救者快步奔跑,使积水倒出。③抱腹法:急救者从淹溺者背后双手抱住其腹部,使淹溺者背部在上,头胸部下垂,摇晃淹溺者,以利倒水。注意切勿控水时间过长,以免影响心肺复苏。

4.心肺复苏　清理呼吸道后应尽快实施。

5.转送　经现场初步处理后应迅速转送至附近医院进一步救治。

(1)维持呼吸功能:保持呼吸道通畅,继续进行有效的人工通气,促进自主呼吸尽快恢复正常。可静脉注射呼吸兴奋剂。对污染水淹溺者应尽早实施经支气管镜下灌洗。

(2)维持循环功能:加强循环功能监测,观察有无心室颤动存在,如有心室颤动,可采用电除颤或药物除颤。

6.对症治疗　海水淹溺者,静脉滴注5%葡萄糖注射液或输入血浆,以稀释血液;勿用盐水。淡水淹溺者,静脉滴注2%～3%氯化钠500 mL或输入全血或红细胞,以纠正血液稀释和阻止红细胞溶解;应限制给水。根据情况选用强心、利尿等药物。使用大剂量皮质激素和脱水剂防治脑水肿。给予抗生素防治肺部感染。

(宓　晨)

第十五章　其他急危重症

第一节　急性肾衰竭

急性肾衰竭(ARF)由各种原因所引起的临床综合征,其定义为肾功能急剧衰退,肾小球滤过率下降,不能维持体液、电解质及酸碱平衡,代谢产物排泄障碍,在短时间内(几小时至几周)出现血肌酐和尿素氮进行性升高,可表现少尿,甚至无尿(有非少尿型者)。目前认为,进行性肌酐(Scr)和尿素氮(BUN)升高(通常每天Scr可增加44.2.0～176.81 μmol/L,BUN升高3.6～10.7 mmol/L)是诊断ARF的可靠依据,而尿量不能列为ARF的必备诊断条件。ARF为外科、妇产科、内科经常遇到的一种危重病症。国内学者统计6 669例ARF患者,其中内科疾病所致者占64.3%(以中毒及流行性出血热最多见),外科及创伤所致者占31.8%,儿科病占0.8%。

【临床表现】

急性肾衰竭根据其发病过程可分初期、少尿期、多尿期及恢复期4期。

1. 初期　此期较难辨认,常被原发疾病所掩盖。若能早期发现,采取积极恰当的措施,有望阻止其发展。

在遇有下列情况时,应考虑有急性肾衰竭的可能。

(1)有可以引起急性肾衰竭的原发病,而突然发生少尿。

(2)休克患者,如有效循环血量得到有效的补充,血压、脉搏已恢复正常,但尿量很少或无尿。

(3)尿量少而尿比重在1.010左右。

(4)尿检查有蛋白、红白细胞,发现有脱落的肾小管上皮细胞有助于此诊断。

(5)尿钠排出增加,尿钠浓度>40 mmol/L。说明肾小管重吸收钠的功能减退。

此期少尿或无尿原因,主要是肾小球滤过率过低,肾尚无明显的器质性病变。

2. 少尿期　此期持续时间短者几小时,长者可达几周,一般为7～14 d。少尿持续时间长者,多见于老年人、有心血管疾病患者或病因未能及时去除者。少尿持续超过4周,应考虑有无弥漫性肾皮质坏死、急进性肾小球肾炎、肾动脉梗死。此期为急性肾衰竭的最严重的阶段,处理不当可在8～14 d死亡。

由于此期的代谢紊乱,故各个系统均受影响,出现复杂的临床表现。

(1)消化系统:最早及最突出的临床表现常发生于消化系统,因胺等物质的作用,刺激胃肠黏膜,出现食欲减退、恶心、呕吐、腹泻、口臭,并可发生胃及十二指肠溃疡。

(2)循环系统:可发生心肌炎而出现奔马律、心力衰竭,可发生尿毒症性心包炎而出现心脏压塞现象。因水潴留而发生高血压、心脏负荷过重而出现心功能不全。

(3)呼吸系统:因代谢性酸中毒而出现深大呼吸,呼出气体可有尿味。

(4)神经系统:可有躁动、谵妄状态、抽搐,严重者可发生昏迷,与血中胍类、胺类物质增加有关。

(5)出血倾向:可发生鼻出血、紫癜,可有血小板减少。在尿毒症时,可有凝血机制障碍。

(6)贫血:由于溶血现象、骨髓抑制等,而发生贫血,此与血中肌酐、胍类物质增多有关。

(7)水潴留:由于水的摄入较多而排出少,出现水在体内潴留。体内水过多可发生:①高血压;②非心源性肺水肿或心脏负荷过重而发生心力衰竭;③稀释性低钠血症,可引起组织及细胞水肿,当血清钠低于 125 mmol/L 时,脑细胞可发生水肿。低于 120 mmol/L,可因脑水肿而出现颅内压增高的临床表现,如无力、精神不振。低于 110 mmol/L 时,可出现意识障碍,甚至昏迷。

(8)高钾血症:因尿排钾减少,蛋白质分解增加,代谢性酸中毒时 H^+ 进入细胞内而 K^+ 外移和溶血等因素,发生高钾血症。临床表现为肌肉无力、肌张力低下、腱反射消失、腹胀等。其最主要的是对心脏的影响,可发生心动过缓、心律失常,严重者可发生心室颤动、心搏骤停。心电图早期改变为高尖 T 波、Q-T 延长、P 波低宽。血钾为 8 mmol/L 时,QRS 间期延长、ST 段下移、S 波增宽,此时可发生室颤或停搏。高钾血症是少尿期主要的死亡原因。

(9)高镁血症:细胞内液的镁的浓度为 20 mmol/L,而细胞外液仅为 1.25 mmol/L,故细胞破坏时,镁自细胞内释放到血液中,而出现高镁血症。因排尿减少,则血镁不易排出。临床表现为肌无力、四肢软瘫、呼吸肌麻痹、呼吸衰竭、心率减慢,亦可发生恶心、呕吐。

(10)低钙血症:因代谢性酸中毒,Ca^{2+} 在血中并不减少,故一般不会发生抽搐;若纠正酸中毒后,血钙降低,易出现抽搐。

(11)高磷血症:在少尿期磷从肾排出减少,同时因大量细胞破坏均可使血磷升高。高血磷常伴有低血钙,故有手足抽搐。

(12)感染:在少尿期,因机体免疫功能低下,易发生感染,其发生率可达50%以上,易发生肺、泌尿系统感染,尤其是放置导尿管后,尿路感染可高达90%以上。感染是少尿期致死的重要因素之一。

3.多尿期 若能顺利经过少尿期,尿量开始增多。尿量增多可能为肾脏功能恢复的征象。因水肿逐渐消退、体内代谢的废物逐渐排出,故精神、食欲减退,出血倾向等逐渐好转。若有心力衰竭,也可逐渐减轻或消失。血压也可下降,但由于多尿,可发生脱水、低血压。由于低钾血症,可发生心律失常、腹胀等。此期也可能因脱水、低钾血症、感染而危及生命。

4.恢复期 此期尿量由多尿逐渐恢复正常,症状也逐渐消失,电解质及酸碱平衡失调也得到纠正。肾功能在最初几周内恢复较快,而后恢复较慢,有1/3的患者肾小球滤过率仍较正常降低,也可转变为慢性肾衰竭,肾小球滤过率仅为正常的20%~30%。

【辅助检查】

1.尿常规检查 尿比重低,有蛋白及有形成分,如红细胞、白细胞和管型。尿中细胞管型及脱落的肾小管上皮细胞,对诊断急性肾衰竭意义更大。尿比重低持续时间较久。

2.血常规检查　可有血液稀释现象,若有感染存在血白细胞升高。

3.血生化检查

(1)血清尿素氮、肌酐升高,少尿期持续愈久,则升高愈明显。

(2)血电解质检查,可有血清钾和磷升高而碳酸氢根(HCO_3^-)及钠可降低,血 pH 值下降。

4.尿液显微镜检查　肾前性及肾后性急性肾衰竭,阳性所见很少,虽然也可有少量蛋白及颗粒管型。而肾小管坏死可有脱落的大量粗大的颗粒管型肾小管上皮细胞。血尿及红细胞管型多见于急性肾炎或微血管病变引起的急性肾衰竭。尿嗜酸性粒细胞增多,可能为药物性 ARF。白细胞及脓细胞均增多,见于急性间质性肾炎。尿酸及草酸盐结晶增多,可能为肾小管梗阻引发肾后性 ARF。

5.尿钠浓度　在急性肾小管坏死时,因对钠的重吸收障碍,尿钠增加浓度多在 40 mmol/L 以上。

6.血、尿肌酐测定　因肌酐从肾小球滤过后不被肾小管重吸收,故测定血清中及尿液中的肌酐比值,可反映肾小管重吸收水的能力。在肾前性少尿时,尿肌酐/血肌酐比值大于 40∶1,而肾小管受损时,其比值小于 10∶1。

7.尿渗透压测定　此为测定肾浓缩功能的指标。肾前性少尿时尿渗透压多为 600 mOsm/L,但尿渗透压/血浆渗透压比值大于 2∶1。而肾性少尿时其比值小于 1.1∶1。

8.血尿素氮与血肌酐的比值　在肾前性少尿,肾小球滤过率减少,肾小管管腔尿液流速减慢,经过其中的尿素回吸收增加(正常尿素有 40% 回吸收),而肌酐则排出量不变,因不被肾小管回吸收,故尿素氮与肌酐的比值上升,为大于 20∶1。在急性肾小管坏死时,因肾小管回吸收尿素氮的功能减退,两者的比值小于 10∶1。

9.钠滤过排泄分数测定　对肾衰竭的病因诊断有一定的参考价值。

10.肾衰指数(RFI)　正常值小于 1,急性肾小管坏死大于 2。

11.尿、血肌酐的比值　尿肌酐与同时测定的血肌酐的比值,肾前性少尿时大于 15,急性肾小管坏死时小于 15。

12.B 型超声检查　可观察肾的大小,形状,肾盂、输尿管及膀胱充盈情况及有无扩张,若有肾缩小或肾皮质回声增强,很可能原有慢性肾病;还可发现有无结石、后腹膜纤维化等。但在急性梗阻性肾病可无集合系统扩张。对除外肾后性急性肾衰竭很有帮助。

13.CT 及磁共振(MRI)检查　对肾后性急性肾衰竭的诊断有帮助,同 B 型超声检查。

14.逆行肾盂造影　适用于肾盂、肾盏、输尿管内有无占位病变。

15.核素检查　在肾前性肾衰竭时,肾图表现为分泌段及排泄率均明显降低,呈低水平的平行曲线。在肾后性,分泌段则呈持续性上升。肾动脉梗阻,则缺少血管段。

肾显像对肾实质病变及尿路梗阻有诊断意义。肾扫描:①肾前性,核素为肾实质所摄取,因尿量少故核素不能进入肾盏、输尿管;②若为肾性,则肾摄取核素不良而呈斑点缺损的图形;③肾后性,核素可为肾实质所摄取,并在肾盂、输尿管出现,且可达到梗阻的部位,故可判断梗阻的尿路在何处。

16.肾穿刺活检组织学检查　对急性肾衰竭的病因诊断有很大帮助。对急性肾小管坏死与急进性肾炎,急性间质性肾炎等的鉴别有重要的价值。在临床表现不典型,肾功能急剧下降而病因不明者的急性肾衰竭,应及时做此项检查以指导治疗。

【诊断】

根据病因、肾功能进行性减退,结合相应临床表现和实验室检查,血肌酐绝对值每天平均增加44.2 μmol/L,或在24～72 h血肌酐相对增加25%～100%可做诊断。下列急性肾小管坏死所致的急性肾衰竭的诊断标准供参考。

(1)常继发于各种严重疾病所致的周围循环衰竭或肾中毒后,但也有个别病例可无明显的原发病。

(2)急骤发生少尿(小于400 mL/d),有非少尿型者可无少尿表现,个别严重病例(肾皮质坏死)可无尿(小于120 mL/d)。

(3)急骤发生和进行性增多的氮质血症。

(4)经几日、几周后,如处理恰当,会出现多尿期。

(5)尿常规检查:尿呈等张(比重1.010～1.016),尿蛋白(常为+～++),尿沉渣常有颗粒管型、上皮细胞碎片、红细胞和白细胞。

(6)在确立诊断前必须排除肾前性氮质血症、急性尿路梗阻、急性肾小球疾病、急性间质性肾炎、急性肾血管疾病等。

急性肾损伤(AKI)是指不超过3个月的肾功能或结构方面的异常,包括血、尿、组织检测或影像学方面的肾损伤标志物的异常。诊断标准为:肾功能突然的减退(在48 h内)。血肌酐升高绝对值>25 mmol/L(0.3 mg/dL);或血肌酐较前升高>50%,或尿量减少[尿量<0.5 mL/(kg·h)],时间超过6 h。

【鉴别诊断】

本病应与肾前性氮质血症、肾后性急性肾衰、重症肾小球肾炎所致急性肾衰相鉴别。

【治疗】

(一)ARF的药物治疗

目前防治ARF的常用药物有甘露醇、呋塞米、多巴胺、N-乙酰半胱氨酸(抗氧化剂)、茶碱类(对抗腺苷,扩张肾血管)、抗炎性介质(脓毒症和器官移植)和(或)抗ICAM(细胞间黏附分子)抗体(对缺血性损伤未证明其有效性)、钙拮抗剂、利钠肽(心房利钠肽)、生长因子(胰岛素样、内皮细胞、肝细胞)、内皮素受体拮抗剂、腺苷受体拮抗剂(甘氨酸茶碱)、甲状腺素、氧自由基清除剂、血栓素受体拮抗剂、血小板活化因子抑制剂等。

心房利钠肽及重组人胰岛素样生长因子治疗ARF的临床试验结果并未显示出疗效,因为促进肾小管上皮细胞再生的药物均需在损伤后48 h内给予才能有效,而临床给药常常太迟而失去了最佳治疗时机。

(二)ARF的透析

1.透析的时机　多主张在ARF初期即受到应激并处理病因后尿量无增多实施治疗,即处理病因并注射呋塞米400 mg后6 h尿量无增多时即可行透析治疗,有研究表明,早期透析组死亡率(33%)明显低于对照组(52.9%)。

（1）紧急透析指征：①急性肺水肿或充血性心力衰竭；②严重高钾血症，血钾在 6.5 mmol/L 以上，或心电图已出现明显异位心律，伴 QRS 波增宽。

（2）一般透析指征：①少尿或无尿 2 d 以上；②已出现尿毒症状如呕吐、神志淡漠、烦躁或嗜睡；③高分解代谢状态；④出现体液潴留现象；⑤血 pH 值在 7.25 以下，HCO_3^- 在 15 mmol/L 以下或二氧化碳结合力在 13 mmol/L 以下；⑥血尿素氮 17.8 mmol/L（50 mg/dL）以上，除外单纯肾外因素引起，或血肌酐 442 μmol/L（5 mg/dL）以上；⑦对非少尿患者出现体液过多、眼结膜水肿、心奔马律或中心静脉压高于正常，血钾 5.5 mmol/L 以上，心电图疑有高钾图形等任何一种情况者，亦应透析治疗。

（3）肾支持治疗的指征为：补充营养的需要；充血性心力衰竭清除液体；心肺旁路清除液体与炎症介质；败血症时调节细胞因子平衡；肿瘤溶解综合征；ARDS 时液体平衡；挤压综合征时清除内源性毒素。

上述透析指征不再提血肌酐（Scr）的绝对值，是由于 Scr 水平不能区分肾前性氮质血症与 ARF；肾小球滤过率（GFR）下降时肾小管分泌 Cr 增多，当 GFR<15 mL/min 时，Scr 高估，GFR50% 甚至100%；ARF 是非稳定状态，早期 GFR 已明显下降，但 Scr 尚未明显升高，Scr 达到稳定水平约需1 周；以 Scr 3.5～4.5 mg/dL 可能丧失治疗时机。近年来一些临床研究表明，ARF 血液净化治疗的导入不应以血肌酐、血尿素氮的上升为标准，只要经过充足补液、纠正电解质紊乱后，使用利尿剂仍不能获得充足的尿量、难以保障各种治疗所需的液体量输入，就应该实施血液净化治疗；为保障尿量，即使无尿毒症症状，也可尝试应用血液净化治疗。并且一些研究结果发现，尿量少于 100 mL/h，持续 8 h 以上，就实施连续性肾脏替代治疗（CRRT），可明显减少肾功能恢复时间，降低病死率。因此，诊断ARF 后应尽早实施血液净化治疗。但是，这种早期血液净化治疗能否有效地提高急性肾损伤患者的肾恢复、降低病死率，目前尚缺乏循证医学的证据，并且由此带来的医疗费用上升也是一个问题。

2. 透析膜的生物相容性　常用透析器的膜材料有纤维素膜和人工合成膜，不同膜材料的生物相容性差异很大。纤维素膜容易激活补体成分 C3a、C5a、C5b-9 的释放；可使中性粒细胞活化，增加黏附分子的表达，蛋白分解酶的释放及活性氧的释放；也可使单核细胞活化，增加 TNF-α 和 IL-1β 的转录。生物相容性差的透析膜活化凝血和补体系统、活化中性粒细胞、诱发炎症反应，损伤肾脏和其他器官。有研究表明透析膜的种类影响 ARF 的存活率和肾功能恢复，如 PMMA（聚甲基丙烯酸甲酯）膜组 40%（8/20）发展成少尿型 ARF，铜仿膜组 75% 发展成少尿型 ARF。荟萃分析认为 ARF合成膜存活率为 62%，铜仿膜为 55%。

3. 透析治疗的方式　目前应用的血液净化方式有腹膜透析（PD）、每天血液透析（DPD）、隔日HD（IHD）和连续性肾脏替代治疗（CRRT）、延长的每天透析（EDD）、缓慢低效透析（SLED）、持续流动腹膜透析（CFPD）等。

透析方式的选择原则为：复杂性 ARF 首选 CRRT，单纯性 ARF 首选 IHD；血流动力学不稳定者首选 CRRT；需要连续性清除炎症介质者首选 CRRT；需要清除大量液体或需要持续营养支持者首选CRRT。

（车立明）

第二节 多器官功能障碍综合征

多器官功能障碍综合征(MODS)是急诊危重患者发病和死亡的一个主要原因,既不是一个独立疾病,又不是单一脏器演变过程,乃是涉及多个器官的病理变化。这主要是由于人体遭严重侵袭(创伤、休克、感染和炎症等)后组织系统发生串联效应,在疾病早期可存在多系统器官功能不全,晚期则相继进入衰竭状态。了解 MODS 的病理生理,对开展预见性护理十分重要。

MODS 为同时或相继发生两个或两个以上急性器官功能不全临床综合征,在概念上强调:①原发致病因素是急性的,继发受损器官可在远隔原发伤部位,不能将慢性疾病器官退化失代偿时归属于 MODS;②致病因素与发生 MODS 必须间隔一定时间(>24 h),常呈序贯性器官受累;③机体原有器官功能基本健康,功能损害是可逆性的,一旦发病机制阻断,及时救治后器官功能可望恢复。

MODS 病死率可高达 60%,4 个以上器官受损几乎 100% 死亡,故是当前危重病医学中一个复杂棘手难题。

【病因】

1.感染 为主要病因,尤其脓毒血症、腹腔脓肿、急性坏死性胰腺炎、肠道功能紊乱、肠道感染和肺部感染等较为常见。

2.组织损伤 严重创伤、大手术、大面积深部烧伤及病理产科。

3.休克 创伤出血性休克和感染性休克。凡导致组织灌注不良,缺血缺氧均可引起 MODS。

4.心搏呼吸骤停 复苏时造成各脏器缺血、缺氧;复苏后又可引起"再灌注"损伤。

5.诊疗失误

(1)高浓度氧持续吸入,可使肺泡表面活性物质破坏,肺血管内皮细胞损伤。

(2)在应用血液透析和床旁超滤吸附中造成不均衡综合征,引起血小板减少和出血。

(3)在抗休克过程中使用大剂量去甲肾上腺素等血管收缩药,继而造成组织灌注不良,缺血缺氧。

(4)手术后输液,输液过多引起心肺负荷过大,微循环中细小凝集块出现,凝血因子消耗,微循环不全等均可引起 MODS。

【诊断】

MODS 的演变常为序贯性变化,多以某一器官开始,然后其他器官发生病变,呈多米诺效应。在1980 年 Fry 提出 MOF 诊断标准:

1.肺 机械通气支持 5 d 或 5 d 以上,维持 $FiO_2>40\%$。

2.肝 血清总胆红素>34 μmol/L,AST、ALT>正常值 2 倍。

3.肾 血肌酐>176.8 μmol/L,不论其尿量多少。

4.胃肠道 上消化道出血 100 mL 以上。

此标准简单易操作但不能反映 MODS 时各器官变化的多样性和动态变化。后来 Knaus 又提出较为全面 MODS 诊断标准,认为心血管系统、呼吸系统、肾、血液、神经和肝存在一项以上异常者,即考虑诊断 MODS。

准确地评价 MODS 患者的病情严重程度,以便适时地预测结局,指导治疗,对于有效地降低和控制 MODS 相关的高病死率和医疗费用,具有极为重要的意义。Goris 还曾提出评价 MODS 的严重程度的计分法以器官功能正常为"0"分,中等不全为"1"分,严重不全为"2"分,其总分最低为 0 分,最高为 14 分。随着病情演变,有学者又将 MODS 的病程分为 4 期,以指导治疗和预后判断。

【脏器功能障碍的判断】

MODS 发生后几乎可以累及体内各个重要系统、器官的功能和代谢。这些变化即构成了 MODS 临床表现发生的基础,又成为 MODS 临床诊断的依据。几个重要器官系统的变化具体如下。

1. 循环系统的变化　MODS 时常可发生心力衰竭、心源性休克。

(1)心力衰竭:因各种原因引起的短时间内心排血量急剧减少,甚至丧失排血功能称为急性心功能不全或衰竭。因急性心肌梗死或严重高血压等突然发生严重的左心室排血受阻,肺静脉及肺毛细血管压力急剧升高,液体漏至肺间质、肺泡甚至气道内。患者表现为突然气促、焦虑,端坐呼吸,咳嗽,先为干咳,后有大量白色或粉红色泡沫样痰,并且迅速出现发绀。

(2)心源性休克:因心脏排血功能受阻,排血量减少而致有效循环血量不足引起的休克。收缩压降至 80 mmHg 以下,心率快,脉细弱,皮肤湿冷,脸色苍白或发绀,尿量减少,烦躁,反应迟钝甚至昏迷。

2. 呼吸系统的变化　研究发现,在 MODS 时由于机体的急性缺氧和二氧化碳潴留,肺表面活性物质明显减少,中性粒细胞进行性脱颗粒。试验证实,白细胞释放的白三烯是引起微血管通透性升高、中性粒细胞黏附、肺循环内大量白细胞滞留的重要物质。这些变化是产生 MODS 时肺水肿、肺出血、肺不张的病理生理基础。最后导致肺功能衰竭或呼吸衰竭的产生。临床上主要表现为进行性低氧血症和呼吸窘迫,同时缺氧和二氧化碳潴留的表现相似。临床表现为早期因肺间质水肿引起反射性呼吸深快,造成通气过度,出现呼吸性碱中毒,可形成无发绀性缺氧。随着病情的进展,呼吸困难加剧而有发绀,出现代谢性酸中毒、血压下降、少尿、昏迷乃至死亡。

3. 肝功能的变化　急性肝衰竭在 MODS 中出现较早。肝损害造成代谢和解毒功能障碍,是导致全身脏器功能衰竭的重要因素。研究证实,创伤能使肝功能发生障碍,它使肝对毒物的清除能力下降,能量产生障碍,这些变化又反过来加剧了机体的损伤,肝在这个恶性循环中起到重要作用。另外,如肝损害导致黄疸,某些胆盐中和内毒素的作用受到影响,会使静脉血中内毒素水平升高,因此临床表现为黄疸和肝功能不全。血清胆红素>34.2 μmol/L,丙氨酸氨基转移酶(ALT)、天冬氨酸氨基转移酶(AST)大于正常值 2 倍。

4. 肾功能的变化　由于各种原因使肾排泄功能在短时间内急剧下降,导致氮质代谢产物和水、电解质紊乱,进而出现急性肾衰竭。临床表现为少尿、无尿、氮质血症、血尿素氮和血肌酐升高。肾功能障碍是全身血流动力学紊乱的结果,由于血流在体内的重分布,循环中的一些色素物质(如肌红蛋白)可损伤已缺血的肾小管,造成亚临床型的肾损害,此时如有细菌毒素侵入,则临床症状变得明显。近年来还发现 MODS 患者非少尿型肾衰竭的发病率升高,主要原因是由于呋塞米等利尿剂的早期应用使部分少尿型肾衰竭转变为非少尿型肾衰竭和先进的检测手段使非少尿型肾衰竭检出率得到提高。

5.胃肠道变化 严重创伤、休克、感染等常引起胃肠道黏膜溃疡、出血和坏死,是 MODS 常见的病变之一。感染是胃肠道黏膜损伤发生的重要因素。此外,肠缺血可以引起细菌的转移或内毒素入血,加重休克,导致 MODS 形成。近年来有人提出缺血的肠道可以作为 MODS 形成的发源地。肠病变与 MODS 的关系如下。

(1)休克或严重感染时全身微循环血液灌注量下降,肠黏膜下微循环血流锐减,造成缺血、变性和坏死。

(2)长期静脉高营养,没有食物经消化道进入体内,引起胃肠道黏膜萎缩,屏障功能减弱,细菌和内毒素易于入血。

(3)严重创伤、大手术后机体免疫功能下降。

(4)大量使用抗生素,使肠内菌群失调。

(5)细菌经肠道进入门脉系统,引起库普弗细胞分泌细胞因子增加,加重败血症或休克。

因此,MODS 时在肠黏膜损伤的同时菌血症、内毒素血症、败血症的发生率高,如原先已有者,则可进一步加重。

【治疗】

多器官功能障碍综合征(MODS)发病急、病情进展快、病死率高,是医学领域的一个难题。迄今为止尚无特异性的治疗手段。因此,MODS 的防治必须在去除病因的前提下进行综合治疗,最大限度地保护各器官系统的功能,做到早期发现、早期干预,则有可能阻断存在的恶性循环,提高抢救成功率。

加强系统和器官功能监护的目的在于尽早发现 MODS 患者器官功能紊乱,及时纠正,使功能损害控制在最低限度,并使受损器官尽可能减少。同时,通过对 MODS 患者各方面(如血流动力学、呼吸功能、肝功能、肾功能)的监测为及早采取合适的治疗措施提供依据。

(一)防治病因,控制感染

1.外科处理 对开放性创伤患者,早期手术清创是预防感染的重要措施。对已有感染者,外科处理也是最直接、最彻底的治疗方法,如清创、脓肿引流、空腔脏器破裂的修补等。对 MODS 患者应当机立断,在加强脏器功能支持的同时尽快手术,以免丧失最后的抢救机会。应选用简单、快捷的手术方式,以迅速起效。

2.选择性消化道去污染 随着对 MODS 研究的深入,认识到肠源性感染对危重患者构成的威胁。对创伤或休克复苏后患者、急性重症胰腺炎患者进行消化道去污染,控制肠道内的细菌群,可取得一定的效果。方法是灌肠或口服肠道不吸收的、选择性抑制革兰氏阴性需氧菌和真菌的抗生素,最常用的是多黏菌素、妥布霉素和两性霉素。无论选用何方案,都不包括抗厌氧菌制剂,因为有研究表明,引起肠源性感染的几乎都是需氧菌或真菌,很少有厌氧菌。

3.减少侵入性诊疗操作 各种侵入性诊疗操作均可增加危重患者的感染机会。留置导尿容易发生尿道感染;外周静脉留置针使用超过 72 h 者,感染的发生率大增。在广泛使用静脉置管的今天,导管感染占到全部医源性感染的 75%,Swan-Ganz 导管留置 3 d 后便有可能引起感染。还有,机械通气使支气管和肺泡的屏障消失,感染概率大增。因此,应该加强对危重患者的保护,尽量减少不必要的侵入性诊疗操作。

4. 提高患者的免疫力　各种原因引起的 MODS 患者细胞、体液免疫、补体和吞噬系统受损易产生急性免疫功能不全,增加感染机会。因此,维持、提高患者的免疫功能是防治感染的重要环节。加强营养和代谢支持,选用抗革兰氏阴性杆菌为主的广谱抗菌药物,并注意真菌的防治;使用丙种球蛋白有利于提高免疫机制;结核分枝杆菌的感染有上升的趋势,应注意预防。

5. 合理使用抗生素　使用抗生素是防治感染的重要手段,但是在使用抗生素时要努力做到合理使用,避免滥用。应注意以下几点。①预防性使用抗生素:在必要的情况下才预防性使用抗生素,如创伤、大手术、休克等,并注意选用充足剂量的广谱抗生素在感染高危期短期使用。②及时使用抗生素:一旦患者出现发热、白细胞计数增加等可疑的感染症状时,应该立即使用抗生素。由于MODS 患者普遍存在不同程度的免疫功能低下,如未能及时使用抗生素来控制感染,则感染发展快,患者病死率高。③合理选择药物和治疗方案:根据明确的或是最有可能的感染灶及该部位最常见的致病菌来选择,同时要考虑到细菌耐药情况。④及时判断疗效:在用药 72 h 后判断疗效,除非病原菌已明确,一般不宜频繁更换抗生素。⑤对经积极抗生素治疗而疗效不佳的严重感染患者应考虑到真菌感染的可能,并及时使用抗真菌药物。

(二)防治休克及缺血再灌注损伤

防治休克的重要措施是及时补充血容量,保持充足的有效循环血量极为重要。不但要纠正显性失代偿性休克,而且要纠正隐性代偿性休克。由于缺血再灌注损伤的出现是不可避免的,因此,防治缺血再灌注损伤也是防止 MODS 的重要措施,必要时可使用自由基清除剂。

1. 纠正显性失代偿性休克　及时补充血容量,做到"需要多少补多少"遇到紧急情况时,可采取"有什么补什么"的原则,不必苛求液体种类而延误抢救。心源性休克要限制液体,并使用强心和扩张血管剂。

2. 消除隐性代偿性休克　对患者早期进行胃肠内 pH 值监测。研究显示,若胃肠内 pH 值<7.320,MODS 的发生率和患者的病死率都明显升高。

3. 自由基清除剂的使用　临床上常用的有维生素 C、维生素 E 和谷胱甘肽等,使用原则是早期使用和足量使用。根据休克后自由基损伤在总体损伤中所占比例来看,抗氧化治疗在早期复苏中有较大意义。

(三)循环支持

MODS 常发生心功能不全、血压下降、微循环淤血、组织氧利用障碍等功能变化。因此,加强心功能监测对提供积极的循环支持有重要意义。

1. 维持充足的血容量　严重创伤、大面积烧伤、休克等可造成循环血量不足,表现为心率增快、血压下降等。维持充足血容量的基本措施是补液,选用的液体应根据丢失的体液而异。一般原则是:先补充少量晶体液,再补充大量胶体液;速度先快后慢;大量失血时可以输血,使血细胞比容不低于30%,但以控制在40%以下为好。补充的量和速度应根据临床监测结果及时做调整,较好的判断指标是肺毛细血管楔压(PCWP),其正常值为 8～12 mmHg(1.06～1.60 kPa),当 PCWP>20 mmHg(2.66 kPa)时,应适当控制输液的量和速度。

2. 维持有效心功能　MODS 患者容易发生急性心功能不全,其中以急性左心功能不全为多见,主要表现为急性肺水肿;有时也可继发右心功能不全。防治措施包括以下几点。

(1)降低心脏负荷:心脏的负荷包括前负荷和后负荷,前负荷就是心脏在收缩前所承受到的负荷,常用心室舒展末期容积来表示;后负荷就是心肌在收缩时承受的负荷,也就是动脉压。心力衰竭时后负荷增加,必然出现左心室舒张末期压增高,心排血量随之下降而出现肺淤血;同时还有小动脉的收缩造成后负荷增加,小静脉收缩促使回心血量增加。因此,有必要应用血管扩张剂,常用的有以下几种。①硝普钠:直接作用于血管平滑肌,可同时扩张小动脉和静脉,起作用时间快(2~5 min),持续时间短,一般静脉滴注的初始剂量为 10 μg/min,以后每 5 min 增加 5~10 μg/min,根据病情可逐渐加至 100 μg/min。但本药不宜长期使用,以免发生氰化物中毒。②硝酸甘油:主要扩张静脉和小动脉,从而减少回心血量,降低左心室舒张末期压,最终降低前负荷。每次 0.3~0.6 mg 舌下含服,可重复使用;静脉滴注时一般将硝酸甘油溶解于 5%~10% 的葡萄糖溶液内,以 10 μg/min 开始。在使用血管扩张剂时应严密观察血压、心率的变化,随时调整用量,防止低血压的发生。③血管紧张素转换酶抑制剂以扩张小动脉为主,如卡托普利,每次 12.5~25.0 mg。

(2)利尿剂:在急性心功能不全时常应用利尿剂,利尿剂可以抑制水、钠重吸收而消除水肿,减少循环血量,降低心脏前负荷从而改善左心室功能,常用的有呋塞米。

(3)增强心肌收缩力:通过增加心肌收缩力而增加心排血量,首选药物是洋地黄制剂,适用于收缩性心功能不全患者,对伴有房颤者特别有效。常选用快速制剂,如毒毛花苷 K,毛花苷 C 也较常用。当患者体内洋地黄浓度达到一定量时才能取得最好疗效,也就是治疗浓度;然后每天给予一定量的药物以补充丢失的量,维持疗效,也就是维持量。洋地黄药物的用药量个体差异大,在同一患者的不同病期也有差别,因此必须随时结合病情加以调节。但是洋地黄类药物都能导致心律失常,因此使用时要严密监测心律,预防洋地黄中毒。

(四)呼吸支持

肺是敏感器官,MODS 患者肺泡表面活性物质遭到破坏,肺血管阻力增加,肺顺应性降低,导致动脉血氧分压降低,随着病情迁延,炎症细胞浸润和纤维化形成,治疗更加困难。常采用的措施有以下几种。

1. 保持气道通畅　是治疗急性呼吸衰竭的基本措施,最简单易用的措施是用祛痰剂稀释痰液和解除支气管痉挛,用药方法可采用超声雾化吸入。当上述方法效果不佳时,可采用人工气道。

2. 氧气治疗　氧疗的目的在于提高患者的动脉血氧分压和氧饱和度。常用的方法有以下两种。

(1)高流量系统给氧:供给患者的气体只来自呼吸器,系统能稳定地提供任意浓度的氧气。若要使供给患者的氧浓度大于 60%,需采用人工气道和氧混合器。

(2)低流量系统给氧:此时患者并不完全依赖供氧系统,部分气体由室内空气提供,供氧方法有鼻导管法和面罩法。在氧疗过程中必须注意防止氧中毒,因为长时间吸纯氧可引起氧的毒副反应,表现为肺不张,其机制为肺泡内氮气完全被氧气所取代,氧气又很容易进入血液,导致肺泡萎陷。

3. 机械通气　应尽早使用机械通气,呼吸末正压(PEEP)是较理想的模式,但需注意对心脏、血管的影响,压力宜渐升缓降。吸入氧浓度不宜超过 60%,否则可发生氧中毒和肺损害。

4. 其他　注意纠正酸碱失衡,呼吸性酸中毒的治疗以增加通气量为主,在失代偿期可考虑使用碱性药物。

(五)肾功能支持

临床上根据急性肾衰竭的发病过程给予相应的处理,总的原则是扩张血容量和维持血压,但要避免使用血管收缩药,保证和改善肾脏的血流灌注。

1. 少尿期　首先要严格限制水分摄入,患者每天的摄入量不应多于 1 L,保持出入量的平衡。其次要防止高钾血症:由于在少尿期 K^+ 不能顺利排出体外,在发病初期血钾就可迅速升高,患者将出现心律失常甚至心搏骤停。发生时可用碳酸氢钠或采用透析疗法,此外要严格控制摄入含钾高的食物、药物和库存时间较长的血液。最后一点就是要控制氮质血症:MODS 患者体内的蛋白质代谢产物聚集产生高氮质血症,因此要控制蛋白质摄入以减少分解代谢。

2. 多尿期　此期水和电解质大量丢失,患者出现负氮平衡和低钾血症,机体抵抗力低下,因此要加强支持治疗:加强营养,并尽可能经胃肠道供给;每天水的摄入量为尿量的 2/3;注意补钾。

3. 恢复期　以加强营养为主,也有部分患者由于救治不及时而转为慢性肾功能不全。

(六)肝功能支持

目前尚无特效疗法应对肝衰竭,只能采用一些支持措施以赢取时间,使受损的肝细胞有再生的机会。主要有以下几点措施:①补充足够的能量,维持充足血容量,纠正低蛋白血症。②控制感染,发现和去除感染灶,避免使用主要在肝脏代谢的抗生素。③支持疗法,有条件的医院可开展人工肝透析、肝移植等。

(七)营养和代谢支持

MODS 时机体常处于全身炎症反应、高代谢状态,热量消耗显著增加,由于体内儿茶酚胺、肾上腺素、胰高糖素等升血糖激素分泌亢进,而内源性胰岛素分泌减少,又因肝功能受损,出现负氮平衡。治疗中需增加胰岛素和氨基酸量,可以采用胃肠营养,同时深静脉营养也很重要,但需合理掌握,注意酸碱、水电解质失衡的纠正。总的原则是增加能量供给,通常需达到普通患者的 1.5 倍左右;提高氮和非氮能量的摄入,由通常的 1∶200 提高到 1∶150;尽可能地通过胃肠道摄入营养。

(八)DIC 的防治

做到早检查早治疗,肝素不仅可用于高凝期,也可用于纤溶期,使用剂量宜小,给药方法可采用输液泵控制持续静脉滴注,也可以用血小板悬液、新鲜全血。

(车立明)

第三节　水、电解质代谢及酸碱平衡紊乱

正常人体体液组成成分波动范围很小,保持着容量、电解质等溶质浓度、渗透压、酸碱度等相对恒定。水作为体内各种成分的溶剂,构成了体液的主要成分。正常机体每天水的排出和摄入是相对恒定的。成人每天需水量 1 500～3 000 mL 或每天 30～40 mL/kg。体液的渗透压临床上以"mmol/L"为单位来表示,一般可以用下列公式计算:血浆渗透压＝2(Na$^+$+K$^+$)+葡萄糖+尿素氮(单位均为 mmol/L),正常范围为 280～310 mmol/L。人体有完善的体液容量和渗透压的调节功能,即神经-内分泌-肾脏调节。当疾病等因素破坏了机体的调节机制或超越了调节范围,便会发生水、电解质及酸碱平衡失常,称为内环境紊乱综合征。虽然它不是一个独立性疾病,但却是许多病程中,

特别是急重症患者,几乎都伴有的病理生理过程。这种失常在临床实践中是错综复杂的:失水、失钠共存;水、电解质、酸碱平衡交错;与原发病互相干扰等。

一、水的代谢紊乱

在细胞外液中,水和钠的关系非常密切,常常是同时或相继生代谢紊乱,并且相互影响。根据细胞外液渗透压的变化,水代谢紊乱可有下列几种类型。

(一)高渗性缺水

高渗性缺水又称原发性缺水或单纯性缺水。特点是失水多失钠,血清钠浓度升高大于150 mmol/L。由于细胞外液高渗,刺激下丘脑口渴中枢,引起患者口渴感而饮水,使体内水分增加,以降低渗透压。同时高渗可引起抗利尿激素分泌增加,以增强肾小管对水的再吸收,尿量减少,使细胞外液的渗透压降低,恢复其容量。如继续缺水,则因循环血量显著减少,引起醛固酮分泌增加,加强对钠和水的重吸收,以维持血容量。严重缺水时,细胞外液的高渗状态,使细胞内液逸至细胞外间隙,结果是细胞内液、细胞外液量都减少。最后,细胞内液缺水程度超过细胞外液缺水程度,脑细胞因缺水而导致脑功能障碍的严重后果。

1.病因 ①水分摄入不足:如晚期食管癌患者的吞咽困难,昏迷患者或重危患者给水或补液不足。②水分丢失过多:如高热、大量出汗(汗液中氯化钠含量约0.25%)。因治疗需要,静脉反复注入甘露醇、高渗葡萄糖或鼻饲高蛋白饮食等。

2.临床表现 随缺水程度而不同。按症状轻重,一般将高渗性缺水分为3度:轻度缺水者,表现为口渴和尿量减少。缺水量占体重的2%~4%;中度缺水者,极度口渴、乏力,尿量更加减少和尿比重增高,唇舌干燥,皮肤弹性降低,眼窝凹陷,常有烦躁不安,缺水量占体重的4%~6%;重度缺水者,除中度缺水表现外,由于脑细胞缺水可出现狂躁、幻觉、谵妄,甚至昏迷等脑功能障碍的表现,缺水量超过体重的6%。

3.诊断根据 病史和临床表现多可做出诊断。实验室检查常发现:①尿比重高;②红细胞计数、血红蛋白量、血细胞比容轻度增高,反映血液浓缩;③血清钠升高,在150 mmol/L以上。

4.治疗 尽早解除病因,补充水分或低渗盐水。轻度缺水可口服,无法口服的患者,静脉滴注5%葡萄糖溶液或0.45%氯化钠溶液,以补充丢失的液体。估计所需补液量的方法有两种。①按临床表现来估计丧失水量占体重百分比。每丧失体重1%,补液400~500 mL。②按血Na^+度来计算。补水量(mL)=[血钠测得值(mmol)-血钠正常值(mmol)]×体重(kg)×40 为避免补液过量而发生水中毒,计算所得补液量不宜在当天1次补给,一般可分两天补给,当天先给1/2或2/3,余量次日补给,另加当天生理需要量2 000 mL左右。应当指出,血清Na^+虽有增高,但因同时有缺水、血液浓缩,体内总钠量实际上仍有减少,故在补水同时应适当补钠,以纠正缺钠。如需纠正同时存在的缺钾,应在尿量超过40 mL/h后补钾。经补液治疗后,若酸中毒仍未纠正,可补给碱性溶液。

(二)低渗性缺水

低渗性缺水又称慢性缺水或继发性缺水。特点是缺水少于缺钠,血清钠浓度降低,小于135 mmol/L。由于细胞外液呈低渗状态,抑制口渴中枢,患者无口渴感,不饮水;同时减少抗利尿激素分泌,使肾小管对水分重吸收减少,因而早期尿量正常或增多,以提高细胞外液渗透压。但这样会使细胞外液含量更为减少,于是组织间液进入血液循环,虽能部分补充血容量,但使组织间液减少更加明显,这是由于血浆中蛋白质形成的胶体渗透压比组织间液高。细胞外液的低钠和循环血量的减少,使肾素-醛固酮系统兴奋、肾排钠减少、氯和水的再吸收增加,故尿中氯化钠含量明显降低。如血容量继续减少,上述代偿功能不能维持血容量时,将出现休克。这种因失钠而出现的休克,又称为失钠性休克。

1. 病因 ①消化液长期慢性丢失,如反复呕吐、腹泻、持续胃肠减压吸引、造瘘等,大量钠随消化液排出;②大面积烧伤或大创面慢性渗液;③长期应用排钠性利尿剂,如呋塞米、依他尼酸、噻嗪类等,这些利尿剂能抑制肾小管对 Na^+ 的重吸收,肾上腺皮质功能不足;④补充水分过多。

2. 临床表现 随缺钠程度有不同表现,一般可分为 3 度:轻度缺钠者,疲乏、头晕、手足麻木,口渴感不明显。尿中 Na^+ 减少。血清钠在 135 mmol/L 以下,每千克体重缺氯化钠 0.5 g。中度缺钠者,除上述症状外,尚有恶心、呕吐,脉搏细速,血压下降离不稳,脉压缩小,浅静脉萎陷,视力模糊,站立性晕倒。尿量少,尿中几乎不含氯化钠。血清钠在 130 mmol 以下,每千克体重缺氯化钠0.50 ~ 0.75 g。重度缺钠者,神志不清,肌痉挛性抽搐,腱反射减弱或消失,木僵,甚至昏迷。血清钠在 120 mmol/L 以下,每千克体重缺氯化钠 0.75 ~ 1.25 g。

3. 诊断 根据病史和临床表现,可做出初步诊断。实验室检查可协助诊断:①尿 Na^+、Cl^- 常明显减少。在血清内尚未反映缺钠前,尿氯化钠含量已减少。②血 Na^+<135 mmol/L。③红细胞计数、血红蛋白量、血细胞比容、尿素氮均增高。④尿比重低于 1.010。

4. 治疗 积极治疗原发病,静脉输注含盐溶液和高渗盐水,以纠正体液的低渗状态和补充血容量。根据临床缺钠程度,估计需补给的液体量。如体重 60 kg 的患者,测血钠为 135 mmol/L,则估计每千克体重丧失氯化钠 0.5 g,共缺钠盐 30 g。也可按公式计算需钠量:

补钠量(mmol/L)= [血钠正常值(mmol/L) − 血钠测得值(mmol/L)] ×体重(kg)×0.6(女性为 0.5)

以 17 mmol/L Na^+ 相当于 1 g 钠盐计算补给氯化钠的量。当天补给 1/2 和日需量 4.5 g,其中 2/3 的量以 5% 高渗盐水补给,其余量补给等渗盐水。重度缺钠并出现休克者,应先补足血容量,以改善微循环和组织灌注。然后静脉滴注 5% 高渗盐水 200 ~ 300 mL,尽快纠正低钠血症,进一步恢复细胞外液量和渗透压,使水肿细胞内的水分外移。

(三) 等渗性缺水

等渗性缺水又称急性缺水或混合性缺水。特点是水和钠按相同的比例丧失,血清钠及渗透压均在正常范围内。血清钠浓度 135 ~ 150 mmol/L。等渗性缺水是临床上最常见的一种缺水。等渗性缺水可造成细胞外液容量迅速减少。由于是等渗性液体的丢失,最初细胞内液不会代偿性向细胞外间隙转移,故细胞内液量无大变化。若等渗液体丧失时间较长,则细胞内液也将逐渐外移,随同细胞外液一起丢失,以致引起细胞内缺水。细胞外液容量的迅速降低,使肾入球小动脉壁的压力感受器受到管内压力下降的刺激,以及肾小球滤过率下降所致的远曲肾小管液内 Na^+ 的减少,引起肾素-醛固酮系统兴奋,醛固酮分泌增加,促进远曲肾小管对钠和水的重吸收,使细胞外液量回升。

1. 病因 常见的有:①消化液的急性丧失,如大量呕吐、腹泻、各种消化道瘘等;②体液丧失在感染区或软组织内,称为"内丧失",如急性腹膜炎、低位肠梗阻、严重创伤和大面积烧伤等。

2. 临床表现 患者有恶心、厌食、乏力、少尿等,但不口渴就口渴不明显。唇舌干燥,眼窝凹陷,皮肤干燥。若体液急性丧失达体重的 5%,患者即会出现脉搏增快、肢端发冷、血压不稳等血容量不足的表现。体液丧失达体重的 6% ~7%,则会出现脉搏细速、肢端湿冷、血压下降、尿量减少等更严重的休克。常伴发代谢性酸中毒。

3. 诊断　依靠病史和临床表现即可做出诊断。实验室检查可发现：①血液浓缩，红细胞计数、血红蛋白、血细胞比容均明显增高；②尿比重增高，血钠和血氯仍在正常范围内。

4. 治疗　在积极治疗原发病的同时，应给予平衡盐溶液或等渗盐水。当有血容量明显不足时，需快速滴注上述溶液 3 000 mL（按体重 60 kg 计算），以恢复其血容量。若血容量无明显不足的表现，则可给上述用量的 1/2 或 2/3，即 1 500～2 000 mL，以补充缺水、缺钠量。此外，还应补充当天需水量 2 000 mL 和钠盐 4.5 g。临床上多主张用平衡盐溶液来代替等渗盐水。因平衡盐溶液的电解质含量接近于血浆内含量，所以补给平衡盐溶液更加符合生理要求。缺水纠正后，排钾量会有所增加，在尿量达到 40 mL/h 后，即应开始补钾。

（四）水中毒

水中毒又称稀释性低血钠，系指肾主水能力降低或摄水过多超出了排出水量，致使大量低渗液体潴留在体内，引起血浆渗透压下降和血容量增多。

1. 病因

（1）肾排水功能不足。

（2）血管升压素（ADH）分泌过多。

（3）摄入水分过多或接受过多的低渗溶液。在以上原因作用下，体内水潴留，细胞外液量明显增多，钠呈稀释性下降而使细胞外液呈低渗状态，水分则由细胞外液向渗透压相对高的细胞内迅速转移，细胞发生水肿，最终导致细胞内、外液量都增加，渗压都低。

2. 临床表现　水中毒对机体影响最大、危害最重的是脑神经组织。可分为急性及慢性两类。急性水中毒多起病急骤，常以神经精神症状为突出表现，明显乏力、头痛、感觉器的抑制和障碍、意识淡漠或混乱不清，甚至精神失常；嗜睡、躁动可以交替出现，重者发生抽搐、癫痫以致陷入昏迷。慢性水中毒起病一般较隐匿，进展缓慢，而且缺乏特异性症状，如头晕、乏力、嗜睡及类似神经衰弱的症状，同时常伴有消化系统症状如食欲减退、恶心、呕吐、腹胀等。体重增加，皮肤苍白而湿润。

3. 诊断　依靠病史和临床表现即可做出诊断。实验室检查可出现：由于细胞外液包括血浆稀释，因此红细胞计数，血红蛋白量、血细胞比容均降低；血浆渗透压降低。

4. 治疗　应立即停止水分摄入。程度严重者可用渗透性利尿剂，如 5% 氯化钠 250 mL 静脉滴注，20% 甘露醇 200 mL 快速静脉滴注。也可静脉注射利尿剂，如呋塞米和依他尼酸，以减轻脑细胞水肿和迅速改善体液的稀释状态并增加水分的排出。

二、电解质的代谢紊乱

（一）钠的异常

钠是血管内影响血浆渗透压的主要离子。血清钠急剧升高将使血浆渗透压急剧升高，血清钠迅速下降也将使血浆渗透压迅速下降。

钠离子浓度和血管内渗透压以及组织间隙渗透压通过血管膜保持平衡。血清钠急剧变化将引起自由水进出血管，直到各部分渗透压达到平衡。血清钠急剧下降会引起自由水快速转移到组织间隙，可能导致脑水肿。同样，血清钠急剧升高会使自由水从组织间隙快速转移到血管腔内。快速纠正低钠常伴随着脑桥脱髓鞘病变和大脑出血。基于上述原因，对高钠或低钠患者，特别是在治疗时,应该密切观察神经系统功能变化。无论什么时候,都要在 48 h 以上缓慢纠正血清钠异常,注意机体的整体变化,避免矫枉过正。

1. **高钠血症**　血清钠浓度>150 mmol/L 称为高钠血症。

(1)病因:引起高钠的原因可以是钠摄入过多,也可以是水分丢失过多。钠过多的原因包括醛固酮增多症(盐皮质激素过多)、库欣综合征(糖皮质激素过多)、过多输入高张生理盐水或碳酸氢钠。水分丢失常因胃肠丢失或肾脏排泄(如渗透性利尿或尿崩症)。

(2)临床表现:高钠血症可以引起神经系统症状,如意识状态改变、虚弱无力、易激惹、局灶性神经功能缺失,甚至昏迷或癫痫发作。临床症状的严重程度取决于血清钠浓度改变的速度和程度。

(3)治疗:主要是防止继续失水(治疗基础疾病)和纠正缺水。对于病情稳定的无症状患者,口服或通过鼻胃管补充液体是安全有效的。血容量不足的患者,最好用生理盐水或者 5% 葡萄糖液加同等量生理盐水来恢复细胞外液(ECF)容量,以防血钠浓度快速下降。应避免单独输入 5% 葡萄糖溶液,因为这样会导致血钠快速下降。补液过程中要密切监测血钠水平,保证血钠逐渐缓慢下降(避免快速下降)。纠正高钠血症的需水量可以通过下面公式计算:

$$需水量(升)=(血浆钠浓度-140)/140×体液总量。$$

体液量约占男性体重的 50%、女性体重的 40%。计算出需水量后,第一个 24 h 以 0.5 ~ 1.0 mmol/h 的速度输入液体以降低血钠,使血钠下降不超过 12 mmol/L,余下的液体量在以后的 48 ~ 72 h 输入。

2. **低钠血症**　血清钠浓度<130 mmol/L 称为低钠血症,主要是指水相对多于钠。

(1)病因:大多数低钠血症的患者见于肾排水减少但仍继续摄水,或者尿中失钠过多。肾排水异常可由以下原因引起:①使用噻嗪利尿剂;②肾衰竭;③细胞外液丢失(例如,呕吐后只补充水分);④血管升压素分泌失调综合征(SIADH);⑤水肿(如充血性心力衰竭、肝硬化腹腔积液);⑥甲状腺功能减退;⑦肾上腺功能不全。

(2)临床表现:大多数低钠血症的患者血清渗透压降低(所谓的低渗性低钠血症)。但一个常见的例外是控制不住的糖尿病,虽血清钠低于正常,但高血糖仍会导致高渗状态(高渗性低钠血症)。

如果不是急性的或严重的低钠(<120 mmol/L),患者通常无症状。血清钠急剧下降使水分由血管内转移到组织间隙,引起脑水肿。患者表现为恶心、呕吐、头痛、易激惹、嗜睡、癫痫发作、昏迷,甚至死亡。

(3)治疗:低钠血症的治疗包括补钠和排除血管内游离水。如果是 SIADH,治疗应该严格限制液体摄入,控制到维持需要生的 50% ~ 66%。无症状低钠血症的纠正应该使 Na^+ 逐渐恢复从 0.5 mmol/(L·h)开始,在第一个 24 h 最多增加 12 mmol/L 快速纠正低钠血症会引起昏迷,与渗透性脱髓鞘或脑桥中央髓鞘溶解综合征有关,液体快速进出脑组织会引起致死性疾病。如果患者出现神经系统损害症状,需立即予 3% 生理盐水静脉注射,以 1 mmol/(L·h)的速度纠正(升高)血清钠,直到神经系统症状得到改善。一些专家认为,当出现癫痫发作时应以更快的速度纠正低钠(如每小时可增加 Na^+ 浓度为 2 ~ 4 mmol/L),当神经系统症状改善后,继用 3% 生理盐水以每小时 0.5 mmol/L 纠正(提高)低钠。纠正低钠所需的钠量(例如 3% 盐水),可以先用下列公式计算体内总的缺钠量:缺钠量=(正常血 Na^+ 值-实测血 Na^+ 值)×0.6*×体重(kg)(*男性×0.6,女性×0.5)估算出体内缺钠量后,就可以算出纠正低钠所需的 3% 盐水(513 mmol/L Na^+)量。预计前 4 h 每小时补钠 1 mmol/L(或直到神经系统症状有改善),然后以每小时 0.5 mmol/L 的速度增加补钠量。算出每小时要增加的钠量(例如 0.5 mmol/L)乘以 0.6(女性乘以 0.5),再乘以体重,就可以得到该小时补钠量。注意经常复查血清钠,监测神经系统功能状态。

(二)钾的异常

正常血清钾浓度为 3.5~5.5 mmol/L,占体内钾总量的 2%。细胞膜内外钾离子浓度梯度决定了神经细胞和肌肉细胞(包括心肌细胞)的兴奋性,血清钾浓度的快速或严重变化会带来生命危险。钾的代谢异常有低钾血症和高钾血症,以低钾血症为常见。对血清钾浓度的判断必须考虑到血清 pH 值变化对血浓度的影响。当 pH 值下降时,钾离子从细胞内转移到血管内,因此血清钾升高。当 pH 值升高时,钾离子从血管内转移到细胞内,血清钾下降。在治疗高钾血症或低钾血症,以及任何可能引起血清 pH 值变化的疾病时(如糖尿病酮症酸中毒的治疗),应想到 pH 值改变对血清钾浓度的影响。

1. 低钾血症 血清钾低于 3.5 mmol/L 称为低钾血症。

(1)常见原因:①钾摄入不足,如手术后长期禁食或昏迷不能进食或少进食,静脉补液或静脉营养液中未补钾或补钾不足。②钾丢失过多,应用呋塞米、依他尼酸等利尿剂,肾小管性酸中毒,盐皮质激素过多等使钾从肾排出过多;呕吐、持续胃肠减压、腹泻等使钾随消化液丢失。③钾向组织内转移,大量输注葡萄糖,尤其与胰岛素合用时,可使部分钾进入细胞内,亦可见于碱中毒时。

(2)临床表现:神经肌肉症状为低钾血症的突出表现。肌无力为最早表现,先是四肢软弱无力,以后延及躯干和呼吸肌,头抬不起来,眼睑下垂、蹲下不能站起、卧床不能翻身。当血钾低于 2.5 mmol/L 时可以出现软瘫、腱反射减弱或消失。呼吸肌(主要是膈肌)麻痹可出现呼吸困难和窒息。患者有口苦、厌食、恶心、呕吐和便秘等,因肠麻痹而发生腹胀或肠梗阻。心肌对低钾尤其敏感,特别是当患者患有冠心病或正在服用洋地黄类药物时。心脏受累主要表现为传导阻滞和房性及心律失常(特别是当患者正在服用地高辛时),室性心律失常尤为多见,严重者可发生心力衰竭,无脉性电活动和心搏骤停也可发生。典型心电图改变为早期出现 T 波降低、变平或倒置,随后出现 ST 段降低,Q-T 间期延长和出现 U 波。低钾血症还可引起中枢神经系统的异常。轻者表现为烦躁不安、情绪波动、倦怠;重者则有精神不振、嗜睡、谵妄、昏迷。严重低钾血症,K^+ 由细胞内移出,而 H^+ 进入细胞内;远曲肾小管排 K^+ 减少,排 H^+ 增多,结果发生碱中毒,但尿呈酸性,称为反常酸性尿。

(3)诊断:根据病史,临床表现和血清钾测定即可确定诊断。血清钾低于 3.5 mmol/L,心电图出现 U 波有诊断意义。

(4)治疗:低钾血症的治疗包括尽量减少钾丢失和补钾。有心律失常或严重低钾(血钾 <2.5 mmol/L)是静脉补钾的适应证。除了患者的临床状况十分不稳定外,缓慢纠正低钾血症比快速纠正低钾效果更好。在紧急情况下补钾是经验性的,有补钾指征时,静脉补钾的最大剂量可以达到 10~20 mmol/h,输入过程中要有心电图连续监测。如果中心静脉开放,补钾溶液的浓度可以更大,但要避免导管的顶端伸入右心房。低钾血症造成的心搏骤停情况十分危急(尤其是出现恶性室性心律失常时),常需要快速补例。起始剂量 10 mmol 静脉注射,5 min 推完后有必要可重复 1 次。对威胁生命的低钾血症,快速补钾应在病历中记录。

2. 高钾血症 血清钾超过 5.5 mmol/L 时,即称高钾血症,中度(6~7mmol/L)和重度(>7mmol/L)。

（1）常见原因有：①钾入量过多，静脉输钾过多、过快，大量输入保存期较长的库存血（有报道库存血 3 周后血钾浓度可增加至 10 倍）；②肾排钾功能减退，急性肾衰竭（ARF），长期应用贮钾利尿剂，盐皮质激素不足等；③细胞内钾的移出，严重创伤、感染、缺氧、溶血、酸中毒等。识别引起高钾的潜在原因有利于快速识别和治疗高钾血症。

（2）临床表现：无特异性表现，可有疲乏软弱、四肢（尤其下肢）无力、肌张力减低、腱反射消失、神志模糊或淡漠、感觉异常。严重高血钾有微循环障碍的表现，如皮肤苍白、发冷、青紫、低血压等。常有心动过缓，血压升高或降低，也可出现室性期前收缩等心律失常。常因心室颤动而致心搏骤停。心电图改变为早期 T 波高尖、Q-T 间期延长，随后出现 QRS 增宽、P-R 间期延长。如果高钾血症未及时处理，可能会出现正弦波，心室自主心律和心搏骤停。

（3）诊断：对有引起高钾血症原因的患者，出现一些不能用原发病来解释的临床表现时，即应考虑有高钾血症的可能，若血钾测定超过 5.5 mmol/L 即可确诊，并应做心电图检查，有辅助诊断价值。

（4）治疗：由于高钾血症患者有心搏骤停的危险，应积极予以治疗。

尽快消除引起高血钾的病因：如积极改善肾功能，纠正缺氧、酸中毒，停用一切含钾的药物和溶液，停输库存血等。

2）降低血清钾浓度

a. 使钾转入细胞内：①先静脉注射 5% 碳酸氢钠溶液 60~100 mL，再缓慢静脉滴注（15~45 滴/min）100~200 mL。这类高渗碱性溶液治疗高血钾的作用是可增加血容量，使 K^+ 得到稀释或移入细胞内或尿排出。输入的 Na^+ 具有对抗 K^+ 的作用，还有助于纠正酸中毒。②用 25% 葡萄糖 200 mL，每 5 g 糖加 1 U 胰岛素，静脉滴注，能使 K^+ 移入细胞内，暂时降低血清钾。每 3~4 h 可重复使用。③肾功能不全时，可用 10% 葡萄糖注射液 100 mL、11.2% 乳酸钠溶液 50 mL、25% 葡萄糖注射液 400 mL，加入胰岛素 30 U，24 h 持续静脉缓慢滴注（0.5 mL/min）。④应用阿托品类药物对高钾血症引起的心脏传导阻滞有一定作用，有人认为此种传导阻滞是由于迷走神经过度兴奋所致。阿托品能抑制迷走神经，因此可能获得暂时性缓解。

b. 应用离子交换树脂，每次 15 g，口服，每天 4 次。可从消化道带走钾离子。若同时口服甘露醇导泻，效果更好。

c. 血液透析。

3）防治心律失常：10% 葡萄糖酸钙 20 mL 静脉注射或 40 mL 加入溶液内滴注。钙与钾有拮抗作用，能缓解 K^+ 对心肌毒性作用。

（三）镁的异常

镁是人体第四重要的矿物质，也是细胞内含量第二的阳离子（居于钾之后）。由于细胞外的镁主要结合于血清白蛋白，所以血清镁水平不能准确反映体内总镁量。镁是钠、钾和钙进出细胞所必需的物质，在稳定细胞膜的兴奋性方面也有着重要作用。低钾常常伴随着低镁，这也是造成严重心律失常的一个重要危险因素。因此，镁平衡与钠、钙和钾的平衡紧密相关。

血清镁浓度的正常值为 0.7~1.1 mmol/L。在许多疾病中，常可出现镁代谢异常。

1. 低镁血症　血清镁浓度<1.3 mmol/L 称为低镁血症，远比高镁血症常见。

（1）主要原因：①摄入量不足，常见于禁食、厌食及长期营养不良，长期输液未补镁等；②消化道丢失，吸收障碍综合征（短肠综合征）、严重腹泻、小肠切除术、肠瘘等；③经肾丢失，长期使用呋塞米、依他尼酸等利尿剂;④急性胰腺炎、肝硬化等;⑤甲状腺功能改变和某些药物(如戊烷脒、利尿剂、酒精)也可引起低镁血症。

(2)临床表现:低镁会影响甲状旁腺激素的作用,导致低钙,也可低钾。低镁血症主要表现为肌肉震颤和肌束自发性收缩、眼震、手足搐搦、神志改变和心律失常(例如尖端扭转性室速)。其他可能的症状还有共济失调、眩晕、癫痫发作和吞咽困难。

(3)治疗:低镁的治疗取决于低镁的严重程度以及患者的临床情况。严重的或有症状的低镁血症静脉注射 1~2 g 硫酸镁(5~60 min)。如果尖端扭转性室速是间歇性的,且没有出现心搏停止,可以在 5~60 min 内静脉注射镁剂。如有癫痫发作,立即给予 2 g 硫酸镁,10 min 静脉推入。低镁常用氯化镁溶液或硫酸镁溶液静脉滴注。一般可按 0.25 mmol/(kg·d) 的剂量补充镁盐,缺镁严重时,可按 1 mmol/(kg·d) 补镁。完全纠正镁缺乏需时较长,故在症状解除后,仍需每天补镁持续1~3 周。一般用量为 5~10 mmol/d,相当于 25% 硫酸镁 5~10 mL,肌内注射或稀释后静脉注射。尽量使用静脉注射,滴速不宜超过 1 mL/min,太多太快的补充可引起急性镁中毒,甚至心搏骤停。因为大多数低镁患者都伴有低钙,所以可常规补钙。

2.高镁血症 血清镁浓度>1.2 mmol/L(正常 0.8~1.2 mmol/L)称为高镁血症。

(1)病因:高镁血症最常见的原因是肾衰竭。早期烧伤,大面积损伤或外科应激反应,严重细胞外液不足和严重酸中毒等也可导致高镁。注意:治疗先兆子痫使用镁剂时,常常使镁浓度保持接近于正常最高浓度,不会并发高镁血症。

(2)临床表现:高镁血症的神经系统症状表现为肌肉无力、瘫痪、共济失调、嗜睡和意识模糊。轻度的高镁血症可使血管扩张;严重的高镁血症可以造成低血压。极度高镁可以导致意识抑制、缓慢性心律失常、肺通气不足和心搏呼吸停止。心电图改与高钾血症相似,可显示 P-R 间期延长,QRS 波增宽和 T 波增高。

(3)治疗:钙剂可以降低血镁,故高镁血症常用钙剂治疗。此外,还应注意停止镁的继续摄入,在血镁水平下降之前,心肺支持也是必要的。10% 氯化钙溶液[5~10 mL(500~1 000 mg)静脉注射]常可以纠正致死性心律失常。必要时可重复使用。重度高镁血症可以选择透析治疗。如果肾功能和心血管功能尚可,在透析治疗之前可以静脉注射盐水利尿[静脉注射生理盐水和呋塞米(1 mg/kg)]增加肾脏排镁。但是利尿也使钙排出增加,低钙血症反会使高镁血症的病情恶化。

(四)钙的异常

钙是人体内含量最多的矿物质。体内的酶促反应、受体激活、肌肉收缩、心脏收缩性和血小板聚集等许多生理过程都需要细胞内钙离子的参与。钙在维持骨骼强度和神经肌肉功能方面尤为重要。细胞外液中 1/2 的钙结合于白蛋白,另外 1/2 是具有生物活性的离子钙。钙浓度通常受甲状旁腺激素和维生素 D 调节。

血清总钙浓度与血清白蛋白浓度直接相关。血清白蛋白每增加 0.1 g/L,血清总钙就升高0.08 mg/L,血清白蛋白每减少 0.1 g/L,血清总钙就下降 0.08 mg/L。

尽管血清白蛋白量与血清总钙浓度直接相关,但离子钙与血清白蛋白的关系却相反。血清白蛋白越低,血清钙中离子钙的比例就越高。在低白蛋白血症的时候,血清总钙水平已经低于正常,但离子钙水平仍可在正常范围内。

钙对细胞膜的作用与钾和镁相反。因此,钙用于对抗高钾和高镁的毒性作用。

1.高钙血症 是指血清总钙>2.70 mmol/L(或离子钙>1.35 mmol/L)。

(1)病因:90%以上的高钙血症由原发性甲状旁腺功能亢进症和恶性肿瘤引起。高钙患者骨钙动员和肠道排钙是增加的,肾排钙能力相对较弱。

(2)临床表现:当血清总钙浓度≥3.75 mmol/L时出现高钙症状,神经系统症状为抑郁、虚弱、疲劳和意识水平低下。血钙更高时可有幻觉,定向力障碍,肌张力减退,癫痫发作和昏迷。高钙还影响肾对尿液的浓缩功能,排尿增多又可以引起脱水。高钙的心血管系统表现多样,血钙>3.75 mmol/L之前心肌收缩力增强,当血钙高于这个水平时,心肌反而受到抑制,自律性下降,心室收缩期缩短。由于不应期缩短,易于发生心律失常。高钙血症可以加重洋地黄的毒性作用,还可引起高血压。此外,许多高钙患者都伴有低钾血症,两者都可以促成心律失常的发生。血清钙>3.02 mmol/L时,Q-T/L同期缩短,P-R间期和QRS间期延长。血清钙继续升高>5.00 mmol/L时,可以出现房室传导阻滞,进一步发展则为完全性房室传导阻滞,甚至心搏骤停。高钙血症的消化系统症状包括吞咽困难、便秘、消化性溃疡和胰腺炎。对肾的影响主要是降低肾浓缩尿的能力;利尿可以导致钠、钾、镁和磷酸盐的丢失;肠道吸收钙和骨钙释放增加,这样一个恶性循环更加重了高钙血症。

(3)治疗:当高钙血症患者出现临床症状(通常血清总钙大约>3 mmol/L)或者血钙浓度>3.75 mmol/L时应给予治疗。首先是恢复血管内容量和增加尿钙排泄。如果患者的心血管功能和肾功能良好,输入生理盐水300~500 mmol/h(盐水利尿),直至液体缺乏纠正并出现利尿作用(尿量≥300 mmol/h)。恢复血管内容量后,盐水输注速度减为100~200 mL/h。因为利尿会降低血钾和血镁,所以治疗过程中需密切监测钾、镁浓度。对心力衰竭和肾功能不全的患者,为了尽快降低血清钙可以行血透治疗。紧急情况下还可以使用螯合剂。

高钙血症使用呋塞米(1 mg/kg静脉注射)治疗尚存争议。如有心力衰竭,可以使用呋塞米,但是呋塞米促进骨钙释放,会加重高钙血症。

2.低钙血症 血清钙浓度<2.11 mmol/L(或离子钙<1.05 mmol/L)称为低钙血症。

(1)病因:低钙血症可见于中毒性休克综合征、血镁异常、甲状腺手术后、氟化物中毒及肿瘤溶解综合征。

(2)临床表现:通常离子钙<0.6 mmol/L时出现低钙症状,包括四肢和面部感觉异常,接着是肌肉痛性痉挛、腕足痉挛、喘鸣、手足搐搦和癫痫发作。低钙患者常伴反射亢进,Chvostek和Trousseau征阳性。

(3)治疗:低钙血症的治疗需补充钙剂。对急性有症状的低钙用10%葡萄糖酸钙(含元素钙86~93 mg)10~20 mL静脉注射大于10 min。接着静脉注入540~720 mg元素钙(10%葡萄糖酸钙58~77 mL)加入5%葡萄糖注射液500~1 000 mL以每小时0.5~2.0 mg/kg(10~15 mg/kg)的速度输入。也可用10%氯化钙5 mL/h(136.5 mg元素钙)10 min输入,接下来6~12 h静脉注射36.6 mL/g。每4~6 h复查一次血清钙,治疗目标是保持血清总钙浓度7~9 mmol/L,同时纠正血镁、血钾和pH值异常。需注意,未经治疗的低镁血症常常使低钙难以纠正。因此,低钙时应估计血清镁浓度,尤其是对低钙治疗反应不佳时。

(五)磷的异常

正常血清磷浓度为0.96~1.62 mmol/L。磷参与机体很多成分的构成,对机体代谢有十分重要的作用。

1. 低磷血症 常见原因：①摄入不足，特别是完全肠外营养时未补充磷制剂；②糖尿病酮症酸中毒，由于胰岛素、高糖的输入，磷自细胞外移至细胞内；③长期使用不溶性抗酸剂，减少了肠磷的吸收；④甲状旁腺功能亢进症、呼吸性碱中毒、严重烧伤或感染等。低磷血症以神经肌肉系统症状最为突出，如头晕、肌无力等。严重者可有神志恍惚、肌坏死、共济失调、昏迷。治疗可口服磷酸盐。严重低磷者，可适当增加补磷量，但应密切监测血清磷水平，防止发生高磷血症。

2. 高磷血症 临床很少见。主要原因有：①肾衰竭；②甲状旁腺功能减退症；③维生素 D 过多、酸中毒等。临床表现是引起继发性低钙血症的发生，可出现一系列低血钙的表现。慢性者可造成软组织钙化。治疗主要是治疗原发病，针对低血钙进行治疗。严重的高血磷应进行血液透析。

三、酸碱平衡的失调

病理情况下，由于器官功能障碍或细胞代谢障碍，使 pH 值发生变化，并超出了机体调节能力的范围，必然伴有血液 pH 值、代谢指标（HCO_3^-）、呼吸指标（$PaCO_2$）的变化，发生酸碱平衡失调。

原发性酸碱平衡失调可分为代谢性酸中毒、代谢性碱中毒、呼吸性酸中毒、呼吸性碱中毒 4 种。有时可同时存在两种以上的原发性酸碱平衡失调，称为混合性酸碱平衡失调。

（一）代谢性酸中毒

代谢性酸中毒是由于酸性物质的积聚或产生过多，或 HCO_3^- 丢失过多所引起。是临床上最常见的一种酸碱平衡失调。

1. 主要病因

（1）HCO_3^- 丢失过多：常见于严重腹泻、消化道瘘或肠道引流等含 HCO_3^- 的碱性肠液大量丢失超过了血浆中含量。肾小管酸中毒及大量使用碳酸酐酶抑制剂，使肾小管对 HCO_3^- 吸收减少，导致酸中毒。输尿管乙状结肠吻合术后，尿在乙状结肠内潴留时间较长，尿成分被肠黏膜吸收进入血液而发展为酸中毒。

（2）酸性物质产生过多：休克、低氧血症、心搏骤停、组织缺血缺氧，都可产生大量丙酮酸和乳酸，发生乳酸性酸中毒。糖尿病或长期不能进食时，体内脂肪分解加速，形成过多的脂肪积聚，引起酮症酸中毒。使用过多的含氯盐类药物，如氯化铵、盐酸精氨酸或盐酸赖氨酸，体内易离解成 HCl，使血中 Cl^- 增多，HCO_3^- 减少，也可引起酸中毒。

（3）肾功能不全：由于肾小管功能障碍，分泌 H^+ 的功能减退，使内生性 H^+ 不能排出体外，因而 HCO_3^- 不能重吸收而从尿中丢失。肾小管细胞制氨能力降低，以致尿的酸化作用丧失，碱性磷酸盐不能保留而丢失。

（4）高血钾时，细胞外液 K^+ 增多，与细胞内 H^+ 交换，引起细胞外 H^+ 增加，导致酸中毒。

以上原因都能直接或间接地减少 HCO_3^-，因此血浆中相应增多，离解出 CO_2，使 $PaCO_2$ 增高，刺激呼吸中枢，使呼吸加深加快，加速 CO_2 的排出，使 $PaCO_2$ 降低，HCO_3^-/H_2CO_3 比值重新接近 20：1，从而保持 pH 值在正常范围。此即为代偿性代谢性酸中毒。与此同时，肾小管上皮细胞中碳酸酐酶活性增强，增加 H^+ 和 NH_3 的生成而形成 NH_4^+。从而增加了 H^+ 的排出和 $NaHCO_3$ 的再吸收。但代偿是有限度的，超过了机体的代偿能力，酸中毒将进一步加重，发展成为失代偿性代谢性酸中毒。

2. 临床表现 轻症常被原发病的症状所掩盖，重症患者有疲乏、眩晕、嗜睡，有时感觉迟钝或烦躁不安。严重时可出现神志不清或昏迷。患者可有对称性肌张力减退,腱反射减弱或消失。最突出的表现是呼吸深而快。呼吸辅助肌有力收缩,以尽量扩张胸廓,呼吸频率可达每分钟 50 次之多(饥饿呼吸)。酮症酸中毒患者呼气中可带有酮味(烂苹果味)。尿毒症酸中毒者呼气中可带有氨气味。患者面色潮红,心率加快,血压偏低。由于代谢性酸中毒可降低心肌收缩力和周围血管对儿茶酚胺的敏感性,因而患者容易发生心律失常、急性肾衰竭和休克。尿液检查多呈酸性反应。

3. 诊断　根据患者有严重腹泻、消化道瘘等病史和深而快呼吸等临床表现,尿液呈酸性反应,CO_2CP 的测定,一般不难诊断。做血气分析可以明确诊断,并可了解代偿情况和酸中毒的严重程度。此时血液 pH 值、HCO_3^-、$PaCO_2$ 均有降低。

4. 治疗　首先要去除引起酸中毒的病因和辅以输液纠正缺水。轻度酸中毒(血浆 HCO_3^- 为 16～18 mmol/L)常能自行纠正,不需输用碱性药物。对重症酸中毒(血浆 HCO_3^- 低于 10 mmol/L)的患者,则应立即应用碱性药物进行治疗。临床常用 5% 碳酸氢钠溶液。进入体液后,即离解为 Na^+ 和 HCO_3^-;HCO_3^- 与体液中 H^+ 结合成 H_2CO_3,再离解为 H_2O 和 CO_2;CO_2 自肺部排出,体内 H^+ 减少,可减轻酸中毒。Na^+ 留在体内,可提高细胞外液渗透压和增加血容量。其用量可根据 CO_2CP 或血浆 HCO_3^- 的测定值来计算。公式如下:HCO_3^- 的需要量(mmol)=[HCO_3^- 正常值(mmol/L)－HCO_3^- 测得值(mmol/L)]×体重(kg)×0.4,按每毫升 15% 碳酸氢钠含 HCO_3^- 0.6 mmol 计算,可计算出碳酸氢钠的实际需要量。一般先输给计算量的一半。临床上也可根据酸中毒严重程度,首次补给 5% 碳酸氢钠的剂量在 100～250 mL。以后根据复查血气分析及电解质测定结果再决定是否继续输液及输液剂量。边治疗边观察,逐步纠正酸中毒,是治疗的原则。酸中毒纠正后,大量 K^+ 移至细胞内,还有一部分经肾排出,易引起低钾血症,应注意纠治。若过多过快输给碱性液,会使患者离子化钙减少而可能发生手足抽搐,应及时静脉注射钙剂予以控制。

(二)代谢性碱中毒

代谢性碱中毒是由于体内 HCO_3^- 增高或 H^+ 减少所引起。

1. 主要原因

(1)酸性胃液丢失过多:如瘢痕性幽门梗阻所致的严重呕吐、长期胃肠减压等,可丧失大量 H^+、K^+、Cl^-。因此会导致低氯低钾性碱中毒。这是外科患者中发生代谢性碱中毒最常见的原因。肠液中的 HCO_3^- 未能被来自胃液中的 H^+ 的缓冲而再吸收入血,导致血浆中 HCO_3^- 增高,出现碱中毒。胃液中 Cl^- 的丢失使血清 Cl^- 降低,为维持体液阴阳离子平衡,HCO_3^- 即相应增高,引起碱中毒。

(2)碱性物质摄入过多:长期服用碱性药物,可以中和胃液中的 H^+,使肠液中的 HCO_3^- 被重吸收入血,引起碱中毒。大量输注库存血,抗凝剂入血后转化成的 HCO_3^- 因肾功能不全可滞留在体内,导致碱中毒。

(3)缺钾:禁食、钾摄入不足、消化液丢失、利尿剂等都可引起缺钾。缺钾时细胞内的 K^+ 和细胞外的 Na^+、H^+ 互相转移。细胞内每移动 3 个 K^+,从细胞外即有 2 个 Na^+ 和 1 个 H^+ 进入细胞内,造成细胞内酸中毒和细胞外碱中毒。同时,血清钾降低时,肾小管细胞排泄 H^+ 作用增强,促进 H^+ 与 Na^+ 交换作用,使 HCO_3^- 重吸收增加,发生碱中毒。但尿液为酸性,这是缺钾性碱中毒一个特点。

(4)利尿药的作用:呋塞米和依他尼酸等能抑制近曲肾小管对 Na^+ 和 Cl^- 的重吸收,但并不影响远曲肾小管内 Na^+ 与 H^+ 的交换。因此,随尿排出的 Cl^- 远超过排 Na^+ 和 HCO_3^-,回入血液的 HCO_3^- 增多,发生低氯性碱中毒。机体代偿反应是由 HCO_3^- 升高,抑制呼吸中枢,呼吸变慢变浅,CO_2 排出减少,使 $PaCO_2$ 升高,血液 H_2CO_3 浓度增高,HCO_3^-/H_2CO_3 比值接近 20：1。肾小管上皮细胞中碳酸酐酶活性降低,H^+ 和 NH_3 生成 NH_4^+ 减少,HCO_3^- 再吸收减少而从尿中排出增多。

2. 临床表现和诊断 缺乏特异性,且常被原发病的症状、体征所掩盖。呼吸变慢变浅。可出现精神神经系统的异常,如兴奋、失眠、烦躁、性格改变、精神错乱、嗜睡、谵妄,严重时可发生昏迷。可以有低钾血症和缺水的临床表现。根据病史和症状可以做出初步诊断。血气分析可确定诊断并判断严重程度及代偿情况。失代偿时,血液 pH 值和 HCO_3^- 明显增高,$PaCO_2$ 均可有相应增高。

3. 治疗 应积极治疗原发病,如幽门梗阻。可补给等渗盐水、氯化钾和含有盐酸的溶液。对较轻碱中毒,静脉补充等渗盐水,以恢复细胞外液量和补充 Cl^-,纠正低氯性碱中毒。碱中毒几乎都伴发低钾血症,故当尿量超过 40 mL/h 时,要考虑补给 KCl 以纠正低钾性碱中毒。治疗严重碱中毒时(血浆 HCO_3^- 45～50 mmol/L,pH 值>7.65),可用精氨酸治疗,每 400 mL 精氨酸溶液含有 95 mmol 的 HCl,以提供 H^+、Cl^-。也可直接用盐酸的稀释溶液来迅速消除过多的 HCO_3^-。具体方法是：将 1 mol/L 盐酸 150 mL 溶入生理盐水 1 000 mL 或 5% 葡萄糖 1 000 mL 中(盐酸浓度成为 0.15 mol/L),经中心静脉导管缓慢滴入(25～50 mL/h)。每 4～6 h 监测血气分析及血电解质。必要时第二天可重复治疗。

(三)呼吸性酸中毒

呼吸性酸中毒是指肺泡通气及换气功能减弱,使 CO_2 排出障碍,以致血液 $PaCO_2$ 增高所引起的高碳酸血症。

1. 常见原因 ①通气功能不足：如全身麻醉过深、镇静剂过量、心搏骤停、气胸、急性肺水肿、支气管痉挛、喉痉挛和呼吸机使用不当等。②慢性阻塞性肺疾病：如肺组织广泛纤维化、重度肺气肿等。③CO_2 吸入过多。④胸腹部大手术后,如痰液引流不畅、肺不张、肺炎、切口疼痛、腹胀等。上述原因都可以影响肺的通气和换气功能,引起 CO_2 在体内潴留,导致高碳酸血症。呼吸性酸中毒时,通过血液的缓冲系统,血液中的 H_2CO_3 与 Na_2HPO_4 结合,形成 $NaHCO_3$ 和 NaH_2PO_4,使 H_2CO_3 减少,HCO_3^- 增多。同时,肾小管上皮细胞中的碳酸酐酶活性增高,H^+ 和 NH_3 生成增加,形成 NH_4^+,使 H^+ 排出增加和 $NaHCO_3$ 再吸收增加。如此可使 HCO_3^-/H_2CO_3 比值接近 20：1。呼吸性酸中毒得以代偿。

2. 临床表现和诊断 有呼吸困难、换气不足、气促、胸闷、全身乏力等。因换气不足而缺氧,可有头痛、烦躁不安、发绀。病情加重时,血压下降。嗜睡、谵妄、昏迷等。根据病史和临床表现,可做出呼吸性酸中毒初步诊断。血气分析可明确诊断。急性呼吸性酸中毒时,pH 值明显下降,$PaCO_2$ 增高,HCO_3^- 正常。慢性呼吸性酸中毒时,pH 值正常,$PaCO_2$ 增高,HCO_3^- 略增高。

3. 治疗 积极治疗原发病和改善换气功能。必要时,做气管插管或气管切开并使用呼吸机,能有效地改善机体的通气和换气功能。如因呼吸机使用不当而引起的酸中毒则应及时调整。引起慢性呼吸性酸中毒的疾病大多难以治愈。一般可采取控制感染、扩张支气管、促进咯痰等措施,以改善换气功能和减轻酸中毒的程度。

(四)呼吸性碱中毒

呼吸性碱中毒是肺泡通气过度、CO_2 排出过多,以致血 $PaCO_2$ 降低所引起的低碳酸血症。

1. 病因 引起原因主要有癔症、精神过度紧张、发热、创伤、感染、中枢神经系统疾病、肺水肿、低氧血症、肝衰竭和使用呼吸机不当等。$PaCO_2$ 降低，可抑制呼吸中枢，使呼吸变慢，CO_2 排出减少。血液中 H_2CO_3 增高。肾小管上皮细胞生 H^+ 和 NH_3 减少，形成 NH_4^+ 亦减少，$NaHCO_3$ 再吸收减少，使液中 HCO_3^- 降低，HCO_3^-/H_2CO_3 比值接近 $20:1$。

2. 临床表现和诊断　一般无症状。有时可有眩晕，手足及外周麻木感和针刺感、肌震颤、手足抽搐、心率增快、Trousseau 征阳性。结合病史和临床表现，可用出诊断。血液 pH 值增高，$PaCO_2$ 和 HCO_3^- 下降。

3. 治疗　积极治疗原发疾病。用纸袋罩住口鼻，增加呼吸道无效腔，从而减少 CO_2 的排出和丢失，以提高血 $PaCO_2$，或吸入含 5% CO_2 的氧气。如系呼吸机使用不当所引起的碱中毒，应予以调整。

（胡家龙）

参考文献

[1] 孟庆义. 急诊护理学 [M]. 北京:人民卫生出版社,2009.

[2] 曾春雨. 高血压病学 [M]. 北京:科学出版社,2019.

[3] 何权瀛. 慢性阻塞性肺疾病 [M]. 北京:科学技术文献出版社,2017.

[4] 黄建群,齐国先,谷天祥. 心脏急症 [M]. 北京:人民卫生出版社,2010.

[5] 王辰,席修明. 危重症医学 [M]. 2 版. 北京:人民军医出版社,2018

[6] 杨立勇,高素君. 内科学 [M]. 4 版. 北京:人民卫生出版社,2020.

[7] 王海燕. 肾脏病学 [M]. 3 版. 北京:人民卫生出版社,2008.

[8] 杜斌,隆云. 危重症医学 [M]. 3 版. 北京:人民卫生出版社,2021.

[9] 贾建平. 神经疾病诊断学 [M]. 北京:人民卫生出版社,2017.

[10] 陈旻湖,杨云生,唐承薇. 消化病学 [M]. 北京:人民卫生出版社,2019.

[11] 郭彬. 临床内分泌 [M]. 北京:科学技术文献出版社,2021.

[12] 武秀昆. 院前急救中的危重病患者抢救 [J]. 中国危重病急救医学,2007,19(7):448.

[13] 刘婷婷,李涛,胡毅. 肿瘤急症与处理 [J]. 解放军医学院学报,2019,40(9):900-903.

[14] 中国医师协会急诊医师分会,中国研究型医院学会休克与脓毒症专业委员会. 中国脓毒症/脓毒性休克急诊治疗指南(2018)[J]. 中国急救医学,2018,38(9):741-756.

[15] 陆道培. 白血病治疗学 [M]. 北京:科学出版社,2012.

[16] 陈孝文,刘华锋. 急性肾衰竭 [M]. 北京:人民卫生出版社,2010.

[17] 阎锡新. 呼吸衰竭 [M]. 北京:人民卫生出版社,2016.

[18] 中华医学会消化病学分会胰腺疾病学组,《中华胰腺病杂志》编辑委员会,《中华消化杂志》编辑委员会. 中国急性胰腺炎诊治指南(2019,沈阳)[J]. 中华胰腺病杂志,2019,19(5):321-331.

[19] 中华医学会心血管病学分会,中华心血管病杂志编辑委员会. 急性心力衰竭诊断和治疗指南 [J]. 中华心血管病杂志,2010,38(3):195-208.